妇产科儿科
临床常见病诊疗技术

主编◎陈 萍　王亚男　赵淑燕

郑州大学出版社

图书在版编目(CIP)数据

妇产科儿科临床常见病诊疗技术 / 陈萍，王亚男，赵淑燕主编．— 郑州：郑州大学出版社，2022．10(2024.6 重印)

ISBN 978-7-5645-8775-8

Ⅰ．①妇…　Ⅱ．①陈…②王…③赵…　Ⅲ．①妇产科病－诊疗②小儿疾病－诊疗　Ⅳ．①R71②R72

中国版本图书馆 CIP 数据核字(2022)第 096421 号

妇产科儿科临床常见病诊疗技术

FUCHANKE ERKE LINCHUANG CHANGJIANBING ZHENLIAO JISHU

策划编辑	李龙传	封面设计	苏永生
责任编辑	李龙传　金玉聪	版式设计	苏永生
责任校对	张彦勤	责任监制	李瑞卿
出版发行	郑州大学出版社	地　　址	郑州市大学路 40 号(450052)
出 版 人	孙保营	网　　址	http://www.zzup.cn
经　　销	全国新华书店	发行电话	0371-66966070
印　　刷	廊坊市印艺阁数字科技有限公司		
开　　本	787 mm×1 092 mm　1 / 16		
印　　张	19.75	字　　数	464 千字
版　　次	2022 年 10 月第 1 版	印　　次	2024 年 6 月第 2 次印刷
书　　号	ISBN 978-7-5645-8775-8	定　　价	89.00 元

作者名单

主　编　陈　萍　王亚男　赵淑燕
副主编　曲晶晶
编　委　陈　萍　王亚男　赵淑燕
　　　　　曲晶晶

前言

临床妇产科包括妇科学和产科学两个学科，产科学专门致力于妊娠生理、妊娠病理及新生儿的工作，妇科学是处理产科以外的女性生殖器官疾患及计划生育等问题的学科。现代分子生物学、肿瘤学、遗传学、生殖内分泌学及免疫学等医学基础理论的深入研究和临床医学诊疗检测技术的进步，拓宽和深化了妇产科学的发展，为保障妇女身体和生殖健康及防治各种妇产科疾病起着重要作用。妇产科学不仅与外科、内科、儿科学等临床学科有密切联系，需要现代诊疗技术（内镜技术、影像学、放射介入等）、临床药理学、病理学胚胎学、解剖学、流行病学等多学科的基础知识，而且是一门具有自己特点并需有综合临床、基础知识的学科。研究范围和内容的特殊是妇产科最显著的特点。由于传统观念的影响，加之研究的内容很容易涉及病人的隐私，因而病人对妇科疾病常常有"忌疾讳医"的心态，这给医生的诊断和治疗带来一定的困难，同时，也对医生的职业道德提出了更高的要求。随着医学模式的转变和传统医学观念的更新，妇产科学与儿科学的许多诊疗技术都取得了长足的进步，两者的临床联系也越发紧密。为此，我们在总结临床经验的基础上编写了本书。

全书共分 12 章，内容包括妇科内分泌疾病、宫腔内病变，妊娠滋养细胞疾病与卵巢癌、宫颈癌前病变、不孕症、人类生殖工程学技术、辅助生殖技术并发症、妊娠的诊断与孕期管理、出生缺陷的筛查和预防、产科急危重症、儿童常见疾病、儿童青少年常见健康问题的预防干预，重点介绍了妊娠滋养细胞疾病与卵巢癌、宫颈癌前病变、产科急危重症、儿童常见疾病等的病因、诊断、治疗和预后等。其内容既有现代妇幼疾病研究的深度和广度，又有实际临床应用的价值。本书旨在实用，其体例新颖、结构严谨、言简意明，对临床妇幼保健工作者、医学院校师生开展医疗教研工作有一定的指导作用。

由于临床诊疗复杂性的特点，再加上我们的编写经验和水平有限，书中难免存在不足之处，敬请专家和读者批评指正。

编　者

目录

第一章　妇科内分泌疾病

第一节　异常子宫出血

异常子宫出血(abnormal uterine bleeding,AUB)是妇科常见的症状和体征,作为总的术语,指与正常月经的周期频率、规律性、经期长度、经期出血量任何一项不符的,源自子宫腔的出血。

一、异常子宫出血的相关术语与病因分类

月经是否正常应根据规范的月经史确定,至少应包括以下4个要素,包括月经周期规律性、频率、经期长度和经期出血量。其他还应有经期有无不适,如痛经、腰酸、下坠等。

国际妇产科学会(FIGO)2011年的最新推荐标准中,正常月经的频率为24~38 d(31±7 d),持续时间为4.5~8.0 d,出血量为5~80 mL,12个月中周期之间的变化在2~20 d。国内建议采纳STRAW 2012更年期分期标准,相邻周期长度变异≥7 d,提示月经不规律;其他指标参照国内教科书(表1-1)。

表1-1　中国正常子宫出血(月经)的范围与AUB的术语

月经的临床评价指标	术语	范围
周期频率	月经频发	<21 d
	月经稀发	>35 d
周期规律性(近1年的周期之间的变化)	规律月经	<7 d
	不规律月经	≥7 d
	闭经	≥6个月无月经
经期长度	经期延长	>7 d
	经期过短	<3 d
经期出血量	月经过多	>80 mL
	月经过少	<5 mL

育龄期非孕异常子宫出血的原因复杂,可分为器质性改变与功能性改变。以往将排除了器质性改变、考虑系下丘脑-垂体-卵巢轴功能异常与子宫内膜局部异常引起的出

血,称为功能失调性子宫出血(dysfunctional uterine bleeding,DUB,简称功血)。但是不同地区的定义和所用诊断检查的资源不同,因此内涵不一致,FIGO 建议废用"功血"一词。此外,还有多个英文术语描述月经的改变,如"menorrhagia"(月经过多)、"metrorrhagia"(子宫不规则出血)等。为方便国际交流、规范治疗方案、方便研究、规范临床用语,根据 FIGO 建议弃用这些名词,而统一使用"异常子宫出血"的概念。此外 FIGO 在推荐的名词中,又根据出血的特点,将 AUB 分为急性、慢性 AUB,并保留了一些其他名词。

慢性 AUB 是指在过去 6 个月中的大多数时间(至少出现 3 次),子宫体出血的量、规律性和(或)时间异常。急性 AUB 是指发生了足够严重的大出血,需要紧急处理,以防进一步失血,可以单独出现,也可能发生在慢性 AUB 的基础上。

经间期出血(intermenstrual bleeding,IMB)是指发生在周期明确且可预测的月经周期之间的出血,包括随机发生的和每个周期的固定时间发生的出血。现建议用 IMB 取代"metrorrhagia"。按出血时间可分为卵泡期出血、围排卵期出血、黄体期、出血。

突破性出血(break-through bleeding,BTB):指激素治疗过程中的非计划性子宫出血。

出血量较多需用卫生巾者为出血(bleeding),量少无须用卫生巾者为点滴出血(spotting)。

FIGO 月经异常工作组制定了育龄期非孕 AUB 病因分类系统,称为 PALM-COEIN 分类法。将 AUB 病因分为两大类、9 种常见疾病。PALM 组存在可以用影像学技术和(或)组织病理观察到的结构异常,包括息肉、子宫腺肌症、子宫肌瘤、子宫内膜恶变和不典型增生。COEIN 组则不存在上述结构异常,包括全身凝血相关疾病、排卵障碍、子宫内膜局部异常、医源性和未分类(表 1-2)。这样就将最常见的 AUB 病因,缩写为"掌心-硬币"以方便记忆。

表 1-2　FIGO 的 AUB 病因新分类系统:PALM-COEIN 系统

PALM	COEIN
息肉(polyp)	全身凝血相关疾病(coagulopathy)
子宫腺肌症(adenomyosis)	排卵障碍(ovulatory dysfunction)
子宫肌瘤(leiomyoma) 黏膜下(submucosal) 其他部位(others)	子宫内膜局部异常 (local abnormalities of the endometrial)
恶变和不典型增生 (malignancy and hyperplasia)	医源性(iatrogenic) 未分类(not yet classified)

实践中,会发现一方面患者可以存在一种或几种可能与 AUB 有关的疾病,可以是单独的病因,也可能是存在多种病因;但另一方面,明确的器质性改变,如子宫腺肌症、子宫肌瘤、子宫内膜息肉等也可能没有症状,因此也可能不是 AUB 的原因。临床上需要鉴别和明确 AUB 原因,制订具体有效、针对性强的治疗计划。

患者如有 1 个或多个引起 AUB 或与 AUB 有关的病因,诊断表达如下。

1. 单病因　例如，异常子宫出血-子宫肌瘤（黏膜下）。

2. 多病因　例如，异常子宫出血-子宫肌瘤，排卵障碍。

另一方面，已发现的疾病，如子宫腺肌症或子宫肌瘤也可能不是目前异常子宫出血的原因，则诊断表达为：异常子宫出血-排卵障碍、子宫肌瘤（浆膜下）。

二、器质性异常导致的异常子宫出血

（一）息肉引起的异常子宫出血

息肉来源于子宫内膜层，系内膜基底层过度生长突入宫腔所致。其特点是基质中有明显的血管成分形成核心，周围是增殖的腺体，是局灶性的子宫内膜过度增生，包括子宫内膜息肉和宫颈管息肉，其发生机制尚不清楚，与异常的激素水平、基因突变、细胞凋亡、炎症刺激等有关。

子宫内膜息肉发生的危险因素包括年龄、不育、绝经、近期激素替代治疗（HRT）、高血压、肥胖、使用三苯氧胺等。在接受内膜活检及子宫切除的妇女中，息肉的发病率在10%~24%，小于20岁的妇女极少患有内膜息肉；41～50岁是息肉发病的高峰期，大约60%的息肉发现于绝经前。

子宫不规则出血是内膜息肉妇女最常见的症状，在有异常出血的妇女中，约有30%患有内膜息肉；可表现为经间出血、月经过多、不规律子宫出血、绝经后出血、不育。在无症状的妇女中大约10%也被发现患有息肉，但相对于与出血有关的息肉，体积通常较小（直径小于1 cm），而且随着时间的延后更可能会消退（25%）。少数会有不典型增生或恶变（0～12.9%）。息肉体积大、绝经后、年老、高血压是恶变的危险因素。

息肉是否存在需要通过超声或宫腔镜检查或两者联合检查，最佳检查时间为周期第10 d之前，有无组织病理均可诊断。尽管FIGO分类中没有考虑息肉大小和数量的差别，但可能需要把息肉样内膜排除在外，因为这可能是正常内膜的一种变异。

小息肉若无症状，1年内自然消失率约27%，恶变率低，可观察随诊。对体积较大有症状的息肉建议手术切除。大多数息肉的切除是通过宫腔镜进行或宫腔镜引导下的刮宫（9年内复发率2.5%~3.7%），而不是传统的刮宫（残留50%~80%）。对要生育的妇女，术后即可试孕，可能改善生育；术后复发风险3.7%~10.0%。息肉、肌瘤及腺肌症似乎有着共同的病理生理机制，故其复发的预防类似，可考虑短效口服避孕药，3～6个月；对于已完成生育、需长期避孕的妇女可考虑放置含左炔诺孕酮的宫内节育系统，如左炔诺孕酮宫内释放系统；或定期加用孕激素撤退出血，较少息肉的复发。对无生育要求、多次复发者，可建议子宫内膜切除术。对恶变风险大者可考虑子宫切除术。

（二）子宫腺肌症引起的异常子宫出血

子宫腺肌症的特征是异位内膜腺体和间质存在于子宫肌层中，高发于40～50岁妇女，可分为弥漫型与局限型两种，弥漫型子宫多呈均匀性增大，质硬；局限型则表现为结节或团块状，称子宫腺肌瘤。

约60%患者主诉有子宫异常出血，主要是月经量过多和经期延长，部分患者可有经间期出血、不育。多数患者有不同程度的痛经、性交痛，发生率在不同的研究中，随人群、诊断方法差别很大,范围为5%~70%。

子宫腺肌症确诊需经病理学检查,临床可根据典型症状及体征作出初步诊断,妇科检查可发现子宫均匀性增大或局限性结节隆起,质韧有压痛。血CA125水平增高。盆腔超声可辅助诊断,有条件者可行MRI检查。

子宫腺肌症的治疗视患者年龄、生育要求和症状决定。无生育要求者,若症状重、年龄大或药物治疗无效者可行全子宫切除术,卵巢是否保留取决于卵巢有无病变和患者意愿。对于症状较轻、不愿手术者可采用促性腺激素释放激素激动剂(GnRH-a)治疗3~6个月,但停药后症状会复发,复发后还可再用。近期无生育要求、子宫略大者也可放置LNG-IUS。对子宫较大的子宫腺肌症可考虑GnRH-a与LNG-IUS联合应用。症状较轻患者还可使用短效口服避孕药。但停药后皆会复发。年轻、有生育要求者可使用GnRH-a治疗3~6个月,之后酌情助孕;局限型患者可考虑切除局部病灶加GnRH-a治疗后再助孕。

(三)子宫肌瘤引起的异常子宫出血

子宫平滑肌瘤是良性平滑肌细胞肿瘤,很常见,好发于生育年龄。临床上45岁以上妇女60%有肌瘤。根据生长部位可分为影响宫腔的黏膜下肌瘤与其他肌瘤,因为前者最可能引起异常子宫出血。

子宫肌瘤可无症状而在常规查体时通过腹部触诊或超声检查发现。但也常表现为经期延长或经量增多。大的肌瘤可通过盆腔检查发现。特殊部位和较大的肌瘤会出现临床症状,如月经量多、异常子宫出血、膀胱和(或)直肠压迫症状、疼痛;想怀孕的出现流产、不育;黏膜下肌瘤引起异常子宫出血较严重,通常可经盆腔B超、宫腔镜发现,确诊可通过术后病理。

治疗方案决定于患者年龄、症状严重程度、肌瘤大小及数目、位置和有无生育要求等,可采用药物和手术等多种治疗方式。患有黏膜下肌瘤的妇女,宫腔镜或联合腹腔镜下肌瘤剔除术有明确的优势。对于以经血过多为主的已完成生育的妇女,口服短效避孕药和LNG-IUS可缓解症状。

有生育要求的妇女可采用GnRH-a、米非司酮治疗3~6个月,待肌瘤缩小和出血症状改善后自然妊娠或助孕治疗;对严重影响宫腔形态的子宫肌瘤可以采用宫腔镜和(或)腹腔镜/开腹肌瘤剔除术等。但这些治疗后肌瘤都可能再次复发,完成生育后必要时可考虑子宫切除术。

三、排卵障碍引起的异常子宫出血

临床上,在中国国内,一般将之分为两大类:无排卵型与有排卵型。其发病率约占妇科门诊的10%,以无排卵型最为多见。主要发生于青春期与绝经过渡期,即生殖功能开始发育和衰退过程中两个神经内分泌系统波动大的阶段。少数发生于生殖期,一种是内、外环境刺激(如劳累、应激、流产、手术或疾病等)引起短暂无排卵,需要重新恢复排卵功能;另一种则是肥胖、胰岛素抵抗、多囊卵巢综合征(PCOS)、高催乳素血症、甲状腺功能异常等长期因素引起的持续无排卵。排卵型AUB较为少见,常需与器质性病变相鉴别。有排卵型常见于育龄期妇女。

(一)无排卵型异常子宫出血

可分为青春期、生育期与绝经过渡期。北京协和医院妇科门诊无排卵各类 AUB 476 例,发病率以青春期最多(267 例,56.1%),绝经过渡期次之(151 例,31.7%),生育期最少(58 例,12.2%),以下分别介绍。

1.青春期无排卵型 AUB

(1)临床表现　无排卵 AUB 的临床表现是完全无规律的子宫出血。出血间隔时间可长可短,可从几天到数月或甚至 1 年以上,可误诊为闭经。出血持续时间亦可长可短,常发生在生活上某些事件如考试、比赛、剧烈运动后等。出血量少时仅点滴出血,多时可有大血块,出现严重贫血,血红蛋白可低至 30 ~ 40 g/L,贫血时可伴有头晕、头昏、无力、食欲不振、失眠、多梦等。长期出血时因盆腔充血而下腹坠胀,乳房受雌激素影响而胀痛,亦可出现面部与四肢水肿。无排卵的月经或出血前不伴有痛经,因前列腺素水平不高。

体格检查一般无特殊体征,少数患者可有多毛,提示可能为 PCOS(但不诊断)。肛查盆器均属正常范围,偶可有单侧或双侧卵巢囊性增大。腹部超声检查有助于了解腹腔病变,已列为常规之一。

基础体温(basal body temperature,BBT)测定呈单相,激素测定黄体生成素(LH)与卵泡刺激素(FSH)在正常范围。雌激素水平可低亦可高。子宫内膜病理为增殖期、增生或囊性增生。偶亦可见有腺瘤样增生或不典型增生。

(2)诊断与鉴别诊断　青春期少女发生不规则出血最多见的疾病是无排卵型 AUB。首先了解贫血程度,对采取治疗措施十分关键,查血相除外血液病,如血小板减少、再生障碍性贫血、白血病等。测定激素水平尤以了解雌二醇(E_2)的水平可预示治疗愈后,若 E_2 水平在正常范围易出现排卵,过低或过高疗效均相对较差。查尿人绒毛膜促性腺激素除外妊娠有关的出血,偶需除外生殖器炎症与肿瘤,如少见的肌瘤。

近年来,由于广泛地采用多种止血措施,初诊时应详细询问用药经过,必须将所用药物名称与每天用量及出血多少详细记录在基础体温表中,为决定下步处理十分重要。已用黄体而在撤退过程中,则仅需采用一般止血措施及观察等待。贫血重者需输血提高血红蛋白。若所用黄体量不足应调整用量,或改口服为注射。

(3)处理　青春期无排卵 AUB 的处理包括止血和预防复发两个方面。

▶止血:对没有性生活的青春期女孩,AUB 治疗主要采用性激素治疗,常用的方法如下。

A. 黄体酮撤退法:正常有排卵的月经子宫内膜已受孕酮的准备,出血时在 2 ~ 3 d 内内膜大片脱落同时开始修复,而在 5 ~ 7 d 内出血停止。无排卵时因子宫内膜未受孕酮的准备,黏膜脆性增加,出现不规则的脱落,导致出血时间延长。止血的目的是使内膜全部脱落然后再次生长修复而止血。既往采用手术刮去子宫内膜而止血。自了解无黄体而无孕酮准备的内膜不能全部脱落后,提出用孕酮作为药物刮宫法。即用黄体酮后内膜全部脱落而止血。临床采用黄体酮 20 mg 肌内注射/d ×3 d,停药后 1 ~ 2 d 发生撤退出血如月经样 2 ~ 3 d,1 周内干净血止。或每天甲羟孕酮(MPA)6 ~ 10 mg 或地屈孕酮 10 ~

20 mg 或天然口服黄体酮 200 ~ 300 mg，连续 10 ~ 14 d。用黄体酮撤退止血必须懂得药物刮宫后的出血规律。黄体酮并非止血药，若认为是止血药而在发生撤退出血时认为是无效而再用黄体酮，那么停药后又将再一次撤退。反复使用将无休止的撤退，血仍不止。在撤退出血量多时，应卧床休息，给一般止血剂，必要时输血，此时不再用性激素。第一次撤退出血，一般血量较多，有时血红蛋白可下降 3 g/dL。因此，在用黄体酮前必须测血红蛋白，不低于 8 g/dL 方可使用。为减少撤退出血量，黄体酮 20 mg 肌内注射/d 同时加丙酸睾酮 25 ~ 50 mg 肌内注射/d ×3 d，可使子宫收缩并减少充血，使撤退出血量减少，注射用黄体酮加丙酸睾酮吸收效果更好。若估计内膜较厚，可用 5 d 黄体酮加 3 d 丙酸睾酮。一般第二次撤退时血量将比第一次减少，若第一次撤退时血量多而不止时，亦可单加丙酸睾酮 100 mg 肌内注射 1 次，但勿多用以免影响今后恢复排卵月经。青春期无排卵 AUB 目前主要采用药物刮宫，而少用手术刮宫。药物刮宫能更全面地使内膜全部脱落，手术刮宫不能彻底地刮去全部内膜，有时术后仍少量出血不止，需用药物刮宫再次撤退止血。上述方法基本上能有效地控制出血。若药物刮宫后仍有不规则出血，应手术刮宫，收集内膜进行病理检查，除外病变。若合并血液病时应采用输血并与血液病专家共同处理。

B. 雌激素促进内膜修复法：用雌激素使内膜快速生长、修复止血。若患者血红蛋白低于 8 g/dL 时不宜行黄体酮撤退止血，避免撤退时血红蛋白下降过低，发生休克等，可采用雌激素使内膜修复止血一般采用苯甲酸雌二醇 2 mg 肌内注射，注射过程中每 4 ~ 6 h 严密观察出血情况，如出血量在注射后 4 h 显著减少，可延迟至 6 ~ 8 h 重复注射（一般苯甲酸雌二醇每天最大量不超过 12 mg）。出血完全停止后，维持原剂量治疗 3 d 无出血后可开始减量。减量以不多于原量的 1/3 为原则，每 3 d 减量 1 次，直至每天 1 mg 为维持量。现在许多地区没有苯甲酸雌二醇注射针剂供应，故改用口服戊酸雌二醇或结合雌激素治疗，亦可取得良好的效果，推荐剂量为戊酸雌二醇 4 ~ 6 mg 或结合雌激素 1.2 ~ 2.5 mg，每 6 ~ 8 h 口服 1 次。对血红蛋白极度低下的患者，应注意有无凝血因子及血小板的过度稀释，单纯增加雌激素剂量若仍无效，应请血液科检查血小板及凝血功能，必要时补充新鲜冻干血浆或血小板。血止后减量方法同上，直至达到戊酸雌二醇 1 mg/d 或结合雌激素 0.625 mg/d 时即不必再减，维持至用药 20 d 左右，血红蛋白已>100 g/L 时，再改用孕激素使内膜脱落，结束这一止血周期。用雌激素同时补铁升高血红蛋白，准备下一个周期的后半期的药物撤退止血，然后诱导排卵。用雌激素使内膜修复止血，只是权宜之计，待血红蛋白上升后仍需用黄体撤退止血。

C. 内膜萎缩法：包括使用高效合成孕激素、口服短效避孕药、GnRH-a 等方法。

高效合成孕激素常用于育龄期或绝经过渡期患者血红蛋白<80 g/L，近期刮宫已除外恶性情况者以及病情需要月经停止来潮的血液病患者。方法为：左炔诺孕酮（紧急避孕药毓婷成分）1.5 ~ 3.0 mg，tid，3 d；或炔诺酮（妇康片）2.5 mg，tid，10 d。目的是使增殖或增生的内膜蜕膜化继而萎缩。血止后亦可逐渐减量维持。同时积极纠正贫血。停药后亦有少量撤退出血。血液病患者则应视血液病的病情决定是否停药或持续用药。

短效复方口服避孕药止血：适用于生育期与青春期 AUB。口服避孕药主要是通过内膜萎缩法来发挥作用的，其作用是多环节的，主要包括两方面：一是中枢性抑制作用，通过抑制下丘脑-垂体系统抑制自身雌激素的产生，抑制内膜增殖；二是通过强效孕激素对卵巢和子宫内膜的直接抑制作用。短效复方口服避孕药可以使子宫内膜萎缩达到出血迅速减少或停止。用药量可从低剂量，即每天 2 ~ 3 片，根据止血效果调整用量，但研究显示每天>3 片与每天≤3 片效果类似，血止后维持和减量方法与雌激素止血方法相同。有报道显示，其止血效果与苯甲酸雌二醇类似，好于口服雌激素止血方法。价格低、使用方便，患者容易接受。但它一般适用于血多且贫血严重，急需迅速止血又不适合刮宫者，对于有避孕药使用禁忌证的患者应禁用。

GnRH-a 也是近年来使用逐渐增多的方法之一，因价格较贵，主要用于其他方法效果不佳时的备用选择方法。尤其适用于一些严重的内科疾病，如 AUB 合并严重的肝肾疾病、血液病，甚至子宫肌瘤、子宫腺肌症而暂时无法手术的患者。方法为肌内注射或皮下注射 GnRH-a 3.60 ~ 3.75 mg，每 4 周 1 次，直至病情需要停止时。效果良好，但长期使用，需避免低雌激素所引起的相关并发症和症状。

D. 手术治疗：青春期出血极少考虑手术治疗，但在某些特殊情况下，如药物治疗无效，或考虑有内膜器质性改变时，可考虑诊刮，减少出血速度快，并可送病理检查。此外，如诊断明确有无法治愈的血液病，每次经期大量出血，或地处边远农村无治疗设备者，为挽救生命，可考虑切子宫止血，保留卵巢功能，但在决定前必须慎重考虑。

E. 其他辅助药物治疗：贫血严重的患者，常存在一定程度的凝血功能异常，子宫内膜常存在纤溶活性增高。可使用纤溶酶原激活物抑制剂氨甲环酸辅助治疗，文献报告氨甲环酸 1 g，tid，5 d 可显著减少 47%~54% 的月经出血量。对于严重贫血的患者，必要时需输血或新鲜血浆，以增加凝血因子、改善凝血功能。此外，一部分患者可使用非甾体抗炎药（nonsteroidal anti-inflammatory drug，NSAID），减少月经量。

▶预防复发：单纯止血并未根治无排卵状态，听其自然必将反复无排卵出血。必须嘱咐家长勿以为止血即痊愈，否则容易反复。青春期少女只有走上自动有排卵月经，才算是完成治疗的目的。通过上述治疗方法止血后，要根据患者的个人要求和身体需求采用个体化的治疗方法进行随诊、治疗，预防类似的出血再次发生。

A. 对不排卵的年轻患者可采用定期黄体酮撤退出血的方法，达到类似于排卵的效果，从而使内膜定期脱落，保护子宫内膜。建议采用地屈孕酮 10 ~ 20 mg 或天然口服黄体酮 200 ~ 300 mg，连续 10 ~ 14 d，这些孕激素对排卵影响较小，有利于下丘脑-垂体-卵巢轴的成熟和自发排卵。

B. 对有避孕要求或出血量偏多的年轻患者建议采用短效复方口服避孕药，抑制子宫内膜增生，从而控制出血量多。一般连续治疗 3 ~ 6 个月，停药观察，并嘱托患者和家属，如出现类似的功血情况，及时就诊，而不要等到严重贫血才来就诊。

C. 对于有生育要求的患者，建议采用诱导排卵。在止血过程中应开始测 BBT 直至恢复排卵。诱导排卵的方法主要采用氯米芬（clomid）。在撤退出血第 5 天开始口服氯米芬 50 mg/d ×5 d，观察 BBT 是否出现双相。在诱导排卵的过程中 2/3 很快出现双相体温，则继续用药 6 个周期，停药观察能否自动出现排卵月经。亦有开始诱导排卵，只能出现规律的无排卵月经，几个周期后才开始有双相体温。可将知识交给患者，自己从 BBT 中了解月经情况而主动配合治疗。近年来有长期使用氯米芬增加卵巢癌风险的报道，故在使用诱导排卵时，可短期（3～6 个月）间断使用，但仍需告知患者和家属，需积极随诊和及时就诊，随着年龄的增加，患者的生殖内分泌轴将趋于稳定和成熟，无排卵 AUB 的发生风险将降低。

恢复排卵后应嘱咐患者注意生活规律，尤其在经期生殖内分泌系统波动大时避免对机体的应激，影响下丘脑-垂体-卵巢轴的功能调节，如经期剧烈运动等，可使出血复发。

2. 绝经过渡期无排卵型 AUB　绝经过渡期无排卵 AUB 虽与青春期无排卵 AUB 有相似之处，但仍有很多不同之处。

（1）病因　绝经过渡期是从规律的月经周期开始出现不规律，月经提前或错后提示已开始进入绝经过渡期。自过渡期至绝经平均约 4 年。过渡期标志着卵巢功能开始衰退，对垂体激素反应差，卵泡发育推迟，出现无排卵周期。这与青春期相反，是在走向月经停止前的过程中出现无排卵周期。亦有只是无排卵月经而无排卵 AUB。约 20% 的绝经过渡期妇女出现无排卵 AUB。过渡期在出现无排卵周期后又可有正常的排卵月经，无排卵周期逐渐增多，最后卵泡耗竭而绝经，因此，过渡期是无排卵与有排卵相间隔交错的一个阶段，出血亦可能持续反复，亦可间隔正常月经，在绝经前最后几个周期多数是无排卵的。

（2）诊断与鉴别诊断　绝经过渡期出血的鉴别诊断与青春期不同，青春期器质性病变较少，而绝经过渡期器质性病变较多，绝经过渡期出血应首先考虑与以下多种器质性病变相鉴别，如子宫肌瘤是 40 多岁妇女最常见的器质性病变；子宫腺肌病与子宫内膜异位症也是较为常见的病变；内膜息肉一般出血不多，是否有避孕环或与妊娠有关的出血，除外癌前病变或已发生有癌变十分重要。除外器质性病变后方可认为是无排卵 AUB。

详细询问病史与盆器检查能发现子宫是否增大，有无异位结节、盆腔粘连等。阴道超声检查对确诊器质病变已成为不可缺少的检查方法之一。诊断性刮宫可除外内膜器质性病变，内膜病检对绝经过渡期十分必要，与青春期亦有所不同。

（3）处理　绝经过渡期无排卵 AUB 的处理亦采用黄体酮每天 20 mg 肌内注射加丙酸睾酮 50 mg 肌内注射/d ×3 d 撤退即可，丙酸睾酮量可稍大于青春期，每周期不超过 300 mg 即可。一般撤退出血 7 d，有时少量持续至 10 d，若血红蛋白低而不宜撤退时，可采用刮宫止血同时取得内膜进行病理检查，止血速度快。若撤退出血按期血止，可间接说明属功能性，若撤退出血淋漓不止应疑有器质病变，通过超声等方法进一步检查确诊，必要时考虑刮宫并同时送内膜病理检查，必要时行宫腔镜下检查活检。一般止血后可能又有规律的月经即无须处理，若仍停经则应不超过 2 个月再次进行黄体撤退，避免停经达 3 个月时内膜较厚，再撤退出血较多。因此规定停经 2 个月左右再次撤退，出血如月经样；若停经 2 个月进行黄体酮加丙酸睾酮治疗而无撤退时，说明雌激素已低落，未刺激内膜而无撤退出血，已进入绝经，检查性激素指标确认，无须再黄体撤退。

有人采用连续孕激素使内膜萎缩而止血。一般初次出血时卵泡仍发育，雌激素水平不低。用孕激素使内膜萎缩止血需要一段时间，而在这一段用孕激素的时间内常会反复出血，难于控制。每 2 个月用黄体酮加丙酸睾酮撤退，控制出血较好，同时使其自然地逐渐过渡到停经，亦不打乱其自然衰退的规律，只是在出血时帮助控制出血，自然平稳地过渡到绝经。这也是与青春期诱导排卵不同。一般患者撤退 4～6 次左右即进入绝经。

一般不建议在绝经过渡期使用长期、大剂量口服避孕药来治疗无排卵 AUB，因为可能增加血栓的风险。

3.育龄期无排卵型 AUB　生殖期无排卵型 AUB 的病因常因内外环境的影响而暂时出现一次无排卵 AUB，有时进行一次黄体撤退即足以使其自然恢复排卵而不再反复。生殖期下丘脑-垂体-卵巢轴功能旺盛，偶尔出现一次无排卵功血，很快即恢复排卵，无须其他处理。对于反复的、无明显器质性病因的子宫出血过多，可考虑缓慢释放孕激素的宫内节育系统（左炔诺孕酮宫内释放系统），可同时达到避孕和控制出血的目的。

但对肥胖、胰岛素抵抗、PCOS、高催乳素血症、甲状腺功能异常等因素引起的持续无排卵，则需进行病因治疗，达到排卵或保护子宫内膜的目的，从而纠正因此而引起的无排卵型 AUB。

绝经过渡期与生殖期 AUB 可根据情况必要时考虑手术治疗，包括宫腔镜下内膜消融术、热球内膜消融术、微波内膜消融术和子宫动脉栓塞术，后者在年龄大的妇女中可能引起卵巢早衰，但在小于 45 岁的妇女中少见。对以上方法效果不好的，可考虑子宫切除而保留卵巢。绝经后卵巢虽不分泌 E_2，但卵巢间质仍分泌睾酮并在外周转化为雌酮，起到雌、雄激素的作用。至 60 岁后卵巢间质亦萎缩，卵巢分泌雄激素功能停止，不需再保留卵巢。切除子宫和卵巢的妇女，无内膜癌或卵巢癌的后顾之忧。

（二）排卵型异常子宫出血

有排卵的 AUB 顾名思义发生于有排卵妇女，以育龄期妇女多见，出血特点是有周期规律。分为两种情况，一种是没有明确病因的出血过多；一种是经间出血，持续时间较长，出血可在周期的不同阶段，在经前、经后或排卵期，很少超过月经量。详细询问出血的起止时间及出血量，根据 BBT、出血前 5 ~ 9 d 做血孕酮测定或检查内膜即可鉴别，同时也了解了黄体功能。

1.月经过多或特发性月经过多　FIGO 采纳将月经失血量（MBL）≥80 mL 定义为月经过多（HMB），指连续数个规则周期月经出血>80 mL，周期及经期皆正常，常伴有大血块与贫血，血生殖激素水平也有正常周期性波动。正常妇女的平均 MBL 为 50 ~ 60 mL。该定义的优点是可以通过特殊的检查方法客观测定出血量，准确，但缺点是烦琐、在临床实践中患者难以用具体的毫升数来进行评估、临床工作中难于操作。根据此客观标准，研究显示有 9% 和 14% 的女性患有 HMB。现多采用英国 NICE 指南的标准，即当月经期出血量影响妇女的身体、情绪、社会和物质生活质量（QOL），无论单独发生还是与其他症状伴发，就可诊断月经过多。该诊断标准更为简单，以对 QOL 的影响为指标，更符合医学的最终诊治目标，即改善 QOL、减少患者的痛苦与不适。根据此标准，约有 1/3 的女性在其一生中的某一时期受过 HMB 影响。另有研究报告显示，20%~52% 的女性根据月经期失血的自我评估显示有 HMB。该定义更加容易引起妇女的注意和及时就诊，也更有利于保护妇女的健康。

对于有性交后出血、持续经间期出血、腹胀、腹部压痛等症状，年龄>40 岁、药物治疗失败、有结构性病因的证据、有不良生活方式历史（糖尿病、肥胖、使用性激素、吸烟、有遗传病史等）的女性，需要排除子宫内膜恶变的风险，再做进一步影像学与病理学检查。

明确诊断 HMB 后，即可开始治疗，首选药物治疗。药物治疗又分激素治疗（包括左炔诺孕酮宫内节育系统、注射用孕激素、20 d 以上长周期口服孕激素、复方口服避孕药、GnRH-a 等）和非激素（抗纤维蛋白溶解药物、非甾体抗炎药）治疗。选择治疗方法时，应考虑治疗方法的有效性、安全性、不良反应、可获得性等。药物治疗失败后，要分析原因。当首次药物治疗无效时，可以考虑进行第二次药物治疗，而不是立即转为手术治疗。必要时再采用手术治疗，包括诊断性刮宫送病理检查、子宫内膜切除术或切除子宫等。

（1）药物治疗 ①对无避孕要求或不愿意用或不能使用性激素治疗的患者，可选用抗纤溶药或抗前列腺合成抑制剂：氨甲环酸 1.0 g，2～3 次/d；氟灭酸 0.2 g，3 次/d。皆于月经第 1 天起服用 5 d。②对要求避孕的患者，可选用内膜萎缩治疗，包括口服避孕药和高效孕激素内膜萎缩法——左炔诺孕酮宫内释放系统，每 24 h 宫腔释放 LNG 20 μg，有效期 5 年。药物直接作用于内膜使其萎缩变薄，70%～90% 月经量减少，15%～30% 出现闭经；对全身的不良反应少，停用 1 个月后作用消失。但初用 6 个月内可能发生突破出血。

（2）手术治疗 对药物治疗无效、持久不愈、年长、无生育要求的患者，可手术切除子宫或经宫颈子宫内膜切除术（transcervical resection of endometrium，TCRE）。TCRE 适用于不宜或不愿切除子宫且无生育要求的有排卵型月经多的患者。TCRE 减少 MBL 90%，但 5 年内复发或切子宫者约占 20%。

2. 经间期出血 经间期出血（intermenstrual bleeding，IMB）指有规律、在可预期的月经之间发生的出血，包括随机出现和每个周期固定时间出现的出血，其中 95% 是有排卵的出血，PALM-COEIN 的其他原因也可表现为经间期出血，需进行排除、鉴别。按出血时间可分为卵泡期出血、排卵期出血、黄体期出血。

（1）卵泡期出血或经后出血 经后 7 d 以上持续出血，可由于黄体萎缩不全或持续过久，雌、孕激素不能迅速下降，内膜不规则脱落而使出血延长。亦可能下一个卵泡未能及时分泌足量雌激素而修复内膜。月经仍按期来潮，但出血时间延长至 10 余天。诊断标准是在正规月经第 5 天取内膜病理检查仍有分泌期现象。BBT 上升后在经期下降缓慢或经期孕酮水平未降。此类出血亦仅为少量。

治疗效果不满意，因此类出血较为少见，亦并非每月如此，刮去脱落不全的内膜即能止血，但不能多次刮宫。在黄体期加用黄体酮可协助内膜全部脱落，或用口服避孕药3 个周期抑制排卵，或月经第 5 天起用人工周期，停药后可能恢复亦可能复发。若属雌激素不足可用小量雌激素使内膜修复止血。

（2）排卵期出血 正常排卵期阴道分泌物显微镜下可见少许红细胞，多时可有 1～2 d 粉色分泌物，此现象属正常范围。若排卵期有明显出血，为排卵期出血。少时仅点滴出血，多时可如少量月经并伴轻微腹痛，原因为排卵前有雌激素高峰，后下降不能维持子宫内膜而有少量出血，形成黄体而分泌足量雌、孕激素时，子宫内膜修复而出血停止；排卵后的流出液可能刺激腹膜，较敏感的女性会有轻微腹痛感觉。此类出血发生几个周期后常自愈，亦可再次复发。一般并不影响健康，只是生活上不便或影响性生活。

诊断主要根据病史及测量 BBT，记录出血日期即可确诊。

治疗上，如出血不多，诊断明确后可以观察、随诊，不用药，可能自愈。也可于卵泡期加用小剂量雌激素，如雌二醇 1～2 mg/d，连续 3～5 d，有时出血消失，有时无效。停药后常又复发，多数可自愈。对于肯定的排卵期出血，使用口服避孕药可有效避免排卵而解决出血问题。也有研究显示使用纤溶酶原激活物抑制剂氨甲环酸辅助治疗，可改善出血情况。

(3)经前出血或黄体期出血　经前出现少量出血，1～2 d或3～4 d，然后出现正规月经5～7 d。多见于40岁以上卵巢功能开始衰退的妇女，因黄体分泌雌、孕激素不足，不能支持内膜而提前少量出血。子宫内膜检查可见腺体分泌不足，间质水肿不明显，亦可见增殖期与分泌期同时存在的"混合型子宫内膜"。某些患者黄体功能不足仅表现为黄体期短而不一定发生出血。经前出血发生在生育期可影响受孕或易流产。月经后半期加用孕激素可改善经前出血情况。

（陈　萍）

第二节　闭经

闭经是妇科疾病中最常见的症状之一，它并不是疾病的诊断。月经的发生依靠从大脑-下丘脑-垂体-卵巢轴系的启动，卵巢内卵泡发育与排卵，分泌雌、孕激素，周期的刺激子宫内膜，为受精卵着床发育准备有关。一旦卵子未受精，黄体萎缩，雌、孕激素水平下降，内膜失去支持而脱落，从阴道排出表现为月经。上述任何一个环节出现异常就可以出现月经暂时或永久停止，称为闭经。其他内分泌系统，如甲状腺、肾上腺或全身其他疾病也可影响生殖内分泌系统而发生闭经。

闭经涉及病种繁多，不同病种诊断方法与处理各异，需要系统地进行检查与分析，才能正确地诊断与选择正确的治疗措施。

一、病因

闭经包括生理性与病理性闭经，生理性闭经包括青春期前、妊娠期、哺乳期与绝经后。病理性又常区分原发闭经与继发闭经。

女孩年龄超过14岁，第二性征未发育；或年龄超过16岁，第二性征已发育，月经还未来潮，称为原发闭经。正常月经建立后月经停止6个月，或按自身原有月经周期停止3个周期以上(专指月经稀发者)，称为继发闭经。停经3个月经周期尚不能称为闭经，因为可能与月经稀发者相混淆。若已出现第二性征，正常时估计2年左右将有月经来潮。

闭经的病因亦十分广泛，归纳如下：①下丘脑-垂体-卵巢轴内分泌功能失调是最常见的主要的病因，如各种原因引起的不排卵。②先天性生殖道器官发育畸形与性发育异常，如阴道与子宫缺如、性分化与发育异常，常是原发闭经的病因。③生殖道各部位与邻近的肿瘤。④生殖道各部位的感染破坏了功能，如子宫内膜炎、盆腔炎、卵巢炎、脑炎、脑膜炎等。⑤生殖道各部位的创伤与手术破坏，化疗或放疗的损伤等。⑥全身营养不良与精神创伤影响各器官功能。⑦其他内分泌腺功能失调的影响，如甲状腺功能亢进与甲状腺功能减退、肾上腺功能亢进与低落等。⑧医源性闭经，如治疗精神病药物或免疫抑制性药物造成闭经。

二、生理性闭经

1. 青春前的闭经　是由于促性腺激素释放激素(GnRH)的分泌尚未启动而表现为生理性闭经。

2. 妊娠期　胎盘分泌大量雌、孕激素支持内膜改变保证胚胎的发育而停经。除雌、孕激素外亦有其他激素如催乳素(PRL)的升高抑制 GnRH 分泌而停止卵泡发育,造成暂时闭经。

3. 产后哺乳期　胎盘娩出后,胎盘激素全部消失,解除了对 GnRH 的抑制,不哺乳的妇女在 1 ~2 个月内恢复 GnRH 脉冲分泌而恢复月经。

哺乳期乳头吸吮刺激多个系统,如多巴胺、5-羟色胺、ACTH 等,并与间断性的分泌 PRL 影响 GnRH 分泌而造成闭经。一旦停止哺乳,解除对 GnRH 的抑制将逐渐恢复 GnRH 脉冲分泌可恢复月经。

4. 绝经后　绝经后的闭经与前 3 种 GnRH 被抑制不同,是因卵子耗竭导致雌、孕激素水平低下而造成月经停止。

三、病理性闭经

病理性闭经见表 1-3。

表 1-3　病理性闭经的种类与常见病因

种类	疾病
下生殖道闭经	处女膜闭锁
	阴道闭锁
	阴道横隔
	先天性无阴道
子宫性闭经	MRKH 综合征
	雄激素不敏感综合征
	宫腔宫颈粘连
	感染性多见于结核性感染
	创伤性多次人工流产及反复刮宫史
卵巢性闭经	先天性性腺发育不全
	特纳综合征及其嵌合型
	46,XX 单纯性腺发育不全
	46,XY 单纯性腺发育不全
	17α-羟化酶缺陷
	芳香化酶缺陷
	卵巢抵抗综合征
	卵巢早衰
	损伤性(炎症、化学疗法、放射、手术)

续表 1-3

种类	疾病
垂体性闭经	希恩综合征
	垂体肿瘤
	空泡蝶鞍
	颅咽管瘤
	先天性垂体病变
	垂体单一性促性腺激素缺乏症
	垂体生长激素缺乏症
下丘脑性闭经	应激性闭经
	运动性闭经
	神经性厌食
	营养相关性闭经
	药物性闭经
	假孕
	基因缺陷或器质性
	单一促性腺激素释放激素(GnRH)缺乏症
	下丘脑浸润性疾病
	下丘脑肿瘤
	头部创伤
雄激素增高的疾病	多囊卵巢综合征
	先天性肾上腺皮质增生症
	分泌雄激素的肿瘤
	卵泡膜细胞增殖症
其他腺体异常	肾上腺功能亢进或减退
	甲状腺功能亢进或减退

(一)下生殖道闭经

下生殖道是月经排出体外的通道。下生殖道由于先天发育异常,出现畸形造成阻塞而出现闭经。此类闭经可有正常月经产生,只因生殖道阻塞经血不能流出,又称为隐经。

女性下生殖道是由副中肾管尾端与尿生殖窦融合,上皮增生形成实质阴道板,以后腔化而形成阴道下段,若此段未腔化不能与上段相通,经血不能流出。轻者如处女膜闭锁或阴道横隔。若仍有小孔经血能畅流者,亦仍能怀孕。早孕期检查偶尔可发现有横隔,有时甚至分娩时才发现。

1. 阴道闭锁　根据阴道闭锁的解剖学特点将其分为Ⅰ型和Ⅱ型。①Ⅰ型阴道闭锁:即阴道下段闭锁而阴道上段及宫颈、子宫体均正常。由于患者的子宫内膜功能正常,因此症状出现较早,主要表现为阴道上段扩张,严重时可以合并宫颈、宫腔积血,盆腔检查发现包块位置较低,位于直肠前方,就诊往往较及时,较少由于盆腔经血逆流引发子宫内膜异位症。②Ⅱ型阴道闭锁:即阴道完全闭锁,多合并宫颈发育不良、子宫发育异常、子宫内膜功能异常，症状出现较晚，经血易逆流至盆腔，常常发生子宫内膜异位症。阴道闭锁部分需手术切开以引流经血。应选择在月经期进行手术，当阴道内积血较多，并有一定张力，解剖标记即较清楚，较易寻找并安全进入阴道腔。

2. 阴道横隔　分为完全横隔及不完全横隔。完全性阴道横隔症状与阴道闭锁相似，有原发性闭经伴周期性腹痛。妇科检查发现阴道较短或仅见盲端，可在经血潴留于阴道横隔的上方触及阴道上段积血的块状物。不完全性阴道横隔位于阴道上段者多无症状，位于阴道中段者可影响性生活，一般不影响生育。患者可以表现为经期长，经血淋漓不尽。阴道分娩时影响胎先露部下降。

患者初潮后出现周期性下腹痛，阴道坠胀，一般很快求治。下生殖道检查时发现处女膜闭锁或阴道闭锁。必须注意梗阻部位的长短，处女膜闭锁一般均很薄，若已有几次月经即可见处女膜膨出，切开处女膜经血即流出，切开时注意勿伤及尿道口。若闭锁部位较长而组织厚时需行人工阴道整形术，手术难度较大须作好术前术中的准备，必要时切除子宫。

由于泌尿与生殖道在胚胎发育期是同源的，下生殖道畸形患者常可伴有肾脏与骨盆畸形，需进行静脉肾盂造影及骨盆 X 射线片明确诊断。

（二）子宫性闭经

子宫是月经的来源地，没有子宫或有子宫而无内膜时亦即丧失了月经的来源地，必然出现无月经，称为子宫性闭经。

1. 原发性子宫性闭经

（1）先天发育异常　常见的有无阴道与无子宫的患者，亦称为 MRKH 综合征。患者下丘脑-垂体-卵巢轴正常，能有正常的排卵周期，基础体温双相，第二性征发育良好，但子宫未正常发育而没有经血。

子宫发育不全时，可有不同的程度，如始基子宫、幼稚子宫。有时仍可有少许内膜，用人工周期后，可有少量经血排出。

（2）子宫内膜后天破坏　可以在初潮之前发生原发性闭经；亦可在初潮之后发生继发性闭经。多见于结核病变对内膜的破坏。幼年在结核分枝杆菌初次侵袭时经血运或淋巴系统扩散至盆器造成盆器结核。首侵输卵管，蔓延至子宫破坏内膜。幼年时不易发现，至青春期未见初潮而就诊时发现常已属晚期。亦有内膜未全部破坏而有少量淡或深色月经，或至婚后因不育行子宫造影检查时发现为子宫结核。若询问有无结核病史时部分患者能回忆曾有胸膜炎、淋巴结核、腹膜结核或骨结核等病史，将是强有力的佐证。即便某些患者有肺结核治疗史，但常仅短期 1 ~ 3 个月的治疗不足以控制病变。

2. 继发性子宫性闭经　成年后继发性子宫性闭经多见于刮宫术后，包括多次人工流产与无痛流产术后，因多次刮宫或刮宫时将子宫内膜功能层全部破坏或损伤过深、破坏了子宫内膜基底层，使之不能再生。产后或流产后严重的盆器感染，包括结核性炎症复发，破坏内膜形成宫腔粘连而造成闭经。恶性肿瘤行化疗与（或）放疗后内膜破坏造成闭经。因治疗而切除子宫将停止月经再现。若内膜部分破坏而仍有少量月经时将诉月经少而就诊。

3. 诊断与处理　基础体温测定表现有正常的双相体温，说明卵巢功能正常。其他激素测定如 LH、FSH、PRL、E_2、T 与 P 均应在正常范围。

诊断子宫性闭经采用激素功能试验即能明确诊断。首先用黄体酮撤退试验，具体用药见表 1-4。能来月经，可诊断为Ⅰ度闭经；无反应时，说明子宫内膜未受雌激素的准备。再用雌、孕激素人工周期，能来月经，可诊断为Ⅱ度闭经；而无反应时，即显示子宫内膜已被破坏，对雌、孕激素不反应或无子宫内膜，属子宫性闭经。行雌、孕激素人工周期时必须用足量雌激素（每天戊酸雌二醇或 17β-雌二醇 2～4 mg 或结合雌激素 0.625～1.250 mg/d）共 20～30 d，后 10 d 加孕激素，有撤退出血时，可除外子宫性闭经，无撤退出血时可考虑诊断为子宫性闭经，但一次试验不能确诊，对于子宫发育差的妇女，必要时需重复几个周期，再下结论。

表 1-4 孕激素试验用药方法

药物	剂量	用药时间
黄体酮针剂	20 mg/次，1 次/d，肌内注射	3～5 d
醋酸甲羟孕酮	10 mg/次，1 次/d，口服	8～10 d
地屈孕酮	10～20 mg/次，1 次/d，口服	10 d
微粒化黄体酮	100 mg/次，2 次/d，口服	10 d

若子宫内膜部分破坏而有粘连时，可在宫腔镜下分离粘连后放置避孕环，隔开子宫前、后壁，术后大量雌激素使内膜增殖，3 个周期后取出避孕环，仍有怀孕而分娩正常胎儿的可能。

（三）卵巢性闭经

卵巢是提供卵子和分泌性激素的器官。有卵泡发育的周期、生殖道通畅，随之可出现月经。没有卵子的发育和性激素的分泌，也就没有月经，此类闭经称为卵巢性闭经。卵巢性闭经是由于卵巢本身原因引起的闭经；这类闭经促性腺激素升高，属高促性腺素性闭经，其原因可因先天卵巢发育不全而无卵子，或因后天多种原因卵子耗竭而闭经。前者为原发性卵巢性闭经；而后者为继发性卵巢性闭经，40 岁之前停经，没有卵子，诊断为卵巢早衰或功能不足（premature ovarian failure or insufficiency，POF，POI）。

卵巢性闭经的原因多种多样，并不十分清楚。有时是完全没有卵子，有时仍有卵子，个别是有卵子而对促性腺激素不反应。生理性绝经后亦并非一个卵子都没有，偶有个别卵子发育而来月经。

1. 原发性闭经

（1）先天性性腺发育不全　①性染色体异常：Turner 综合征（45，X）或嵌合与 X 部分缺失等，卵巢无卵子。XO/XY 性腺发育不全，多数无卵子，个别患者有卵子。超雌综合征的某些患者有原发或继发闭经。②性染色体正常型：性染色体（46，XX）或（46，XY）的单纯性腺发育不全，无卵子。患者女性表现型，性征幼稚。

（2）酶缺陷型　包括 17α-羟化酶、17，20-碳链裂解酶或芳香化酶缺乏。患者卵巢内有许多始基卵泡及窦前期卵泡及极少数小窦腔卵泡，但由于上述酶缺陷，雌激素合成障碍，导致低雌激素血症及 FSH 反馈性升高；临床多表现为原发性闭经，性征幼稚。性染色体可为(46，XX)或(46，XY)。

(3)卵巢抵抗综合征　卵巢内有始基卵泡，但对促性腺激素不反应，无发育的卵泡。卵巢内呈局灶性或弥漫性透明变性。卵巢抵抗综合征的病因至今仍不清楚。可能卵巢内缺乏促性腺激素受体或受体出现变异，或局部调节因子异常，亦可能是免疫功能异常。临床可表现为原发闭经，第二性征发育差，阴、腋毛少或无，乳房发育差。性染色体(46，XX)。腹腔镜见卵巢小，活检有始基卵泡，激素测定雌激素低，促性腺激素升高。给予促性腺激素亦无反应。

2. 继发性卵巢性闭经

(1)定义与发生率　妇女一生的卵子储备有限。当卵子耗竭而闭经称为绝经。正常妇女绝经的平均年龄为 50 岁左右，在 40 岁前即绝经称为卵巢早衰(POF)，发生率各地报道差异较大，0.88%~14.60%，在继发闭经中占 5%~10%。

卵巢早衰虽与妇女生理性绝经同属卵子耗竭，但仍有某些不同于生理性绝经。

(2)病因　①卵子储备不足：如性染色体部分缺失或嵌合等，虽有卵子，但数量不足而提前用竭。②在某些消耗性或慢性疾病中卵子消耗快而提早衰竭。③环境中一些物理、化学、放射、病毒、酗酒与吸烟等因素影响卵子消耗。④卵巢肿瘤破坏卵巢组织，如各种卵巢肿瘤，或手术切除双侧卵巢。⑤免疫性病因：上述病因可在某些病例中出现，但很多病例未能找到发病原因。临床发现卵巢早衰有 15%~20% 与其他免疫性疾病同时存在，免疫系统和生殖功能与多种妇科疾病均有关，对卵巢早衰虽已取得不少证据，但仍未完全清楚，需进一步研究。⑥基因突变：在某些患者中，亦发现有 FSH 受体基因突变而出现缺乏雌激素与抑制素。

(3)临床表现　POF 的临床特征是 40 岁前卵巢功能衰竭，可有典型的绝经综合征症状与生殖道萎缩等改变。患者青春期发育正常，亦可先有生育子女，然后发生早绝经。亦有发育正常而早绝经，婚后不育，少数妇女在不同的诱导排卵方法下亦仍能怀孕，分娩后继续闭经。有时合并免疫性疾病如红斑狼疮，经治疗而在缓解期时亦仍可怀孕，这与生理绝经后不同，生理绝经后虽可偶有卵泡发育，但不再怀孕。然而哪些患者仍有卵子可怀孕，哪些不能难以预测。腹腔镜检查直接观察卵巢形态可能协助估计有无卵子存在。若卵巢为条索状或已萎缩，有卵子可能性不大，若仍有卵巢形态，光滑而较小，且 FSH 测定不高，仍有可能有卵子。腹腔镜下采取活体组织有一定局限性。取小块组织比较安全，没有卵子亦并不代表卵巢全貌。

(4)诊断　卵巢内的卵泡发育过程中分泌抑制素抑制 FSH 升高。有正常发育的卵泡时，FSH 与 LH 测定在正常低水平，当无卵泡发育而缺乏抑制素时，FSH 即升高。FSH>40 IU/L 即认为无卵泡发育，卵巢功能衰竭。诊断卵巢早衰除临床表现外的重要指标是 FSH>40 IU/L，同时 E_2 水平低下。

(5)治疗　若已有子女，可按绝经妇女使用激素替代治疗以预防绝经后的并发病。若无子女而要求生育者，可考虑借卵，采用 IVF-ET 达到生育目的。

(四)垂体性闭经

垂体前叶(腺垂体)在下丘脑的控制下调节它的靶器官(性腺、肾上腺与甲状腺)的功能与分泌生长激素与催乳素促使生长与泌乳。当垂体的某一方面或几个方面发生问题而出现闭经时为垂体性闭经。

1. 希恩综合征病因　Sheehan 首先描述此征而命名。希恩综合征（Sheehan syndrome）是典型的垂体功能低下的垂体性闭经，特发于产后大出血与休克。

（1）发病机制　妊娠期垂体生理性增生肥大，较非孕期增大2～3倍。为准备分娩后哺乳，催乳素细胞增生，血运增加，至分娩期达高峰，需氧量亦增多，对缺氧十分敏感。垂体前叶80%供血来自门脉系统，亦从门脉传递下丘脑促垂体释放激素。当分娩后发生大出血与休克时全身循环衰竭，致垂体缺血。休克时交感神经反射性兴奋，引起动脉痉挛甚至闭塞，使垂体门脉供血显著减少，甚至断绝。由于缺氧血管内皮细胞受损，血小板黏附使细胞凝集，可引起弥散性血管内凝血（disseminated intravascular coagulation，DIC），形成血栓，进一步导致垂体前叶缺血性坏死，影响靶腺功能。垂体后叶有动脉直接供血，不依靠门脉血流，故很少累及。

垂体前叶坏死将影响靶器官的功能。休克时间长，垂体前叶破坏面大，影响靶器官功能多而重。严重时可涉及促性腺激素、促甲状腺激素、促肾上腺激素与催乳素，造成性腺、甲状腺、肾上腺功能与催乳素及偶见生长激素低落。偶亦可影响神经垂体而发生尿崩症。若坏死部位少，则影响靶腺功能亦轻。

分析协和医院妇科门诊96例希恩综合征涉及的靶腺功能的频率：53例3个靶腺功能均低下（占55.2%）；34例2个靶腺功能低下（占35.4%），其中累及性腺31例、肾上腺28例、甲状腺9例；9例累及1个靶腺（占9.4%），其中肾上腺6例、性腺3例、甲状腺未累及。3个靶腺中以性腺与肾上腺最多，甲状腺相对较少（表1-5）。

表1-5　96例希恩综合征靶腺受累频率

累及腺数（个）	例数	总腺体数	%	性腺（次）	肾上腺（次）	甲状腺（次）	总次
3	53	159	55.2	53	53	53	159
2	34	102	35.4	31	28	9	68
1	9	27	9.4	3	6	0	9
合计	96	288	100.0	87	87	62	236

（2）临床表现　垂体前叶功能减退的临床表现取决于垂体组织破坏的程度。据估计，破坏约50%以上开始有临床症状；破坏75%时症状明显；破坏95%时将出现严重的垂体前叶全功能减退症状。按不同激素缺乏分类，但仍应注意有程度的不同。①促性腺激素分泌不足：无卵泡发育、雌激素低落、长期闭经、乳房与生殖器萎缩、产后无奶、雄激素亦低落无性欲、记忆力减退、水肿等。②促肾上腺皮质激素分泌不足：表现为全身虚弱无力、生活无力自理、抵抗力低、易感冒或其他感染、食欲差、恶心或呕吐、血压低、面色苍白、水肿、消瘦、脱发、脱毛、无性欲等。③促甲状腺激素分泌不足：出现畏寒、面色苍白、皮肤粗糙、毛发脱落、表情淡漠迟钝、心率慢等。④催乳素不足：产后乳汁少或缺乏。⑤生长激素不足：主要表现为易发生低血糖。

(3)诊断　有产后出血史与典型的症状与体征,不难诊断。进一步对3个主要腺体进行激素测定以了解功能状态。①性腺激素:LH、FSH、PRL、E_2、T。②甲状腺激素:TSH、T_3、T_4。③肾上腺激素:皮质醇、17-羟孕酮、ACTH等。④血常规。⑤空腹血糖与糖耐量试验。⑥心电图等。

临床轻度患者不易确诊时可行促性腺激素对各腺体的兴奋试验了解各腺体的储备功能。

(4)预防与治疗　①预防:产后大出血所致希恩综合征是可以预防的疾病。做好产前、产中与产后的准备及时处理,避免休克,一旦发生休克应避免休克过久。近年来希恩综合征已明显减少,少数边远地区仍偶有发生。②治疗:此病涉及多个内分泌腺体的功能,需与内分泌科协同诊治。腺体功能明显减退者应及时补充至正常腺体功能。某些患者腺体功能减退轻时在补充前应慎重考虑,一旦开始补充,可能意味着终生补充。若产后时间短,可先给予中西药支持疗法,给予一定的机会和时间使功能自已恢复。过早或用大剂量补充使腺体依赖外源性激素将影响自然恢复。若累及靶腺多、程度重,则需用激素替代治疗,以减轻症状,恢复劳动力及预防危象。一般均以补充靶腺激素为主。

肾上腺功能减退者可用泼尼松5.0~7.5 mg/d,清晨服2/3,中午或下午服1/3,以符合皮质激素的昼夜分泌规律。原则上以最小剂量控制其不足为度。若遇有高热、感染、手术、创伤等并发症时,需加量以应付应激情况。在并发症痊愈后再递减至维持量。

性腺功能减退者可用雌激素、孕激素及雄激素替代治疗,同绝经后激素替代疗法(HRT)。

甲状腺功能减退者,应加用甲状腺片。从小剂量开始,每天15~30 mg,数周内逐渐增量至60~120 mg。补充甲状腺素后,对因甲状腺功能减退所引起的水肿及贫血效果显著。单用甲状腺素治疗可加重肾上腺皮质功能不足,因此应先用或同时用皮质激素。

希恩综合征患者常因小儿夭折而要求生育,此类患者卵巢仍有卵子,用促性腺激素诱导排卵成功率高。怀孕对希恩综合征患者来说能刺激垂体细胞再生与自然补充各种激素。

2. 空泡蝶鞍综合征　常表现有闭经、泌乳与PRL升高。

3. 颅咽管瘤　颅咽管瘤不属垂体肿瘤,但其部位可压迫下丘脑与垂体,导致闭经,因此可列入垂体或下丘脑部位。

颅咽管瘤是来自胚胎发育过程中的颅咽囊,以后发展为颅咽管瘤,多数为囊性,当肿瘤增大后,向上可压迫第三脑室底部,向前可挤压视神经交叉,向下可压迫下丘脑和垂体,根据年龄不同、压迫部位不同而出现不同的症状。

(1)临床表现　颅咽管瘤占颅内肿瘤的3%,囊性约占半数,实性14%,混合型32%,囊壁为鳞状上皮,少数为柱状上皮。男性多于女性,多见于青年。

肿瘤生长缓慢,直至增大引起压迫与颅内压增高出现头痛,方引起注意。压迫视交叉出现视力障碍等症状。压迫下丘脑与垂体出现厌食、尿崩、口渴,压迫垂体柄出现催乳素升高、泌乳与闭经。发病在青春期前,有性幼稚,生长障碍;发病在青春期后可有继发闭经、生殖器萎缩等。

(2)诊断　X射线头颅侧位相可见蝶鞍扩大,或鞍背骨质破坏,此肿瘤特点可见钙化影。CT 或 MRI 均能确诊与定位。

(3)治疗　颅咽管瘤一经诊断应立即考虑手术切除与放射线治疗。但全部切除比较困难,因此复发率高,部分切除肿瘤后加放疗能取得比较满意的效果。

4. 垂体单一促性腺激素缺乏症

(1)促性腺激素缺乏　近年来发现某些不明原因的原发闭经患者促性腺激素功能低下,可能是由于 LH 或 FSH 分子 α 与 β 亚单位或受体异常所致原发闭经。卵巢内有始基卵泡和初级卵泡,性器官与性征不发育,血 LH 与 FSH 以及 E_2水平低下。外源性促性腺激素能使卵泡发育排卵,无生育要求者用 HRT。

(2)生长激素缺乏　幼年时影响生长,身材矮小,体态匀称,智力正常。青春期发育差,无初潮,激素测定尤以生长激素低,其他促性腺激素可能均低。年龄小时用生长激素能增加身高亦有不影响生殖激素而有正常初潮。

(五)下丘脑性闭经

此类闭经的特点是下丘脑 GnRH 合成和分泌缺陷或水平下降导致垂体促性腺激素(Gn),即 FSH、特别是 LH 的分泌功能低下,故属低促性腺激素性闭经。临床上按病因可分为功能性、基因缺陷或器质性、药源性三大类。

1. 功能性下丘脑性闭经　当机体处于生物-社会-精神的应激时,将通过下丘脑促肾上腺皮质激素释放因子(CRF)刺激肾上腺系统平衡应激状态。CRF 的分泌将抑制 GnRH 的分泌而造成闭经。亦将同时激活交感神经系统与垂体分泌应激激素如 PRL、生长激素(GH)与促肾上腺皮质激素(ACTH)。ACTH 刺激肾上腺轴分泌皮质激素与儿茶酚胺是应激中最重要的代谢与内分泌反应。也通过激活内源性鸦片肽抑制 GnRH 而影响生殖系统。生活中的应激方式多种多样,以下举例几种常见因素通过神经影响生殖功能导致的闭经。

(1)神经性厌食　神经性厌食是一种非常特殊的心理神经内分泌疾病,早在 200 多年前已被发现,多见于青春期女孩,近年来发现有所增加。因过分追求"骨感"苗条身材,严酷节食,导致过度消瘦,偶可致死亡。家庭背景常为中上等,父母可能管教过严或疏忽。个人多为强迫性格与内向,缺乏自我鉴别的能力,有心身受暴力的侵害、性骚扰或乱伦史,出现内在的心理与性冲突,适应力差。此症的发病机制尚不清楚,但已发现多种下丘脑 GnRH 的特异改变。

临床表现:个性较"轴"、不易商量问题,少言寡语,极不合作,孤僻,闭经。消瘦,体重减轻,皮肤干燥。体温、血压低,血象、血浆蛋白低,LH、FSH、E_2、T 均低。

诊断与处理:诊断并不困难,处理尚无统一的意见。首先必须进行大量的思想工作,父母尽可能避免与其对抗,需要极大的耐心,引导患者知道没有健康就没有一切。补充辅助治疗,如维生素与微量元素,减轻生活与思想压力。用小剂量雌激素周期治疗,若能来少量月经,对患者和家属亦是一种鼓励,提高治疗信心。对患者能纠正雌激素低落状态,对神经-下丘脑-垂体与全身起良好的作用。轻型患者经过一段时间的治疗可逐渐恢复。一旦代谢异常开始扭转,即将逐渐恢复,恢复时间比较缓慢,不能急于求成。多数轻型患者处理得当均能恢复。若已严重缺乏营养,需肠外补充营养而预防死亡。

患者因闭经骨矿物密度的下降,尤其在成年前积累骨量的阶段,在处理神经性厌食患者时也是一个关键的问题。体重的增加和月经的恢复导致骨密度增加,但骨软化仍持续,提示在青春期的骨矿物丢失,可能不是完全可逆的。激素替代治疗可能对部分患者有效,但非全部有效。一项在有骨软化的神经性厌食患者中经短期用重组 IGF-I治疗的报告显示,患者有骨形成指标的增加,这可能提供了一种新的治疗选择,但尚需更多的研究。

(2)应激性闭经:影响卵巢功能另外一条途径是直接通过神经系统。患者在一次强烈的神经刺激后立即发生闭经,速度极快,难以用内分泌系统进行解释。现已了解卵泡膜-间质细胞部位有直接的交感神经支配。卵泡膜-间质细胞是儿茶酚胺接受和作用的部位,因此可直接通过交感神经的影响发生闭经。此种闭经恢复亦较慢。

2.基因缺陷或器质性下丘脑性闭经　单一 GnRH 缺乏,包括 Kallmann 综合征与特发性低促性腺激素性腺功能减退(idiopathic hypogonadotropic hypogonadism,IHH),前者除低 GnRH 性腺功能低下外尚有嗅觉丧失或低下,属原发性器质性病变。

(1)发病机制　Kallmann 等首次描述此征而命名为 Kallmann 综合征。早期研究中发现患鱼鳞病者与家族中同时有 Kallmann 综合征。已知鱼鳞病患者甾体硫酸脂酶基因缺失在 Xp 远端,发现 Kallmann 综合征者在 Xp22.3 有基因突变,命名为 *KAL-1* 基因。女性发病率为 1/150 000。

KAL-1 基因编码 680 个氨基酸的细胞外基质蛋白,具有抗丝氨酸蛋白酶及细胞黏附分子(cell adhesion molecule)功能。*KAL-1* 基因编码蛋白具有调控神经轴突向外生长和识别靶组织或靶细胞的功能,可能参与 GnRH 分泌神经元和嗅觉神经元的迁移。

早年的发育生物学研究,发现下丘脑 GnRH 神经元来自脑外,与嗅神经元均来自嗅板上皮细胞。然后这两种神经元沿嗅神经通道移行进入大脑。入弓状核前需有一个急转弯而后到达弓状核而起作用。*KAL-1* 蛋白作为一个神经黏连分子引导嗅神经元与 GnRH 神经元的移行,KAL 基因缺失造成嗅神经元与 GnRH 神经元不能到位建立神经元联系而出现 Kallmann 综合征。

临床发现 Kallmann 综合征有家属史而推测有常染色体显性遗传、常染色体隐性遗传与 X 连锁遗传。*KAL-1* 基因虽与 *X* 基因相近,但以后的研究显示 X 连锁遗传方式只占 18%~36%。多数情况的发生只是散在的,因此以常染色体的遗传方式更为多见。

特发性低促性腺激素性腺功能低下(IHH):IHH 虽与 Kallmann 综合征相似,但无嗅觉障碍,可能是由于 GnRH-受体 1 基因突变所致。

(2)临床表现与诊断　典型表现为无性征发育,原发闭经,Kallmann 综合征有嗅觉丧失或低下。GnRH 亦可有不同程度的缺乏。可影响原始卵泡的发育,亦可有卵泡发育而有不同程度的性征发育。原发闭经患者,激素测定 FSH 与 LH 低,E_2亦低,用 GnRH 刺激试验有 LH 与 FSH 的反应。应考虑用 MRI 或 CT 除外下丘脑与垂体部位肿瘤,方能诊断下丘脑性闭经。

(3)处理　青春发育前可考虑用性激素人工周期替代治疗使第二性征发育。成年后可结婚,希望生育时除进行不育常规检查外,可用 GnRH 脉冲泵治疗。每 60 ~ 90 min 注射 5 μg GnRH 诱导一次脉冲。若快于或慢于 60 ~ 90 min 将诱导卵泡发育异常与出现异常黄体期。若用每 10 μg 一次脉冲增高 LH 波幅,将增多卵泡发育与排卵。GnRH 脉冲治疗,达到排卵与妊娠成功率较高,不易有卵巢过度刺激和多胎,但比较麻烦、费时、费事。

现已多被直接使用促性腺激素直接刺激卵巢排卵与怀孕所代替。

3. 药源性下丘脑性闭经　为治疗疾病，采用一些影响中枢或下丘脑的药物亦可致成药物性闭经或医源性闭经。

(1)抗精神病药　接受抗精神病药过程中可出现闭经，或伴泌乳。如氯丙嗪、奋乃静或合并应用等，1990 年上海精神病院治疗 116 例女性中，年龄 18～49 岁，29 例(25%)发生闭经、泌乳。

(2)避孕药　长期服用避孕药，停药后出现闭经。

(3)其他药物　某些药物也可能抑制下丘脑与垂体功能的药物治疗疾病时即出现闭经。

但需注意的是，棉酚及雷公藤虽也能导致闭经，但它们主要是通过抑制卵巢而非中枢，抑制中枢与绝经是不同的机制，两者应无相关关系。

某些年轻患者生殖功能旺盛时，停药后能自然恢复。年龄 40 岁以上近绝经过渡期时，停药后不能自然恢复而早绝经时应予治疗，不能恢复者为预防绝经后并发病应予 HRT。

四、诊断

前面介绍的闭经种类繁多，诊断的关键是怎样有步骤的一层层由下生殖道开始向上至中枢神经系统寻找闭经原因的部位，然后再从这一部位中深入分析属哪一类的闭经，提出针对性的治疗。对于原发性闭经的患者，应注意检查性染色体，结合其他检查寻找病因。希望最后能寻找到病因，至少要将闭经原因定位于哪个水平。

(一)下生殖道闭经

原发闭经患者应注意检查下生殖道有无解剖异常。病史中月经流畅，妇科检查生殖道通畅即足以除外下生殖道闭经。

(二)子宫性闭经

子宫性闭经若用黄体酮撤退无反应；再周期用足量雌、孕激素亦无撤退；说明内膜对雌、孕激素无反应，可考虑为子宫性闭经。结合病史有无结核或重要感染或多次人工流产史等破坏内膜病史更可佐证。

若用黄体酮撤退有月经，就可以除外子宫性闭经。

(三)卵巢、垂体、下丘脑或神经性闭经

当已除外下生殖道与子宫性闭经后，需从卵巢向上鉴别卵巢、垂体、下丘脑或神经性闭经。首先测定 LH、FSH、PRL、E_2、T 和 P 6 项激素从中鉴别闭经的原因部位。

(1)FSH>40 IU/L、E_2低，考虑为卵巢性闭经，卵巢无卵泡发育，不分泌抑制素，FSH 失去抑制而升高是诊断卵巢性闭经的重要标志，也称为高促性腺激素性腺功能减退性闭经。然后进一步从卵巢性闭经中寻找先天性或后天性的原因。

(2)FSH 低、LH 亦低、E_2低，属低促性腺激素性腺功能减退性闭经。属垂体或下丘脑性闭经，进一步区分垂体或下丘脑性。若病史中有产后出血休克史者即应考虑为垂体性闭经属希恩综合征，进一步检查涉及几个靶腺：性腺、肾上腺与甲状腺。然后除外该区有

无肿瘤，若无肿瘤应寻找下丘脑与神经因素中的各种原因。

(3) GnRH 刺激试验可证明垂体功能是否有反应。LH 与 FSH 比例失调者，LH/FSH>2～3 时，考虑多囊性卵巢综合征或少见的迟发性肾上腺皮质增生。

(4) PRL>30 ng/mL 或>880 mIU/L(WHO)属高催乳素血症，然后进行 MRI 或 CT 区分是肿瘤性还是功能性。

(5) P 升高，而 E_2和 T 下降，提示有性激素合成障碍，见于 17α-羟化酶缺乏。

(6) 当 FSH 与 LH 在正常范围时，需根据其他检查寻找闭经原因。测定这 6 种激素可大致区分闭经原因的部位，然后进一步分析该部位的可能原因，缩小寻找的范围。在诊断闭经时，医师对闭经原因有一个全面的了解，然后按照上述的方法层层寻找，寻找中不断补充详细的病史必能找到闭经的原因。

五、治疗

前面介绍的闭经原因很多，处理方法各异，已在不同的闭经原因中介绍，这里不再重复，只是将一些共同的治疗原则作一介绍。

(一) 病因治疗

部分患者去除病因后可恢复月经，如神经精神应激起因的患者应进行精神心理疏导；低体重或因节制饮食消瘦致闭经者应调整饮食、加强营养；运动性闭经者应适当减少运动量及训练强度，对于下丘脑(颅咽管肿瘤)、垂体肿瘤(不包括分泌催乳素的肿瘤)及卵巢肿瘤应手术去除肿瘤；含 Y 染色体的高促性腺性闭经，其性腺具恶性潜能，应尽快行性腺切除术；因生殖道畸形经血引流障碍而引起的闭经，应手术矫正使经血流出畅通。

(二) 雄激素替代和(或)孕激素治疗

对青春期性幼稚及成人低雌激素血症者，为维持健康，预防骨质疏松，都需要补充雌激素与雄激素，维持女性特征与生理功能，提高妇女的生活质量。用药原则如下。

(1) 对青春期性幼稚患者，在身高尚未达到预期身高时，起始剂量应从小剂量开始，如 17β-雌二醇或戊酸雌二醇 0.5 mg/d 或结合雌激素 0.3 mg/d；在身高达到预期身高后，可增加剂量，如 17β-雌二醇或戊酸雌二醇 1～2 mg/d 或结合雌激素 0.625～1.250 mg/d 促进性征进一步发育，待子宫发育后，可根据子宫内膜增殖程度定期加用孕激素或采用雌、孕激素序贯配方的制剂周期疗法。青春期女孩的周期疗法建议选用天然或接近天然的雌激素与孕激素，如地屈孕酮和微粒化黄体酮，有利于生殖轴功能的恢复。

(2) 成人低雌激素血症则先采用 17β-雌二醇或戊酸雌二醇 1～2 mg/d 或结合雌激素 0.625 mg/d 以促进和维持全身健康和性征发育，待子宫发育后同样需根据子宫内膜增殖程度定期加用孕激素或采用雌、孕激素序贯配方的制剂周期疗法。有雄激素过多体征的患者可采用含抗雄激素作用的孕激素配方制剂。

(3) 对有内源性雌激素水平的闭经患者则应定期采用孕激素，使子宫内膜定期撤退。

(三) 针对疾病病理生理紊乱的内分泌治疗

根据闭经的病因及其病理生理机制，采用针对性内分泌药物治疗以纠正体内紊乱的激素水平，而达到治疗目的。如 CAH 患者应采用糖皮质激素长期治疗；对于有明显高雄激素体征的 PCOS 患者可采用雌孕激素联合的口服避孕药，合并胰岛素抵抗的 PCOS 患者可选用胰岛素增敏剂；上述治疗可使患者恢复月经，部分患者可恢复排卵。

(四)诱发排卵

对于 WHO Ⅰ型闭经患者，即低 Gn 闭经患者，在采用雌激素治疗促进生殖器发育、子宫内膜已获得对雌孕激素的反应后，可采用人绝经后尿促性腺激素(hMG)联合人绒毛膜促性腺激素(hCG)促进卵泡发育及诱发排卵，由于可能导致卵巢过度刺激综合征(OHSS)，严重者可危及生命，故使用促性腺素诱发排卵必须由有经验的医师在有 B 超和激素水平监测的条件下用药。

对于 WHO Ⅱ型闭经患者，即不排卵的闭经患者，应设法诱导卵子发育成熟，出现月经。由于患者体内有一定内源性雌激素，可首选氯米芬作为促排卵药物。

对于 WHO Ⅲ型闭经患者，即 FSH 升高的闭经患者，由于其卵巢功能衰竭，不建议采用促排卵药物治疗。

(五)辅助生育的治疗

希望生育的妇女，除原发性卵巢性闭经无卵子者需采用辅助生育技术借卵生育。凡有卵子者均可用促排卵治疗，人工刺激卵子发育、排卵而受孕。

对于有生育要求，诱发排卵后未成功妊娠，或合并输卵管问题的闭经患者或男方因素不孕者可采用辅助生殖技术治疗。

(陈 萍)

第三节 经前期综合征

经前期综合征(PMS)是一种周期性出现在月经周期下半期的情感、行为和躯体障碍等的综合表现。临床特征多种多样，并在月经开始时即刻或者之后很快消退。在月经周期的卵泡期没有症状，是诊断月经前期综合征的先决条件。这些症状，通常出现在月经开始前的 7 ~ 10 d，包括乳房触痛，腹部胀气、下肢水肿、疲劳、情绪波动和抑郁等。许多患者还主诉有头痛、口渴或者食欲增加。症状既可以是逐渐进展的，也可以是突然出现的。受累更严重的个体可能会有判断力受损、暴力发作。其严重形式则称为经前焦虑障碍(PMDD)。

月经期前躯体、精神和行为的变化可导致经前期综合征受害者的个人和职业生活遭遇破坏，对社会、婚姻、法律以及政治等方面都有严重的影响，甚至有可能产生自杀、精神病举止和犯罪行为——从虐待儿童到偷窃和谋杀等。

由于经前期综合征及 PMDD 的症状多种多样，根据流行病学调查，如采用不同的问卷、诊断标准及方法学，得出的发病率差别很大。总体来说，50% ~ 80% 的妇女经历过不同程度的至少一种或几种经前期综合征的症状。PMDD 的发病率为 2%。

一、病因

目前,对经前期综合征和PMDD的发病机制还不清楚,研究集中于激素与躯体和心理方面的反应。可能与每月的化学物质改变有关,包括性激素、神经递质和阿片类多肽的变化。排卵触发了PMS的症状,通过药物抑制卵巢功能或手术切除卵巢可消除PMS和PMDD的症状。但PMS症状不能单用卵巢激素水平异常来解释。事实上,在PMS患者与正常人血液中的所有激素水平都是相似的不管怎样,有可能是在PMS患者中,激素与大脑之间的相互作用异常可能导致症状的出现。

在研究的多种神经递质中,5-羟色胺(5-hydroxytryptamine,5-HT)在PMDD的发病机制中有重要作用。人体中主要的5-羟色胺能的途径,从中缝核(median raphe nucleus)投射,终止于下丘脑。中枢的5-羟色胺能系统在调节几个主要的生理功能,例如食欲、活动能力、体温调节和情感等方面起了很重要的作用。此外,5-羟色胺能的神经传递功能缺陷可能涉及几种神经精神性疾病的发病,特别是内生性抑郁症。

卵巢甾体激素会影响5-羟色胺能神经元的活性。雌激素诱导了5-羟色胺节律的昼间模式以及5-羟色胺受体和载体的密度,而孕酮可以增加5-羟色胺的更新率。经前期综合征患者在月经前一周内观察到外周血中血小板对5-羟色胺的摄取减少和5-羟色胺水平的降低,推断在此时期5-羟色胺能的活性减低。对5-羟色胺再吸收抑制剂氟西汀和舍曲林的临床对照试验为经前期综合征病理生理学的5-羟色胺假说提供了进一步的支持。

研究认为PMS可能与维生素缺乏或矿物质缺乏有关,但明确的机制需进一步研究证实。

二、诊断

1.经前期综合征　有经前期综合征妇女的症状很多,内容广泛,主诉超过150种,但主要为躯体症状、行为和情感三大类症状(表1-6)。

表1-6　导致经前期综合征患者就诊的主要症状

躯体	行为	情感
乳房触痛	睡眠障碍	易怒
头痛	注意力不集中	心境不稳
四肢肿胀	回避社交	焦虑/紧张
腹部胀气	食欲改变	抑郁
	兴趣下降	情感不能控制

严重的经前期综合征通常包括情感症状,而易怒是其主要症状;另外,患者通常主诉经前躯体极度不适,而并非情感症状,也是其特征。由于PMS是月经周期相关的周期性症状,因此需要与其他在月经期症状加重的疾病鉴别(表1-7);另外,还需与其他间歇性

发作的疾病鉴别,如间歇性抑郁症。在月经周期的其他时期也出现症状,强烈提示要考虑其他诊断。

表 1-7　PMS 的鉴别诊断

心理疾患	躯体疾患
严重抑郁	子宫内膜异位症
心境恶劣	甲状腺功能减退
双相抑郁(躁狂性抑郁症)	癫痫发作
广泛性焦虑症	自身免疫病
恐慌	痛经
围绝经期	
变态反应	

目前推荐使用自评量表来协助 PMS 的诊断,最常使用的量表为症状严重程度的日常记录(DRSP),该量表由 17 项常见 PMS 症状组成,其中包括精神障碍诊断和统计手册第 5 版中的 11 个症状,每项症状得分为 0 ~ 4 分。

如果患者同时满足 1 ~ 4 项躯体、行为或情感方面的症状或满足 5 项及以上躯体或行为方面的症状可作出 PMS 的诊断。

2. 经前焦虑障碍　经前焦虑障碍(PMDD)是 PMS 的严重形式,需满足美国精神病学协会(APA)的精神障碍诊断与统计手册第 5 版(DSM-5)的严格标准。在该诊断标准中,强调月经前一周出现 5 种及 5 种以上的症状,在月经开始后几天内减轻。且症状在前一年的大多数月经周期都存在。DSM-5 标准细则如下。①以下症状必须存在一个或多个:情绪波动、突然悲伤、对拒绝敏感;愤怒、烦躁;无助感、情绪低落、自我批判想法;紧张、焦虑、边缘感。②以下症状必须存在一个或多个以达到共 5 项症状:难以集中注意力;食欲改变,对食物渴望,暴饮暴食;对日常活动兴趣下降;易疲劳,精力减退;感觉不堪重负,或失控;乳房胀痛,腹胀,体重增加,或关节/肌肉酸痛;睡眠过多或睡眠不足。

世界卫生组织(WHO)将经前紧张归入妇科疾病,而非心理或精神疾患。在国际疾病分类第 10 版(ICD-10)中,定义为经前紧张综合征,强调其经前的一过性症状,如乳腺痛和偏头痛,但缺乏其他特异的诊断性指标。最有效的诊断工具是月经日记,了解相关症状发生与月经的密切关系。

三、治疗

1. 保守治疗　PMS 及 PMDD 的治疗需依据病情的严重程度,一般来说,对于不符合 PMDD 诊断标准的患者,建议保守治疗,不推荐药物治疗。

保守治疗的主要内容见表 1-8,主要包括饮食改变、锻炼、家庭和朋友的情感支持。患者最好进行认知-行为心理治疗,结合生活方式的改变。有研究指出,进行为期 12 周的认知-行为心理治疗后，和安慰剂组相比，患者的症状均有明显改善。体育锻炼可改善一般状况，协助缓解神经紧张和焦虑。体育锻炼可释放内啡肽，这有助产生良好的感觉。

表 1-8 PMS 和 PMDD 的保守治疗

项目	对每天的症状进行记录
饮食	特别在黄体期，减少或消除盐、巧克力、咖啡因和酒精的摄入；少量多餐，多进食复合碳水化合物，中量摄入维生素和微量元素
运动	中等量、规律的有氧运动，如游泳、散步、跳舞
减少应激	如必要，进行处理应激的深程训练或咨询
放松	松弛训练或听录音
关系处理	必要时进行判断力的训练或婚姻咨询
自助组织	如有可能
教育	自助书籍

2. 药物治疗　主要包括复合维生素、钙剂、镁剂、利尿药、止痛药、口服避孕药、卵巢抑制剂、抗抑郁药等。

(1)复合维生素、钙剂、镁剂　经过 3 个周期的治疗，碳酸钙可显著改善水潴留、嗜食癖和疼痛的症状。2 个周期后补充镁离子可显著减轻经前水潴留。补充维生素 B_6 和维生素 E 也可改善经前症状和抑郁(表 1-9)。鉴于目前研究的质量较低，且药物有潜在不良反应，尚不推荐补充维生素 B_6 和钙剂。

表 1-9 循证医学证明的 PMD 低危药物干预

药物	剂量
钙剂	1 000 ~ 1 200 mg/d
镁离子	200 mg/d 或 360 mg/d(经前 14 d)
维生素 B_6	100 mg/d
维生素 E	400 IU/d

(2)抗抑郁药　选择性 5-羟色胺再摄取抑制药(selective serotonin reuptake inhibitor, SSRI)对于保守治疗效果不理想的重度 PMS 和 PMDD 患者，SSRI 都有很好的效果，低剂量间歇给予可较好地控制躯体和精神症状。是治疗经前期综合征中重度症状的一线治疗药物。其给药方式可以为月经开始前 14 d 开始，至月经来潮或经后停用，或每天服用。对于服用口服避孕药的患者也不是禁忌。其不良反应一般比较轻微且为一过性的，不良反应为性功能障碍，处理对策主要为减量、享受“药物假期”或联合其他药物治疗等。其他抗焦虑药物如阿普唑仑和丁螺环酮在多数临床试验中也被证实有效，但其疗效差于 SSRI，不良反应还有待观察。

(3)口服避孕药 口服避孕药可减少月经周期中的激素波动,对某些 PMS 有效,如痛经、头痛等。一项安慰剂对照实验的 Meta 分析研究证实含有屈螺酮的口服避孕药对经前期综合征有效,这种效果得到越来越多的研究证实。同时,研究发现连续使用含有左旋-18-甲基炔诺孕酮的口服避孕药对缓解 PMDD 症状有益,所以推荐使用。

(4)卵巢抑制剂 对于 SSRI 或口服避孕药治疗无效的患者,可考虑使用卵巢抑制剂进行治疗。促性腺激素释放激素激动剂(gonadotropin releasing hormone agonist,GnRH-a)可有效缓解躯体症状,但其相关的低雌激素症状和骨质疏松限制其长期应用,低剂量雌激素反相添加治疗可防止部分不良反应。丹那唑对 PMS 的某些症状也有效,特别是可缓解乳腺痛,但由于不良反应较多,不能长期使用(表 1-10)。

表 1-10 PMS 和 PMDD 的药物治疗

药物分类	药物	用法
抗抑郁药	氟西汀	20 mg/d,每天或仅黄体期
	舍曲林	50 ~ 150 mg/d,每天或仅黄体期
	帕罗西汀	10 ~ 30 mg/d,每天或仅黄体期
	西他罗仑	5 ~ 20 mg/d,每天或仅黄体期
	氯米帕明	25 ~ 75 mg/d,每天或仅黄体期
抗焦虑药	阿普唑仑	0.25 ~ 1.00 mg/tid,月经前 6 ~ 14 d
	丁螺环酮	25 mg/d,月经前 12 d
排卵抑制剂(GnRH-a)	布舍瑞林	400 ~ 900 mg/d,喷鼻
	亮丙瑞林	3.75 ~ 7.50 mg,每周 4 次,肌内注射
	丹那唑	200 ~ 400 mg/d,间歇用

(5)其他药物 溴隐亭(黄体期 1.25 ~ 7.50 mg/d)对乳腺痛有效。

(陈 萍)

第二章 宫腔内病变

第一节 子宫内膜增生

子宫内膜增生(endometrial hyperplasia)以子宫内膜腺体的增生为主要特征,并可能与子宫内膜癌并存。子宫内膜增生是由长期的无孕激素拮抗的雌激素作用所致。绝大多数子宫内膜增生是一种可逆性病变,或保持一种持续性良性状态。但少数病变在较长的时间间隔以后可能发展为癌,为子宫内膜癌的癌前病变。

一、病因

目前已经明确,长期的、无孕激素拮抗的雌激素刺激是发生子宫内膜增生的主要原因。生理状况下,在正常的月经周期中,雌激素刺激子宫内膜增殖,而增殖状况被排卵后黄体分泌的孕激素所拮抗,阻止了子宫内膜的无限制增殖,从而保护了子宫内膜,并为受精卵的着床作准备。

无拮抗雌激素的来源主要为内源性,也可为外源性。前者见于多囊卵巢综合征、晚绝经、肥胖、糖尿病、分泌雌激素的肿瘤等。后者则主要见于绝经后的单一雌激素补充治疗以及乳腺癌患者术后的三苯氧胺(tamoxifen,TAM)长期使用。TAM 为选择性雌激素受体调节剂(selective estrogen receptor modulators,SERMs),在乳腺局部有抗雌激素作用,主要用于乳腺癌术后的辅助内分泌治疗或乳腺癌高危人群的预防。但 TAM 对子宫内膜局部有微弱的类雌激素作用,长期服用,也可刺激子宫内膜增生与子宫内膜癌,特别是与癌肉瘤的发生有一定的相关性。目前基本明确,TAM 主要与绝经后妇女的子宫内膜癌相关,对于育龄期妇女的子宫内膜基本是安全的。

此外,某些遗传性因素,例如 Lynch 综合征(hereditary nonpolyposis colorectal cancer,HNPCC,遗传性非息肉性结肠癌)由于 DNA 错配修复基因突变,也使患者子宫内膜增生及子宫内膜癌的发生明显增加。

理论上说,在雌激素作用下,子宫内膜增生是均匀一致的,是一种良性病变。但是,持续的雌激素作用作为选择因子,使子宫内膜的某些零星突变的腺体作为克隆进一步增殖、结构拥挤,并发生细胞学的改变,演变为癌前病变(不典型增生)。子宫内膜的这两种增生形式可以独立存在,也可在同一患者标本中共存,但恶变的风险不同。因此,在病理学上区分子宫内膜增生及不典型增生具有重要的临床意义。

二、诊断

(一)组织学分类

子宫内膜增生在形态学上以子宫内膜腺体的增生为特点,与正常子宫内膜相比,腺体与间质的比例增加,同时可伴随腺上皮细胞的异形性。

1. WHO 94 分类标准　近 20 年,子宫内膜增生的组织学分类一直采用 1994 年 WHO 的 4 级分类标准(WHO 94)。该分类系统以 1986 年 Norris 等开展的结合组织学诊断标准与临床预后关系的回顾性研究为基础,主要根据腺体的复杂性将子宫内膜增生分为单纯增生与复杂增生,进一步根据细胞核的异形性决定其是否合并不典型增生。细胞核异形性是患者是否会进展为子宫内膜癌的重要的危险因素。

(1)单纯增生　单纯增生是由于无孕激素拮抗的雌激素长期刺激所致的子宫内膜生理性反应。病变呈弥漫性,累及内膜的功能层与基底层。子宫内膜腺体轻度拥挤,大小不一,可伴随腺体扩张,轮廓较平滑,管腔外翻少见。腺上皮细胞的形态与正常的晚增殖期子宫内膜相似,不具有异型性。

(2)复杂增生　复杂增生的病因与单纯增生大致相似。与单纯增生不同的是,病变区腺体明显拥挤,可以“背靠背”,间质明显减少,腺体与间质比>50%。腺体的轮廓不规则,或弯曲呈锯齿状,可见管腔外翻,或形成腺腔内乳头。但无腺上皮细胞的异型性。

(3)单纯不典型增生和复杂不典型增生　腺体的细胞具有异形性是重要的诊断标准。实际上,单纯不典型增生非常少见,镜下表现为不典型增生的腺体之间有较大量的正常的子宫内膜间质。绝大多数不典型增生为复杂不典型增生,镜下表现腺体拥挤,腺体构成的细胞具有异形性。有些研究也将上述两者合并称为不典型增生。

WHO 94 分类标准的主要缺陷为可重复性差。由于该标准主要为描述性的,在理解上带有主观性,使不同病理科医师对相同的标本诊断上出现偏差。例如,在一项研究中对社区医院诊断的 289 例不典型复杂增生的子宫内膜标本进行复核,25% 的病例级别降低,而 29% 的病例升级为子宫内膜癌。

WHO 94 分类系统中,细胞异形性是子宫内膜增生是否会发生癌变的重要因素,在一定程度上能反映病理诊断与预后的关系。在一项包括 170 例病例回顾性分析中,所有病例均进行了子宫内膜活检,平均随访 13 年后进行子宫切除术。结果表明,子宫内膜活检标本中有细胞异形性者与无细胞异形性者相比,在子宫切除标本中发生子宫内膜癌的风险增加了 10 倍(23% VS 1.6%)。发生子宫内膜癌的风险分别为:单纯增生及复杂增生 1%~7%,不典型增生 8%~45%。由此可见,不典型增生是真正的子宫内膜癌的癌前病变,应属于子宫内膜上皮内肿瘤(endometrial intraepithelial neoplasia, EIN)。由于病理诊断的目的是力求敏感并确切地将可能癌变的高危病变从单纯雌激素刺激所导致的生理性反应区分出来,即分辨癌前病变,进而给临床的治疗及预后更明确的指导。

2. 2014 年 WHO 分类标准　综合了 WHO 94 分类标准及其他分类标准(如子宫内膜上皮内瘤变系统),2014 年 WHO 再次修订了子宫内膜增生的分类标准,将 WHO 94 的 4 分类改为 2 分类:增生不伴不典型增生和不典型增生/子宫内膜上皮内瘤。

(1)增生,不伴不典型增生　指子宫内膜腺体高度增生,腺体大小不一,形状不规则,和正常的增殖期子宫内膜相比,腺体与间质比增加,但细胞无异形性。大体上子宫内膜较均匀,可为正常厚度约 5 mm,也可极度增厚,有时可为息肉样或海绵状。镜下可见大小及形状不同的腺体,腺体之间见数量不等的内膜间质,腺体和间质比增加,腺上皮为复层柱状上皮,可见核分裂象,但细胞无异形性。此类病变风险较低,仅 1%~3% 的病例可能进展为分化好的子宫内膜癌。

(2)不典型增生/子宫内膜上皮内瘤　指在上述子宫内膜增生不伴不典型增生的基础上并存细胞异形性。大体上病变差异较大,可为弥漫性增厚的子宫内膜,也可为局灶性肉眼可见病变,或息肉样,但大体所见不特异。镜下可见拥挤聚集的子宫内膜腺体中有细胞学改变。细胞异形性是其与子宫内膜增生不伴不典型增生的最主要区别,表现为细胞核增大、多形、极性消失等。由于细胞核的异形性可能有程度及数量的差异,具有一定程度的主观性,仍然不能完全解决可重复性差的问题。从本质上说,此类病变是在持续的无拮抗雌激素的作用下,由子宫内膜增生不伴不典型增生进展而来,有些研究认为它是由个别内膜细胞克隆性发展而来,因而初期病变通常是局灶性的。此类患者在随后及 1 年内进行的子宫切除中,1/4 ~ 1/3 的病例合并子宫内膜癌。

(二)临床表现

1. 年龄　子宫内膜增生不伴不典型增生可发生于比较年轻的妇女,也可见于围绝经期或绝经后妇女,不典型增生者的年龄更长。

2. 月经情况　异常阴道出血是本病突出症状之一。常表现为育龄期或围绝经期的阴道不规则出血、月经稀少或闭经一段后继发长期大量阴道出血,也可为绝经后出血。

3. 生育情况　因内分泌失调造成长期不排卵使此类患者生育力低。北京协和医院病例中 40 岁以下患者不育占 90%,比文献报告提到的 22% 及 66% 不育发生率高。

(三)子宫内膜增生的评估与诊断

1. 子宫内膜的无创性评估　经阴道超声是目前进行子宫内膜病变评估最常用及有效的无创性方法,由于子宫内膜病变最重要的临床症状是异常子宫出血,因此多数研究针对有上述症状的妇女进行,尤其是绝经后出血。在一项包括 35 个研究 5 892 例患者的荟萃分析中,对于绝经后出血的妇女,阴道超声测量子宫内膜厚度≥5 mm 时,诊断内膜癌的敏感性为 95%,而≥4 mm 时,敏感性为 96%。但随后关于患者个体数据的荟萃分析(包括约 3 000 例患者)显示当子宫内膜厚度为 5 mm 和 4 mm 时诊断内膜癌敏感性分别为 90% 和 95%。多数研究认为,当子宫内膜<5 mm 时,此类患者患内膜癌的概率为 1.0%~2.5%。对于育龄期或绝经过渡期妇女,由于其病理正常及异常者的内膜厚度有很大的重叠,超声诊断的标准不确定。总之,应重视对有症状(异常阴道出血)妇女的进一步评估,如果超声发现异常,应进行进一步的组织学检查。对于症状反复出现的患者,即使子宫内膜菲薄,也不能完全除外内膜癌。

2. 子宫内膜组织学诊断的取材　子宫内膜增生是组织学诊断,主要取决于对子宫内膜组织的病理学检查,因此获取子宫内膜组织的方式有可能影响组织学诊断的判断。在进行子宫内膜增生的诊断时,还需除外同时伴随的子宫内膜癌。一项迄今最大的前瞻性研究表明，289 例术前活检确诊为不典型增生的患者中有 123 例（42.6%）的子宫切除标本中同时合并子宫内膜癌。目前，获取子宫内膜组织的主要方式包括：子宫内膜活检、扩宫刮宫/负压吸宫术（D&C）以及宫腔镜检查术。

（1）子宫内膜活检　采用特殊装置获取少量子宫内膜组织进行组织学检查。其优点为操作简单，患者创伤及痛苦小。有大量研究证实了子宫内膜活检的优势。一项包括 39 项研究、7 914 例患者的荟萃分析发现，Pipelle 装置优于其他子宫内膜活检装置，其对子宫内膜癌诊断的敏感性，在绝经后妇女为 99.6%，绝经前妇女为 91%，特异性为 98%~100%，对子宫内膜不典型增生的敏感性为 81%，仅 5% 的患者标本取材不足。但由于子宫内膜不典型增生常表现为散在或局灶性病变，因此该方法的主要缺陷为漏诊。当病变范围占宫腔面积的 50% 以上时，漏诊的概率极低。如果子宫内膜活检的病理阴性，但异常阴道出血的症状持续存在时，应考虑其他方法进一步评估，包括经阴道超声、D&C 及宫腔镜检查。

（2）扩宫刮宫/负压吸宫术（dilation and curettage，D&C）　在异常阴道出血的妇女中，D&C 和子宫内膜活检对子宫内膜癌有相似的检出率，后者在很大程度上已经取代了 D&C。但在某些情形下，如子宫内膜活检病理阴性，但患者异常阴道出血的症状持续存在，或临床高度怀疑子宫内膜癌，或子宫内膜活检病理标本取材少不足以诊断时，仍需进行 D&C。此外，针对需要保留子宫进行内分泌治疗的患者，治疗前也应进行 D&C，除明确诊断的目的之外，还需将已经发生病变的内膜尽量去除。

（3）宫腔镜检查术　在宫腔镜下窥探宫腔，可在直视下对病变活检或切除病变。因此，上述 D&C 的指征对宫腔镜而言同样适用。有较多文献证实宫腔镜有助于检出 D&C 可能漏诊的局灶性病灶。但是，一项包括 1 286 例患者的较大的研究建议，宫腔镜检查时同样应进行全面刮宫或吸宫，以防漏诊较小的病变，并可去除小的内膜息肉，同时获得宫腔内膜的基本情况。

三、治疗

（一）子宫内膜增生，不伴不典型增生的治疗

子宫内膜增生不伴不典型增生是子宫内膜对无孕激素拮抗的雌激素作用的生理性反应，恶变为子宫内膜癌的概率很低，因此，治疗上主要使子宫内膜孕激素化，以达到为控制异常子宫出血，同时防止少部分病例恶变的目的。治疗上最常用孕激素，剂量较为合理，原 WHO 94 分类中的单纯增生或复杂增生对药物的剂量无影响。同时，由于长期雌激素作用的原因有时很难从根本上去除，例如多囊卵巢综合征等，因此应告知患者长期维持月经正常的重要性，必要时选择可长期维持的治疗。常用药物如下。

1. 醋酸甲羟孕酮（medroxy progesterone acetate，MPA）　是报道最多的治疗子宫内膜增生的孕激素，可采用连续给药（10 mg 每天，连续 3~6 个月）或周期性给药（10 mg，每月 12~14 d，共 3~6 个月）。针对周期性给药，一项研究分析了 376 例患者每月用药 7、10 及 13 d 共 3~6 个月的完全缓解率，分别为 81%、98% 和 100%。因此，每月应使用 12~14 d。

2. 微粒化孕酮　100～200 mg，月经周期的第10～25 d置阴道内。一项报道连续治疗6个月，缓解率91%，停药后6个月复发率6%。

3. 左炔诺孕酮宫内缓释系统(levonorgestrel-releasing intrauterine system，LNG-IUS)　商品名左炔诺孕酮宫内释放系统(Mirena)，含左炔诺孕酮53 mg，每24 h于子宫内膜局部释放20 μg，适合同时有避孕要求的妇女。可于避孕环在位时使用子宫内膜活检来评价疗效。研究认为疗效优于口服孕激素，6个月时完全缓解率可达100%。由于药物释放可维持5年，适合不排卵因素无法去除，需要长期维持治疗的病例。

4. 联合激素口服避孕药　最常用药物为去氧孕烯炔雌醇片，含去氧孕烯0.15 mg+炔雌醇30 μg，适合同时有避孕要求的妇女，也可作为长期治疗的措施。

5. 促排卵治疗　对于有生育要求的妇女，促排卵治疗成功后黄体形成，可提供足量的孕激素促使病变消退。

(二)子宫内膜不典型增生/子宫内膜上皮内瘤的治疗

子宫内膜不典型增生的治疗，首先要明确诊断，查清不典型增生的原因，是否有多囊卵巢、卵巢功能性肿瘤、垂体瘤或其他内分泌功能紊乱等。有上述任何情况者应作针对性的治疗，同时针对子宫内膜不典型增生进行治疗，采用药物治疗或手术治疗。这两种治疗方案的选择应根据患者年龄、对生育的要求以及身体健康情况等而确定。由于诊断时有约40%的患者合并子宫内膜癌，并且今后有约29%～45%的患者进展为癌，因此，对于已完成生育的患者，应考虑手术切除子宫。对于年轻而切盼生育者，应先试用药物治疗，因为治疗后约30%患者仍有可能自然受孕并足月分娩，如辅以辅助生育技术，受孕率则更高。对高血压、糖尿病、肥胖或年龄过大对手术耐力差者，也可考虑在紧密随诊监测下先试用药物治疗。

1. 药物治疗

(1)用药种类　孕激素类药物：孕激素类药物可以抑制雌激素引起的子宫内膜增生。其作用机制：①活化孕激素受体，使间质蜕膜化，使子宫内膜变薄；②减少子宫内膜的雌激素核受体水平；③增加雌二醇脱氢酶及异柠檬酸脱氢酶活性，从而增加雌二醇向雌酮等活性较弱的雌激素转化。也有研究证明，以己酸孕酮治疗14例子宫内膜复合增生及不典型增生(每周2次，每次250 mg，共3～6个月)，其血清E_2及P正常，而LH及LH/FSH有明显下降。提示己酸孕酮除了对内膜有局部作用，还直接作用于垂体部位，影响LH分泌及LH/FSH的比例，所以其作用机制是多环节的。此14例在用药后，全部病例内膜腺体明显萎缩，间质有明显蜕膜样反应(杨丹，1994年)。孕激素及其类似物治疗子宫内膜不典型增生的研究很多，其有效性不容置疑，但迄今为止缺乏循证级别高的大规模临床研究阐明孕激素在治疗这类患者时的具体剂量及疗程，各项研究中的药物剂量及持续时间差异也很大。常用的孕激素有醋酸甲羟孕酮(medroxyprogesterone acetate，MPA)、醋酸甲地孕酮(megestrol acetate，MEGA)。通常，北京协和医院用药方法及用药剂量根据内膜不典型增生的程度不同而有区别，一般采用大剂量合成孕激素连续治疗。各作者报道的激素用量不一致。MPA量小者仅口服每天10～30 mg，剂量大者为每天200～800 mg。MEGA每天40～160 mg。以上诸药，均以3个月为1疗程。每完成1个疗程即刮宫或取子宫内膜作组织学检查，根据对药物的反应，或停止治疗，或对药物的剂量酌情增减。但也有对轻度不典型增生使用地屈孕酮 10～20 mg,周期给药,每月 12～14 d,使内膜转化为分泌期。中度或重度不典型增生者,不取周期性用药方法,而连续性应用孕激素连续治疗的选择。

孕激素类药物尚可采取局部应用,有多项研究证实子宫内膜局部给药的左炔诺孕酮(LNG-IUD,商品名左炔诺孕酮宫内释放系统,Mirena)的疗效优于全身用药,且不顾虑药物的不良反应。Scarselli(1988)以该环连续用于 31 例,全部不典型增生组织学表现萎缩。

促性腺激素释放素激动剂(GnRH-a):在大剂量孕激素治疗的患者中,约 30% 发生耐药,而且随诊治疗时间的延长而升高,其主要机制是孕激素受体的下调及子宫内膜腺体中细胞凋亡通路的变化。此时应选择其他治疗。长效 GnRH-a 持续使用,可降调垂体的敏感性,使黄体生成素(LH)及卵泡刺激素(FSH)的分泌减少,最终导致持续的低雌激素血症,使雌二醇水平降至绝经后水平。故也可以用于子宫内膜不典型增生的治疗。GnRH-a 尚可直接对内膜癌有抗增生作用,有实验室研究在增生内膜或癌组织内发现有 GnRH 及其受体的表达,而可起到自分泌生长因子的作用。多项研究表明了 GnRH-a 在治疗子宫内膜不典型增生及高分化子宫内膜癌方面的疗效。近期也有作者报道(Pashov,2012 年),GnRH-a 治疗的同时放置左炔诺孕酮宫内释放系统环,子宫内膜不典型增生及子宫内膜癌的完全缓解率可达到 100%。

(2)药物治疗过程中的病情监测 在药物治疗时,必须重视在治疗过程中对不典型增生的监测。

病情的监测可指导用药的方案:治疗过程中药物剂量的调整及用药期限,遵循子宫内膜对治疗的反应。多数研究认为一般用药 3 个月为 1 个疗程,每完成 1 个疗程即刮宫或取子宫内膜作组织学检查,以监测药物反应,作为用药的根据。如果用药效果好,内膜腺体将表现分泌期或萎缩性改变,间质细胞蜕膜样变以及鳞状上皮化生。内膜既已转化正常,即可停用孕激素类药物。对于不育患者,立刻换用促排卵药物增加受孕机会。如果内膜对药物反应不好,须加大药物剂量,继续治疗。忽略了对药物反应的监测,有可能治疗过分或治疗不足。

病情的监测可以及早发现顽固性病例并注意癌变:多数研究认为,孕激素治疗后达完全缓解的时间为 6～9 个月,对于长期不愈的顽固性病例,应提高警惕,应注意有无癌变的问题,某些顽固性耐药病例很可能伴随子宫肌层的浸润。

(3)药物的疗效 孕酮类药物治疗子宫内膜不典型增生,暂时性的疗效是肯定的。不少患者经过治疗获得满意的效果。应用药物后,出血的症状可以改善,增生的内膜在治疗开始 10 周后,组织形态即有明显的改变。药物治疗内膜不典型增生的效果见表 2-1 及表 2-2。

表 2-1　孕激素治疗子宫内膜不典型增生及高分化癌的效果

作者	例数	治疗	病变消失率	复发	妊娠
Randal,1997	29(AH17+EC12)	孕激素	AH:94% EC:75%	12.5%	20%
Kaku,2001	30(AH18+EC12)	MPA	AH:83% EG:75%	AH:7% EC:22%	AH:27% EC:22%
Jobo,2001	20	MPA	75%	10%	15%
Wheeler,2007	44(AH18+EC26)	口服孕激素或左炔诺孕酮宫内释放系统	AH:67% EC:42%		
Ushijima,2007	45(AH17+EC28)	MPA 600 mg/d	AH:82% EC:55%	42%(3 年)	12 次妊娠
Gunderson,2014	46(AH17+EC29)	口服孕激素(MEGA 89%)	65%	23%,28%病变持续存在或	
曹冬焱,2013	51(AH13+EC38)	MPA 500 mg/d MEGA 320～480 mg/d	88% AH:84.6% EC:89.7%		47%

注:AH:不典型增生。EC:子宫内膜癌。MPA:醋酸甲羟孕酮。MEGA:醋酸甲地孕酮。

表 2-2　GnRH-a 治疗内膜不典型增生及高分化腺癌的效果

作者	年代	例数	治疗时间	治疗效果
Gribizis	1999	5 例 CAH	GnRH-a 6 个月	2 例 CH,2 例萎缩,1 例病变持续
Jadoul	2003	7 例(2 例 CAH5 例腺癌)	GnRH 3～6 个月	4 例萎缩,1 例增殖期
Perez-Medine	1999	19 例 AH	GnRH-a 6 个月 Norethisterone 3 个月	16 例(84.2%)退化

注:CAH:复杂不典型增生。AH:不典型增生。CH:复杂增生。

表 2-2 内各作者所用药物为 MPA 100～800 mg/d 或 MEGA 160～480 mg/d。治疗时间为 1～18 个月,通常子宫内膜癌的治疗时限较不典型增生为长。大剂量长期应用孕激素最主要不良反应为血栓栓塞性疾病,特别是下肢深静脉血栓,即使是结合的口服避孕药,其发生血栓的风险也达到未使用者的 3.5 倍,在用药过程中应注意监测该不良反应的发生。左炔诺孕酮在宫腔内的局部应用,或可减少不良反应。

(4)子宫内膜增生病变逆转后的复发及维持治疗　较多子宫内膜不典型增生的年轻患者,其不排卵或黄体不足等现象是由于下丘脑垂体卵巢轴中某些环节有所欠缺或不平衡造成的。经过药物治疗后,增生的内膜可以逆转,但下丘脑垂体卵巢轴的正常功能未能恢复,致使停药后,月经周期又复不正常。此类患者月经异常的根源在于卵巢排卵功能的异常。对于某些肥胖患者,减轻体重有助于排卵功能的恢复,从而有益于妊娠和长期维持月经和子宫内膜的正常。但一些排卵功能难以恢复正常的患者,则病变极有可能复发。表2-1内作者报道的复发率为10%~42%。复发率与随诊时间相关,随诊时间越长,复发者越多,甚至有的发生于产后。这种复发的倾向可能与机体内的一些造成雌激素长期持续高水平的因素未能纠正有关,此类患者需要长期维持治疗。对于无生育要求的患者,维持治疗的方案有以下3种。①周期性应用孕激素,剂量较治疗量小。例如MPA 5~10 mg/d,从月经中期起,每月12~14 d。②联合口服避孕药:适用于有避孕要求的患者,选择去氧孕烯炔雌醇等周期服用。③左炔诺孕酮宫内缓释系统(lcvonorgcstrcl releasing intrauterine system,LNG-IUS):适合有避孕要求的患者。且药物维持释放5年,治疗依从性好,无明显全身的不良反应。

(5)子宫内膜增生病变逆转后的妊娠问题　对于治疗前无不孕历史的患者,内膜逆转后自然妊娠的成功率达30%~60%,因此,应对其采用基础体温测定、监测排卵等措施,督促患者积极尝试妊娠。

但是,子宫内膜增生患者中,不孕比例较高,北京协和医院的资料中,合并不孕者占74%。对此类患者,病变消退后并未解除不孕的原因,因此自然妊娠率很低,应积极采取助孕措施,促进患者早日妊娠。近年来,各种辅助生育技术的应用,使妊娠率大大提高。各种促排卵技术以及IVF-ET的应用,可使内膜逆转后的妊娠率达75%以上。

总之,药物治疗时应遵循规范性用药的原则,以争取最好的疗效。规范性用药包括以下几点。①根据增生轻重程度不同选择合适的用药剂量,有时由于患者个体差异,对药物反应不一致。可依照定期(3个月)刮取内膜的病理的结果,调整用药剂量。②病情较重者可能需要较长期治疗,用药期限一般3~6个月,个别需要9个月。这种3~9个月长期持续用药,必须耐心坚持。不少患者或负责医师不能做到这一点,中途停止用药、断续用药等都不可能获得好的效果。③对于有生育要求的患者,内膜恢复正常后,应及时诱导排卵,改用促排卵药物,使内膜恢复正常周期的分泌期改变,防止复发,并可增加受孕机会。④单纯促排卵可能对促孕效果不满意。应有更细致全面的医疗助孕技术,积极鼓励受孕。

2. 手术治疗　刮宫吸宫术不仅是重要的诊断方法,也是治疗手段之一。对于已经形成的不典型增生的内膜通过药物逆转,其过程是极其缓慢的。而局部病灶通过刮宫是有可能被清除干净的,从而缩短了药物逆转内膜所需要的时间。

年龄在40岁以上,无生育要求的子宫内膜不典型增生患者,一经诊断,即可行子宫切除。如年龄过大或有一些不利于手术的条件,如过分肥胖、糖尿病及高血压等内科并发症,以往也可考虑暂不做手术切除子宫,先试药物治疗。近年来,微创手术技术,包括腹腔镜和阴式手术蓬勃发展和成熟,使这部分患者获得手术治疗的机会大大增加。对于年轻患者经过正规的药物治疗无效,内膜持续增生或加重或怀疑已发展为癌,或阴道出血不能为刮宫及药物治疗所控制,以及产后复发者,均可考虑手术切除子宫。

四、预后

1. 子宫内膜增生的自然转归　目前关于子宫内膜增生的研究主要针对药物的选择

及治疗的疗程,鲜有针对未经治疗病例的自然病程,或包括未治疗病例作为对照组,特别是对不典型增生者。Tabata 曾对 77 例子宫内膜增生进行前瞻性追随观察,包括:48 例单纯增生(SH),17 例复杂增生(CH),1 例单纯不典型增生(SHA),11 例复杂不典型增生(CHA)。每隔 12 个月进行一次全面刮宫,连续 3 年,仅有 1 例发展为高分化腺癌,其他大多数的病变均逐渐消失。其病变消失率在 SH、CH、SHA 及 CHA 分别为 79%、100%、94%及 55%。另有一项研究包括未治疗的病例作为对照组,该研究入组 CH 115 例,不典型增生(AH)70 例,随诊 6 个月,其中分别有 20 例(17.4%)及 18 例(25.4%)的患者未治疗,其余接受种类及剂量不同的孕激素治疗。结果表明,在 CH 病例中,治疗及未治疗者病变缓解率分别为 71.6%和 70%,AH 病例中分别为 33.3%和 73.1%。另外,随诊过程中,AH 病例治疗组和未治疗组分别有 22.2%及 11.5%的患者进展为癌。可见,如果无不典型增生,即使不治疗,子宫内膜良性增生也有很高的自然缓解率,但对于不典型增生,自然缓解的概率大大降低,并且可能进展为癌。

2. 癌变率　表 2-3 内三位作者的报告,内膜单纯增生及复合增生的癌变率很低,0 ~ 7%;单纯不典型增生癌变率比前两者增高,为 8%~17%;复杂性不典型增生癌变率则进一步增至 29%~45%。由此可见,不典型增生细胞异型性的改变是发生癌变最重要的因素。

表 2-3　从增生发展为癌的人数及比例

	Kurman1985 N=170	Baak1992 N=39	Horn2001 N=501
单纯增生	1%	0	
复杂增生	3%	7%	5.6%
单纯不典型增生	8%	17%	
复杂不典型增生	29%	45%	41%

从增生到癌变一般是一个漫长的过程。据 Kurman 报道的 11 例发展为癌的癌变时间为 1 ~ 11 年,平均 4 年。其他各作者所报道的时间,也有长达 8 ~ 15 年者。北京协和医院报道发展为癌的 4 例中有 3 例超过了 5 年,最长 2 例为 10 年及 15 年,最短的 1 例为 3.5 年。

3. 存活率　子宫内膜增生以促排卵药物或孕激素积极进行治疗,大多数内膜反应好,预后好。在严密的随诊过程中,如发现少数疗效不好者及时进行子宫切除,即可避免发展为癌。由于癌变时间的间隔都比较长,只要坚持长期定期随诊,一旦发生癌变,如及早发现及早手术,预后良好。Kurman 组 48 例内膜不典型增生,随诊 1 ~ 25 年(平均 11.4 年)无 1 例死亡。北京协和医院报道 41 例中有 1 例死亡。该病例为高度不典型增生,经短期黄体酮治疗效果不好,未能坚持继续治疗,9 年以后发展为浸润癌,虽然切除了子宫,手术后 6 个月死于肺转移。因此,子宫内膜不典型增生虽然大多数预后很好,但仍有个别病例忽略随诊,经较长的时间间隔(8 ~ 10 年)以后,仍有发展晚期癌而死亡的可能。

(曲晶晶)

第二节 子宫内膜异位症

子宫内膜异位症是子宫内膜腺体和间质出现在子宫以外的部位引起的病症。异位的子宫内膜最常见种植于盆腔,也偶见位于远处器官。

子宫内膜异位症是一种常见的、慢性的、良性的雌激素依赖性疾病,可导致多种不适,例如痛经、性交痛、不育等。但也可无症状,仅在手术时偶然发现。

子宫内膜异位症的发病率不详,在育龄妇女中为10%,合并不孕者为40%~50%。近年来在中国的发病率不断上升,已经成为妇科的多发病和常见病。

一、病因

1. 种植学说　经血逆流,内膜种植。月经期,经血从宫口、阴道排出体外是顺流而下,但是有小部分经血或因其他原因夹杂着脱落的子宫内膜碎片,由输卵管道流入腹腔,种植在盆腔脏器的表层形成子宫内膜异位病灶。

2. 化生内膜　浆膜上皮,化生内膜。人体在胚胎发育时期,卵巢表面上皮、腹膜、阴道直肠膈、脐部均由体腔上皮化生而来,这些组织在性腺激素、炎症、机械因素的刺激下能够转化,形成另一种组织,同样可以化生为子宫内膜。

3. 良性转移　血液、淋巴良性转移。这是一种较为罕见的发病原因。出现在肺部、脑膜、心包、四肢及其他远端的子宫内膜异位症,是通过血液循环或淋巴系统将子宫内膜碎屑转移停留在某脏器或组织上而发病。

4. 医源性的内膜移植　这是一种人为造成的使子宫内膜移植到某些部位,多见于剖宫产术、早期中期妊娠行刮宫术、分娩时行会阴侧切术、人工流产术等过程中。

5. 免疫防御功能缺陷　随经血逆流至腹腔的子宫内膜,如同一种异物,会激活身体内的免疫系统,动员出大量的免疫细胞及体液围歼消除,假如体内免疫功能缺陷,就会发展成为子宫内膜异位症。

6. 遗传因素　子宫内膜异位症具有一定的遗传倾向和家族聚集性,有家族病史的人患此病居多。

二、诊断

(一)临床表现

子宫内膜异位症的基本病变,是异位的子宫内膜在卵巢激素的作用下,发生周期性的出血,局部形成以经血为主的斑片、结节或囊肿。由于渗出的经血对周围组织的刺激而形成炎症及粘连。病变最多见于盆腔腹膜、卵巢及直肠子宫窝,也可发生于全身其他部位。

1. 症状　盆腔,包括卵巢、直肠子宫窝、宫骶韧带、子宫和输卵管表面等部位是子宫内膜异位症最主要的累及部位,由此导致痛经、下腹痛、性交痛、不育等临床症状。除生殖器官以外，还可有其他受累器官或系统的症状，比如月经期肛门坠胀、排便时疼痛或困难，尿痛、尿频、尿急等，严重者可出现周期性尿血或便血。胸膜及肺部受累可出现周期性胸痛，呼吸困难、咯血、鼻出血，经期气胸或胸膜渗液。腹壁或会阴切口病灶以局部疼痛为主，一般为持续性，经期加重，并伴有结节增大。

（1）痛经及下腹痛　继发性和渐进性痛经为其主要症状，发生率超过70%。多数为周期性疼痛，表现为月经前2～3 d开始下腹痛，持续整个经期并可延续至月经后，病情逐渐加重后，可出现持续性疼痛，所谓慢性盆腔痛。发生痛经的原因可能是异位病灶的周期性出血刺激腹膜，并释放炎性因子和疼痛介质，也与病灶导致神经功能紊乱相关下腹痛多位于盆腔及腰骶部，并可放射到会阴、肛门或大腿部症状的个体差异较大，有的早期并无症状。疼痛的有无和程度，与病变部位、深度及是否涉及神经有关。卵巢巧克力囊肿破裂时也可出现急性剧腹痛。

（2）性交痛　内异症患者的性交痛为深部性交痛，即当患者进行阴道性交时发生盆腔深部疼痛，而不是阴道口疼痛。严重的深部性交痛及排便疼痛通常提示病变涉及直肠子宫窝、宫骶韧带及阴道直肠隔。

（3）不育　约25%的不育与子宫内膜异位症相关，而在内异症病例中有40%～50%伴发不孕。轻度内异症患者发生不孕的原因不明。这类患者盆腔的病变轻微，并无解剖学结构的异常，却伴有顽固的不孕，可能与内异症病灶产生较多的前列腺素、金属蛋白酶、细胞因子和趋化因子等导致的炎性过程，损伤了卵巢、腹膜、输卵管和子宫内膜功能，导致卵泡发育、受精及着床的障碍。重度内异症肯定与不育相关，严重的粘连可导致排卵、精子在腹腔的游走及输卵管捡拾卵子困难。同时，轻度内异症患者不育的上述机制也可能参与其中。此外，重度内异症患者生育能力下降也与卵子耗竭或卵子受精能力下降有关，例如既往双侧卵巢手术史，一侧附件切除而对侧卵巢囊肿剔除等都使患者对促排卵治疗反应变差。

2. 体征　盆腔检查的发现取决于子宫内膜异位症病情的轻重及病变的位置。典型的子宫内膜异位症盆腔检查时发现子宫后倾固定，宫旁增厚、压痛，子宫后壁、子宫骶骨韧带、直肠子宫窝处有触痛结节。严重的可以向下浸润阴道后穹隆和直肠阴道隔。如合并卵巢巧克力囊肿，则宫旁一侧或两侧可及粘连并有压痛的囊性包块。由于病变常位于直肠子宫窝及宫骶韧带，应该重视对患者进行盆腔三合诊的检查。腹壁或外阴切口、脐部、宫颈、阴道后穹隆等浅表部位的病灶，肉眼或窥视时，局部可见到蓝紫色结节，或可触及痛性病灶。

（二）诊断要点

子宫内膜异位症病变分布广泛，依次为卵巢、直肠子宫窝、盆腔腹膜、手术伤口、膀胱、子宫颈、输卵管、肠壁（阑尾）外阴、阴道、输尿管、脐、四肢、鼻、胸、肺、肝、胆囊、胃、脾、腹股沟、坐骨神经等。通过患者的症状、体征、辅助检查以及手术中发现及病理可以作出诊断。

子宫内膜异位症是妇科多发病，根据症状和体征即可初步作出诊断。但术前的确诊率并不高。分析其原因首先是过分依赖所谓的典型症状和体征，如不育、痛经、性交痛、子宫后位固定、盆腔粘连、附件包块等。子宫内膜异位症因部位不同临床表现变化较大。

国内报告389例中,痛经仅占50.6%,且痛经与病变轻重、包块大小并不完全平行,肿块大者并不一定有痛经。卵巢巧克力囊肿亦变化多样,活动的囊肿常不易与卵巢囊性畸胎瘤等赘生性囊肿相区别,囊肿与子宫紧贴时有可能误认为子宫浆膜下肌瘤。直肠子宫窝的结节和卵巢癌有时难于鉴别,子宫内膜异位所致的盆腔粘连,结节与压痛常难与盆腔结核鉴别,或诊断为一般盆腔炎症。其次,有些妇科医师对异位症所致的子宫骶骨韧带和直肠子宫窝的病变认识不足,盆腔检查时不做三合诊检查,以致遗漏子宫内膜异位症的痛性结节。腹腔镜检查并活检有助于明确诊断。

三、治疗

子宫内膜异位症是一种慢性病,应有长期的治疗方案,同时应尽量减少药物应用,并避免重复手术。内异症的症状主要为疼痛(盆腔痛)不育和盆腔包块,因此治疗也应针对此三方面进行。治疗上强调个体化,应兼顾患者年龄、生育要求、疼痛程度、临床期别、病灶部位(有无合并卵巢巧克力囊肿、腺肌病或已涉及生殖器以外的脏器)、以往治疗史及其疗效、经济及随诊条件等而决定。

(一)针对盆腔疼痛的治疗

总体来说,止痛治疗可选择止痛药、孕激素复合口服避孕药、其他激素类药物或手术治疗。止痛药和口服避孕药仅对轻度疼痛患者有效,而中重度疼痛应选择GnRH-a等更强效的激素类药。但是,药物治疗并不能彻底去除病灶、改善生育或缓解粘连,所以对于病变较重的患者还需要手术干预。

1.药物治疗

(1)止痛药　非甾体抗炎药(NSAID)证实对子宫内膜异位症疼痛有效,尤其对于轻度患者,其购买方便,价格较便宜,副作用可接受。建议刚出现痛经即应用药,不要等最痛时再用,否则药效不佳。

(2)口服避孕药　孕激素复合口服避孕药适用于轻度疼痛且有避孕要求的患者,且可长期应用。其作用机制主要为子宫内膜孕激素化及内膜萎缩,异位内膜也会有类似作用。一项安慰剂对照的随机对照研究证实口服避孕药可缓解内异症患者痛经。使用时可周期使用,或连续应用,研究证实口服避孕药周期性应用对疼痛的缓解不如GnRH-a,但连续应用的效果与GnRH-a比较尚不肯定。总体来说,连续应用的效果优于周期性用药,如患者对周期性用药的效果不佳,可转为连续应用2~3个月再停药。副作用主要为突破性出血。

(3)其他激素治疗　上述药物治疗副作用较小,可作为经验性治疗,并可长期应用。但是,如用药3~4个月不能很好缓解症状时,应行腹腔镜检查明确子宫内膜异位症的诊断,术中尽量去除病灶,术后疼痛如不能缓解,可选择更强效的激素类药物。主要包括以下几类。

孕激素类药物:其作用机制是通过抑制下丘脑及垂体促性腺激素的分泌,而抑制排卵,从而抑制卵巢激素的分泌。同时,孕激素也可使在位及异位子宫内膜蜕膜化,进而萎缩。服药后患者血清雌二醇(E_2)的水平虽有降低,相当于早卵泡期,但没有低雌激素的症状，常用孕激素为醋酸甲羟孕酮（MPA），可每天口服甲羟孕酮 10～30 mg，或普维拉 30～50 mg，或狄波普维拉 100 mg 每两周肌内注射 1 次。其他孕激素包括：炔诺酮 2.5～5.0 mg，醋酸甲地孕酮 4～8 mg 或每周肌内注射已酸孕酮 250 mg，一般推荐持续 6～12 个月。超过 80% 的患者用药后疼痛症状完全或部分缓解。例如，研究证实狄波醋酸甲羟孕酮 104 mg 每 3 个月一次与 GnRH-a 3.75 mg 每 4 周一次连续 6 个月相比，缓解疼痛的效果相当，其他类型孕激素的研究也得到类似结论。主要副作用有轻度恶心、突破出血、水肿、头痛、体重增加、乳房增大、血转氨酶升高。另外，值得一提的孕激素是左炔诺孕酮宫内缓释系统（LNG-IUS，曼月乐），放置 1 年后，多数研究发现其可明显缓解术后慢性盆腔痛和痛经。其疗效较 GnRH-a 相当或稍弱。主要副作用是阴道点滴出血或闭经，但无后者骨质疏松的作用，也无其他全身副作用，药物可起效 5 年。

丹那唑或内美通（国产药称为孕三烯酮）：均是睾酮衍生物。其作用机制是抑制卵巢功能，使性激素分泌减低，内膜萎缩，引起闭经。并通过与性激素结合球蛋白（SHBG）结合，血中游离睾酮升高，故有男性化副作用。用药剂量丹那唑每天 600～800 mg。从周期第 1 天起开始服用，疗效出现后可以酌情减量，但不低于每天 400 mg，以免引起突破出血。内美通月经第 1 天起每周 2 次，每次 2.5 mg，连续服用至少 6 个月。停药后可恢复月经。其副作用主要有男性化作用如多毛、痤疮、体重增加等，及绝经期症状，如潮热、盗汗、失眠、头痛等。此类药主要通过肝脏代谢，可损伤肝细胞，导致血转氨酶升高。有研究证实，其缓解内异症相关疼痛或抑制种植病灶方面的疗效与 GnRH-a 相当，但副作用更大。主要是因为 GnRH-a 相关的低雌激素状态可以用反向添加治疗来缓解，而丹那唑相关的男性化更难处理。

促性腺激素释放激素激动剂（GnRH-a）：该药是一种 GnRH 类似物，用药后通过垂体卵巢轴降调节作用，抑制垂体促性腺激素的释放，致卵巢分泌雌激素及孕激素下降达绝经后水平，内膜萎缩，形成药物性绝经。目前常用的药物名称有 goserelin（戈舍瑞林）、leuprorelin（亮丙瑞林）、triptorelin（曲普瑞林，商品名达菲林或达必佳）。每 28 d 皮下或肌内注射 1 次，共 6 次为一疗程。这是一种缓释长效制剂，突破出血少，一般用药 1～2 个月后闭经，病灶变小，症状改善，停药后 2～3 个月恢复月经及排卵功能。副作用主要是由于雌激素水平降低而引起的绝经期症状及骨质疏松症。和丹那唑比较，GnRH-a 疗效相当，无男性化、水肿、体重增加及肝功能损害等副作用，但潮热及骨质疏松症发生率高于丹那唑。为防止副作用，用药时间一般不超过 6 个月，并可加用反向添加治疗来避免。一篇文献报道以较大剂量孕激素为反向添加方案，如炔诺酮 5 mg/d 口服或炔诺酮 5 mg/d+低剂量雌激素（如结合雌激素 0.625 mg）可在疗效不降低的前提下缓解低雌激素或骨质丢失的副作用，但如将雌激素增加剂量为结合雌激素 1.25 mg，则疾病症状控制不满意。另有研究报道了低雌激素（透皮雌二醇 25 μg/d）+低孕激素（MPA 2.5 mg/d）或结合雌激素 0.625 mg/d+MPA 5 mg/d 的反向添加方案，同样取得了较好的疾病控制和缓解副作用的效果。有少量研究探讨单用雌激素进行反向添加治疗，结论是仍顾虑疾病复发或进展。一项研究报道 GnRH-a+替勃龙 2.5 mg/d 或戊酸雌二醇 1 mg/d 短期应用（5 个月）的方案，结果可接受，但作者认为为防止疾病复发及对子宫内膜刺激，应尽量选择微量雌激素（如透皮雌二醇 14 μg 或 25 μg/d）。

芳香化酶抑制剂:芳香化酶抑制剂不仅在卵巢、周围脂肪组织能抑制雌激素的生成,在内异症病变局部也能抑制其合成。在内异症组织中,前列腺素 E_2 刺激芳香化酶过表达并上调其活性,导致雄激素在局部向雌激素转化。相反,雌激素诱导产生更多的前列腺素 E_2 合成,从而在病变内部形成正反馈。芳香化酶抑制剂可中断此通路,从而治疗内异症。常用的两种药物为阿那曲唑和来曲唑。值得注意的是,在绝经前妇女,芳香化酶抑制剂可刺激 FSH 释放,导致多个滤泡囊肿产生,因此不能单独应用,应与 GnRH-a 或孕激素复合口服避孕药联合应用,两者均可抑制卵泡发育。研究证实,芳香化酶抑制剂与 GnRH-a 联合疗效优于 GnRH-a 单药。其主要副作用为长期应用可导致严重的骨质丢失。

棉酚:为我国首创,是从棉籽中提取的一种双醛萘化合物。最初用于男性避孕。因其直接抑制卵巢和子宫内膜而用于治疗子宫内膜异位症,同时对子宫肌细胞产生退化作用,造成假绝经和子宫萎缩。棉酚有排钾的作用,给药期间每天应同时补钾。临床应用的"更血停"内含棉酚 20 mg 及氯化钾缓释片 1 片,因含钾量不足,故每服 1 片"更血停",需加服氯化钾缓释片 2 片。用药方法:"更血停"每天 1 片 2 个月,以后改为每周 2 次,每次 1 片,8 个月为一疗程。副作用为轻度恶心、食欲减退、心悸、水肿、乏力、潮热,一过性血转氨酶升高(13%)。补钾后低钾发生率大大降低(1%)。用药期间应定期监测心电图、肝功能及血钾。此药尤其适用于子宫内膜异位症合并肌瘤或腺肌症者。由于棉酚与丹那唑疗效相似,且副作用少,但药物起效较慢。

2. 手术治疗　手术治疗不仅可明确内异症的诊断,同时可对内异症病灶进行治疗,并可除外内异症恶变。

(1)保留生育功能手术　又称保守手术,指保留子宫及双侧卵巢的手术,保留患者的生育能力。是否采取该术式,主要取决于患者的年龄、生育计划、既往的治疗情况等。通常,多数子宫内膜异位症妇女最初采取的手术为保守手术。采用保守手术的术后并发症较根治性手术低而且,和根治性手术相比,保守手术患者术后症状缓解率相当(1 年时 60%~80% 疼痛缓解),但远期复发率高。

术中应全面探查盆腹腔,尽量去除或电凝所有病灶、分离粘连、剥除或切除卵巢巧克力囊肿,或同时做输卵管整形手术,以恢复正常生理解剖。目前多选用腹腔镜手术,因切口小,术中出血不多,术后伤口痛、感染和粘连机会少,术后恢复快。

保守手术后疼痛缓解率较高,术中尽量切除或电凝病灶和仅进行腹腔镜检查相比,术后 6 个月的疼痛缓解率分别为 75% 和 32%。但保守手术者,术后 10 年疼痛复发约占 40%,约 20% 患者在 2 年内需要再次手术。

卵巢巧克力囊肿剔除术后有 15%~30% 的患者在 5 年内复发,年轻且症状重、既往有药物治疗史是复发的高危因素。复发时盆腔检查及超声的典型表现有助于诊断,如囊肿无明显增大,且无症状,可考虑观察,每 0.5~1.0 年随诊,但是,如患者出现症状或囊肿迅速增大或超声提示囊肿内含实性成分,则需要再次手术。

保守手术后建议对患者进行药物辅助治疗,可延缓疾病复发,并延长疼痛缓解的时间,一般来说,雌孕激素或孕激素的口服避孕药为一线药物,另外,LNG-IUS 也是副作用较小的备选措施,上述辅助治疗可长期进行。如一线治疗无效,可采用副作用更大的激素治疗，例如 GnRH-a。

(2)根治性手术　即切除子宫及双侧卵巢的手术，适用于年龄大，已有子女，病变范围广而深，疑子宫腺肌病、双侧卵巢巧克力囊肿、病变已涉及肠道或泌尿道，症状严重或其他方法治疗无效者。个别病情极为严重，并已有子女的 35 岁以上患者，或手术后又复发者，也可考虑行此种手术。术后复发率为 0～1%。此类患者术后进行低剂量的雌激素(结合雌激素 0.625 mg)的替代治疗，复发率较低，仅 3.5%。没有文献证实此类患者的替代治疗应同时加用孕激素。

40 岁以下，已有子女，复发病例，症状或体征严重，或合并腺肌症的患者，有主张作保留一侧卵巢及切除子宫手术，其有效率为 80%，复发率 5%～20%。因此时卵巢功能仍旺盛，复发率高，故近年来不主张作保留卵巢的手术，但过早作根治性手术也不适宜，这组患者在明确诊断后，可以药物治疗，以缓解症状，药物治疗 6～9 个月后停药，停药后复发再治疗，以期维持几年，待到围绝经期再作根治手术。如患者宫腔大小合适，LNG-IUS 是较适合的选择，患者或可长期获得缓解。

(二)针对不育的治疗

目前已经明确，子宫内膜异位症合并不育患者进行手术治疗可改善生育。药物治疗尽管可缓解疼痛，但对改善生育无帮助。

对内异症病变较轻的患者(分期Ⅰ～Ⅱ期)，应烧灼或切除内异症的种植病灶，术后嘱患者在 6 个月内尽量自然受孕，如未成功，可进行辅助生育治疗，如促排卵+人工授精，进而试管婴儿(IVF-ET)。对于年龄较大的患者(>35 岁)，上述期待治疗的时间可相应缩短，或于术后直接进行辅助生育治疗。北京协和医院报道腹腔镜微波手术治疗子宫内膜异位症合并不育 89 例中，术后妊娠 54 例(61%)。其中术后 6 个月内受孕者占受孕总数的 60%，1 年内受孕占 93%。

对内异症病变较重的患者(分期Ⅲ～Ⅳ期)，剔除卵巢的巧克力囊肿、去除盆腔表浅或深部种植病灶、分离粘连恢复盆腔解剖，均对改善生育有益。即使最终需要进行试管婴儿，去除盆腔病灶也有益于提高其成功率。如果患者较年轻，手术中病灶切除满意，可在 3～6 个期待妊娠后进入促排卵+人工授精；如患者年龄偏大，或术后病变仍有残留，或合并输卵管因素，术后应直接进行试管婴儿。

特别值得一提的是，卵巢巧克力囊肿的手术应注意保护卵巢功能。患者高龄及双侧卵巢巧克力囊肿是术后卵巢储备功能下降的危险因素在进行囊肿剥离手术时应注意。

1. 卵巢切口选择　可以破口为剥离囊肿入路，撕开扩大破口找到界限剥离，修剪掉剥离囊肿破口处的纤维粘连环；另外一种是先沿破口剪除纤维粘连环，再找到正确的界面剥离。

2. 囊肿剥离层次的判断　腹腔镜下可通过观察正常卵巢组织和囊肿壁的颜色及表面的光滑程度来判断，正常卵巢组织呈粉红色，囊壁为灰色或灰黄色。一般囊肿剥离从层次清晰部位开始。

3. 止血方式选择　应先用生理盐水冲洗创面，看清出血点，再电凝止血，不可“卷地毯”式对整个卵巢创面电凝，以减少卵巢组织的热损伤。采用可吸收线螺旋式缝合止血也可减少对卵巢组织的破坏。

对于第一次腹腔镜手术后未能受孕或疾病复发,有作者建议可进行第二次手术。但总体来说,第二次术后妊娠率较第一次明显降低,仅25%左右,也远远低于试管婴儿的单周期妊娠率。近年来,对诊断明确的子宫内膜异位症,除非为缓解疼痛症状,一般不主张二次腹腔镜手术,对巧克力囊肿复发的,可采用B超引导下的穿刺治疗。以后考虑IVF-ET。

(孙德荣)

第三节 子宫内膜息肉

子宫内膜息肉是由于炎症、异物刺激、雌激素水平过高等因素导致子宫内膜过度增生所形成的,一般认为子宫内膜息肉来自未成熟的子宫内膜,尤其是基底部内膜。子宫内膜息肉由内膜腺体上皮组织及间质组织组成,可位于宫颈管或子宫腔的任何位置,常为单发,亦可多发,大小不一,形态多样。因其病理组织学类型不同又分为增生型息肉、功能型息肉、萎缩型息肉、腺瘤型息肉等类型。子宫内膜息肉的主要症状是异常子宫出血、不孕症等。术前诊断依赖于妇科超声检查和门诊宫腔镜检查。

一、病因

子宫内膜息肉的病因及发病机制尚不明确。目前多数学者认为与内分泌紊乱有关,也有认为内膜息肉属慢性子宫内膜炎的范畴,与流产、分娩、放置宫内节育器及绝经后子宫内膜菲薄易感染有关。此外,基因变化、药物的持续影响也可能与息肉有一定的关系。

1. 雌激素 目前认为子宫内膜息肉的病因之一是局灶子宫内膜受雌激素持续作用过度增生,以及息肉局部的增殖、凋亡失衡。子宫内膜息肉常合并子宫肌瘤(约占21%)及子宫内膜异位症(约占6%)等雌激素依赖性疾病,提示本病可能与雌激素有关。通过测定子宫内膜雌激素受体(ER)和孕激素受体(PR)发现,在子宫内膜不同部位雌激素、孕激素受体的含量不同,对雌激素的效应存在一定的差异性。多数息肉表现为局部内膜不同程度的增生过长,而其周围内膜形态正常。研究显示,在子宫内膜息肉腺上皮的ER、PR与正常周期内膜腺上皮中的表达无显著差异,但息肉的间质细胞中ER、PR表达水平较正常周期内膜为低,且PR密度降低更明显。推测内膜间质细胞中ER、PR表达水平的降低,导致间质细胞对激素周期变化的敏感性下降,此处内膜不能随周期的改变脱落而形成息肉。由于其不随月经脱落,腺体细胞接受刺激或发生基因突变的概率增加,更易发生过度增生或癌变。另有研究发现,所有息肉的腺上皮及基质中ER均强阳性表达,而PR表达水平极低。增殖期息肉PR的表达水平较相对应的增殖期内膜显著降低,ER表达两者无差异;而分泌期息肉ER表达水平较相对应的分泌期内膜明显升高,而PR表达两者无差异。故而推测增殖期息肉中PR处于低水平、相对缺乏的状态,使其进入分泌期后对孕激素的反应能力下降,使孕激素抑制ER产生的作用减弱,导致ER持续高水平表达,细胞增殖形成息肉。而对绝经后内膜息肉及息肉相邻内膜进行检测发现息肉腺上皮细胞 ER 与 PR 的表达明显高于相邻内膜腺上皮，间质细胞中息肉 ER 表达亦显著高于相邻内膜，而 PR 表达无明显差异，认为绝经后息肉的发生可能与局部 ER 活性较高，PR 活性降低更为密切。从而推测性激素受体在内膜息肉生理病理学方面发挥关键作用。

2. 基因　最新研究表明子宫内膜息肉的产生可能与基因变化有关。认为内膜息肉与其他类型的间叶细胞肿瘤一样，尽管临床表现和形态似乎一致，但表现为不同的基因亚型。内膜息肉主要有 3 种异常的重组亚型：6p21、2p22 染色体重组、12q13－15 染色体重组、7q22 染色体重组。许多研究表明特定细胞遗传学畸变，特别是 12q13－15 及 6p21 与良性间质性肿瘤的发生密切相关。细胞存在多条染色体结构和数量的异常。其中已发现息肉间质中 6p21 的重排是息肉的一个特征性表现。子宫内膜息肉虽然包括上皮与间质成分，但仅间质部分发生单克隆性增生。*Bcl-2* 基因的功能主要延长具有分化潜能的上皮细胞的寿命且允许增殖、分化，并增加细胞对多种凋亡刺激因素的拮抗性，从而累积基因突变发生的机会，通过细胞分裂增殖形成肿瘤。有学者将息肉按其所处月经周期或病理结果分为增生期和分泌期内膜息肉，与相应周期正常的内膜进行对照研究，发现虽然增生期内膜仍有一定水平的 *Bcl-2* 表达，但不管是在腺上皮还是间质，内膜息肉 *Bcl-2* 的表达均较正常明显升高；但在分泌期二者未见明显差异。对此解释为：在月经周期中的增生期，虽然内膜处于不断的增殖变厚过程中，但仍需要一个较低水平的凋亡以维持内膜细胞的功能及数量，称之为“家务管理性凋亡”。但增生期内膜息肉，由于 *Bcl-2* 过度表达，与其周围内膜相比缺乏这种必要的“家务管理性凋亡”，从而形成局限性增生、增殖。进入分泌期后，内膜息肉与周围内膜 *Bcl-2* 表达虽无明显差异，但与增生期内膜息肉相比，其表达水平平均降低 25%，证明在息肉本身也发生着一定水平的凋亡，且与周围内膜的凋亡脱落非同步进行。将内膜息肉定义为一种与月经周期不同步的、非顺序进行增殖、转化和脱落的失调性肿瘤，而并非是一简单的失控性增生物。这可以解释内膜息肉导致的月经间期不规则出血。

3. 药物　他莫昔芬（TAM）与子宫内膜息肉的关系和用药的安全性越来越受到学者们的关注。TAM 作为一种抗雌激素药物，广泛应用于各期乳腺癌，近年来国外许多文献报道其对子宫内膜的影响。基础研究证实，TAM 除有抗雌激素作用外，尚有微弱的雌激素样作用。TAM 的抗雌激素作用可用于治疗晚期子宫内膜癌，而其弱雌激素作用又可使子宫内膜增生，促使绝经后妇女子宫内膜增生和息肉的形成。子宫内膜增生可表现为单纯增生、不典型增生，甚至发生子宫内膜癌。Deligdisch 回顾分析了 700 例乳腺癌患者服用 TAM 后内膜息肉发生的情况，患者平均 60.91 岁，服 TAM 2.5～6.8 年。因不规则阴道出血或影像学检查提示子宫异常回声，行子宫切除或者诊刮术。结果显示，内膜息肉的发生率高达 23.14%，子宫内膜癌的发生率高达 4.71%。EMP 的特点为体积较大，局部内膜可伴不典型增生。与不服用 TAM 的妇女相比，绝经后长期服用 TAM 的乳腺癌患者子宫内膜增生、内膜息肉、内膜癌的发生率高，而且内膜息肉的癌变率也较高。服用 TAM 每增加 1 年，内膜息肉复发的风险增加 5 倍。在绝经后妇女体内低水平雌激素状态下，TAM 对内膜为雌激素活性激动药而非拮抗药作用，可诱导 ER 与 PR 在内膜的表达。研究发现所有 TAM 相关息肉中 ER-α 及 PR-β 在腺上皮高表达而在间质细胞中低表达，PR-α 在腺上皮和间质中均呈高表达，ER-β 在腺上皮的表达但低于 ER-α。但该研究设计的缺陷在于未设立对照组。另研究结果显示，TAM 相关内膜息肉间质细胞 ER 明显低于正常萎缩内膜，认为 TAM 对内膜的影响可能存在一种与雌激素活性完全不同的特殊效应。PR 在 TAM 相关息肉与偶发息肉之间无显著差异。内膜息肉中，与 TAM 治疗组相比，健康绝经后妇女（无论其是否应用激素替代治疗）组的腺体与间质 ER 表达水平更高。但未发现 TAM 治疗时间与内膜息肉 ER、PR 表达水平之间有明显相关性。此外，TAM 对女性生殖道的作用主要是引起宫颈和内膜上皮雌激素样变化，促进宫颈和内膜息肉的发生，同时使息肉周围组织过度纤维化，增加了内膜活检和息肉切除的难度。

二、诊断

诊断性刮宫、宫腔声学造影、子宫碘油造影、宫腔镜等均有助于诊断宫腔内疾病。

（一）诊断性刮宫及病理学诊断

传统诊断子宫内膜息肉的方法是通过诊断性刮宫及组织病理学检查。但事实证明此法的敏感性及特异性均较低。其原因之一是诊断性刮宫有很大的盲目性，尽管有些术者经验丰富，刮宫时能够"感觉"到有占位性病变，但却无法取出。而且刮宫本身也不可能将内膜组织全部刮出送检，文献报道刮宫的漏诊率可达 10%~35%。原因之二是组织病理学诊断只能依靠送检的标本，如标本取材不全或破坏了其原有的组织形态，病理医生则很难据此做出正确的诊断。因此，子宫内膜息肉的发病率究竟有多高很难估计。Scott（1953 年）报道子宫切除标本的息肉发生率为 2%~8%，而 Speert（1949 年）、McBride（1954 年）报道绝经两年以上的女性尸检的子宫息肉发生率为 15%。但实际的发病率可能远远要高于此数。不少专家在对异常子宫出血的患者进行宫腔镜检查时发现，子宫内膜息肉所占比例在 14.3%~26.6%。

病理诊断子宫内膜息肉的依据是间质纤维化、胶原化及有成簇的厚壁血管。一般来讲，送检标本三面都被有上皮的碎片内膜，多为息肉。但并非绝对，因有时分泌期水肿的内膜或增生过长的内膜，可呈息肉状生长而不是真性息肉。内膜息肉的腺体常扩大，轮廓不规则。如在碎片中见到此类内膜，可提示为内膜息肉。

在切除的子宫中，可见内膜息肉呈赘生物样向宫腔突出。较大的息肉在刮宫时能感觉到，肉眼也能辨认。但对被刮碎的内膜息肉，混有内膜碎片的则往往不易诊断。

（二）超声及子宫碘油造影

腹部或阴道超声检查仅能见宫腔内的实质占位，难以与子宫肌瘤鉴别，而且很难发现直径<3 mm 的宫腔息肉，敏感度不如宫腔镜检查。对于子宫内膜息肉和子宫内膜增生的鉴别，阴道超声对于绝经前妇女有一定的局限性，对绝经后的妇女，由于子宫内膜变薄，效果较好。子宫碘油造影是更为有效的诊断手段，它与常规的子宫超声结合应用，可在无宫腔镜时用以筛查。

（三）宫腔镜检查

宫腔镜技术是近年来开展的一项先进的妇科诊疗手段，能直接观察宫腔内病变，初步确定病灶部位、大小、外观、范围并能准确获取病变组织，特别在患者反复出血，应用其他各种检查方法仍不能做出诊断时，宫腔镜检查可利用其直观及准确的活检，明确宫腔内的病变，故是诊断宫腔病变的金标准。宫腔镜检查使对子宫内膜息肉的发现率更接近实际的发病率。采用宫腔镜检查不但可以发现子宫内膜息肉的位置、大小和蒂的粗细，而且还能在直视下切除息肉，或定位后行卵圆钳夹取或刮匙刮取子宫内膜息肉。并能完全彻底摘除。此法虽可能破坏了息肉的完整形态，病理无法据此做出诊断，但作者认为对子宫内膜息肉的诊断应以宫腔镜检查为主。

Veeranarapanich 对 165 例患者分别进行宫腔镜检查和诊刮送病理（诊刮前后均做宫腔镜检查）. 以病理结果作为诊断标准，宫腔镜诊断准确率 82.1%，敏感性 92.59%，特异性 78.98%，阳性预测值 46.29%，阴性预测值 98.19%，假阳性 17.57%，假阴性 1.21%。提示宫腔镜有较高的敏感性，但阳性预测值较低。这是因为较小的子宫黏膜下肌瘤和内膜息肉有时在外观上难以鉴别，造成宫腔镜漏诊。因此，应配合清宫、病灶切除或者活检，送病理检查，以进一步明确诊断。Kim 认为不育患者如果合并子宫内膜异位症，即使宫腔碘油造影和阴道 B 超没有发现内膜息肉，仍有 10% 的患者合并息肉。因此，宫腔镜检查是不孕患者一项必要的检查。进行宫腔镜检查时应注意观察息肉的形状、色泽、表面特征、血管分布及生长部位。

形状：多为椭圆形、舌形、圆形、柱状或形状不规则。因组织柔软，蒂细的息肉在膨宫液中常随液体的流动而漂动。息肉通常在月经期并不排出，刮宫时偶尔也可以刮不到。所以，有时可以长得很大，甚至充满整个子宫腔。

色泽：息肉的色泽一般与子宫内膜的颜色相近，但亦与息肉的组织结构、有无合并感染和充血坏死有关。可为白色、粉红、紫红、黄褐色或黄色。如息肉较大，尖端缺血或充血坏死时，局部可表现为紫红或深红色。

表面特征：因子宫内膜息肉表面覆盖的是子宫内膜，一般较平滑，有光泽。如内膜有周期性变化，在分泌期还可见点状的腺体开口。如息肉充血为红色时，白色的腺体开口散布于表面酷似草莓。

血管：营养息肉的毛细血管一般呈树枝状分布，形态规则，无断裂出血。透过菲薄的表面内膜，血管形态常清晰可见。

常见部位：息肉可在宫腔各处生长。但更常见于子宫底及子宫角处。有报道宫腔镜检查右侧壁及前壁的子宫内膜息肉约占 49.5%。

三、治疗

子宫内膜息肉传统的治疗方法是用抓钳、刮匙和息肉切除钳等多种器械于宫腔内盲目钳夹或搔刮，取出息肉。但因其是盲目操作，常只取出息肉主体或部分息肉，残留部分息肉及蒂部，极易复发，故无法获得满意的效果。宫腔镜子宫内膜息肉切除术（TCRP）是采用宫腔镜环形电极切除子宫内膜息肉的手术，可以在直视下沿子宫内膜息肉蒂部切除，确保完全切除，达到术后复发最少的效果。宫腔镜手术创伤小、效果好、切除彻底、复发率低，是治疗子宫内膜息肉的首选方法。

（一）宫腔镜子宫内膜息肉电切术的适应证和禁忌证

1. 手术适应证　宫腔镜子宫内膜息肉电切术的适应证为有症状的子宫内膜息肉患

者，且需满足以下条件。①一般子宫≤妊娠10周大小，宫腔长度≤12 cm。②排除子宫恶性病变。

2. 手术禁忌证　宫腔镜子宫内膜息肉电切术的禁忌证详见宫腔镜手术的禁忌证。

（二）宫腔镜子宫内膜息肉电切术的术前准备

术前准备包括宫腔镜手术前的常规准备、宫腔镜手术设备和器械准备、术前宫颈预处理等。

手术时期一般选择在月经干净后，子宫内膜处于增生早期时施行，因为此时期正常的子宫内膜薄，可清晰识别子宫内膜息肉。子宫内膜息肉电切术的手术时间短，一般采用静脉麻醉，手术复杂时可采用连续硬膜外麻醉，如同时行腹腔镜手术则行全身麻醉。子宫内膜息肉电切术的操作相对简单，一般不用进行术中监护。

（三）宫腔镜子宫内膜息肉电切术的手术方法

腔镜手术开始后，首先在宫腔电切镜下检查宫腔和宫颈管。观察宫腔形态，明确子宫内膜息肉的部位、大小、蒂的粗细、单发或多发，注意息肉根蒂部与周围组织的关系，从而决定手术方式。

1. 单发有蒂的子宫内膜息肉

（1）单发窄蒂子宫内膜息肉可用环形电极直接自蒂部进行切除。将宫腔镜环形电极置于息肉根蒂部的远端，通电后缓慢回拉镜体，顺行切割根蒂部组织，切除息肉。经验丰富的医师亦可逆行切割根蒂部。

（2）息肉较大、蒂部较宽时，可重复切割息肉组织和根蒂部，直至切除息肉。切除后留置于宫腔内的息肉组织可用宫腔镜环形电极取出或用卵圆钳钳夹取出。

（3）修整息肉根蒂部创面，电切深度可达根蒂下方2～3 mm的浅肌层组织。

2. 单发基底部较宽的子宫内膜息肉　子宫内膜息肉基底部较宽时需用环形电极重复切割息肉组织，切除息肉。

（1）将宫腔镜环形电极置于子宫内膜息肉主体的远端，通电后缓慢回拉镜体，顺行切割息肉组织。

（2）重复切割操作，直至切除息肉。

（3）修整息肉基底部创面，电切深度可达基底部内膜下方2～3 mm的浅肌层组织。

3. 多发子宫内膜息肉

（1）多发子宫内膜息肉可根据息肉的数目、范围各个息肉的形态，根蒂部的大小，采用不同的切割方法。可用宫腔镜环形电极分别切割各个息肉，直至切除所有息肉并修整根蒂部。

（2）当子宫内膜厚，宫腔内多发息肉及息肉样增生时，可先切割部分息肉组织，以便获得完整标本。然后行负压吸宫术，再置入宫腔镜进行宫腔镜电切术，切除残余子宫内膜息肉，修整息肉根蒂部。

（3）将所有切除及吸出的组织分别送病理检查。

4. 宫颈管息肉　当宫颈管见单发息肉或多发息肉时，可用宫腔镜环形电极分别将其电切切除。根蒂部切割深度需达宫颈黏膜下方2～3 mm。

(四)宫腔镜子宫内膜息肉电切术精选实例

1. 病例1

(1)病情简介　患者28岁,月经初潮14岁,周期(5～6) d/(28～30) d,G_0P_0,末次月经10 d前。主因“月经增多3个月”入院,患者于3个月前开始出现月经量增多,为既往月经量的1.5倍,经期延长至8～15 d。妇科内诊检查未见异常。B型超声检查发现子宫内膜厚1.8 cm,回声不均。提示:宫内异常回声。宫腔镜检查见子宫内膜息肉,大小1 cm×2 cm,蒂位于宫腔有前侧壁。入院诊断:子宫内膜息肉。择期静脉麻醉下行宫腔镜子宫内膜息肉电切术。

(2)手术步骤　①首先行宫腔镜检查术。见宫腔形态大致正常,双侧输卵管开口可见。宫腔内可见息肉,直径约1 cm,蒂位于宫腔右前侧壁。②用宫腔镜环形电极切割息肉根蒂部,切断息肉。用宫腔镜环形电极取出息肉。③修整宫壁创面。术毕检查宫腔形态正常。

2. 病例2

(1)病情简介　患者51岁,月经初潮13岁,周期(5～6) d/(28～30) d,G_2P_1,绝经3年。主因“绝经3年,阴道出现血性分泌物半年”入院。患者于半年前开始出现阴道血性分泌物,量少,呈暗红色或褐色。妇科检查示,外阴老年型,阴道通畅,宫颈光滑,子宫前位、稍小,双侧附件未及异常。B型超声检查发现子宫内膜厚2.0 cm。提示:宫内异常回声。宫腔镜检查见子宫内膜息肉,大小2 cm×2.5 cm,蒂位于右侧宫角后壁。入院诊断:子宫内膜息肉。择期静脉麻醉下行宫腔镜子宫内膜息肉电切术。

(2)手术步骤　①首先行宫腔镜检查术。见宫腔形态大致正常,双侧输卵管开口可见。宫腔内可见息肉,直径约2 cm,蒂位于右侧宫角后壁。②用宫腔镜环形电极切割子宫内膜息肉根蒂部,用卵圆钳钳夹取出子宫内膜息肉。③用宫腔镜环形电极修整子宫内膜息肉蒂部。术毕检查宫腔形态及宫壁创面。

3. 病例3

(1)病情简介　患者62岁,月经初潮15岁,周期(5～6) d/(28～30) d,G_2P_1,绝经15年。主因“发现子宫内膜增厚2年”入院。患者于2年前常规体检发现子宫内膜增厚,无不适,无阴道出血及异常分泌物,未进行任何治疗。妇科检查示,外阴老年型,阴道通畅,宫颈光滑,子宫前位、稍小、活动好,双侧附件未及异常。B型超声检查发现子宫大小3.6 cm×3.7 cm×2.5 cm;肌层回声均,内膜线居中,中等回声,伞层厚0.7 cm,内见小囊腔,大小0.8 cm×0.5 cm。提示子宫萎缩,子宫内膜厚。宫腔镜检查见子宫后壁有占位性病变,基底宽,直径约2.5 cm。镜下诊断:子宫内膜息肉。入院诊断:子宫内膜息肉。择期静脉麻醉下行宫腔镜子宫内膜息肉电切术。

(2)手术步骤　①首先行宫腔镜检查术。见宫腔形态失常,双侧输卵管开口可见。宫腔后壁有息肉样占位,直径约2.5 cm,基底宽,位于宫腔后壁。②用宫腔镜环形电极于子宫内膜息肉两侧顺行切割息肉组织,重复切割息肉组织达基底部。③用宫腔镜环形电极修整子宫内膜息肉基底部创面。术毕检查宫腔形态正常。

4. 病例4

(1)病情简介　患者59岁,月经初潮13岁,周期5 d/28 d,G_2P_1,绝经4年。主因“发现子宫内膜增厚1年”入院。患者绝经4年,1年前进行常规体检时发现子宫内膜增厚,无异常阴道出血及分泌物。妇科检查示,外阴老年型,阴道通畅,宫颈光滑,子宫前位、稍小,双侧附件未及异常。B型超声检查发现子宫内膜厚1.0 cm。宫腔镜检查见子宫内膜息肉,大小1.5 cm×1.0 cm,蒂位于宫腔前壁。入院诊断:子宫内膜息肉。择期静脉麻醉下行宫腔镜子宫内膜息肉电切术。

(2)手术步骤 ①首先行宫腔镜检查术。见宫腔形态大致正常,双侧输卵管开口可见。宫腔内可见息肉,直径约1.5 cm,蒂位于宫腔前壁。②用宫腔镜环形电极切割息肉蒂部,重复切割息肉组织,切除息肉。③检查宫腔,宫底右侧可见息肉样增生内膜,大小0.4 cm×1.0 cm,用宫腔镜环形电极横向将其电切切除。宫底后壁可见内膜增生,用宫腔镜环形电极电切切除。④用宫腔镜环形电极修整宫腔切割创面。术毕检查宫腔形态正常。

5.病例5

(1)病情简介 患者58岁,月经初潮14岁,周期(4~5) d/(28~30) d,G_3P_2,绝经8年。主因“发现子宫内膜息肉4个月”入院。患者绝经8年,半年前体检发现子宫内膜息肉,无不适,无阴道出血及异常分泌物。妇科检查未见异常。B型超声检查发现子宫大小4.4 cm×4.6 cm×3.7 cm,肌层回声不均,内膜线居中,回声中等不均,全层厚0.3 cm,宫腔内有中等回声团,大小1.5 cm×0.7 cm。提示宫腔占位性病变,子宫内膜息肉可能性大。宫腔镜检查见子宫内膜息肉,2个,宫腔后壁息肉直径2 cm;宫腔左前壁内膜息肉直径1.5 cm,基底宽。提示:子宫内膜息肉。入院诊断:子宫内膜息肉。择期静脉麻醉下行宫腔镜子宫内膜息肉电切术。

(2)手术步骤 ①首先行宫腔镜检查术。见宫腔前壁、后壁有子宫内膜息肉,后壁子宫内膜息肉直径2 cm,左前壁子宫内膜息肉直径1.5 cm。②用宫腔镜环形电极分次电切切除宫腔后壁子宫内膜息肉。重复电切切除宫腔左前壁子宫内膜息肉。③用宫腔镜环形电极修整宫腔前壁、后壁电切创面。术毕检查宫腔形态及宫壁创面。

6.病例6

(1)病情简介 患者38岁,月经初潮12岁,周期6 d/28 d,G_3P_2,末次月经12 d前。主因“月经异常1年,发现宫腔团块1个月”入院。患者1年前开始出现经期延长,淋漓不净,经期10~14 d,月经量稍增加。妇科检查未见异常。B型超声检查发现宫腔中等回声团,大小2.2 cm×1.5 cm。宫腔镜检查见子宫内膜多发息肉,直径0.5~1.5 cm。入院诊断:子宫内膜息肉。择期静脉麻醉下行宫腔镜子宫内膜息肉电切术。

(2)手术步骤 ①首先行宫腔镜检查术。见宫腔多发子宫内膜息肉,直径0.5~1.5 cm,蒂位于宫腔四壁。②用宫腔镜环形电极分次电切切除宫腔多发息肉。③用宫腔镜环形电极修整宫腔电切创面。术毕检查宫腔形态正常。用宫腔镜环形电极电切切除宫颈管息肉。

7.病例7

(1)病情简介 患者73岁,月经初潮13岁,周期5 d/60 d,G_0P_0,绝经20年。主因“查体发现宫颈管息肉2个月”入院。患者绝经20年,无异常阴道出血。2个月前常规体检时发现宫颈管息肉。妇科检查示,外阴老年型,阴道通畅,宫颈外口可见大小1 cm×

0.5 cm 的息肉样赘生物,子宫前位、萎缩,双侧附件未及异常。B 型超声检查发现子宫大小 3.2 cm×3.5 cm×2.0 cm,肌层回声均,内膜线居中,回声中等欠规整,全层厚 0.4 cm,双侧卵巢未探及。提示:宫颈管息肉。入院诊断:宫颈管息肉。择期静脉麻醉下行宫腔镜子宫内膜息肉及宫颈管息肉电切术。

(2)手术步骤　①首先行宫腔镜检查术。见宫颈管多发息肉,最大者位于后壁,大小 2 cm×0.8 cm,余直径 0.2～0.5 cm。宫腔形态失常,宫底前壁见息肉样占位,直径约 0.8 cm。②用宫腔镜环形电极电切切除宫底部息肉组织。③用宫腔镜环形电极分次电切切除宫颈多发息肉。④修整宫颈创面,补切宫颈管息肉的根蒂部,检查无活动性出血点。

(曲晶晶)

第四节　宫腔粘连

宫腔粘连是妊娠近期或非妊娠期子宫受到创伤后,子宫内膜基底层被纤维组织替代,形成瘢痕和纤维粘连带,导致子宫腔变形和对称性消失。宫腔内粘连带含有大量纤维肌肉或结缔组织成分,粘连的性质、范围、质地和坚韧度各不相同,有的局限,有的广泛,有的薄而软,有的肥厚而致密。粘连致宫腔闭锁的范围和类型与损伤范围密切相关,可为部分闭锁或全部封闭宫腔。粘连的质地常取决于粘连形成时间的长短,陈旧性的粘连已结缔组织化,故肥厚且致密。

一、病因

多数宫腔粘连由产后或流产后刮宫引起,少数由内膜诊刮、宫腔镜子宫手术、开腹肌瘤剔除术、子宫动脉栓塞术等引起。宫腔粘连的主要临床表现是闭经或月经过少、周期性腹痛、不孕症或反复性流产、早产或胎盘植入等。

二、诊断

(一)宫腔粘连的分度

宫腔粘连的生殖预后与粘连类型和宫腔闭锁的范围关系密切,因此,区分粘连的严重程度及宫腔闭锁的程度十分重要。一直以来宫腔粘连常用的检查方法为子宫输卵管碘油造影(HSG)和宫腔镜检查。HSG 可评估宫腔闭锁的范围,但不能判断粘连的类型。宫腔镜检查可观察粘连的类型,但难以评估宫腔闭锁的程度。

目前临床应用的宫腔粘连分类方法有以下两种。

(1)欧洲妇科内镜学会(ESGE)宫腔粘连分类方法(1998 年)　其分类依据为宫腔镜下所见,见表 2-4。

(2)美国生育学会(AFS)宫腔粘连分类方法(1988 年)　AFS 依据宫腔镜下所见制定的评分方法见表 2-5。综合宫腔镜下评分、HSG 表现及其他特殊情况,AFS 对宫腔粘连的预后进行了分级评估(表2-6)。

表2-4　欧洲妇科内镜学会(ESGE)的宫腔镜下宫腔粘连分类

分度	宫腔镜下所见
Ⅰ度	宫腔内多处有纤细膜样粘连带,两侧宫角及输卵管开口正常
Ⅱ度	子宫前后壁间有致密的纤维索粘连,两侧宫角及输卵管开口可见
Ⅲ度	纤维索状粘连导致部分宫腔及一侧宫角闭锁
Ⅳ度	纤维索状粘连导致部分宫腔及两侧宫角闭锁
Va度	粘连带瘢痕化导致宫腔极度变形及狭窄
Vb度	粘连带瘢痕化导致宫腔完全消失

表2-5　美国生育学会(AFS)的宫腔镜下宫腔粘连评分

累及宫腔范围评分	<1/3 1	1/3～2/3 2	>2/3 4
粘连类型评分	菲薄 1	菲薄和致密 2	致密 4
月经模式评分	正常月经 0	月经减少 2	无月经 4

表2-6　美国生育学会(AFS)宫腔粘连预后评分

分度	HSG评分	宫腔镜评分	其他发现
Ⅰ度(轻度)1～4			
Ⅱ度(中度)5～8			
Ⅲ度(重度)9～12			

(二)检查

1. 子宫输卵管造影　宫腔子宫输卵管造影(HSG)是宫腔粘连的一线初筛检查方法。能明确宫腔粘连,但是无法显示子宫内膜纤维化及稀疏的粘连带,黏液及碎片所形成的充盈缺损可造成一定的假阳性。

2. 经阴道超声检查　经阴道超声检查(TVS)是诊断宫腔粘连的有效方法,能明确粘连的部位及程度、宫腔内膜的厚度,是一种无创检查,敏感性52%,特异性仅11%。

3. 宫腔声学造影　宫腔声学造影(SHG)是联合阴道超声及宫腔注射0.9%氯化钠溶液(生理盐水)20～30 mL,根据超声特点,判断有无宫腔粘连,粘连程度、粘连部位等,准确性优于单纯阴道超声。在阴道超声检查正常而高度怀疑宫腔粘连时是一种有效方法。

4. 磁共振　磁共振(MRI)可以显示粘连颈管以上宫腔内膜的情况,尤其对于颈管完全闭锁无法行宫腔镜的是一种辅助诊断方法。

5. 宫腔镜　宫腔镜是诊断宫腔粘连的金标准方法，同时也是目前有效的治疗手段。

三、治疗

宫腔粘连的治疗方法为手术分离或切除粘连。过去通常采用盲视法，如刮宫、用探针和扩张棒分离宫腔粘连等，如此盲目地分离宫腔粘连，不仅不能获得满意的临床效果，术后妊娠结果也令人失望。也有通过子宫切开术在直视下分离粘连，这些方法的术后效果不佳，现多已摒弃。宫腔镜下宫腔粘连电切术是在直视下有针对性地分离或切除宫腔粘连，使患者术后恢复正常的月经周期，改善妊娠及分娩结果，因而已成为治疗宫腔粘连的标准方法。

（一）宫腔镜宫腔粘连电切术的适应证与禁忌证

1. 手术适应证　凡与宫腔粘连相关的月经异常、痛经、妊娠失败及不孕症均为手术适应证，并需满足以下条件。①经子宫内膜病理检查排除恶性疾病的患者。②子宫≤妊娠 9 周大小，宫腔长度≤12 cm 的患者。

2. 手术禁忌证　宫腔镜宫腔粘连电切术的禁忌证详见第二章所述宫腔镜手术的禁忌证。

（二）宫腔镜宫腔粘连电切术的术前准备

（1）宫腔镜宫腔粘连电切术的术前准备包括宫腔镜手术前的常规准备、宫腔镜手术设备和器械准备、术前宫颈预处理等。

（2）一般选择在月经周期的前半期进行手术。手术前夜在宫颈内插入扩张棒或海藻棒，宫腔闭锁者可在阴道后穹隆放置米索前列醇 400 μg。宫腔镜宫腔粘连电切术常采用连续硬膜外麻醉，如同时行腹腔镜手术时则行全身麻醉。

（三）手术步骤

（1）充盈膀胱，在 B 型超声的引导下小心放置探针，并用 Hegar 扩宫器逐号扩张宫颈及宫腔。宫腔闭锁者可在腹部超声的引导下将探针或 Hegar 扩宫器沿子宫中线探入宫腔和宫底，再置入宫腔镜；或仅扩张宫颈，待稍后进行宫腔镜手术时打开宫腔。

（2）在 B 型超声的引导下将宫腔镜沿宫颈外口、宫颈管置入宫腔。检查宫颈管和宫腔的形态，观察双侧宫角和输卵管开口，显露粘连组织，明确粘连部位和程度。

（3）有时宫颈管内可有致密的粘连瘢痕组织，导致扩宫困难，宫腔电切镜无法进入宫腔，可用宫腔镜针状电极划开，或用环形电极切除粘连组织，扩大宫颈管的容积。

（4）可用宫腔镜针状电极划开或用环形电极电切切除宫腔内的中央型膜样或纤维性粘连组织。手术过程中需注意保护正常的子宫内膜。

（5）对于宫腔前、后壁和侧壁的粘连瘢痕组织，可用宫腔镜针状电极沿子宫长轴划开，必要时用环形电极电切切除。

（6）宫底及宫角部的粘连需用宫腔镜针状电极横向划开，或用环形电极横行电切，直至完全打开宫底。同时向宫角处移行电切，尽量打开双侧宫角，暴露输卵管开口。一般需在 B 型超声的监护下，用宫腔镜针状电极分离宫角处的粘连带，必要时辅以环形电极电切粘连组织，逐步显露宫角和输卵管开口，恢复双侧宫角的正常形态。需注意保护宫角处正常的内膜组织。

(7)对于子宫壁瘢痕挛缩导致宫腔缩窄者，可用宫腔镜针状电极沿子宫长轴纵向放射状划开瘢痕组织4～5条，扩大宫腔容积。

(8)若宫腔封闭，镜体前方为盲端者，可在B型超声的监护下，将宫腔镜针状电极或环形电极通电，沿宫颈和子宫中线向前轻推，尝试打开粘连组织，电切出孔隙，显露宫腔。然后按照上述步骤切除宫腔粘连，恢复宫腔的正常形态。

(9)术终将物镜退至宫颈内口处，观察宫腔的形态及对称性。

(10)有腹腔镜监护者，可在宫腔内注入亚甲蓝溶液或者行输卵管插管通液，做输卵管通畅试验，在腹腔镜下观察输卵管的通畅度。

(四)术中监护

宫腔粘连的子宫腔变形、狭窄甚至闭锁，故手术操作难度大，容易发生子宫穿孔。因此术中最好采用B型超声和腹腔镜监护。

1. 腹部超声监护　腹部超声扫查可探查子宫内膜及肌层的情况，监控宫腔镜的位置，引导手术方向。

(1)手术开始时行全方位扫描，了解宫腔粘连的程度及其后方宫腔的方向和大小，引导探针进行探扩宫腔的操作。宫腔闭锁者的探针无法探达宫底部或仅探入宫颈管，可在B型超声的监护下将探针沿宫颈和子宫中线向前用力探及宫底。

(2)在腹部超声的引导下置入宫腔电切镜，确定电极位置，设计好电切方向及范围，经B型超声确认无误后通电进行分离或切除粘连组织的操作。

(3)术中经常做横切扫查，观察宫腔无回声区的位置，以及电切的强回声光带是否居中。

(4)手术结束时再行超声扫查，可见子宫四壁等厚、左右对称，宫腔形态正常。

2. 腹腔镜监护　腹腔镜监护可以探查盆腔的情况，检查输卵管的通畅度，观察子宫浆膜层的变化，及时发现并修补宫壁损伤，是宫腔粘连手术有效的监护方法。

(1)手术开始时腹腔镜下常规探查盆腔，观察子宫形态、子宫浆膜层的完整性、有无陈旧性损伤。

(2)在宫腔镜的手术过程中观察子宫肌壁的透光度，注意子宫浆膜层的变化，如可看到宫壁透光明显，说明此处宫壁已薄，手术应适时终止；如发现浆膜层起小水疱，说明子宫即将穿孔，应立即停止手术操作。

(3)有生育要求的患者在手术即将结束时于宫腔内注入亚甲蓝溶液，腹腔镜下观察输卵管伞端有无亚甲蓝溶液排出。

(五)宫腔镜宫腔粘连电切术的术后处理

宫腔粘连患者的子宫内膜破坏严重，宫腔镜术后创面愈合困难，粘连复发率高，因此术后需要辅助治疗加速创面上皮化，预防宫腔粘连的复发。

1. 宫内节育器　宫腔镜手术结束时宫腔内可放置宫内节育器，2个月后取出。宫内节育器可在宫腔创面愈合期机械性地分离子宫腔，预防裸露的创面接触生成粘连。

2. 宫内球囊　除了宫内节育器外，一些学者还在宫腔粘连术后在宫腔内应用 Foley 球囊导尿管扩张宫腔，可机械性地预防粘连再次形成。其使用方法为用剪刀剪去 Foley 导管球囊以上部分，将导管置入宫腔，在球囊内注入 3 ~ 5 mL 的灭菌生理盐水并放置 1 周，同时应用抗生素预防感染。

3. 新鲜羊膜　羊膜由滋养细胞分化而来，表面光滑，半透明，无神经、血管及淋巴管，已广泛应用于眼表疾病、皮肤烧伤和溃疡、人工阴道等。自 2006 年以后，少数学者应用羊膜包裹球囊放置于宫腔内辅助治疗宫腔粘连，取得了较好的效果。其应用方法如下。①将羊膜裁剪至适当大小，基底层向外包裹 Foley 导尿管球囊端，置入宫腔。②置入宫腔后，在球囊内注入生理盐水 3 ~ 5 mL 固定于宫腔内。③导管末端接引流袋，保留 7 d。④放置 Foley 球囊的同时应用抗生素预防感染。

4. 透明质酸钠凝胶　透明质酸钠凝胶是生物可降解性高分子聚糖类生物材料制成的高浓度凝胶，在预防粘连和修复软组织方面有明显的作用。宫腔粘连术后在宫腔内注射透明质酸钠凝胶同样可起到机械性预防粘连的作用。常用方法为手术结束时将连接凝胶注射器的导管置入宫腔内，将凝胶推入宫腔，剂量为 3 ~ 5 mL。

5. 预防性使用抗生素　宫腔镜宫腔粘连手术通常无须常规应用抗生素预防感染。宫内放置节育器、Foley 球囊、人类羊膜或透明质酸钠凝胶者应常规使用广谱抗生素预防感染，一般应用 3 ~ 7 d。

6. 激素治疗　宫腔镜术后给予一定剂量的女性激素治疗可刺激子宫内膜腺体和间质的增生，加速子宫内膜的修复，故使用女性激素治疗刺激子宫内膜的再生已经成为宫腔粘连术后常规的辅助治疗方法。常用的方法为雌激素、孕激素序贯治疗 2 ~ 3 个周期。其雌激素用量为 4 ~ 9 mg/d，连用 4 周，后 2 周联合应用孕激素。

一些学者尝试长期口服大剂量雌激素进行治疗，可强化刺激子宫内膜再生，取得了一定效果。如戊酸雌二醇 10 mg/d，连服 3 个月，最后 5 d 口服甲羟孕酮，停药后撤退性出血。但是应用大剂量的雌激素需注意有发生子宫内膜病变的可能。

7. 宫腔镜二探检查术　术后 2 个月，激素治疗撤退性出血停止后，行二次宫腔镜检查术，新生的膜样粘连可用宫腔镜机械性地分离，严重粘连需再次行手术进行治疗，宫腔形态正常者可试妊娠。

（六）宫腔镜宫腔粘连电切术精选实例

1. 病例 1

（1）病例简介　患者 30 岁，月经初潮 13 岁，周期 5 d/28 d，G_2P_0，末次月经 12 d 前。主因“清宫术后月经量少 1 年”入院。患者 1 年前因早孕行清宫术后月经量减少，为既往的一半。宫腔镜检查发现宫腔粘连。妇科检查未见异常。B 型超声检查示，子宫内膜厚 0.8 cm。宫腔镜检查示，宫腔形态失常，右侧输卵管开口可见，左侧壁见纵向粘连组织，左侧宫角封闭，未见输卵管开口。镜下诊断：宫腔粘连。入院诊断：宫腔粘连。择期行宫腔镜宫腔粘连电切术。

（2）手术步骤　①首先行宫腔镜检查术，见宫腔形态失常，右侧输卵管开口可见。宫腔上段左侧壁有纵向纤维粘连带，左侧宫角封闭，未见左侧输卵管开口。②行宫腔镜手术。用宫腔镜环形电极切割宫腔左侧壁的纵向纤维粘连组织。③用宫腔镜针状电极划开宫腔左侧壁的瘢痕组织。用针状电极机械性地分离左侧宫角的膜样粘连组织，显露左侧宫角及输卵管开口。④术毕检查宫腔，宫腔形态正常。

2. 病例2

(1)病例简介　患者29岁，月经初潮12岁，周期(5～6) d/28 d，G_3P_0，末次月经12 d前。主因“清宫术后月经量减少2年”入院。患者2年前孕62 d时因胎停育行清宫术2次，术后月经量明显减少，宫腔镜检查发现宫腔粘连。常规妇科检查示，外阴已婚未产型，阴道通畅，宫颈光滑，子宫前位、正常大小、活动好，双侧附件未及异常。妇科B型超声检查示，子宫前位，大小4.5 cm×4.2 cm×2.8 cm，内膜线居中，局部有中断，全层厚0.5 cm。提示：宫腔粘连。宫腔镜B型超声联合检查见：宫腔形态失常，呈桶状，B型超声监护下见宫腔镜的镜体达宫腔中上段、宫腔中段可见纵向粘连带，双侧输卵管开口未见。镜下诊断：宫腔粘连。入院诊断：宫腔粘连。择期行宫腔镜宫腔粘连电切术。

(2)手术步骤　①首先行宫腔检查术，见宫腔缩窄，形态失常，双侧输卵管开口未见。宫腔内可见不规则的纵向纤维瘢痕组织。用宫腔镜环形电极分离膜样粘连，见宫腔正中有纵向粘连带。②用宫腔镜环形电极电切宫腔内的中央型粘连带，显露左侧输卵管开口。检查右侧宫角，可见右侧输卵管开口。③用宫腔镜环形电极电切宫腔侧壁的瘢痕组织。术毕检查宫腔，宫腔形态正常。

3. 病例3

(1)病情简介　患者30岁，月经初潮13岁，周期7 d/30～60 d，G_3P_0，末次月经20 d前，主因“孕中期行引产术后月经量少5年”入院。患者5年前因妊娠中期宫内死胎行引产术，术后月经量减少，此后2次因妊娠早期胎停育行清宫术。常规妇科检查示，外阴已婚型，阴道通畅，宫颈光滑，子宫后位、正常大小、活动好，双侧附件未及异常。妇科超声检查示，子宫大小5.0 cm×4.4 cm×3.7 cm，内膜线居中，全层厚0.5 cm，局部有中断。提示：宫腔粘连。门诊宫腔镜检查示，宫腔形态失常，呈桶状，双侧宫角封闭，双侧输卵管开口未见，探测宫腔长6.5 cm。镜下诊断：宫腔粘连。入院诊断：宫腔粘连。择期行宫腔镜宫腔粘连电切术+输卵管插管通液术。

(2)手术步骤　①首先行宫腔镜检查术。见宫腔呈窄桶状，前方仅见孔隙，未见输卵管开口。在腹部B型超声的监护下探针经宫颈管、宫腔缩窄部位进入宫底，用Hegar扩宫棒逐号扩张宫腔至10号。②再次置入宫腔电切镜，经宫腔缩窄部位进入宫底。见左侧输卵管开口。右侧宫角封闭，未见输卵管开口。宫腔中段四壁缩窄，见挛缩瘢痕组织。③用宫腔镜环形电极电切宫腔粘连瘢痕组织。④用宫腔镜针状电极划开宫腔中段四壁缩窄的瘢痕组织。用针状电极划开宫腔右侧壁瘢痕组织，显露右侧宫角部。⑤用宫腔镜环形电极切除宫腔两侧壁及宫底部的瘢痕组织，切除宫腔中段四壁的瘢痕组织。电切结束时检查宫腔形态。⑥宫腔镜下行右侧输卵管插管通液，推注亚甲蓝液体10 mL，无阻力，无反流，提示右侧输卵管通畅。

4. 病例4

(1)病情简介　患者29岁，月经初潮14岁，周期5 d/30 d，G_5P_0，末次月经9 d前，主因“清宫术后月经超少2年”入院。患者行人工流产术后月经量减少2年，未避孕未孕1年，宫腔镜检查发现宫腔粘连妇科检查示，外阴已婚型，阴道通畅，宫颈中度糜烂，子宫后位、正常大小、活动好，双侧附件未及异常。B 型超声检查示，子宫中位，大小 4.8 cm×5.1 cm×4.0 cm，内膜中等回声 0.6 cm。门诊宫腔镜检查见宫腔形态失常，右侧输卵管开口可见，左侧宫腔纵向纤维肌性粘连带，封闭左侧宫角。镜下诊断：宫腔粘连。择期行宫腔镜宫腔粘连电切术。

(2)手术步骤　①首先行宫腔镜检查术。见宫腔形态失常连带，封闭左侧宫角。②用宫腔镜环形电极电切切除左侧宫腔纵向粘连带，显露左侧输卵管开口。③检视宫腔，见宫底部略内突。用宫腔镜针状电极划开宫底部内突组织。④手术结束时检查宫腔，宫腔形态恢复正常。

5. 病例 5

(1)病情简介　患者 32 岁，月经初潮 14 d，周期 4 d/(24～27) d，G_0P_0，末次月经 13 d 前。主因“经量减少 6 年余”入院。患者 8 年未避孕未孕，6 年前出现月经量减少，为正常月经量的 2/3，门诊宫腔镜检查发现宫腔粘连。既往 9 岁时因“左肾结核”行左肾切除术。妇科检查示，外阴已婚未产型，阴道通畅，宫颈光滑，子宫前位、正常大小，双侧附件未及异常。妇科超声检查示，子宫前位，大小 4.1 cm×3.9 cm×3.1 cm，肌层回声欠均；下段后壁近宫腔有囊腔，大小 0.6 cm×0.5 cm；内膜线居中，回声中等，全层厚 0.4 cm，局部有中断。双侧卵巢未见异常。诊断意见：宫腔粘连。门诊宫腔镜检查示，宫腔形态失常，呈单角状，偏右可见一侧输卵管开口，宫腔内未见占位性病变。联合诊断：子宫粘连、单角子宫。入院诊断：宫腔粘连、子宫畸形？择期行宫腔镜宫腔粘连电切术。

患者术后恢复良好，月经来潮 2 次，量较术前增多。术后 3 个月复查妇科超声示，子宫前位，肌层回声欠均，宫腔顶端内膜有中断。行宫腔镜二探检查术，发现宫腔粘连，再次行宫腔镜手术治疗。

(2)第一次手术步骤　①首先行宫腔镜检查术。宫腔狭窄，宫腔顶端可见一侧输卵管开口，左侧宫角封闭，可见环形纤维粘连带。②用宫腔镜环形电极电切左侧宫角处及左侧壁的粘连组织，显露左侧输卵管开口，用宫腔镜环形电极电切宫腔右侧壁的纤维瘢痕组织。用宫腔镜针状电极划开宫底部的纵向粘连带及宫腔左侧壁的纤维粘连组织，扩大宫腔。③术毕检查宫腔形态大致正常。

(3)第二次手术步骤　①宫腔镜下见宫腔形态失常，宫腔中段可见缩窄，用宫腔镜的镜体进行机械性分离。宫底内突可见瘢痕，宫腔镜镜体分离宫底粘连，双侧输卵管开口可见。②用宫腔镜环形电极电切宫腔侧壁的粘连瘢痕，用宫腔镜针状电极分离宫底及右侧宫角的粘连带。③术毕检查宫腔形态大致正常。

6. 病例 6

(1)病情简介　患者 32 岁，月经初潮 16 岁，周期(5～7) d/(28～30) d，G_4P_1，末次月经 20 d 前。主因“刮宫产切口妊娠介入术后 2 年，月经量减少 1 年余”入院。患者 2 年前因剖宫产切口妊娠行介入治疗，术后行清宫术 2 次，1 个月后月经来潮，量正常。半年后月经量开始减少，并逐渐加重，3 d/28 d，每天仅需 1 片卫生巾。1 年前行宫腔镜宫腔粘连电切术，术后月经量仍明显减少。妇科检查示，外阴已婚型，阴道通畅，宫颈光滑，子宫后位、正常大小、活动好，双侧附件未及异常。门诊宫腔镜检查见宫腔呈窄桶状，四壁呈瘢痕样改变，双侧宫角封闭，输卵管开口未见。镜下诊断：宫腔粘连。入院诊断：宫腔粘连。择期行宫腔镜宫腔粘连电切术。

(2)手术步骤　①在腹部超声的监护下用探针探扩宫腔,置入宫腔电切镜,见子宫前壁有假道形成,宫腔呈窄桶状,两侧壁可见纵向纤维瘢痕,双侧宫角似封闭。②用宫腔镜环形电极电切宫腔左侧壁的粘连瘢痕组织,显露左侧输卵管开口。用宫腔镜环形电极电切宫腔右侧壁的瘢痕组织,显露右侧输卵管开口。③用宫腔镜针状电极划开宫底纵向瘢痕组织。检查宫腔形态,恢复正常。④行宫腔镜双侧输卵管插管通液术,置管顺利,推注亚甲蓝液体无阻力,无反流,提示双侧输卵管通畅。

7.病例7

(1)病情简介　患者31岁,月经初潮17岁,周期(2~3) d/(25~26) d,G_0P_0,末次月经13 d前。主因"子宫内膜结核经药物治疗1年半,发现宫腔粘连8个月"入院。患者自初潮起月经量少,2~3 d/次,每天仅需1片卫生巾,色暗红。1年半前经子宫内膜活检诊断为子宫内膜结核,进行正规抗结核治疗。8个月前经宫腔镜检查发现宫腔粘连。妇科检查示,外阴已婚型,阴道通畅,宫颈轻度糜烂,子宫后位、偏小、活动好,双附件未及明显异常。B型超声检查示,子宫大小4.2 cm×4.4 cm×3.6 cm,肌层回声均匀,内膜线居中,回声中等,全层厚0.4 cm,局部有中断,双侧卵巢未见异常回声。提示:宫腔粘连。门诊宫腔镜检查示,宫腔形态失常,中段中央可见宽大帘幕状粘连带,几乎封闭整个宫腔,双侧输卵管开口未见。镜下诊断:宫腔粘连。入院诊断:宫腔粘连、子宫内膜结核抗结核治疗后。择期行宫腔镜宫腔粘连电切术。

(2)手术步骤　①首先行宫腔镜检查术。见宫腔形态失常,呈窄桶状,镜体前方封闭。②在腹部超声的监护下用宫腔镜针状电极电切宫腔左侧壁的粘连组织,显露左侧宫角部孔隙,重复电切逐步显露左侧输卵管开口。同法电切右侧近宫角部的粘连组织,显露右侧输卵管开口。③用宫腔镜针状电极分离宫腔两侧壁及宫底的缩窄瘢痕,扩大宫腔用宫腔镜环形电极修整创面。手术结束时检查宫腔形态正常。

8.病例8

(1)病情简介　患者21岁,月经初潮13岁,周期4 d/(30~35) d,G_2P_0,末次月经20 d前。主因"孕早期因胎停育行清宫术后月经量减少1年"入院。患者约2年前孕早期因胎停育行清宫术,术后5个月开始月经量逐渐减少,为正常时的一半。检查发现宫腔粘连。常规妇科检查示,外阴已婚未产型,阴道通畅,宫颈光滑,子宫前位、正常大小,双侧附件未及异常。妇科超声检查示,子宫大小3.5 cm×3.4 cm×2.7 cm,肌层回声均,内膜线居中,回声中等,全层厚0.3 cm,局部有中断,提示:宫腔粘连。门诊宫腔镜检查示,宫腔窄桶状,四壁有苍白瘢痕,双侧宫角封闭,双侧输卵管开口未见,内膜菲薄。镜下诊断:宫腔粘连。入院诊断:宫腔粘连。择期行宫腔镜宫腔粘连电切术。

(2)手术步骤　①在腹部超声的监护下将宫腔镜沿宫颈管置入宫腔,见一假道,为盲端,四壁为纤维组织,见宫腔。在腹部超声的引导下用宫腔镜针状电极于子宫下段假道前方电切肌壁,开宫腔。检查宫腔侧壁内聚,双侧输卵管开口可见。②用宫腔镜针状电极划开宫腔侧壁的瘢痕组织,扩大宫腔用宫腔镜环形电极修整宫腔侧壁创面。用宫腔镜针状电极修整宫底形态。③宫腔镜手术结束时检查宫腔形态正常,子宫后壁假道无活动性出血点。

9.病例9

(1)病情简介　患者32岁,月经初潮14岁,周期5 d/30 d,G_2P_0,末次月经7个月前。主因"清宫术后闭经半年"入院。患者妊娠早期因流产不全行清宫术后闭经半年,伴周期性腹痛。宫腔镜检查发现宫腔粘连。妇科检查示,外阴已婚型,阴道通畅,宫颈光滑,子宫后位、正常大小,双侧附件未及明显异常。B型超声检查示,子宫内膜厚0.6 cm。门诊宫腔镜检查见宫腔呈窄桶状,探宫深5 cm,腹部B型超声监护发现宫腔镜镜体未达宫底。镜下诊断:宫腔粘连。入院诊断:宫腔粘连。择期行宫腔镜宫腔粘连电切术。

(2)手术步骤　①首先行宫腔镜检查术。见宫腔形态失常,呈窄桶状,镜体前方封闭,无法探入在B型超声的监护下将宫腔镜针状电极向宫腔5 cm。②在B型超声的监护下降宫腔镜针状电极向宫腔右前方推进,打开孔隙,有陈旧性血性液体流出。③用宫腔镜针状电极分离扩大瘢痕孔隙,显露宫腔,见右侧输卵管开口。宫底可见纤维肌性粘连组织,延及左侧壁,封闭左侧宫角。④在B型超声监护下用宫腔镜针状电极分离宫底及左侧壁粘连带,打开左侧宫角,暴露输卵管开口。⑤修整宫底粘连组织及侧壁。手术结束时宫腔形态正常,双侧输卵管开口可见。

宫腔镜手术分离或切除宫腔粘连,可以恢复宫腔形态、改善月经、提高患者的妊娠率,已经成为宫腔粘连患者最理想的手术方法。但是因为宫腔粘连的术后复发率高,生殖预后仍不理想。宫腔镜宫腔粘连手术的术后在宫腔内放置屏障物,配以周期性女性激素治疗,术后定期行宫腔镜二探检查术并分离新生粘连等综合治疗措施是宫腔粘连最佳的治疗方式。

(曲晶晶)

第三章 妊娠滋养细胞疾病与卵巢癌

第一节 完全性葡萄胎

完全性葡萄胎，也称经典葡萄胎，是葡萄胎妊娠的一种基本类型，这一命名自20世纪以来一直沿用至今，它具有传统所描述的囊状结构，在排出妊娠物时可见到葡萄样组织。在荷兰历史上著名的关于 Margaret of Henneberg 伯爵"365 个婴儿"的传说中，清楚地描述了一例发生在大约 700 年前的发育良好的葡萄胎病例。值得注意的是，文献中提及的所有有意义的关于葡萄胎的流行病学数据都是基于对完全性葡萄胎的研究，而非部分性葡萄胎。关于部分性葡萄胎的流行病学数据是很不可靠的，这是因为在目前的实际工作中依旧存在对部分性葡萄胎诊断不准确的现象。

一、病因机制

完全性葡萄胎的染色体基因组是父系来源，即卵子在卵原核缺失或卵原核失活的情况下和精原核结合后发育形成。染色体核型为二倍体，其中 90% 为(46，XX)，由一个空卵（无基因物质卵）与一个单倍体精子(23，X)受精，经自身复制恢复为二倍体(46，XX)，再生长发育而成，称为空卵受精。其少数核型为(46，XY)，这是两个性染色体不同的精子(23，X 及 23，Y)同时使空卵受精，称为双精子受精。

完全性葡萄胎具备绒毛膜滋养细胞的特征，是一种不伴有胚胎发育的细胞滋养细胞和合体滋养细胞的异常增生性疾病。一些研究者认为所有的葡萄胎都是胎盘单纯的退化或不成熟的胎盘伴有过度水肿。完全性葡萄胎几乎只发生于人类，仅有少数病例发生于黑猩猩和其他动物。完全性葡萄胎的雄性遗传特征在一项关于牛的研究报告中也被证实。

在遗传学水平上，完全性葡萄胎在大多数病例中呈二倍体，其遗传物质完全是父源性的。完全性葡萄胎的雄性遗传特征可能会通过基因组印迹的改变而造成基因表达的不平衡，进而破坏了正常的胚胎发育和胎盘发育过程。尽管大多数完全性葡萄胎的染色体为双雄性的二倍体，但从理论上讲四倍体、甚至三倍体的葡萄胎中额外的染色体组可能都是父源性的。纯合型和杂合型完全性葡萄胎可能有不同的生物学意义和临床意义。

有些文献中详尽地介绍了复发性完全性葡萄胎的情况。近年来，家族性双亲源性的完全性葡萄胎(FBCMs)引起了人们极大的关注并对其进行了大量的研究，在所报道的大约 150 例病例中，研究者发现尽管有母源性单倍体基因组的存在，但实际上似乎只有父源性印迹基因的表达与其相关。FBCMs 是指在同一个家系中，超过一个以上的女性在多次妊娠中反复发生完全性葡萄胎。迄今为止,已有 21 个 FBCMs 家系见诸文献报道。它们的组织学特征与那些常见的双雄性、单亲来源的完全性葡萄胎相比无明显差异。研究发现位于 19q13.4 的母源性等位基因的 NALP7/NLRP7 不同形式的突变能够引起遗传学改变。比较确定的是,即使是在 FBCMs 中存在单倍体的母源性基因组的情况下,不同形式的 NALP7 突变也会导致与双雄性完全性葡萄胎相似的异常印迹基因表达模式。在 FBCMs 的临床表现方面,与常见的双雄性完全性葡萄胎不同,患者在随后发生正常妊娠的可能非常低,仅有极少数个案报道对双亲源性完全性葡萄胎分子方面的深入研究,对于全面理解基因组印迹改变与葡萄胎形成的相关性是十分重要的。

二、诊断

(一)临床表现

在过去,85% 以上的完全性葡萄胎患者最初的症状是在妊娠中期(平均在妊娠 16 周)处现阴道出血。阴道出血常伴有葡萄样组织排出。体检发现,50% 的患者子宫大小超过正常妊娠月份。其他的症状包括剧吐、毒血症、甲状腺功能亢进和肺栓塞。血清绒毛膜促性腺激素(hCG)水平的明显升高是典型的实验室检测指标,发生于 50% 以上的患者,常可达 100 000 mU/mL。超声波检查未见胎儿形成或胎儿心跳;但可见典型的"暴风雪样"改变或混合性回声,这是由于完整的水泡样结构与血液混杂而形成的。实际上,结合特征性的超声波检查所见,伴有与妊娠月份不匹配的血 hCG 水平异常增高,应高度怀疑发生了发育良好的完全性葡萄胎。大约 25% 的发育良好的完全性葡萄胎患者可出现先兆子痫(妊娠诱导的高血压、水肿和蛋白血症),其中接近 1/3 的患者伴有卵巢卵泡膜黄体囊肿,导致卵巢明显增大,这些体征可经超声波检测发现。

在过去大约 20 年间,高敏感性的血清 hCG 检测方法以及孕早期超声波检查的应用,极大地改变了临床对葡萄胎诊断与治疗的现状。之前所提到的完全性葡萄胎的典型症状在目前临床实践中已十分少见,在病理实验室大体标本的检查当中也极少见到。早在妊娠 6 周时,如超声检查未见胎儿心跳,则将采取刮宫术治疗性终止妊娠。因此,目前大部分完全性葡萄胎患者常常在妊娠的前 3 个月(妊娠的 6.5 ~ 12.0 周),即在典型的临床症状和超声波影像形成之前,作为稽留流产被发现。阴道出血仍然是最常见的症状,可见于 84% 的病例中,而在过去则有 97% 的患者出现此症状。20 世纪 90 年代后期由新英格兰滋养细胞疾病研究中心所进行的一项对照研究表明,1994—1997 年,完全性葡萄胎的诊断孕龄平均为 8.5 周,而在 1969—1975 年,典型的发育良好的完全性葡萄胎的诊断孕龄为 17 周。从 20 世纪 80 年代后期至 90 年代早期接受治疗的完全性葡萄胎患者中,出现子宫大小超过妊娠月份的只有 28% ,9% 的患者出现卵泡膜黄体囊肿,6% 伴有妊娠剧吐,1.3% 发生先兆子痫,未见患者出现甲状腺功能亢进或呼吸系统疾病。

(二)病理表现

1. 肉眼所见　完全性葡萄胎的形态学表现(大小和绒毛水肿程度)取决于流产时的妊娠月份。一个发育良好的完全性葡萄胎标本包括大量的血液组织及肉眼可辨认的、增大伴水肿的绒毛。绒毛膜绒毛的水肿改变呈弥漫性,均匀地转变为透明囊泡,其大小从几毫米至 3.0 cm 不等，平均为 1.5 cm，看上去像一串串葡萄；在对手术组织标本处理过程中，塌陷的绒毛组织中常混有母体妊娠子宫内膜组织，将组织样本漂浮于清水或盐水中可有助于辨别水泡样绒毛膜绒毛。肉眼检查，正常的胎盘缺如，未见可辨别的胎儿成分。对妊娠极早期排出的组织进行检查时发现，早期完全性葡萄胎的肉眼改变(绒毛水肿)不明显或者没有明显的证据证实是异常的绒毛水肿，特别是当患者发生稽留流产时。有时，早期的完全性葡萄胎妊娠的终止可能是因选择性流产手术而非疑似异常妊娠。

2. 组织病理学检查

(1)发育良好的完全性葡萄胎　显微镜下所见，发育良好的完全性葡萄胎表现为两个突出的形态学特征：弥漫性绒毛水肿和显著的滋养细胞增生。水肿改变几乎涉及所有的绒毛膜绒毛，表现为绒毛间质高度水肿伴水池结构形成，常有很多绒毛中央呈囊状结构，其内细胞成分缺如。绒毛轮廓通常光滑，为圆形至椭圆形，间质常可见滋养细胞包涵体。滋养细胞异常增生的特征表现为不规则、弥漫性滋养细胞增生，涉及大多数的绒毛膜绒毛。这种增生为非极性、多灶性，常环绕着水肿的绒毛。偶尔绒毛间增生的滋养细胞连接成桥。片状或融合聚集的中间滋养细胞与细胞滋养细胞及合体滋养细胞相混合；显著的细胞异型性常出现在合体滋养细胞和中间滋养细胞中。核分裂象通常发生于细胞滋养细胞和中间滋养细胞中。尽管绒毛间质中细胞过少，但在一些绒毛膜绒毛的顶部附近还可见细胞存在，可见星状的梭形细胞包埋于黏液样基质当中，并伴有大量的凋亡小体(核碎裂)。无胎儿成分或无非绒毛的胎盘结构(包括羊膜、卵黄囊和绒毛膜)。胎儿型有核红细胞缺如。但有时，特别是在非常早期的完全性葡萄胎中，通过组织学检查和(或)免疫组织化学检查可发现胎儿毛细血管成分。

(2)极早期完全性葡萄胎(VECM)　极早期完全性葡萄胎是指妊娠 12 周之前被排出的完全性葡萄胎。Keep 首次报道了 4 例早期完全性葡萄胎患者。这 4 例患者的孕龄为 6.5～11.0 周，并且全部病例起先都根据临床症状和超声波检查结果被误诊为稽留流产，在之后的回顾性研究中通过 DNA 分析确诊为完全性葡萄胎。绝大多数早期完全性葡萄胎因其临床和病理表现不明显，并没有被临床医生和病理医生视为疑似病例。在刮宫组织样本中，极早期的完全性葡萄胎与常见的稽留产在病理肉眼检查上并没有明显的区别。尽管超声波检查可能发现出某些异常改变(如未见胎儿心跳)，但还是有相当多的病例(1/3～2/3)只表现为轻微的水泡样改变，因此在临床上即使是经验丰富的超声波医生也不易检测出来。当缺乏典型的临床表现和影像学特征时，病理医生在诊断极早期完全性葡萄胎中的作用就变得尤为重要了。

发育良好的完全性葡萄胎表现有两个显著的组织病理学特征，即绒毛增大伴水池形成，和显著的或环形的滋养细胞增生，但这两个特征并不出现在极早期完全性葡萄胎中。然而，在 VECM 中，绒毛间质的组织学改变具有高度特征性。在 VECM 中，绒毛膜绒毛通常表现为异常的球茎状、息肉样甚至叶样结构改变，而无明显水肿。绒毛较小或轻度增大，相对均一，通常轮廓较规则或缺乏滋养细胞包涵体。在早期胎盘形成过程中，其绒毛间质常表现为类似于绒毛形成早期的幼稚状态。其典型特征为细胞丰富，淡蓝色黏液样基质中含有星状至圆形的成纤维细胞，伴明显的核碎裂或凋亡小体。这些间质中的成纤维细胞相对较大，伴细胞核轻度深染。间质水肿的改变少见且不明显。可见呈线性退行性改变的毛细血管,尤其是当用内皮标记物进行免疫组化染色时,更为明显,详见后面所述滋养细胞增生(CHM 的重要特征)在 VECM 中仅局部存在或完全缺如在早期完全性葡萄胎中,滋养细胞增生的形式与植入之后胎盘形成过程中滋养细胞增生的表现相同。滋养细胞增生随机出现于一些绒毛中,细胞滋养细胞和合体滋养细胞环绕绒毛分布。

(3)完全性葡萄胎的血管系统　如前所述,尽管内皮细胞标记物(CD34 和 QBEND10)免疫组化检测可能会以线条样提示内皮细胞的存在,但是完整的绒毛血管系统不应该出现在发育成熟的完全性葡萄胎中。然而,对于早期完全性葡萄胎而言并非如此,可能会出现组织结构可辨的血管组织。它们多为毛细血管,偶尔也可能检测到胎儿有核红细胞,其中一些可见巨幼红细胞。CD34 免疫组化可能提示间质中存在大量的毛细血管。这些绒毛血管通常在妊娠中期消失。除了可见有核红细胞外,也有文献报道了所谓的胎儿发育障碍,它是极早期完全性葡萄胎中存在的严重异常的胎儿结构。然而,死亡的孪生妊娠中胎儿结构与完全性葡萄胎并存是可能的,分子基因分型可能有助于解决这一问题。

(4)与完全性葡萄胎相关的植入部位的反应　与完全性葡萄胎相关的植入部位反应通常和胎盘部位超常反应的特征相似。表现为所谓的植入部位中间滋养细胞的浸润—清宫术常可刮出子宫内膜碎片和(或)含中间滋养细胞浸润的子宫肌壁表层组织,通常可见细胞异型性,甚至与胎盘部位滋养细胞肿瘤相似。然而,根据临床检查或影像学检查未见肿瘤样病变以及伴有葡萄胎样妊娠的特征,应较容易明确为非肿瘤性病变。与发育良好的完全性葡萄胎相似,伴有明显的滋养细胞异型性的胎盘部位超常反应可能与 VECM 有关。

(三)辅助诊断

经流式细胞 DNA 倍体分析方法研究发现,大多数完全性葡萄胎为二倍体。值得注意的是,对于石蜡包埋的组织进行倍体分析经常会碰到一些技术难题和解读错误,导致倍体分类错误,进而造成葡萄胎的误诊。这是因为石蜡包埋组织标本容易出现细胞碎片和倍体直方图峰值增宽,并伴有变异系数波动的现象。不同的固定方法和固定条件也可能明显地影响 DNA 倍体分析结果。

根据完全性葡萄胎具有独特的雄源性特征,通过印迹标记物进行鉴别的辅助诊断方法已经得到应用。P57 是一种由父源性印迹基因编码的细胞周期蛋白依赖性激酶抑制蛋白。由于完全性葡萄胎中遗传物质完全来源于父系,所以此基因在完全性葡萄胎细胞中为沉默基因。在水肿性流产和部分性葡萄胎的细胞滋养细胞、中间滋养细胞、绒毛间质细胞和蜕膜间质细胞核中显示 P57 强阳性表达,而在完全性葡萄胎中,细胞滋养细胞和绒毛间质细胞核中 P57 呈阴性或极弱阳性。需注意的是,在完全性葡萄胎中,P57 能够在合体滋养细胞、中间型滋养细胞和间质内皮细胞核中表达。偶尔在完全性葡萄胎的细胞滋养细胞核中可见散在 P57 弱阳性表达,当然这会干扰诊断。

分子基因分型是最近发展起来的一门技术,是一种实用且准确的葡萄胎鉴别诊断方法。多聚酶链式反应(PCR)扩增母体蜕膜和绒毛组织中的多重短串联重复序列(STR)基因座,得到双亲遗传成分的分布,进而可以准确地将双雄性的完全性葡萄胎与双雄单雌性部分性葡萄胎和双亲源性的二倍体水肿性妊娠区分开。

(四)鉴别诊断

对于发育良好的完全性葡萄胎,依据常规组织学检查和P57免疫组织化学辅助检测,其诊断通常不难。尽管极早期完全性葡萄胎的形态学改变是相当有特征性的,但是病理医生也应持高度怀疑态度,要重视其组织学和细胞学改变。通常需要与之鉴别诊断的疾病包括正常早期妊娠、水肿性非葡萄胎妊娠、异位妊娠(特别是输卵管妊娠)和部分性葡萄胎。分子基因分型技术通过证实绒毛组织仅含雄性基因组可做出完全性葡萄胎的最终诊断。最近出版的诊断策略建议,对于形态学上疑似完全性葡萄胎的病例首先应该进行P57染色,如结果为阴性则无须做进一步检测分析。那些缺乏典型形态学特征的完全性葡萄胎病例以及P57染色结果可疑的病例应该进行分子基因分型分析。该诊断策略还指出,杂合型(双精)完全性葡萄胎比纯合型(单精)完全性葡萄胎更具有侵袭能力,更容易导致葡萄胎后妊娠滋养细胞肿瘤的形成,这在最近的研究中被证实。因此,对完全性葡萄胎进行精确的基因分型是临床所需要的。

1. 完全性葡萄胎与自然流产 早期的自然流产组织通常表现为明显的水肿样退变,伴富含水肿液体的大而圆的绒毛组织。在显微镜下,绒毛膜绒毛高度水肿,甚至有水池结构形成。而在非葡萄胎的稽留流产中绒毛膜绒毛增大并不明显,可能还存在反应性滋养细胞增生,但通常为极性分布(即定位于绒毛膜绒毛的一极),这与早期完全性葡萄胎的周围性分布或多灶性分布不同。当然,也有极少数非葡萄胎向然流产与完全性葡萄胎相似,可以出现滋养细胞呈周围性增生的情况。

2. 完全性葡萄胎与部分性葡萄胎 发育良好的完全性葡萄胎能够通过绒毛水肿和滋养细胞增生的程度以及胎儿组织的缺失与部分性葡萄胎相鉴别。与完全性葡萄胎中所有绒毛的弥漫性水肿不同,部分性葡萄胎可见小的纤维性绒毛和边界明显不规则的高度水肿绒毛,并有滋养细胞包涵体、水池结构形成以及合体滋养细胞指状突起处的滋养细胞轻度增生。如果仅仅根据形态学特征来鉴别诊断早期完全性葡萄胎与部分性葡萄胎是非常困难的,主要因为极早期完全性葡萄胎缺乏池状结构而且伴有滋养细胞轻度增生。流式细胞DNA倍体分析法是最早的、同时也是迄今为止在完全性葡萄胎和部分性葡萄胎鉴别诊断中应用较多的方法。细胞滋养细胞和绒毛间质细胞核P57染色阴性,则可明确诊断为完全性葡萄胎在倍体分析和P57染色结果模棱两可的疑难病例中,DNA基因分型方法可最终明确诊断。

3. 早期完全性葡萄胎与早期妊娠 早期妊娠的一些组织学特征可能会与VECM重叠。通常情况下,正常早期妊娠具有狭长的绒毛膜绒毛,间质细胞少,伴无分支的毛细血管,有明显的有核红细胞。在早期妊娠组织中还常常可见到呈极性的滋养细胞增生,这与完全性葡萄胎中见到的随机或周围性分布的增生模式不同。异位妊娠,尤其是输卵管妊娠,可能与早期完全性葡萄胎非常相似。由于大多数输卵管妊娠都终止于孕早期的妊娠黄体破裂并伴有阴道出血,所以绒毛膜绒毛可能表现为幼稚状态,包括间质细胞过多和黏液样改变,这些与极早期完全性葡萄胎有许多相同之处。但是再一次需要强调的是,早期妊娠的滋养细胞增生呈局灶性和极性分布于绒毛膜绒毛一端。需要引起注意的是,早期完全性葡萄胎可以来源于输卵管妊娠。如需鉴别,P57免疫组化和基因分型方法是有帮助的。

4. 孪生妊娠中的完全性葡萄胎　完全性葡萄胎可能来源于孪生妊娠，在清宫手术的组织标本中，水肿葡萄胎样绒毛和正常绒毛膜绒毛混合在一起，类似于部分性葡萄胎。此时仔细地进行形态学观察可鉴别真正的葡萄胎绒毛，并可用 P57 免疫组化方法协助确诊。

5. 完全性葡萄胎与绒毛膜癌　一些完全性葡萄胎可能表现为滋养细胞高度异常增生和显著的细胞异型性。如果完全性葡萄胎的切片内未见绒毛组织，过度增生的滋养细胞可能与绒毛膜癌在组织学上非常相似。在目前的临床实践中，当观察到可辨别的绒毛膜绒毛时不应该做出绒毛膜癌的诊断，而且，绒毛膜癌的诊断还需要组织坏死、破坏性生长以及广泛出血等特征的支持。检查更多的组织或者对组织块进行深切可能会发现绒毛结构。当然，也可能会出现新生的或原位绒毛膜癌与正常的或葡萄胎绒毛膜绒毛并存的情况。由于多达 30% 的妊娠绒毛膜癌继发于足月妊娠，故最近在正常胎盘中发现的原位绒毛膜癌引起了研究者极大的关注。而且，在极少数病例中，绒毛膜癌可在稽留流产的退行性或已退化的绒毛组织中被发现。出现双相成片状排列的显著异型性滋养细胞提示原位或早期绒毛膜癌的存在。

三、治疗

葡萄胎的初次处理甚为重视，不应轻视，否则易引起大出血、残留、子宫穿孔，甚至致命或恶变，国外建议转送到滋养细胞疾病诊治中心，并请有经验的医师处理。术前应有输血输液准备，个别患者应有开腹准备，有关葡萄胎的治疗应遵循如下各要点：①葡萄胎一经诊断明确，应尽快清除葡萄胎。②刮宫前充分准备（输血、输液、必要的手术准备、纠正贫血、抗生素使用以及纠正电解质紊乱、酸中毒或心力衰竭等），详细体检，纠正并发症，一旦病情稳定，立即处理。③采用较大吸管（一般采用 8 号吸管）做吸刮术，因葡萄胎妊娠的子宫为病理性子宫，血供丰富，子宫柔软，又有滋养细胞对肌壁易浸润，操作过程中易致子宫穿孔，或因子宫过大吸刮不净，故必要时可在 B 超监视下做吸刮术。在吸刮前宫口要充分扩张，动作要轻柔，以防患者术中紧张或不适，更是以防止在急剧的操作中引起意外或滋养细胞栓塞。④子宫收缩药不宜常规使用，即使要使用应在宫口扩张后，切忌宫口未扩张时，因使用子宫收缩药易引起滋养细胞栓塞和增加恶变、转移发生。因为葡萄胎时子宫大于停经月份，宫腔内因葡萄样变化和内出血等，宫腔压力甚大，又因宫颈口未充分扩张情况下使用宫缩药后，子宫加强收缩，使宫腔压力更大。此外，滋养细胞的本身生物学行为对组织有浸润作用，如此更易促使恶变。⑤葡萄胎刮宫后必须将刮出物送病理检查，送检标本时应送检两份，并分别标明取材的部位，一份为典型水泡样组织，另一份为靠近子宫壁的组织。如此送检目的除明确诊断外，尚可比较不同部位滋养细胞增殖程度，也可辅助区分为完全性葡萄胎或部分性葡萄胎，因两份标本中，若有一份标本病检见有绒毛，则应最后诊断为部分性葡萄胎。

葡萄胎现今为一次刮宫为宜，多次刮宫对子宫壁有损伤，引起感染、出血以及对再次妊娠结局易有不良影响，如前置胎盘、胎盘早剥，胎儿宫内发育不良等。更主要是多次刮宫可破坏子宫内环境的免疫系统，增加恶变的机会，同时多次刮宫造成子宫内膜血管内皮和基底膜损伤和缺陷，葡萄胎组织或滋养细胞易穿透基底膜而进入血液循环，向肌层或远处浸润转移。

卵巢黄素囊肿的处理：葡萄胎清宫后绝大多数卵巢黄素囊肿会在2～3个月自然消退，无须处理。若卵巢黄素囊肿出现并发症（如破裂、扭转、出血等）则应及时处理。早在1983年和1984年石一复等报道腹腔镜处理卵巢黄素囊肿，扭转时间不长、卵巢外观无明显变化者，可将囊液抽出，扭转予以复位；破裂者可予修补、电灼止血等，除卵巢发生坏死者均可保留卵巢组织。腹腔镜下对增大的卵巢黄素囊肿来穿刺抽液，也有利降低外周血hCG水平，同时抽吸囊液后也可减少并发症，此对年轻、未生育，尚需保留子宫和卵巢者尤为重要和适宜。

预防性化疗：葡萄胎的恶变为10%～20%，目前尚未理想预防恶变的方法，但有恶变倾向的患者采用预防性化疗能减少恶变的发病率。预防性化疗的概念须进一步澄清。1966年，Lewis首次报道对葡萄胎患者进行预防性化疗，认为滋养细胞具有侵蚀血管及血行转移的特点，手术操作难免引起扩散，早期应用化疗较为敏感，有很多报道肯定了预防性化疗有减少葡萄胎恶变的作用。但是，预防性化疗不宜常规使用，须结合临床及高危因素考虑。葡萄胎恶变率为10%～20%，为预防10%～20%患者的恶变，去让80%～90%的患者无意义地接受化疗并承担化疗副作用甚至并发症的风险显然是不合适的，所以预防性化疗不能常规使用，也不适于全盘否定，应结合临床及高危因素去考虑。预防性化疗的概念至今未被临床医师所明确，预防性化疗有特定的时间概念，即在葡萄胎清宫前，或清宫当天或次日进行，超过上述时间的化疗，不应称为预防性化疗。若超过上述时间，患者有高危倾向而临床及客观检查尚不足以诊断恶性滋养细胞肿瘤，但有高度可疑或易发展为恶性滋养细胞肿瘤者所有采用的化疗称为选择性化疗，因时间概念上已失去预防的意义。预防性化疗应选用单一药物，一般1～2个疗程。

预防性子宫切除术：单纯做子宫切除只能去除葡萄胎侵入子宫肌层的危险，不能预防子宫外转移的发生，所以不能作为常规处理的手段，其适合年龄大于40岁、有高危因素、无生育要求者，可做预防性子宫切除，但双侧卵巢均可尽量保留，除非卵巢有其他肿瘤者。预防性子宫切除术一般均宜在刮宫后进行，若不刮宫直接做子宫切除术则术中出血可能增加，又有手术操作时不可避免的会对子宫挤压等易引起葡萄胎组织或滋养细胞进入血管及组织，造成日后的扩散和转移。葡萄胎患者做预防性子宫切除术后仍必须按葡萄胎患者要求，定期预防，因在子宫切除前或术中造成的滋养细胞进入血液循环后，日后均有定植或形成转移灶可能。

（陈　萍）

第二节　部分性葡萄胎

葡萄胎是绒毛滋养细胞的非肿瘤性增生病变，包括两种类型：完全性葡萄胎（CHM）和部分性葡萄胎（PHM）。它们具有一些共同的基本特征，包括胎盘/绒毛膜绒毛水肿和滋养细胞异常增生。部分性和完全性葡萄胎在遗传物质构成、临床表现、组织形态学特征以及继发持续性妊娠滋养细胞疾病(GTD)或妊娠滋养细胞肿瘤(GTN)的危险性方面有明显的区别。在遗传学水平,PHM是典型的双雄单雌性三倍体妊娠,大多数来自两个精子与一个卵子受精。而完全性葡萄胎中最常见核型是二倍体或四倍体妊娠,其遗传物质完全为父源性的。

尽管从20世纪60年代开始就报道了葡萄胎病例中包括三倍体核型在内的细胞遗传学异常,但直到20世纪70年代后期才明确定义和区分完全性葡萄胎和部分性葡萄胎。起初,根据是否具有胚胎/胎儿来进行区分,部分性(或称不完全性)葡萄胎被定义为“含有胎儿成分(成活的或死亡的)的葡萄胎”,具有三倍体核型,胎盘的局部少量绒毛伴有缓慢进展的水肿性膨胀,滋养细胞局灶性轻度异常增生。在过去的30年里,各种辅助检测技术的革新,包括细胞遗传学、流式细胞技术、免疫组化技术以及最近发展起来的分子基因分型方法,都极大地帮助了人们对完全性葡萄胎和PHM发病机制与生物学本质的认识,并提高了诊断准确性,这些将在本节中进行详细讨论。

葡萄胎妊娠的发生具有广泛的地区差异性:美国和欧洲报道,每1 000例妊娠中发病率为0.63~1.10,相比之下,墨西哥、尼日利亚、日本和印度尼西亚的发病率要高一些(每1 000例妊娠中葡萄胎高达13例)。目前还不清楚这种差异与种族的关系;然而,已有文献报道发现亚洲、菲律宾、西班牙妇女的发病率更高,在美国土著人和阿拉斯加人中也有较高的发病率。除了地理和种族因素,研究还认为妇女怀孕年龄(小于20岁或大于40岁)过大或过小、未经产或低产次、不孕症史、摄入胡萝卜素或动物脂肪过低者以及患有GTD的家庭或个人,都会增加患葡萄胎的危险性。以上统计学结果主要根据对完全性葡萄胎的研究数据而得出。部分性葡萄胎流行病学研究的准确数据目前还不十分清楚,这是由于对倍体妊娠的过低诊断和错误分类而造成的,详见下一节介绍。尽管完全性葡萄胎和PHM有很多共同的危险因素,但仍有数据表明高学历教育、吸烟、月经周期不规律、口服避孕药超过4年以及只有男性子代生育史等因素,将使患PHM的危险性明显高于CHM。部分性葡萄胎发生的危险性也随着孕妇年龄的增加而增加;在几项研究中,35岁以上的患者中,PHM与CHM的比例为2∶1,而在20岁以下的患者中,这一比例刚好相反。这可能由于随着年龄的增大,透明带的形成史易发生异常,从而有助于精子穿透以促进部分性葡萄胎的形成。

一、病因

主要是遗传。事实上,所有的PHMs都是三倍体核型,由双雄、单雌性基因组构成,大约90%的病例由两个精子与一个卵子受精而成(双精,杂合型PHM)剩余10%病例由一个精子与一个卵子受精。随后由于减数分裂Ⅰ或Ⅱ失败而发生父源性染色体倍增(单精,纯合型PHM)。因此,大约70%的部分性葡萄胎表现为(69,XXY)核型,27%为(69,XXX)核型,3%为(69,XYY)核型。

然而,并非所有的三倍体妊娠都表现为PHMs。三倍体核型是最常见的人类染色体异常,占所有孕体的3%,占所有自然流产的8%~10%。这些病例中的2/3为父源性并且与部分性葡萄胎表型相关,大约1/3的病例为由于减数分裂过程中母体染色体未分离而形成的双雌性非葡萄胎妊娠。有趣的是,在那些形成完整胎儿并出现胎死宫内的病例中，双雌性三倍体的比例更高，这导致了文献报道中的数据有很大差异。这些数据表明，在自然流产的病例中，遗传性部分性葡萄胎的比例可能高达3%。由于流产处于妊娠早期和绒毛组织学形态发育不以时，只依据常规的病理检查而不使用其他辅助检测方法，导致很多病例可能会被漏诊。

也有报道存极少数四倍体的部分性葡萄胎，含有3个单倍体父源性染色体组，表现为(92,XXXX)，(92,XXYY)或(92,XXXY)核型。在较早期的文献中，也提到了二倍体PHMs的可能性，主要依据是胎儿红细胞和(或)胎儿组织的出现；然而，后来发现这些病例实际上是一个完全性葡萄胎和一个正常胎儿的孪生妊娠，或者是极早期完全性葡萄胎伴早期胚胎的发育。对一个大样本量的二倍体PHMs的系列研究发现，绝大多数病例经病理检测证实之前是被错误诊断的，其余的病例经重复倍体分析方法检测为三倍体核型。这些最新的研究数据表明，二倍体部分性葡萄胎可能并不存在，对这样的病例的误诊可以通过仔细的微镜观察结合最新的辅助诊断方法(即免疫组化和分子基因分型)来避免。

二、诊断

(一)临床表现

绝大多数PHM患者表现为妊娠前3个月后期或中间3个月的早期出现阴道出血、稽留流产、不全流产。子宫通常小于孕龄或与孕龄相仿，血清人绒毛膜促性腺激素(hCG)水平正常或轻度升高。先兆子痫、子宫增大、甲状腺功能亢进、剧吐和其他典型的CHM症状极少见于部分性葡萄胎。PHM的超声波改变可以包括胎盘的局灶性囊性改变和胎囊直径的增加。与CHM不同，超声检测可以发现胎儿的存在。但是，PHM的超声检测可能存在较高的假阴性和假阳性；因此，无论超声检测结果如何，对于死亡的妊娠组织都应该进行病理学检查。

(二)肉眼和显微镜下特征

PHM流产组织的样本通常少于完全性葡萄胎，但是多于水肿性流产。肉眼观察，样本通常看上去与正常的绒毛组织相似；但是，偶尔也可见到葡萄状的囊泡结构。根据流产时的孕龄，或者如果在清宫之前几周内胎死宫内期间，肉眼观察时可能见到孕囊、胎儿成分或相对完整的胎儿。对于那些死胎稽留于宫内较久的病例，胎儿可能已经出现明显的自溶而妨碍肉眼或显微镜下的胎儿成分的识别。如果有胎儿存在，通常表现为轻至中度的胎儿宫内发育迟缓(IUGR)以及典型的并指(趾)畸形(涉及第3～4指和第2～3趾)，但也有脊柱裂、腭裂、隐眼、猿形臂和肾脏发育不全的报道。尽管PHM与胎儿成活无法并存，但是也有少量的病例报道三倍体胎儿成活分娩，随后在出生后几个小时内死亡，这部分病例被确诊为部分性葡萄胎。

在显微镜下观察，部分性葡萄胎的特点表现为两种形态的绒毛：一种为大的、水肿的不规则绒毛，另一种为小的、正常外观或纤维化的绒毛，两者混杂。后者含有胎儿血液循环系统，被认为与部分性葡萄胎中胎儿的存活有关，这与典型的无血管的完全性葡萄胎中的绒毛不同。较大的水肿性绒毛的直径大于0.5 mm，通常1～6 mm。在一些进展期的病例中,可见中央型水池结构呈迷宫样排列绒毛形状不规则呈扇贝形。由于绒毛表面内陷而形成的滋养细胞假包涵体常可见到,其形状为圆形或椭圆形。在绒毛间质中常可见到单个的滋养细胞包涵体(游走型滋养细胞)。可见滋养细胞呈轻至中度环状—非极性—增生,无明显的异型性。合体滋养细胞呈"指状突出"或"芽状突起",胞浆伴有明显的空泡。常可见胎儿血管和有核红细胞。

然而,并非所有由基因检测确诊为三倍体部分性葡萄胎的妊娠都会表现出典型的组织学特征。在孕早期(孕 8 ~9 周之前),滋养细胞的增生可能仅仅是局灶的,以合体滋养细胞芽状突起为特征;绒毛水肿还没有完全形成,因此,两种类型形态的绒毛膜可能并不明显。部分性葡萄胎在孕晚期排出时,即退化的或陈旧的 PHMs,表现出两种类型的绒毛形态,轮廓不规则,但是它们缺少绒毛水肿,取而代之的是广泛纤维化的绒毛。

(三)辅助诊断

PHM 的组织学诊断经常是具有挑战性的,因为常有组织学上相类似的表现,并且部分葡萄胎缺乏特异的形态学特征。因此,在仅仅依靠组织学进行诊断时,即使是病理学专家自身以及专家与专家之间,都可能会有很大的诊断偏差。

在各种辅助诊断技术当中,依赖细胞遗传学或流式细胞技术的倍体分析方法已经被应用了很长时间。倍体分析方法可用于三倍体妊娠的诊断,并可用于三倍体妊娠与二倍体、四倍体或非整倍体妊娠的鉴别诊断。然而,这种方法不能区分双雄单雌性 PHMs 和非葡萄胎双雌性三倍体妊娠,也不能用于鉴别二倍体 CHMs 和与之形态学相似的非葡萄胎二倍体妊娠。此外,这些方法也存在一些技术上的局限性传统的核型分析方法费时费力,需要新鲜的组织,而这种组织通常难以获得,尤其是当临床诊断没有怀疑为葡萄胎时。流式细胞分析方法尽管可用于福尔马林固定的石蜡包埋组织,但是也可能会产生倍体分类的错误。现在提倡在倍体分析中使用荧光原位杂交方法(FISH)鉴别疑似葡萄胎妊娠;但是,由于技术上的困难,这种方法还没有成为常规的诊断方法。

不同的细胞周期蛋白(E2F-1,CDK2,cyclinE,P27,P57)和细胞增殖标记物(增殖细胞核抗原[PCNA],Ki-67)的免疫组织化学得以应用于葡萄胎的辅助诊断研究中。在所有这些标记物中,只有 P57 在葡萄胎的鉴别诊断中具有实际临床意义。P57 是一种细胞周期依赖性激酶抑制蛋白,由位于 11p15.5 染色体上的父源性印迹基因编码。它仅仅优势表达于母体等位基因中,因此,CHM 因为完全来源于父源性遗传物质而不表达 *P57*。由于 P57 为细胞周期的负性调节因子,故它的活性丧失可能会导致细胞周期调控的失调和细胞异常增生,这可以解释 CHM 中滋养细胞增生的原因。在正常胎盘、水肿性流产和 PHM 的细胞滋养细胞、中间滋养细胞、绒毛间滋养细胞岛、绒毛间质细胞和蜕膜间质细胞的细胞核中 P57 强阳性表达,而合体滋养细胞为阴性。另一方面,在完全性葡萄胎中,细胞滋养细胞和绒毛间质细胞核中 P57 表达缺失,但在绒毛间中间滋养细胞和绒毛内皮细胞中异常表达。在少数 CHM 病例中也可能出现不同的情况,即由于 *P57* 基因未被完全沉默而导致葡萄胎滋养细胞核中 P57 弱阳性表达。无论怎样,在绝大多数病例中,P57 免疫组化方法是将 CHM 与相似疾病进行鉴别诊断的有效方法。但是,P57 免疫组化不能将 PHM 与含有母体遗传物质的其他异常妊娠进行鉴别诊断(即水肿性流产、三倍体、双雌性三倍体、胎盘间质发育不良)。

最近多项研究证明，分子基因分型方法是一种用于帮助葡萄胎鉴别诊断的高敏感性和高特异性方法。聚合酶链反应（PCR）方法扩增母体来源的蜕膜和绒毛组织的多态短串联重复序列（STR）基因座，能够获得绒毛组织内父母遗传物质分布的信息。将母体组织中的等位基因与绒毛膜绒毛中的等位基因进行对比：一个与母源性等位基因匹配，两个与父源性等位基因匹配（杂合型 PHM），或者一个父源性等位基因在至少两个基因座中的遗传物质量为双拷贝的（纯合型 PHM），即可诊断部分性葡萄胎。基因分型方法能够可靠地将双雄单雌性 PHMs 与双雄性的 CHMs、双亲源性的二倍体水肿性流产、双雌单雄性三倍体妊娠和更常见的染色体三体症妊娠进行鉴别诊断。建议需要对 PHM 进行鉴别诊断时就可以采用基因分型方法。

为了最合理地使用这些辅助诊断技术，一些研究机构提出了如下诊断思路：即形态学上怀疑为 CHM 的病例首先用 P57 染色，若结果为阴性（需设阳性内对照）则可确诊，不需进一步的检测，只有那些形态学上特征不明显的 CHM 和（或）P57 染色结果模棱两可的病例需要进行基因分型分析。然而，在我们的机构，出于多方面的考虑，对于所有形态学上疑似为完全性或部分性葡萄胎的病例均需通过基因分型进行最终诊断并明确基因型分类。

（四）鉴别诊断

有几种情况与 PHM 组织学相似，与其鉴别及进行准确诊断是十分重要的，因为这些疾病的预后、临床治疗和随访有明显的区别。症状出现于孕早期的疾病更常见，例如典型的完全性葡萄胎、早期完全性葡萄胎、水肿性流产和染色体异常的妊娠。晚期妊娠需要与胎盘间质发育不良、染色体异常和完全性葡萄胎与正常胎儿并存的孪生妊娠进行鉴别。

在完全性葡萄胎中，绒毛水肿弥漫且明显，这与部分性葡萄胎中局灶性和不明显的绒毛水肿不同。在极早期 CHM 中绒毛呈圆形或呈“花椰菜”状，滋养细胞的增生更突出，在植入位点可见滋养细胞异型性，形成胎盘部位的超常反应。极早期 CHM 中可见滋养细胞假包涵体，但是与部分性葡萄胎中圆形的假包涵体不同，不规则形状更常见典型特征是，极早期 CHM 的绒毛间质细胞丰富，轻度嗜碱性，伴有核破裂碎片（细胞凋亡）的黏液性基质。与部分性葡萄胎不同，完全性葡萄胎中胎儿成分或胎儿组织通常缺失；然而，来源于孪生妊娠的完全性葡萄胎可见胎儿成分。曾经将胎儿血管和有核红细胞用来区分部分性葡萄胎和完全性葡萄胎，但这些成分也可见于极早期完全性葡萄胎中。

肉眼观察，水肿性流产通常只有少量组织。绒毛膜绒毛呈圆形，轮廓光滑，呈轻度、局灶性水肿改变。如果存在滋养细胞增生则呈极性分布（非周围型），局限于锚定绒毛区域，并无细胞异型性和滋养细胞假包涵体。水肿性流产常被作为概括性名称将所有的非葡萄胎二倍体、三倍体和非整倍体水肿性妊娠包括进来。在很多病例中存在一种潜在的染色体异常，可以通过常规的核型分析或分子基因分型方法进行识别，下面将分别进行讨论。

仅仅根据组织学特征鉴别染色体异常与部分性葡萄胎是非常困难的。与 PHM 极为相似，伴有染色体异常的妊娠（特别是 6，7，13，15，16，18，21 和 22 三体综合征）常表现为明显不规则的绒毛膜绒毛，伴滋养细胞假包涵体和不同程度的水肿性改变。与部分性葡萄胎相似,绒毛间质中常可见胎儿血管和胎儿红细胞:滋养细胞增生也非独特的特征,其增生程度与部分性或完全性葡萄胎相似,特别是在染色体 7,15,21 和 22 三体综合征中常见。在这些病例中,如果不采用倍体分析、核型分析和(或)分子基因分型等辅助诊断,通常很难除外部分性葡萄胎的诊断。但是,与三体综合征相关的滋养细胞增生的临床意义尚不清楚。

双雌性三倍体妊娠尽管没有典型的水肿性改变或滋养细胞增生,但在诊断上也具有挑战性。在组织学上,常见不规则形态的绒毛膜绒毛,可见滋养细胞假包涵体和合体滋养细胞芽状突起。还可见胎儿血管和红细胞。如果肉眼观察,胎儿常可见严重的非对称性/不均称型宫内发育迟缓(IUGR)。这些相类似的形态学特征以及流式细胞学方法所检测到的三倍体 DNA 可能会被错误诊断为部分性葡萄胎。重要的是,与部分性葡萄胎不同,双雌性倍体妊娠不会增加发展为持续性 GTD 或 GTN 的风险性。通过分子基因分型方法(如辅助检查方法中所述)能够对三倍体染色体组中单倍体基因的双亲来源进行鉴定从而最终做出鉴别。

与部分性葡萄胎相似的妊娠后期的疾病称为胎盘间质发育不良或“假性部分性葡萄胎”,是一种少见的非葡萄胎疾病,特征为干绒毛和末端绒毛水肿,动脉瘤样干绒毛血管和周围干绒毛绒毛膜血管样瘤改变。动脉瘤样血管可能会形成血栓,这或许可以解释这些疾病中胎死宫内现象高发的原因。与部分性葡萄胎不同,未见滋养细胞增生和滋养细胞假包涵体。干绒毛增大,水肿伴少量池状结构形成,绒毛间质可见梭形黏液成纤维细胞增生和无异型性的星状间质细胞。胎儿为二倍体核型,分别在大约 50% 和 20% 的病例中可见 IUGR 或 Beckwith-Wiedemann 综合征(例如巨大儿、内脏肥大、偏侧肥大、巨舌症、脐膨出和肾上腺巨细胞瘤)。

三、治疗

葡萄胎的诊断一经确定后,应即刻予以清除。清除葡萄胎时应注意预防出血过多、子宫穿孔及感染,并应尽可能减少以后恶变的机会。

1. 清除宫腔内容物　由于葡萄胎子宫大而软,易发生子宫穿孔,故采用吸宫术而不用刮宫术。吸宫术的优点是操作快,出血少。吸宫时宜低负压并尽量选取大号吸管,以防子宫穿孔及被葡萄胎组织堵塞而影响操作。如无吸宫条件时,仍可行刮宫术。

2. 预防性化疗　应对高危患者进行预防性化疗。高危因素有:①年龄>40 岁;②葡萄胎排出前 hCG 值异常增高;③滋养细胞增生明显或不典型增生;④葡萄胎清除后,hCG 不呈进行性下降,而是降至一定水平后即持续不再下降或始终处于高值;⑤出现可疑转移灶者;⑥无条件随访者。预防性化疗一般只用一种药物,但化疗药物用量应同治疗滋养细胞肿瘤的用药量,不可减量,化疗尽可能在清宫前 3 d 开始,用 1~2 个疗程。

3. 子宫切除术　年龄超过 40 岁,无生育要求,有恶变倾向,小葡萄,hCG 效价异常增高,可手术切除子宫。

4. 黄素囊肿的处理　葡萄胎清除后,黄素囊肿可自行消退,一般无须处理,如发生扭转,则在 B 超或腹腔镜下穿刺吸液后可自然复位。若扭转时间长,发生血运障碍,卵巢坏死,则需手术治疗。

5. 葡萄胎合并重度妊娠高血压综合征的处理　若葡萄胎合并有重度妊娠高血压综合征，血压达 160/110 mmHg，特别是有心力衰竭或子痫时，应先对症处理，控制心力衰竭，镇静、降压、利尿，待病情稳定后再行清宫。但也不宜多等，因为不清除葡萄胎，妊娠高血压综合征也难以控制。

（陈　萍）

第三节　胎盘部位滋养细胞肿瘤

胎盘部位滋养细胞肿瘤（PSTT）是源自胎盘部位中间滋养细胞的肿瘤性增生。尽管与该肿瘤相似的疾病在 100 多年前就有记载，但直到 20 世纪 70 年代后期才被认可。Marchand 于 1895 年最早对这一疾病进行了描述，称之为"非典型绒毛上皮瘤"。该肿瘤曾经使用过的其他名称包括"非典型绒毛膜癌""合胞体瘤"和"绒毛上皮增殖"。Kurman，Scully 和 Norris 根据对 12 例侵及子宫肌层内的滋养细胞疾病的研究，于 1976 年首次将这一疾病定义为"滋养细胞假瘤"。尽管其中的一些病例因为病变的侵入性生长导致子宫穿孔，仍被称作"假瘤"是因为在早期的研究中所观察到的子宫切除术后的良性临床演变过程。在其他的英文文献报道中也使用这一名称描述该肿瘤，直到 1981 年，Scully 和 Young 最终发现他们所报道的 14 例病例中有 2 例因为肿瘤转移而死亡时，才意识到它其实是一种真正的肿瘤。之后，他们建议用"胎盘部位滋养细胞肿瘤"来代替"滋养细胞假瘤"。之所以使用"胎盘部位"仅仅因为增生的细胞具有与植入位点滋养细胞相同的形态学和细胞学特征。次年，Young 正式在他的权威性综述中使用这一名称对 42 例病例进行总结，之后这一名称被 WHO 所采用。Baergen 最近在她的综述中总结了 55 例 PSTT 病例，目的是根据组织学特征对该疾病的预后因素做出判断。迄今为止，英文文献中报道了大约 250 例 PSTT，约占妊娠滋养细胞疾病的 3%。

一、病因机制

胎盘部位滋养细胞肿瘤是一种罕见的妊娠滋养细胞疾病，病因尚不明确。PSTT 是一种真正的肿瘤性细胞增生，细胞学和组织学特征与植入位点中间滋养细胞相似。通过比较基因组杂交方法进行分析，发现 PSTT 表现为少见的基因结构的失衡在一些病例中还可检测出复发性局部染色体增加。最近的分子和遗传学研究证实在该病的肿瘤基因组中，优先获得父源性 X 染色体，即雌性妊娠 P 这一发现表明父源性 X 染色体可能通过改变滋养外胚层中的性染色体印迹失活状态而具备生长优势。在组织学水平与 PSTT 相关的疾病有胎盘部位超常反应（EPS）。这是一种并发于妊娠的良性反应状态，含有符合植入位点滋养细胞特征的细胞。据推测，EPS 反应可能是 PSTT 的一种前驱病变。然而，最近的一项遗传学研究并没有发现两者的相关性。

二、诊断

（一）临床表现

基于三宗大规模研究的英文文献所报道的结果显示，患者年龄范围介于20～63岁，平均年龄为31～32岁。年龄最大的患者为63岁，罹患PSTT于绝经后12年。妊娠次数1～5胎。先期妊娠与肿瘤临床症状出现的时间间隔是不等的。57%～70%的病例患病之前为正常的足月妊娠，肿瘤的发生常在分娩后0.25～204.00个月（中位值为12～18个月）。先期完全性葡萄胎和流产（稽留流产或引产）分别可见于11%～26%和10%～15%的病例。有1例PSTT发生于部分性葡萄胎的报道。

大多数患者发生阴道出血（数天甚至超过1年）和子宫增大，临床考虑为妊娠。较少见的症状为闭经（数天甚至超过1年）和腹痛。最严重的并发症为子宫穿孔，但报道显示只有1例是自然发生，其他5例病例均在刮宫术时发生。近80%的病例血清hCG水平轻至中度升高，测定值范围5～26 000 mIU/mL（平均为673～691 mIU/mL，中位值为74.5 mIU/mL）。在大约20%的病例中，早期血清hCG检测为阴性。转移性PSTT具有较高的hCG水平，平均值为1 670 mIU/mL，中位值为116.5 mIU/mL。在早期的研究中认为PSTT可引起肾病综合征，并且该症状在子宫切除术去除肿瘤之后消失，但是这一结果并未被之后的研究所证实。据报道，红细胞增多症也与PSTT有关。

诊断影像学检查可以鉴别与PSTT相关的两种血管类型：血管过多和血管过少。血管过多类型的肿瘤超声影像学表现为多囊性/脉管性团块状病变，MRI显示病变区域内的多发性流空信号。相反，血管过少类型的PSTT表现为超声波检查未见病变区，实性病变区无囊性改变，或MRI显示为实性病变区未见明显血管影像。

84%的病例处于肿瘤Ⅰ期（FIGO），另外有5%和9%的病例分别处于Ⅲ期和Ⅳ期。FIGO分期的Ⅱ期病变通常累及附件、盆腔淋巴结和子宫旁组织。远处转移通常发生在第二次或第三次局部肿瘤复发之后。

（二）病理表现

1.肉眼观察　绝大多数PSTT病例均累及子宫肌层，具有不同的肉眼所见。大多数肿瘤为局限的、结节性肿瘤，与周围的肌层分界清楚。一些肿瘤呈息肉样生长，底端侵入子宫肌层。肿瘤的大小从小于1.0 cm至10.0 cm（平均5.0 cm），可使得整个子宫腔增大和变形。肿瘤的横切面通常为实性、肉质，浅褐色至浅黄色。几乎一半的病例可见局灶性出血及坏死。子宫肌层深部浸润常见（50%），穿透性浸润可见于大约10%的病例中。在极少数病例中，由于深部子宫肌层浸润所导致的子宫穿孔可以扩散至阔韧带和附件。

2.组织病理学　显微镜下显示肿瘤病变侵及子宫肌层。肿瘤内可见单个的、小团状或索状直至成片的肿瘤细胞。在肿瘤周围，增生细胞特征性地浸润，并将正常的子宫肌层平滑肌细胞分割开。肿瘤细胞较大，多边形至圆形，以单核为主，也可见双核和多核细胞，类似于合体滋养细胞多核肿瘤细胞通常呈不规则分布。偶尔，梭形肿瘤细胞也可能存在于肿瘤的周围。大约一半的病例中，胞浆丰富且双染。嗜酸性胞浆可见于大约45%的病例中，透亮的胞浆见于其他少数病例中（5%）。细胞核大小、形状和染色模式都不相同。一些细胞的核小且圆，染色质淡染，但是大且卷曲的核深染，核沟和细胞核假性包涵体可见于大多数 PSTT，常见明显的核仁。一些病例中可见不同程度的核异，甚至极为显著。有丝分裂活性范围为(0～22)/10 HPF，但是大多数肿瘤的有丝分裂计数在(2～4)/10 HPF。研究发现，高有丝分裂活性(有丝裂像>5/10 HPF)与预后不良相关显微镜下常见大面积出血，在大约 65% 的病例中可见局灶性或广泛的肿瘤性凝固性坏死。

PSTT 的其他重要特征包括细胞外可见纤维蛋白沉积，这与正常的植入位点相似，PSTT 的血管浸润也与正常的植入位点滋养细胞的侵入和代替血管壁(主要为静脉)的方式相似，但却维持了整个血管结构而不坍塌。通常情况下，这种替代方式是十分彻底的，仅仅留下原有的内皮细胞。一般来说，伴发的妊娠或绒毛膜绒毛的现象是不应存在的，但有 1 例 PSTT 被报道起源于伴发的葡萄胎妊娠相邻的子宫肌层可能出现蜕膜样变和(或)Arias-Stella 反应。在转移性 PSTT 中，子宫外的肿瘤主要由单核滋养细胞构成。

一些 PSTT 可能与其他类型滋养细胞肿瘤的组织学和细胞学特征有部分交叉混杂的现象，其中大多数常为上皮滋养细胞肿瘤。在这样的肿瘤中，应该做出 PSTT 合并 ETT 的诊断。

(三)辅助诊断

PSTT 肿瘤细胞的免疫组化表现通常与植入位点中间滋养细胞的表达模式相似，存在 hPL、MUC-4、HSD3B1、CD10、HLA-G、Mel-CAM(CD146)和 hCG 的表达。在超过 2/3 的病例中，hPL 弥漫性强着色。相反，hCG 和抑制素的蛋白表达仅为局灶性，并发生于多核肿瘤细胞中。包括细胞角蛋白 AE1/3 和 CK18 在内的上皮细胞标记物在 PSTT 中强烈表达。肿瘤细胞中 Ki-67 增殖指数为 10%～30%，是 PSTT 与其他易混淆的良性疾病(如 EPS 反应)鉴别诊断中十分有用的标记物。PSTT 不表达 P63。

应用核型或比较基因组杂交方法对大多数 PSTT 肿瘤分析表明，除了少量复发性局部染色体增加以外，染色体结构基本未被打乱。

(四)鉴别诊断

与 PSTT 鉴别诊断的疾病包括 EPS 反应、上皮滋养细胞肿瘤(ETT)、低分化癌和上皮样平滑肌肿瘤。

EPS 反应可能会引起明显的诊断困难，因为它与 PSTT 极相似，特别是在刮宫术样本中。它具有很多 PSTT 的特征，包括浸润性生长方式、滋养细胞血管浸润和细胞外纤维蛋白沉积。然而，先期妊娠与 EPS 反应通常是并发的，或者两者发生的时间间隔明显短于 PSTT 而且，与 PSTT 不同，EPS 反应不会形成肿瘤性病变，病变常累及绒毛膜绒毛并均匀分布，含有丰富的多核中间滋养细胞。有丝分裂活性低，Ki-67 标记指数低于 1%，这与 PSTT 中的高标记指数(大于 10%)不同。

有别于 PSTT，ETT 的组织学特征包括推进型的生长边缘，病变通常局限于宫颈或子宫下段，在 ETT 中可见嗜酸性角蛋白样物质。免疫组化染色通常有助于鉴别诊断：PSTT 中 hPL、Mel-CAM(CD146)呈弥漫性阳性，但是在 ETT 中，这些标记物阴性或仅表现为局灶性阳性。P63 在 ETT 中呈强阳性而在 PSTT 中则始终为阴性。

只要病理医生提出了滋养细胞肿瘤存在的可能性，PSTT 与低分化子宫内膜癌的鉴别诊断应该并不困难。在临床上，中度的血清 hCG 水平的升高支持 PSTT 的诊断。尽管在少数低分化不良型子宫内膜癌中可见局灶性分布的 hCG 阳性的分化状态的合体滋养细胞，但滋养细胞标记物如 hPL、HLA-G 和 hCG 应该可以确定 PSTT 中的滋养细胞特征，从而排除子宫内膜癌。目前的研究表明，血清游离 β-hCG 亚基可能是 PSTT 的一种可靠标记物。

上皮平滑肌肿瘤（平滑肌瘤或平滑肌肉瘤）可能与 PSTT 相似，这是由于它们具有共同的浸润性生长方式和上皮样细胞的细胞学特征。细胞角蛋白和 hPL 表达阳性应该能够确定为滋养细胞肿瘤，而肌细胞标记物（结蛋白和钙调素）阳性则可做出平滑肌肿瘤的诊断。

三、治疗

除了深部肌层浸润或穿孔外，大多数 PSTT 可通过单纯的子宫切除术治愈。手术治疗是最主要的治疗手段，经腹全子宫切除是绝大多数 I 期患者采取的初次治疗手段，年轻患者可保留双侧附件。由于 I 期患者预后良好，对有生育要求的年轻患者可采用保守性手术，行锐性刮宫术或子宫病灶剔除，也有报道在宫腔镜下进行病灶切除的。在行保守性手术前，B 超、MRI 及 DSA 等影像学检查有助于病灶定位及保守性手术方式的选择。如病灶区血管扩张，则应避免刮宫术，因为病变区血管扩张者在刮宫时有发生难以控制的大出血的报道。保守性治疗后若出现持续性子宫病灶和 hCG 水平异常，则应考虑子宫切除术。在有子宫外转移的患者，细胞减灭术起着十分重要的作用，手术包括经腹子宫切除及尽量切除子宫外的转移灶，同时给予联合化疗。

联合化疗是转移性 PSTT 初次治疗的一部分，特别对有手术无法切除的残余病灶的患者更是重要的治疗手段。由于距末次妊娠 2 年以上或核分裂>5 个/10 HPF 的 1 期患者单独手术后有较高的复发率.建议有上述高危因素的 1 期患者手术后给予化疗。化疗方案主要有 EMA-CO 和 EMA-EP，不少学者认为，EMA-EP 在治疗有转移的 PSTT 时优于 EMA-CO 方案。

四、预后

在既往的研究中，对各种临床和病理指标与预后的关系进行了探讨。FIGO 分期是患者预后最重要的预测指标。患者年龄超过 35 岁与预后不良有相关性。建议以先期妊娠与 PSTT 的诊断间隔时间 48 个月作为界限，间隔时间延长（超过 2 年）则被认为是一种独立的预后不良因素。先期为足月妊娠也与该疾病的预后不良有关。

在病理改变中，出现透明胞浆的肿瘤细胞与预后不良有关。其他显著的组织学指标包括子宫肌层浸润深度，肿瘤坏死和肿瘤的大小。较高的有丝分裂计数（超过 5/10 HPF）与肿瘤转移明显相关。Young 所讨论的 5 例 PSTT 死亡病例显示出每个 HPF 有 7 个或更高的有丝分裂计数。其他研究也表明，每个 HPF 含有 5 个或更高的有丝分裂计数与死亡率增高有关。超过 50% 的肿瘤细胞中 Ki-67 阳性表达，提示肿瘤与恶性过程有关。然而，低有丝分裂活性并不能肯定临床结果为良性。总体来说，只有 FIGO 分期和伴有透明胞浆的肿瘤细胞的出现被认为是一种独立的存活预后因素，而 FIGO 分期和患者年龄仅仅是疾病复发或无病生存时间的预测因素。与预后不相关的组织学改变包括细胞异型性、肿瘤细胞多核性、炎症细胞出现、纤维蛋白沉积、出血、淋巴血管浸润和异常有丝分裂象、DNA 倍体、S 期细胞比率以及免疫标记物的表达(hPL 和 hCG)。

PSTT 的主要治疗方法为外科手术，具备上述危险因素的患者建议手术后立即开始化疗。尽管 PSTT 仅仅产生低水平的 hCG，但是在监测肿瘤复发和病灶残留方面仍然是最有效的标记物。最近发现尿或血清 hCG 的 β 亚基水平对于监测 PSTT 的治疗效果而言是更好的标记物，这是由于与其他 GTDs 或伴滋养细胞分化的体细胞恶性肿瘤相比，β-hCG 在 PSTT 中的含量更高。

(陈　萍)

第四节　上皮样滋养细胞肿瘤

上皮样滋养细胞肿瘤(ETT)是一类最近才被人们所认知的肿瘤，与胎盘部位滋养细胞肿瘤(PSTT)和绒毛膜癌(CC)不同，它更类似于鳞状细胞癌。文献所报道的该类病例不足 100 例，ETT 是一种少见的起源于绒毛中间滋养细胞的妊娠滋养细胞疾病(GTD)。ETT 起初被认为是绒毛膜癌的一种变异类型，也因此被称为“非典型绒毛膜癌”据 Mazur 在 1989 年的报道，绒毛膜癌患者在大剂量的化疗之后出现持续性肺转移，这可能是 ETT 的第一例文献记载。1993 年 Silva 等报道了在葡萄胎流产术后的子宫腔中发现类似的肿瘤，称之为“中间型滋养细胞多发结节”。“ETT”这一名称由 Mazur 和 Kurman 在 1994 年发表的文献中首次被提及。Shih 和 Kurman 于 1998 年对 14 例 ETT 的临床病理特征进行了描述，这是迄今为止对该肿瘤所进行的最大规模研究，他们根据研究结果提出 ETT 是一种独立的 GTD，而不仅仅是与治疗相关的疾病。

有时，ETT 可能作为其他妊娠滋养细胞疾病的一部分而被发现所谓的“混合滋养细胞肿瘤”，即在同一个肿瘤当中，具有 ETT、PSTT 或 CC 的混合形态学和免疫组化特征。有趣的是，起初被 Shih 和 Kurman 描述为 ETT 的 14 例病例中有 5 例局部可见胎盘部位结节(PSN)、PSTT 或 CC 的病理学特征。

一、病因和发病机制

本病病因尚不明确。可能的发病机制如下。

(一)包括 ETT 在内的 GTD 发病机制模式

2007 年，Shih 提出了 GTD 发病机制的新模式基于以前的研究，GTD 的细胞分化类似早期胎盘发育的各个阶段，他提出滋养干细胞，可能是细胞滋养细胞具有肿瘤转化的潜能。随后，特异的分化程序导致各种滋养细胞肿瘤的形成。不同数量的肿瘤性细胞滋养细胞、合体滋养细胞和中间型滋养细胞都是 CC 的细胞成分，这类似于绒毛生成前的胚泡,含有与滋养细胞相似的混合成分。在PSTT中,肿瘤性细胞滋养细胞主要向植入位点中间型滋养细胞方向分化,而在ETT中,肿瘤性细胞滋养细胞主要向平滑绒毛膜中的绒毛样中间型滋养细胞分化。根据Shih的理论,ETT和PSTT应该比最原始的滋养细胞肿瘤CC的分化状态更好。这一最新模式还为Mazur的发现提供了新的解释。ETT是发生在针对CC肺转移经大剂量化疗之后,化疗可能致使CC细胞分化为一种继发的、耐受化疗的ETT表型。

另一种ETT发病机制模式是良性PSN转化为非典型性PSN,继而发展为恶性ETT。从良性PSN中鉴别非典型性PSN的形态学要点包括细胞体积较大,细胞丰富,细胞聚集成巢状和增大的异型细胞以及较高的有丝分裂指数。非典型性PSN病例报告和所见到的PSN与ETT并存的病例报告显示,PSN具有发展成为ETT的生物学潜能。本质上讲,ETT起源于保留在子宫内的具有PSN潜能的滋养层干细胞的肿瘤性转化。

(二)DNA基因分型

分子遗传学分析研究支持ETT的滋养细胞本质,因为研究结果表明这种肿瘤包含有新的(父源性)等位基因,而这种基因并不存在于相邻的健康母体子宫组织中。在13例信息完整的ETT病例报告中,用微卫星标记物进行的基因分型分析显示,至少有一种新的、推测为父源性的等位基因只存在于肿瘤DNA中,而不存在于相邻的母体子宫对照组织中。通过对13例ETT的肿瘤组织和相对应的正常子宫组织中不同的纯合子等位基因进行研究发现,其中有9例至少在一个单核苷酸多态型(SNP)标记物位点上出现母体等位基因的缺失由于它们经常出现杂合子的缺失,故认为ETT中存在某种程度的遗传不稳定性。

基于短串联重复序列(STR)多聚酶链式反应(PCR)方法扩增15个不同的四核苷酸重复序列基因座,从而进行DNA基因分型分析发现,在全部四例资料完整的ETT病例中均具有独特的父源性等位基因,这进一步支持了它们的滋养细胞来源。

此外,免疫组织化学研究表明,ETT表达羟基-δ-5-甾体激素脱氢酶(HSD3B1)和人类白细胞抗原G(HLA-G)等滋养细胞相关的标记物。

(三)ETT中的Y染色体组成

对于ETT中是否存在Y染色体基因组,存在相互矛盾的研究结果。如果性染色体在GTD和ETT的发生过程中不发挥作用,那么带有和不带有Y染色体的GTD病例的数量应该基本相当。但是,研究人员发现85%的PSTT患者的先期妊娠为女胎。

在2002年由Oldt等进行的一项研究中,使用PCR方法确定人类性别决定域Y(SRY)以鉴别Y染色体基因组分,并应用X连锁蛋白以确定X染色体组分。11/19(58%)的ETT中发现有SRY扩增子,*SRY*基因是通过样本PCR产物进行核苷酸测序而确定的。临近的子宫组织中未见SRY扩增子。

另一项针对Y染色体组成的基因分型研究由Yap等于2010年进行。他们使用了3个独立的、与X和Y染色体具有同源结构域的性染色体标记物(牙釉蛋白、蛋白激酶和锌指蛋白),并由PCR产物的大小加以区分。所有的ETT病例都包含有X染色体组分,而Y染色体信号只在3/18(18%)的ETT病例中被检测到,这说明绝大多数病例存在Y

染色体的缺失。

研究者指出,Y 染色体的缺失可能对于肿瘤的发展并无影响。Y 染色体的缺失可能只是单纯地说明很多妊娠滋养细胞肿瘤来源于完全性葡萄胎 90% 的完全性葡萄胎病例为(46,XX)核型,这是由于一个无核卵子与一个单倍体(23X)精子受精,之后单倍体基因组进行复制,来源于完全性葡萄胎的滋养细胞肿瘤保留了这种染色体结构,而并不存在 Y 染色体。一个空卵和两个精子受精的情况出现在 10% 的完全性葡萄胎中,这样,一半来源于双精子的葡萄胎将携带有一个 Y 染色体。由此推论,携带有一个 Y 染色体的完全性葡萄胎的比例大约为 5%。然而,这一推论并没有将绝大多数发生于正常足月妊娠或自然流产的 ETT 包含在内,只有 16% 的 ETT 发生于葡萄胎之后。

另一种关于绝大多数 ETT 中 Y 染色体缺失的可能成立的解释是,Y 染色体与肿瘤发生之间存在不相容性这可能与 Y 染色体局部基因产物的生长抑制作用有关。

Yap 等在另一项研究中,对 Oldt 等所发现的 Y 染色体可见于 50% 的 ETT 病例这一结论进行了评述,提出 PCR 扩增循环次数越多,越容易引起污染物的非特异性扩增,这或许是实验结果的又一种解释。

(四)比较基因组杂交

最近一项研究对 5 例 ETT 进行了基因组筛选,以期寻找存在的染色体数量或结构异常,但结果未发现染色体局部区域的增加或减少。在所有的 3 个被分析的 ETT 病例中,存在平衡的染色体构象,认为出现染色体水平的基因改变并非该肿瘤的特征。

(五)转录因子 p63 的表达

p63 基因是属于 p53 家族的成员之一,它在结构和功能上与 p53 具有很强的同源性。p63 以不同的异构体出现,根据特异性启动因子的不同分为两种主要亚型:转录激活(TA)型和 ΔN 异构体。TA 型具有 p53 样的抑制功能,并通过上游(5')启动子,产生具有 TA 结构域的 p63 蛋白。ΔNp63 异构体来自于下游(3')启动子的转录;它们缺少 TA 结构域,并具有癌基因功能。在 2004 年,Shih 和 Kurman 用免疫组化和逆转录(RT)-PCR 方法,对滋养细胞亚群和滋养细胞疾病中 p63 异构体的表达进行了研究。细胞滋养细胞表达 ΔNp63 异构体,而平滑绒毛膜和 ETT 中的绒毛外(中间型)滋养细胞则表达 TAp63。因此,在从细胞滋养细胞向绒毛样中间型滋养细胞的转化过程中,~NP63 向 TAp63 的转化起着十分重要的作用植入位点中间型滋养细胞、合体滋养细胞、PSTT 和胎盘部位过度反应都无 p63 表达 2009 年所进行的一项类似的研究结果与 2004 年的这项研究结果一致。

(六)细胞周期素 E 的表达

Mao 等用免疫组化方法对 ETT、PSN 和宫颈鳞状上皮癌中细胞周期素 E 的表达进行了分析,探讨细胞周期素 E 调节细胞周期 G1 向 S 期的转变。细胞周期素 E 可在 ETT 中表达,但在平滑绒毛膜的绒毛样(中间型)滋养细胞中不表达有趣的是,细胞周期素 E 可以在两个非典型性 PSNs(比典型 PSN 的细胞丰富,细胞体积增大,有丝分裂活性增强)病例中表达。根据细胞周期素 E 在其他肿瘤性疾病中表现出癌基因的特性,推断细胞周期素 E 很可能在 ETT 的肿瘤转化过程中发挥作用。

(七)表皮生长因子受体的表达

表皮生长因子受体(EGFR),是 ErbB 相关蛋白家庭成员,为一种跨膜受体酪氨酸激酶,在很多上皮性肿瘤中过表达。应用免疫组织化学方法,分别在 CC、PSTT 网和 ETT 中发现了 EGFR 表达。EGFR 在 CC 和完全性葡萄胎中的表达水平都明显高于正常胎盘组织或部分性葡萄胎组织。此外,还发现完全性葡萄胎的中间型滋养细胞中 EGFR 的强表达与持续性葡萄胎后妊娠滋养细胞肿瘤的形成相关。

(八)*K-Ras* 癌基因

对 19 例 ETT 病例中 *K-ras* 癌基因突变状态进行分析,发现其第 12 或第 13 密码子均无突变。

(九)肺 ETT

关于子宫外肺 ETT 发生的病因学,研究认为可能包括妊娠期间转移到肺部的滋养细胞转化为肿瘤细胞,或先期子宫 ETT 肿瘤细胞发生了转移。

二、诊断

(一)临床特征

ETT 通常发生于 15 ~48 岁的育龄妇女,平均年龄为 36.1 岁。但是,也有相当比例的 ETT 发生于距妊娠间隔时间很长的围绝经期和绝经后的妇女中。文献中所报道的最年长的患者为一名 66 岁的菲律宾妇女,$G_{10}P_{8}$,流产 1 次,17 年前曾患葡萄胎,仅行刮宫手术治疗。患者的症状为绝经后出血,盆腔肿物,β-hCG 水平轻度升高。子宫切除术标本可见在子宫底左侧子宫壁间有一个直径大约 4 cm 的肿物。与其他类型的 GTD 相似,ETT 通常与先期妊娠有关,但是与 CC 相比较,更多的 ETT 病例来自于正常妊娠或自然流产。ETT 的先期妊娠事件中,67% 为足月妊娠,16% 为自然流产,而只有 16% 为葡萄胎。

在临床表现上,ETT 几乎总是会引起阴道出血或月经过多,但偶尔也会出现闭经。患者的典型表现包括血清 hCG 水平正常至轻度升高(<2 500 mIU/mL),尽管也有某些病例的 hCG 水平明显升高,尤其出现在那些子宫外病灶的 ETT 病例中。从先期妊娠到 ETT 临床表现出现的时间间隔平均为 6.2 年,但是实际变化范围很大。有记载的时间间隔从 1 年至正常阴道分娩后 25 年不等。因此,当患者主诉妊娠之后数月甚至多年以后,出现持续性阴道出血时,需要考虑恶性妊娠滋养细胞肿瘤的可能性。

子宫是 ETT 发生的最常见部位。与其他类型的 GTD 不同,大约 50% 的 ETT 来源于宫颈或子宫下段。由于 ETT 好发于宫颈,并且它的组织学特征与宫颈癌相似,故需要对 ETT 与角化型鳞状细胞癌进行鉴别诊断。很多 ETT 病例起初在宫颈活检后被误诊为宫颈癌,并按照宫颈癌进行治疗。此外,ETT 表现为局部以复层肿瘤细胞代替宫颈腺上皮,这可能会导致鳞状上皮内肿瘤的发生。宫体肌层是 ETT 的另一个好发部位。

极少数情况下,ETT 可能以孤立的子宫外病灶的形式出现,而无宫颈或宫体病灶。迄今为止,已经报道了 7 例肺部孤立 ETT 病灶。临床表现为不规则阴道出血,有时会在术前检查出 hCG 升高,有时病变是在出现咯血咳嗽的症状而进行胸片 X 射线检查时被发现的。对肺部 ETT 和原发性肺癌进行鉴别诊断是重要的,因为两者的治疗和预后有显著不同。子宫外 ETT 也可能表现为输卵管包块,很可能来源于未经确诊的异位妊娠;也可能表现为卵巢包块,也可能在紧邻卵巢的阔韧带中以边界完整的包块形式出现。其他子宫外 ETT 的发生部位还包括宫颈旁组织、子宫旁组织、附件周围软组织、小肠和胆囊。

25%的患者可见肿瘤转移,并且在初次诊断时可能就已经出现。肿瘤转移的常见部位包括肺、肝脏、胆囊、肾脏、胰腺、脊柱、阴道、膀胱表面、膀胱壁和子宫。有一例 37 岁妇女由于转移性 ETT 侵犯黄斑下端的脉络膜,造成左眼上部视野缺失的报道。

ETT 还会出现淋巴管、血管浸润,在骨盆和颈部发现有淋巴结转移。

ETT 通常被认为是一种妊娠肿瘤,因此仅报道了在女性中发生。但是,最近一例报道 39 岁男性患者,在主动脉旁淋巴结中发现转移性 ETT 和畸胎瘤的混合病变。该患者既往患有睾丸恶性混合性生殖细胞瘤,肿瘤组织中含有 CC 成分,2 年前曾经进行睾丸切除术和化疗治疗。转移肿瘤的形态学和免疫组化结果支持 ETT 的诊断,作者提出 ETT 可以成为复发性睾丸生殖细胞肿瘤的组织学特征之一。

(二)影像学表现

超声波检查显示,ETT 表现为局限的、实性的、伴有异质性的不同病变内出现单个强回声区,亦可见囊性区域。根据超声波显示的子宫肌层浸润的不同类型,可鉴别诊断 ETT 和 PSTT。ETT 通常表现为实性结节,肿瘤边界清楚,以推进、扩张的方式深度浸润宫颈和子宫肌层,与子宫肌层有明确的界限,而 PSTT 则表现为在单个肌纤维之间的浸润性生长。使用经阴道彩色多普勒超声检测肿瘤内部的血流情况,可见 ETT 表现为有诊断意义的高速、低阻抗血流状态。使用计算机断层扫描技术(CT)检查,ETT 表现为子宫增大和异质性,伴低衰减信号区域,符合坏死表现。核磁共振技术(MRI)可见 ETT 病变区域边界完整。然而,任何影像学检查都很难独立做出诊断,临床表现和病理学确诊是必需的。

(三)病理表现

1. 肉眼观察　ETT 形成实性的、界限清晰的、散发的结节或囊性出血病灶,可侵及宫颈或子宫肌壁。肿瘤可能突出于子宫腔,也可能局限于子宫肌层内。在大约一半的病例中,ETT 发生于子宫下段、子宫颈内腔或宫颈。肿瘤切面为实性、囊性并存。实性部分呈棕褐色,伴不同程度的出血和坏死,偶尔可见营养不良性钙化 ETT 中还可见溃疡和瘘管形成,宫颈和子宫的 ETT 肿瘤大小为 0.5 ~ 5.0 cm。一例存在于阔韧带中的子宫外 ETT 肿瘤直径可达 8.5 cm,表现为边界清楚、海绵状、棕色至深褐色的肿块。

2. 组织学检查　ETT 表现为一种相对一致的单核平滑绒毛膜型的中间型滋养细胞,部分细胞胞浆内中等程度分布着细小颗粒,部分细胞嗜伊红或胞浆透明。肿瘤以结节性、扩张性的方式生长,伴清晰的推进型边界,形成巢状、索状和实性肿块,但是也可能出现周围浸润。中等至较大的肿瘤细胞核呈椭圆形至圆形,伴轻度核膜不规则和明显的核仁,细胞核呈轻至中度异型性。在单核中间型滋养细胞间可见散在的多核巨细胞。ETT 的显著特征是,中间型滋养细胞形成巢状结构,被广泛坏死、玻璃样基质或嗜伊红的细胞碎片所包围,与鳞状细胞癌中的角化物质相似。ETT 出现广泛的肿瘤坏死区域被不同的细胞岛环绕,形成典型的 ETT 地图样分布。在肿瘤的坏死区域可见营养不良性钙化灶。蜕膜化的子宫内膜聚集物或子宫颈内的间质细胞可见于交界区域,肿瘤周围伴有淋巴浆细胞浸润。核分裂通常为 0 ~ 9/10 个 HPF,平均为 2/10 个 HPF,但是有 1 例核分裂多达 48/10 个 HPF 的报道。肿瘤细胞巢中的小血管常被玻璃样坏死组织包绕,但是与 PSTT 不同,血管结构仍保持正常。偶尔有血管壁可见不定型的纤维蛋白样物质沉积的报道。在累及子宫颈/子宫颈内的 ETT 病例中,复层肿瘤细胞可部分替代子宫颈内腺体,这将刺激高度鳞状细胞上皮内病变的发生 ETT 也可见淋巴管、血管浸润。ETT 可能会深度浸润,也可能会侵犯相邻的器官,包括阴道、膀胱和子宫。转移性肿瘤的常见部位包括肺、肝、胆囊、肾脏、胰腺、脊柱和阴道。

3. 细胞学检查　ETT 的细胞学特征仅在两篇病例报道中被提及。其中 1 例患者在子宫切除术前一直被诊断为宫颈鳞状细胞癌。另 1 例患者的细胞学描述起初为细胞再生或细胞化生。其中一名 35 岁的女性患者,临床症状为阴道出血 2 个月,术前常规宫颈巴氏涂片(PAP)检查显示为在炎症背景下,可见少量的分散、实性或小团状的多边形、非典型的大细胞。大的多边形细胞含有丰富而稀薄的胞浆,细胞膜明显,偶尔可见嗜伊红颗粒或胞浆空泡形成。大多数细胞为单核,呈椭圆形,染色质丰富,细胞核不规则增大且伴一个或多个明显的核仁;未发现多核巨细胞、坏死或玻璃样物质另一名 36 岁女性患者,主诉月经过多和下腹痛,对宫颈管内外进行 PAP 涂片检查,未见异常,但是子宫内膜刮片显示在分泌型子宫内膜背景下可见分散或成簇分布的巨大的异型细胞。

细胞呈现丰富而深染的胞浆,有时伴有空泡,胞浆界限不清。绝大多数细胞为单核细胞,细胞核不规则增大并含有丰富的染色质,伴有一或两个不明显的核仁。

特别需要注意的是,当出现不常见临床表现的子宫或宫颈病变时,如果宫颈或子宫内膜细胞学检查可见大的、伴丰富胞浆的多边形细胞,应该考虑中间型滋养细胞病变的可能性,比如 ETT。但是,也不能仅仅依靠细胞学检查鉴别 ETT、PSTT 和 PSN。

(四)辅助诊断

在超微结构上,ETT 中单核细胞有 1 ~ 2 个明显的核仁,常染色质富集,中量或丰富的胞浆,多边形轮廓。细胞之间由大量结构完好的桥粒连接而成在细胞核周围,可见大量的细胞器(较多的线粒体、游离核糖体和粗面内质网),以及成束的中间型纤维丝和糖原颗粒。

位于细胞巢边缘的细胞可能会被一层厚厚的基膜局灶性包裹,在极少数情况下,细胞表面可见少许短的微绒毛。多核巨细胞表现为胞浆内电子密度增强,细胞核多形,异染色质丰富和核仁不明显的特点,这种细胞被认为是第 2 种类型的细胞,与单核肿瘤细胞混合存在,并在两者之间形成桥粒。多核巨细胞含有丰富的胞浆细胞器、囊泡,当这些细胞取代宫颈或宫颈管黏膜上皮时,在细胞表面常常形成丰富的微绒毛。

在那些先期为妊娠绒毛膜癌或侵袭性葡萄胎、接受或没有接受过化疗的 ETT 病例中,其超微结构是一致的。ETT 与 PSTT 的电子显微镜下所见相似,故二者不能以此来鉴别。

(五)免疫组织化学

ETT 滋养细胞常表达 HSD3B1、HLA-G、hPL, inhibin-α 和 Mel-CAM 等滋养细胞,标

记 CK18、CK，AE1/AE3 和 p63 等细胞角蛋白也可表达于肿瘤细胞中。

1. 羟基-δ-5-类固醇脱氢酶（HSD3B1）　羟基-δ-5-类固醇脱氢酶通过催化氧化型δ-5-3-β-羟基类固醇转化为δ-4-3-酮类固醇构型而参与甾体激素的合成。有学者用基因表达系列分析方法（SAGE）对 HSD3B1 的表达进行了研究，结果显示在 159 例肺、结直肠、胰腺、卵巢癌以及其他成年和胎儿组织中均无 HSD3B1 的表达；商品化单克隆抗 HSD3B1 抗体（克隆号：3C11-D4）的免疫组化结果显示，HSD3B1 在正常胎盘组织、葡萄胎、滋养细胞肿瘤和肿瘤样病变的中间型和合体滋养细胞中呈弥漫性强表达，个别 CC 除外。在<1%的非滋养细胞肿癌中，HSD3B1 表现为弱的、局灶性表达。因此，HSD3B1 被认为是一种特异而敏感的滋养细胞标记物。

2. 人类白细胞抗原 G（HLA-G）　HLA-G 是一种非典型的、主要组织相容性复合物（MHC）Ⅰ型抗原，与母体对胎儿组织的耐受性有关。HLA-G 异构体可见于正常胎盘和葡萄胎的中间型滋养细胞中，也可见于 CC 细胞系 JEG-3 中。使用商业化抗体（克隆号：4H84）检测，发现 HLA-G 免疫反应性可见于正常胎盘、葡萄胎，滋养细胞肿瘤和肿瘤样病变的至少 70%的中间型滋养细胞中。HLA-G 在子宫肿瘤中不表达。使用另一种特异性稍差的抗体（克隆号：3H2680）检测，可见在宫颈癌组织中少量表达。HLA-G 是中间型滋养细胞的一种特异性标记物，可以用于非滋养细胞疾病的鉴别诊断。

3. 抑制素-α　抑制素-α 是一种有价值的标记物，虽然特异性稍低但应用很广泛，即使在很小的实验室都有使用，它是性腺肽类激素抑制素异二聚体的α-亚基。抑制素-α 表达于所有类型 GTD 的中间型滋养细胞和合体滋养细胞。在正常的胎盘组织中，其表达类型取决于妊娠月份。抑制素-α 不表达于子宫肿瘤，但是表达于卵巢的性索间质肿瘤。因此，抑制素-α 是一种实用的、并且稳定表达的标记物，可用于滋养细胞疾病的鉴别诊断。

4. P63　P63 是一种属于 *P53* 基因家族的转录因子，P63 的表达可用于鉴别 P63 阴性的中间型滋养细胞疾病和 P63 阳性的绒毛膜型中间型滋养细胞疾病。在 ETT 中，P63 通常表现为高特异性，弥漫性核染色。但是，重要的是选择一种能够识别 TAp63 的抗体，比如 4A4，因为 ~ Np63 不会在 ETT 或 PSN 中表达。

5. 人类胎盘催乳素　人类胎盘催乳素（hPL）是一种多肽类胎盘激素，正常情况下由胎盘植入位点的合体滋养细胞和中间型滋养细胞产生，是鉴别植入位点病变和绒毛型中间型滋养细胞相关性疾病的又一个非常有价值的标记物。在绝大多数 PSTT 和 EPS 的滋养细胞中弥漫性表达 hPL，而在 ETTs 中，仅有个别细胞表达 hPL（<5%）。

6. 黑色素瘤细胞黏附分子　黑色素瘤细胞黏附分子（Mel-CAM，也称 CD146）是一种膜糖蛋白，属于免疫球蛋白超基因家族，参与细胞的黏附。免疫组织化学结果显示，Mel-CAM（小鼠单克隆抗体 MN-4）在植入位点中间型滋养细胞中强表达，但在 ETT 中仅个别绒毛型中间型滋养细胞有表达。

7. 其他免疫组化标记物　有些报道发现 CK（AE1/AE3），CK18，胎盘碱性磷酸酶（PLAP），CK7 和 CD117（c-kit）（细胞核）在 ETTs 中表达，可以作为诊断标记物。CK20，CK5/6，TTF-1，S100，CA-125 或钙（视）网膜蛋白在 ETT 中不表达。上皮细胞膜抗原（EMA）在 ETT 中可见不同类型的染色模式。

（六）鉴别诊断

1. ETT 与鳞状细胞癌　ETT 最常见的鉴别诊断是宫颈角化鳞状细胞癌，尤其是当 ETT 发生于宫颈部或子宫下段时。典型的临床病史（育龄期妇女已有先期妊娠史以及轻度的血清 hCG 升高）对于鉴别诊断是非常有帮助的；然而，将 ETT 与宫颈鳞状细胞癌进行鉴别诊断是非常重要的，因为 ETT 常发生在妊娠之后很久或者甚至发生于围绝经期和绝经期后的妇女。支持 ETT 诊断的形态学特征包括缺乏明确的鳞状上皮内瘤变，缺乏细胞间桥，可见蜕膜化的间质细胞，结节增生伴玻璃样基质，这与真正的鳞状细胞癌巢状结构伴角化改变不同。

2. ETT 与 PSTT　ETT 表现为结节样增生，肿瘤边界突出，中央呈玻璃样变，而在 PSTT 中通常未见此种改变。与 PSTT 相比，ETT 中的肿瘤细胞核异型较小。ETT 与 PSTT 的血管形态不同；在 ETT 中，位于肿瘤细胞巢中的小血管保持它们规则的血管结构，并被玻璃样坏死物质所包绕，而在 PSTT 中，肿瘤细胞浸润、迁移或代替血管壁。

免疫组织化学检测：p63（表达于 ETT）；hPL，Mel-CAM（表达于 PSTT；也可表达于 ETT 中的个别细胞）。

3. ETT 和绒毛膜癌　ETT 不表现 CC 的双相生长模式，通常在临床上仅表现为血清 hCG 水平轻度升高测定合体滋养细胞 β-hCG 的表达水平可以帮助确定 CC 的诊断，据此与包括 ETT 在内的其他类型的中间型滋养细胞肿瘤进行鉴别。

免疫组化检测：β-hCG（表达于 CC 的合体滋养细胞）。

注意：在 ETT 中也会有多核的中间型滋养细胞表达 β-hCG，应避免与合体滋养细胞相混淆。

4. ETT 与 PSN　研究认为 PSN 可能为 ETT 的癌前病变，首先转化为非典型性 PSN，进而转化为 ETT。尽管某些组织学特征（富于细胞地图样坏死，增生）可能在鉴别诊断中有帮助，但是在活检标本或手术标本中鉴别 PSN 与 ETT 仍然是较为困难的。PSN 实际上来源于残留的先期妊娠中间型滋养细胞在活检或子宫切除标本中通常是偶然被发现的。大多数 PSN 为子宫腔内实性、小（<5 mm）结节样肿物；然而，也有报道认为病变可涉及宫颈、卵巢、输卵管和阔韧带。在显微镜下，PSN 表现为玻璃样结节，包含有退化的非浸润型生长特性的绒毛膜样中间型滋养细胞。PSN 所含细胞较少，增生程度低。根据这些特征，PSN 在正常情况下可以与 ETT 进行区分；然而，少数病例在肿瘤大小，细胞数量和增生程度等方面介于典型的 PSN 勺 ETT 之间，这些病例称为“非典型性 PSN”。尤其对于小的标本，细胞周期素 E 和 Ki-67 免疫组化染色可能有助于 PSN 的鉴别诊断。细胞周期素 E 与细胞周期调控有关，弥漫性表达于 ETT 和非典型性 PSN，但是通常在 PSN 中不表达。此外，增生标记物 Ki-67（MIBI）在 PSN 与 ETT 的鉴别诊断中也是有帮助的。细胞周期素 E（在 ETT 和非典型性 PSN 中表达），Ki-67（在 ETT 中标记指数>10%，在 PSN 中标记指数）；重要的是，正常的炎症细胞可见于子宫肌层内，并可标记 Ki-67；然而，这些细胞不应包括在肿瘤增生计数中。

5. ETT 与上皮样平滑肌肉瘤　可以通过免疫组化方法比较容易地对上皮样平滑肌肉瘤与来 AETT 的其他平滑肌肿瘤进行鉴别诊断，这是因为来自 ETT 的肿瘤缺少平滑肌细胞标记。

免疫组化检测：HSD3B1、HLA-G、inhibin-α、CK18 均可表达于 ETT，desmin、smooth-muscleactin、caldesmon 均在平滑肌肿瘤中表达。

6. ETT 与其他少见疾病的鉴别诊断　需要与 ETT 鉴别诊断的少见疾病还有宫颈淋巴上皮瘤样癌（LELC），它能产生异位 β-hCG，是一种鳞状细胞癌的亚型。片状、岛状和巢状的肿瘤细胞周围可见明显的淋巴浆细胞的浸润，可作为 LELC 的诊断线索。

免疫组化检测（根据病例报道）：inhibin-α，CK18（表达于 ETT）；hPL（ETT 中个别细胞阳性，LELC 中为阴性）；β-hCG（LELC 中局灶阳性反应）。

另一个较少见到的、需要与 ETT 进行鉴别诊断的疾病是低分化子宫内膜癌伴局部合体滋养细胞分化。采用一系列适当的免疫组化方法，可以对这一疾病进行确诊。首先，应该使用合适的标记物将滋养细胞疾病与非滋养细胞疾病进行区分。

7. 转移性肿瘤和子宫外 ETT，尤其是肺部肿瘤　确诊转移性或子宫外 ETT 的第一步，也是最重要的一步，是要局度怀疑 GTD 并进行检查。在肺部，ETT 与非小细胞肺癌相似，例如鳞状细胞癌或多形性细胞癌，以及原发性或转移性生殖细胞肿瘤伴滋养细胞分化或 CC。

患者的年龄、吸烟史、β-hCG 升高的临床病史以及影像学表现都有助于鉴别诊断。比如宫颈和子宫 ETT，使用 HSD3B1，HLA-G 和 inhibin-α 可以将滋养细胞病变与非滋养细胞病变区分开來如果病变是滋养细胞来源的，合体滋养细胞 β-hCG 阴性则可排除 CC，p63、hPL 和 Mel-CAM 可以将 ETT 与 PSTT 加以区分如果为非滋养细胞来源，可应用其他的标记物进一步鉴别鳞状细胞癌表现为 CK5/6 阳性，而 ETT 中不表达，此外肺多形性细胞癌通常表达 TTF-1，而 ETT 中不表达在潜在生殖细胞肿瘤的鉴别诊断中，考虑到 ETTs 能够表达 PLAP、特定的细胞角蛋白和 CD117（c-kit）是非常重要的。

三、治疗

与 CC 不同，ETT 对化疗有相对耐受性，因此主要通过手术治疗。推荐的治疗方法为全子宫切除术合并盆腔淋巴结清扫，这是人为可能会出现淋巴管扩散和淋巴结转移。化疗通常用于肿瘤转移的患者以及非转移性肿瘤但是伴不良预后因素的患者，不良预后因素包括：先期妊娠与肿瘤诊断间隔超过 2 年，深度浸润子宫肌层，肿瘤坏死，有丝分裂>6/10 HPF。目前推荐含铂类的治疗方案，例如 EMA-EP 或紫杉醇/顺铂-紫杉醇/依托泊苷。

对复发性 ETT 伴局部 CC 的病例，使用高剂量化疗方案与自体干细胞移植技术协同治疗取得了成功。ETT 治疗之后，hCG 随后降至正常，但血清 hCG 水平应该每月监测，持续 1 年。

四、预后

（一）预后与预后标记物

尽管绝大多数 ETT 患者预后良好，但也有 25% 的病例可以发生转移，10% 的患者死于 ETT。ETT 的治愈率与 PSTT 相似；在非转移性病例中为 100%，在转移性病例中为

50%~60%。

迄今为止,既没有特征性形态学评价指标,也没有特征性的分子评价指标能够可靠地对该疾病的长期临床预后进行预测。高有丝分裂象被认为是一种预后不良的因素,但是尚未确定恰当的判读界限。在考虑相关的化疗方案时,有丝分裂指数>6/10 HPF 被认为是一种不宜采用化疗的指征。

(二)未来的分子靶标

在 CC 和 PSTT 中,有几种分子标记物,例如 *c-MYC* 原癌基因、有丝分裂原活性蛋白激酶(MAPK)、哺乳动物雷帕霉素靶蛋白(mTOR)、基质金属蛋白酶(MMP),都被确认可作为潜在的治疗靶标。迄今为止,唯一已知的用于治疗 ETT 的靶点是跨膜受体酪氨酸激酶 EGFR,免疫组化方法可以检测其表达情况。认为患者可能受益于西妥昔单杭、吉非替尼、厄尔替尼等 EGFR 酪氨酸抑制剂的治疗;但是主要问题是缺乏预测 EGFR 抑制剂疗效的标记物。EGFR 在外显子 18、19 和 21 的激活突变,能够预测非小细胞肺癌中吉非替尼的治疗反应,但是在 ETT 中还未证明其价值。

(陈　萍)

第五节　妊娠绒毛膜癌

妊娠绒毛膜癌(CC)是最具侵袭性的滋养细胞疾病,肿瘤细胞的形态学表现为处于绒毛生成前阶段的发育期胎盘的滋养细胞特征。该肿瘤极易通过血道播散,实际上,在未加以治疗的情况下,它是人类最恶性的肿瘤之一。妊娠绒毛膜癌作为一种被长期认识的疾病,曾使用过不同的名称,包括“子宫蜕膜细胞肉瘤(意为来源于妊娠蜕膜的恶性肿瘤)”,“恶性蜕膜瘤”或“绒膜蜕膜细胞肉瘤”,“绒毛肉瘤”和“绒毛膜上皮瘤”。最终,由 Ewing 建议使用名称“绒毛膜癌”。自 20 世纪 50 年代后期开始,化疗的使用使得妊娠绒毛膜癌患者的死亡率明显降低,标志着这一疾病治疗新纪元的到来。曾经使患者必死无疑的恶性肿瘤,竟然可以通过甲氨蝶呤为基础的化疗方法达到 90% 以上存活率或治愈率。

一、病因机制

大多数患者患此疾病的原因是葡萄胎继发、流产或正常分娩,有少数患者是由妊娠卵子直接引起的,甚至是由卵营养成分中含有的畸胎引起的。

基因分型研究显示,妊娠绒毛膜癌中不同的基因组分,有些为父源性,有些为双亲源性,分别与不同类型的先期妊娠一致与 PSTT 相似,绝大多数妊娠绒毛膜癌具有 XX 基因组,表明根据胎盘印迹理论父源性 X 染色体具有生长优势。此外,细胞遗传学研究表明,无论先期妊娠是足月妊娠还是葡萄胎或自然流产,肿瘤细胞都出现了高度复杂的核型改变。在一系列妊娠绒毛膜癌病例中,可见染色体 7p 扩增和 8p 缺失,表明肿瘤的发生与这些染色体区域中所具有的癌基因和抑癌基因有关。NECC1 是位于染色体 4q11-q12 上的候选肿瘤抑制基因,在绒毛膜癌细胞系中被沉默,当转染并表达于这些细胞系时会抑制细胞的生长并改变细胞形态,这表明 NECC1 表达的缺失可能与胎盘滋养细胞的恶性转化有关对绒毛膜癌中 H19 和 IGF2 印迹表达的研究表明,下调 H19 和 IGF2 印迹表达可能在绒毛膜癌的发生过程中起到十分重要的作用,尤其是在那些继发于葡萄胎的肿瘤中。

曾有极少数胎盘内绒毛膜癌合并子宫内妊娠的报道,提示绒毛膜癌的形成可以出现在足月妊娠之后。在那些继发于足月妊娠的病例中,胎儿性别的分布无明显的倾向性。对比继发于葡萄胎的妊娠和继发于足月妊娠或非葡萄胎流产的妊娠数量,两者在进展为绒毛膜癌的危险性上无明显差异。

二、诊断

(一)临床表现

阴道出血是最常见的症状,肺(60%~75%)、肝(15%~20%)、中枢神经系统(15%~20%)和胃肠道(10%~20%)等子宫外器官出血可能是那些伴有子宫外肿瘤扩散病例的首要症状。肿瘤可能来源于任何类型的先期妊娠,如正常妊娠、自然流产,但是更常见于完全性葡萄胎,无论其为宫内妊娠或宫外孕。发病的年龄跨度大,但是主要集中在育龄期女性,平均年龄为 29~31 岁。妊娠绒毛膜癌也可以发生在绝经后,有报道年龄最大的患者 73 岁,在末次妊娠 38 年之后发生绒毛膜癌,此时距末次月经已经 23 年。继发于 CHM 之后的病例大约占到 50%,而发生于流产、正常妊娠和宫外孕之后的病例分别占到 25%、22.5%和 2.5%。CHM 继发绒毛膜癌的危险性为 2%~3%,部分性葡萄胎继发绒毛膜癌的危险性很低但也可发生。总体上讲,包括目前或既往被诊断为部分性葡萄胎的病例在内,有不足 0.5%的部分性葡萄胎会继发绒毛膜癌。有报道,部分性葡萄胎与绒毛膜癌并存,且根据葡萄胎组织中三倍体的存在得以确诊。然而,还不能从这些病例中排除三倍体非葡萄胎妊娠的存在。曾有报道一例继发于部分性葡萄胎的可疑绒毛膜癌病例,通过染色体异型性分析确定其一条染色体来源于母亲,两条染色体来源于父亲,但是并未对绒毛膜癌的基因组成进行分析。Seckl 等报道在 3 000 例部分性葡萄胎中,有两例患者在随后的子宫活检标本中检测出绒毛膜癌,这是迄今为止,资料比较齐全的、明确继发于部分性葡萄胎的妊娠绒毛膜癌的病例。采用 DNA 微卫星基因分型方法对葡萄胎和继发性绒毛膜癌的组织进行了对照研究,发现两者均为相同的双精子单卵子基因型,证明存在直接恶性转化过程。

先期妊娠至绒毛膜癌之间的潜伏期可以为几个月,在少数病例中也可以长达 14 年。大多数继发于足月妊娠的绒毛膜癌患者的病理诊断,一般是通过分娩后 1~3 个月内的刮宫术标本得出的。而葡萄胎后绒毛膜癌的组织学诊断,通常是在葡萄胎诊断之后的平均 13 个月(1~48 个月)做出的。妊娠绒毛膜癌转移至受体器官的情况也有报道。最近报道的一名 26 岁妊娠妇女死于转移性妊娠绒毛膜癌,其供体器官在所有 4 名受者中均有绒毛膜癌的发生。这 4 名受者均接受了化疗,其中两名患者痊愈,另外两名发生了肿瘤转移，其中一人死于该肿瘤。

（二）病理表现

1. 肉眼观察　绒毛膜癌肉眼所见的特征性表现为大块的、被破坏的组织，伴暗红色、粗糙、广泛的出血和各种不同的坏死组织。子宫肌层可见 1 至多个结节。肿瘤可能侵入子宫肌层深处，导致子宫穿孔。原发性妊娠绒毛膜癌可能来自宫颈，与输卵管妊娠相关的输卵管或者宫外孕的其他部位（卵巢、子宫角或其他宫外孕发生部位）。在部分肿瘤病例中，可能主要见到大量的出血或血块，仅在边缘区可见肿瘤组织，类似的病理改变还可见于转移性肿瘤中。有时，刮宫组织切片中可能仅见到血液成分，这需要将剩余组织进一步组织学检查时才能发现肿瘤细胞。

2. 组织病理学　在显微镜下，妊娠绒毛膜癌可以表现为弥漫性浸润，也可以表现为浸润子宫肌层的实性肿瘤，组织学特征与早期植入阶段绒毛膜前滋养细胞的增生状态相似：肿瘤表现为片状的双相生长模式，或者形成单核肿瘤细胞索状结构，并由多核的合体滋养细胞环绕，但是有时可见肿瘤细胞多为随机排列。尽管这些细胞在传统上被认为是细胞滋养叶肿瘤细胞，但是绒毛膜癌单核细胞的本质目前被认为是类似于位于滋养细胞柱或植入位点的中间型滋养细胞。这些细胞较大，且含有丰富的、双染的或嗜伊红的胞浆。相对较小的单核细胞可能具有细胞滋养细胞的特征，它们在绒毛膜癌中的所占比例很小。绒毛膜癌细胞通常表现为明显的细胞异型性。细胞多形性和核异型性可能会十分明显，形态比较怪异，常见大量形态异常的有丝分裂象。与所有其他类型的上皮恶性肿瘤不同，绒毛膜癌没有真正的间质和血管组织。广泛的肿瘤坏死和出血是其主要特征。通常情况下，出血和坏死中央区域的周边可见残存的肿瘤细胞。在肿瘤和子宫肌层的交界处，肿瘤巢状结构或片状结构可能包围着成束的平滑肌。淋巴管、血管内可见大量的肿瘤栓塞。在发育良好的绒毛膜癌中绒毛膜绒毛缺如，并可见不同程度的淋巴细胞浸润。

子宫内膜背景通常可见一定程度的蜕膜反应和 Aria-Stella 反应。异位蜕膜可见于宫颈、卵巢和腹膜。在 50% 以上的病例中，可见因黄体囊肿而导致的双侧卵巢增大。

3. 原位或胎盘内绒毛膜癌　据报道，原位或胎盘内绒毛膜癌可见于足月妊娠的胎盘中，大多数患者有妊娠史和转移性肿瘤的临床表现。在那些表现为转移性绒毛膜癌的患者中，对其相应的胎盘进行检查常可发现胎盘内存在原发病灶。肉眼观察，胎盘中可见类似于出血坏死的病灶此外还可见易碎的、头状甚至实性病灶。可以想象，很多的原位病变，尤其是那些小于 1 cm 的病灶，可能会被漏诊；而这些患者可能在看上去“正常的妊娠”之后的某一时间点被发现子宫肌层绒毛膜癌浸润。因此，一些学者建议对足月妊娠的胎盘进行全面检查，将整个胎盘按每 5 mm 进行切片检查。

（三）病理诊断

1. 诊断要点　绒毛膜癌由两型滋养细胞组成，中央为细胞滋养细胞，周边为合体滋养细胞，不形成胎盘绒毛（发生于胎盘中的绒毛膜癌除外），常伴大片出血、坏死。细胞滋养细胞呈卵圆形或多边形，胞质透明、淡染或颗粒状，单个空泡状核，核仁明显，核分裂象多；合体滋养细胞体积大，呈多边形，胞质丰富，嗜双色性或嗜碱性，多核，细胞核异型性大;肿瘤可浸润子宫肌层和血管。

2. 鉴别诊断　主要是侵袭性葡萄胎、胎盘部位滋养细胞肿瘤、上皮样滋养细胞肿瘤以及非妊娠性绒毛膜癌等。与侵袭性葡萄胎的区别在于有无绒毛;绒毛膜癌 hCG 呈弥漫阳性,而胎盘部位滋养细胞肿瘤和上皮样滋养细胞肿瘤则以中间型滋养细胞为主,hCG 仅局灶阳性。

(四)辅助诊断

大多数妊娠绒毛膜癌都是二倍体。妊娠绒毛膜癌的分子 DNA 基因分型技术可以用来确定它们不同的妊娠来源(足月妊娠,完全性和部分性葡萄胎)。更重要的是,它可以用来区分妊娠绒毛膜癌与相似的非妊娠性肿瘤,尤其是当肿瘤发生于非常见部位时。

在绒毛膜癌的肿瘤性合体滋养细胞中,hCG,hPL 和 HSD3B1 为弥漫强阳性表达。肿瘤性中间型滋养细胞中 HLAX3,MUC4,Mel-CAM(CD146)和 hPL 均为阳性表达。所有肿瘤细胞的典型表现是细胞角蛋白(AE1/3)和 CEA 为阳性,PLAP 为阴性。肿瘤细胞有较高的 Ki-67 指数(>90%),β-连环蛋白(β-catenin)核阳性,MUC4、p63 和 cyclinE 阳性。

绒毛膜癌的超微结构特征很少用于诊断,其主要表现是电镜下可见半透明的胞浆内含大量的游离核糖体和糖原颗粒的聚集物。细胞核有光滑的轮廓,并含有显著的核仁。合体滋养细胞含有多个细胞核,电镜下可见高密度的胞浆,并含有大量的细胞器和由成束的中间丝构成的膜结构。细胞表面覆盖有多量的微绒毛,与胞浆内的管腔分隔。

(五)鉴别诊断

1. 完全性葡萄胎　绒毛膜癌应该与完全性葡萄胎残余组织中的非典型滋养细胞增生相鉴别。葡萄胎绒毛的缺失通常用于鉴别侵袭性葡萄胎与绒毛膜癌。当完全性葡萄胎清宫术后的组织标本进行病理检查时,如果可见非典型性滋养细胞而未见绒毛膜绒毛,则应提高警惕。在诊断绒毛膜癌之前,将剩余组织进行整体的切片检测以排除复发性葡萄胎是十分必要的。然而,根据 WHO“妊娠滋养细胞肿瘤-GTN”分类,对二者进行鉴别诊断并不是绝对必要的,因为所有 GTN 患者都将进行化疗。可以想象,很多绒毛膜癌,尤其早期病例,在未经组织学诊断时便已经得到了治疗。因此,当残留葡萄胎组织细胞增生与绒毛膜癌的鉴别诊断无法做到以及其他的组织学诊断方法不存在时,“非典型滋养细胞增生”作为诊断则是恰当的,对于临床治疗也是足够的。

2. 早期妊娠绒毛滋养细胞　早期妊娠绒毛滋养细胞可见高度增生的单核细胞和合体滋养细胞聚集。如果出现在清宫术组织中,与之相关的绒毛可能并不明显,因此类似于绒毛膜癌。然而,早期妊娠的滋养细胞增生在数量上是有限的,尽管可见一定程度的细胞异型性,但是不会出现绒毛膜癌中所见那种显著的细胞异型性。相反,如果所见大量的、高度异型性的滋养细胞伴绒毛组织结构的缺失,则提示绒毛膜癌。

3. 胎盘部位过度反应　胎盘部位过度反应可能需要与绒毛膜癌进行鉴别诊断,尤其是在有限的清宫术标本中。然而,这一病变几乎总是发生于正常妊娠或葡萄胎病例的绒毛膜绒毛之中。不形成肿块,未见明显的出血和坏死,Ki-67 增殖指数低,应该可以轻易地将之与绒毛膜癌相鉴别。如有疑问,那么与患者相关的临床病史和异常血清 hCG 的缺乏则成为避免过度诊断的依据。

4. 中间型滋养细胞肿瘤(PSTT 和 ETT) 鉴别中间型滋养细胞肿瘤(PSTT 和 ETT)与绒毛膜癌是十分重要的,因为它们的临床治疗差异很大。与绒毛膜癌不同,PSTT 和 ETT 对化疗是不敏感的,通常需要切除子宫。临床表现、血清 β-hCG 水平和组织学表现在鉴别诊断中都是非常重要的。hCG 免疫组化对于鉴别诊断可能是有帮助的,因为它在 PSTT 中呈局灶性阳性,而在绒毛膜癌中呈弥漫性阳性表达。而另一方面,人胎盘催乳素(hPL)免疫组化弥漫性阳性表达则更有助于诊断 PSTT。应该指出,某些典型的绒毛膜癌可能会存在少量局灶的 PSTT 或 ETT 分化,这时应做出混合性妊娠滋养细胞肿瘤的诊断。

5. 非妊娠绒毛膜癌 妊娠绒毛膜癌一定要与非妊娠来源的生殖细胞肿瘤或体细胞来源的肿瘤加以鉴别。非妊娠绒毛膜癌发生于儿童和小于 40 岁的年轻人。发生于未婚少女的绒毛膜癌被默认为是非妊娠性的,大多数非妊娠性的绒毛膜癌是生殖细胞来源的,年轻患者常表现为附件肿物,以及类似于异位妊娠的下腹痛症状,在少数情况下出现腹腔积血。在儿童病例中,高水平的 hCG 可能导致性早熟。

过去,发生于年轻妇女的子宫外单纯性绒毛膜癌通常也被认为是妊娠来源的,尽管导致该肿瘤的妊娠并不清楚,但是也将对患者进行相应的治疗。然而,这种简单的处理方式应该被放弃。与妊娠性绒毛膜癌相比,非妊娠性绒毛膜癌的恶性程度更高,对相邻组织的侵袭性更强。非妊娠性肿瘤更容易通过淋巴管转移,而妊娠性绒毛膜癌更容易通过血道转移。而且,非妊娠性绒毛膜癌对于 GTD 的传统化疗方案耐药性更强。但是,如果在组织学上肿瘤为单纯性绒毛膜癌,且发生部位在子宫外,或者肿瘤发生于绝经后妇女,甚至仅以转移灶的形式出现,那么仅通过组织学对非妊娠性绒毛膜癌与妊娠性绒毛膜癌进行鉴别是非常困难的。组织 DNA 基因分型方法常可以为两者的鉴别诊断提供最终的解决方案。

6. 低分化子宫内膜癌 绒毛膜癌与子宫内膜癌的鉴别诊断并不困难。但是在少数情况下,子宫内膜癌可能存在局部伴合体滋养细胞或单核滋养细胞分化。葡萄胎妊娠病史和高水平的血清 hCG 是妊娠绒毛膜癌的特征。常规的免疫组化方法可能可以用来鉴别子宫内膜癌与绒毛膜癌。hCG、hPL、inhibin-α 弥漫性阳性表达以及典型的双相生长方式支持绒毛膜癌的诊断。相反,在伴局部滋养细胞分化的子宫内膜癌中,通常表现为滋养细胞标记物仅在少量合体滋养巨细胞中阳性表达。

三、治疗

在传统意义上,与绒毛膜癌相关的事件依次为先期妊娠(正常或异常的),异常阴道出血,诊断性刮宫,确诊后行子宫全切术伴输卵管-卵巢切除术。化疗方案的成功应用极大地改变了这一临床病理过程。常规的刮宫术通常可以满足诊断的需求,之后对患者采取适当的化疗方案。根据临床"持续性滋养细胞肿瘤-GTN"分类,即使没有明确的病理诊断,只要得出非典型性滋养细胞增生的诊断,通常也会采用相似的临床治疗方案。

尽管子宫穿孔可能会导致大量的腹腔内出血,但腹腔积血更常见的原因是肝转移灶破裂。如今肿瘤转移已很少见，如果未治疗或未坚持治疗，50%以上的绒毛膜癌会发生转移。

（陈　萍）

第六节　卵巢癌

在我国，卵巢癌年发病率居女性生殖系统肿瘤第3位，位于子宫颈癌和子宫体恶性肿瘤之后，呈逐年上升的趋势。中国肿瘤登记年报报道，2011年全国肿瘤登记地区卵巢癌的发病率为8.50/10万，城市发病率比农村高1.4倍。卵巢癌的死亡率位于女性生殖道恶性肿瘤之首，高于宫颈癌和子宫内膜癌。卵巢恶性肿瘤可以发生于任何年龄，不同组织学类型的肿瘤好发于不同年龄段人群：上皮性卵巢癌的高发年龄为50～70岁，交界性肿瘤则常好发于30～40岁女性，恶性生殖细胞肿瘤则在年轻女性中最为常见。

一、危险因素

卵巢恶性肿瘤的发生机制仍不明确，但众多研究表明，其发生与以下因素有关。

（一）内分泌及生殖因素

流行病学研究表明口服避孕药、妊娠（指足月妊娠，流产或异位妊娠等非足月妊娠的保护作用尚不明确）和哺乳可以降低卵巢癌的发病风险，而无孕产史的妇女发生卵巢癌的风险有所增加。避孕药对于卵巢的保护作用已基本得到了认可，其原理可能是抑制排卵和降低垂体促性腺激素对卵巢的刺激，从而降低卵巢癌的发病风险。激素替代治疗对卵巢癌发生的影响目前仍不确定，有待进一步研究。已有的研究结果显示激素替代治疗的时间越长对卵巢癌的发病风险影响越大，单纯雌激素替代治疗较雌、孕激素联合应用对卵巢癌的发生影响更大。

不孕症及其治疗是否影响卵巢癌的发生结论尚不一致。多数研究共有的不足之处在于随访期过短：不孕症的治疗主要针对育龄期女性，而卵巢癌多见于老年妇女，也许将随访期延长20年其结果才能见分晓。在激素对卵巢癌发病风险的影响方面，可大致认为雌激素、促性腺激素和雄激素有促进作用，而孕激素具有保护作用。已知内分泌和生殖因素对卵巢癌发病风险的影响总结如表3-1。

表3-1　内分泌和生殖因素对卵巢癌发病风险的影响

内分泌和生殖因素	影响
妊娠	降低
哺乳	降低
口服避孕药	降低

续表 3-1

内分泌和生殖因素	影响
激素替代治疗	增加
初潮和绝经年龄	未知
不孕症及其治疗	未知
输卵管切除	降低

(二)遗传因素

遗传相关的卵巢癌约占所有卵巢癌的10%,多数呈家族聚集性。癌症家族史是卵巢癌的一项重要危险因素,尤其是卵巢癌和乳腺癌的家族史。流行病学统计结果表明普通妇女一生中患卵巢癌的可能性仅为1%左右,但如果家族中有一位卵巢癌患者,其他女性成员一生中发生卵巢癌的危险性则为4.5%;如果家族中有两位卵巢癌患者,则危险性达7%;如果有两个以上一级亲属患卵巢癌或乳腺癌,则危险性可达25%~30%。

遗传相关的卵巢癌可分为3种遗传性综合征:遗传性乳腺癌卵巢癌综合征(hereditary breast and ovarian cancersyndrome,HBOC)、Lynch综合征和位点特异性卵巢癌综合征。其中HBOC最常见,占遗传性卵巢癌的85%。乳腺癌易感基因(*BRCA1*和*BRCA2*)和HBOC的发生明确相关,目前认为这两个基因的突变是卵巢癌的危险因素。研究显示,*BRCA1*和*BRCA2*突变携带者在一生之中发生卵巢癌的风险分别达54%和23%。在HBOC患者中,*BRCA1*和*BRCA2*的总突变率为40%~50%,不同种族和地区之间存在一定差异。

Lynch综合征约占遗传性卵巢癌的10%~15%,多表现为家族性非息肉性结直肠癌、子宫内膜癌和卵巢癌。这一综合征中的卵巢癌多为Ⅰ~Ⅱ期,中位发病年龄42~49岁,这些特点与散发性卵巢癌的特点有所不同。与Lynch综合征发生相关的基因包括*MLH1*、*MSH2*、*MSH6*和*PMS2*。

卵巢癌的发生、发展是多基因、多通路相互作用、相互影响的结果,这一领域的深入研究将为卵巢癌的防治提供更多的干预靶点。

(三)其他

既往病史、生活方式和环境因素也会影响卵巢癌的发病风险。无论是病原体感染、子宫内膜异位还是激素水平异常,都可能引起盆腔内环境改变,包括炎症介质、免疫因子等的变化,从而增加癌变的风险,但具体的机制还不十分清楚。饮食、烟酒等可能对卵巢癌的发生没有直接作用,但不除外有间接影响。有研究发现高胆固醇、低维生素饮食可能造成细胞毒物质堆积,间接引起卵巢癌。适当的体育锻炼不但能降低多种心血管疾病的发病风险,同样也有利于减少卵巢癌的发生。

二、诊断

（一）症状

卵巢上皮癌很难早期发现，约2/3的卵巢上皮癌患者诊断时已是Ⅲ期或Ⅳ期。早期症状常不明显，晚期症状缺乏特异性，主要由于肿块增大或有腹水产生时，可出现下腹不适、腹胀、食欲减退等，因此部分患者常首诊于消化科，部分患者表现为短期内腹部增大明显，伴有乏力、消瘦等症状。有时可伴有大小便次数增多等肿块压迫症状。晚期出现胸水者也可有气短、难以平卧等症状。

卵巢恶性生殖细胞肿瘤与上皮癌不同，由于肿瘤生长快，早期即出现症状，患者就诊时60%~70%属早期。除腹部包块、腹胀外，常可因肿瘤内出血或坏死感染而出现发热，或因肿瘤扭转、肿瘤破裂等而出现急腹症的症状。

卵巢性索-间质肿瘤中部分肿瘤能分泌雌激素，从而引起子宫不规则出血，出现月经不调、绝经后阴道出血等，或青春期前出现性早熟，表现为初潮早或阴道不规则出血，有时合并乳腺增大、外阴丰满、阴毛及腋毛生长，以及性情变化。部分患者由于肿瘤分泌雄激素，还可表现为男性化症状，如声音嘶哑、长胡须、阴蒂增粗，或去女性化症状如月经稀少或闭经、不孕等。

（二）体征

妇科查体可发现盆腔包块，上皮癌多为双侧性，囊实性或实性，多与周围粘连。如果肿瘤扩散转移，临床检查可扪及转移结节如常见的盆底结节（子宫直肠窝）、表浅转移的淋巴结等。恶性生殖细胞肿瘤和性索-间质肿瘤，95%以上单侧性，很少为双侧性。合并大量腹水者腹部检查时移动性浊音阳性。

具有上述症状和体征者，可怀疑卵巢肿瘤，有必要进行下列辅助检查。

（三）组织学类型

WHO对卵巢恶性肿瘤的组织学类型分类见表3-2。

表3-2　WHO2014版卵巢恶性肿瘤主要组织学分类

（一）上皮性肿瘤	（二）生殖细胞肿瘤
浆液性囊腺癌	无性细胞瘤
黏液性囊腺癌	内胚窦瘤
子宫内膜样癌	胚胎癌
透明细胞癌（中肾样肿瘤）	多胚瘤
未分化癌	非妊娠性绒毛膜癌
恶性Brenner肿瘤	未成熟畸胎瘤
混合性上皮肿瘤	混合性生殖细胞肿瘤
未分类的上皮性肿瘤	

续表 3-2

(三)性索-间质肿瘤	(四)其他肿瘤
单纯性索肿瘤(颗粒细胞瘤、两性母细胞瘤等)	脂肪细胞肿瘤
单纯间质肿瘤(纤维肉瘤等)	性腺母细胞瘤
性索-间质混合性肿瘤(支持-莱迪细胞瘤等)	非特异性软组织肿瘤

(四)辅助检查

1. 血清肿瘤标志物检查　最常用于卵巢上皮癌诊断和评估的血清标志物有血CA125、HE4、CA19-9、CEA等。CA125、HE4上升多见于浆液性癌。CEA和CA19-9升高常见于黏液性癌,CA19-9升高也可见于混合性生殖细胞肿瘤、未成熟畸胎瘤等多种类型的卵巢恶性肿瘤。对于CEA升高者还需警惕胃肠道来源恶性肿瘤的卵巢转移瘤。

2. 影像学检查　超声对腹盆腔实质脏器和组织有较好的分辨能力,对于肿物的大小、囊实性、位置等有较好的诊断价值,而且具有简便、安全、无创等优点,是初诊时很有价值的检查方法。恶性肿瘤的超声影像表现多为囊实性,回声不均匀,血流丰富,可伴有腹水,可见腹膜、网膜的转移结节。但是由于肠道气体等的干扰,以及机器型号等限制,可能会漏掉小的病灶。

治疗前全面评价肿瘤情况的检查方法仍以计算机断层扫描(computed tomography, CT)为佳。CT不仅有助于判断原发灶的性质,还可以全面评价转移灶的情况。不同病理类型的恶性肿瘤具有相对不同的CT或磁共振成像(magnetic resonance imaging, MRI)影像学表现,有助于鉴别诊断。

例如,上皮性卵巢癌原发灶的CT影像多表现为盆腔内或下腹部可见囊实性不规则形肿瘤;外缘不光滑,可呈结节状突起,囊腔内可见菜花状、手指状、乳头状突起,呈多房囊性肿瘤;囊壁薄厚不一,间隔有不规则增厚。

腹水及网膜转移在卵巢癌中常见,CT影像上可表现为横结肠与前腹壁间或前腹壁后方的网膜部位呈扁平样、饼状软组织肿块,密度不均,边缘不规则,界线不清,有的如蜂窝状。腹腔种植性转移者于壁层腹膜或脏器浆膜层播散,可见肠管边缘模糊不清,腹腔内及肝脾表面等可见不规则软组织结节、肿块等。

卵巢恶性生殖细胞肿瘤及性索间质肿瘤多表现为非特异性、实性为主的复杂肿块,难以单纯从影像学表现将其区分开来。其中畸胎瘤具有相对特异性的影像学表现,其内的脂质和骨骼、牙齿等成分的影像学所见有助于将其与其他卵巢肿瘤相鉴别。

在肿瘤性质判断方面,良性或恶性卵巢肿瘤具有不同的影像学特点。良性肿瘤多数轮廓光整,多为圆形或椭圆形,一般密度比较均匀,为囊性或实性,囊壁多为均一薄壁,可有细条状间隔,增强扫描中囊性肿物无增强,实性者可为均匀轻度增强。而恶性肿瘤多为不规则或分叶状,边缘可有结节突起,肿瘤内部密度不均一,多为囊实性,囊壁厚薄不均,囊壁内可见乳头结节,增强扫描表现为不均匀的明显强化。

正电子发射断层成像(positron emission tomography, PET)主要利用良、恶性组织在代谢活性上的差异将二者加以区别,^{18}F-2-脱氧葡萄糖(^{18}FDG)是目前常用的显像剂,在代谢活跃的组织发生浓聚。临床上多将 PET 和 CT 同时应用，以准确显示^{18}FDG 异常摄取区域的确切解剖位置，同时确保对病变的定性及定位诊断的准确性。目前在卵巢癌，PET-CT 有助于了解全身病灶的转移和扩散情况，用于诊断、鉴别诊断、治疗及随访等病情监测。

（五）病理诊断

1. 浆液性囊腺瘤　浆液性囊腺瘤是常见的卵巢肿瘤，中老年多见。肿瘤体积较小时多无临床症状，肿瘤体积增大可出现腹胀、腹痛等相应症状。

（1）诊断要点　①多数为单侧发生，仅约 10% 为双侧发生。②囊腺瘤切面呈囊性，通常为单囊，偶为多囊，囊壁薄，内壁光滑，囊液清亮、水样、浆液样，偶为黏液样或呈血性。③乳头状囊腺瘤的囊内壁内衬细小乳头状突起。表面乳头状瘤在卵巢表面形成大量乳头状突起，而没有囊腔结构。腺纤维瘤和囊腺纤维瘤以大量纤维性间质成分为主，可有数量不等的腺样、囊样和乳头状结构。④囊壁的内衬上皮与输卵管黏膜上皮在形态上相似，为单层立方或低柱状纤毛上皮细胞，细胞无异型性，偶有分泌，有时由于囊液压力的挤压，上皮可以变得扁平。⑤间质可较致密，可有较广泛的纤维化或水肿，砂粒体可见。⑥类型包括：囊腺瘤、乳头状囊腺瘤、表面乳头状瘤、腺纤维瘤和囊腺纤维瘤。

（2）鉴别诊断　①包涵囊肿：包涵囊肿直径通常小于 1 cm，一般只有单个囊腔，而浆液性肿瘤体积相对较大，可有多个囊腔。②滤泡囊肿：当二者的囊壁内衬细胞萎缩时，鉴别困难。如囊壁衬覆细胞出现黄素化，则支持滤泡囊肿；当囊壁内衬覆细胞缺乏或扁平时，可诊断单纯性囊肿。③甲状腺肿：甲状腺肿腺腔内常含有甲状腺胶质，与甲状腺组织结构相似，免疫组织化学染色常呈甲状腺球蛋白阳性。④卵巢网囊腺瘤：前者是发生于卵巢网的罕见肿瘤，位于卵巢门部，内衬非纤毛细胞，形成裂隙状结构，囊壁可见平滑肌和卵巢门细胞。

2. 交界性浆液性肿瘤　交界性浆液性肿瘤（borderline serous tumor）的发病高峰年龄为 30～60 岁。占浆液性肿瘤的 5%～10%。25%～30% 为双侧发生。

（1）诊断要点　①大体外观与良性浆液性肿瘤相似，部分囊壁表面粗糙不平或囊壁内衬丰富的乳头。②肿瘤性上皮细胞复层排列，形成复杂分支的细小乳头，突出于肿瘤或囊腔表面，增生的肿瘤细胞常形成细胞芽，并脱落、游离于乳头之间。③无破坏性间质浸润。④肿瘤细胞通常胞质稀少，细胞核异型性小，偶见胞质量中等，嗜酸，细胞核染色深，可见明显核仁。⑤砂粒体可见。

（2）鉴别诊断　①宫颈内膜型交界性黏液性肿瘤：交界性黏液性肿瘤细胞内均充满了黏液，有黏液分泌的浆液性肿瘤仅个别有分泌的细胞胞质内出现少量黏液。②网状型支持-间质细胞肿瘤：网状型支持-间质细胞肿瘤的高峰发病年龄在 10 岁左右，可伴有雄激素异常的症状和体征，其小管和囊状结构内衬单层或多层细胞，细胞圆形，核异型性小，有少量胞质，周围常能找到胞质红染的间质细胞。

3. 恶性浆液性肿瘤　恶性浆液性肿瘤（malignant serous tumor）是最常见的卵巢恶性肿瘤，发病高峰为 40～70 岁，占所有浆液性肿瘤的 20%～25%，常有血清 CA125 浓度升高，但不特异。大多数高级别浆液性癌在初次就诊时有较广泛的腹膜播散。

（1）诊断要点　①65% 的病例为双侧发生。②分化良好的类型主要由囊性和乳头状区域构成,仅部分区域呈实性。分化差的肿瘤呈实性,切面质嫩,可见坏死、出血,乳头状结构少见。表面乳头型在卵巢表面形成大量乳头,可见出血、坏死。③肿瘤易与周围邻近结构粘连。④肿瘤细胞丰富,有明显的间质浸润,间质反应性增生。⑤高级别肿瘤由高度异型性的肿瘤细胞构成,多形成实性区域,仅形成少量粗大的乳头。⑥高级别肿瘤的肿瘤细胞细胞核染色质浓聚,可见非典型核分裂,细胞多层排列,常见肿瘤细胞芽。⑦低级别肿瘤常形成丰富的各级乳头结构,亦可形成微乳头(无逐级分支现象,直接从较大乳头上分出,无纤维血管轴心,长度是宽度的5倍以上)和花边样结构,肿瘤细胞异型性较高级别肿瘤小。砂粒体常见,偶见以砂粒体为主的肿瘤,称为砂粒体癌。⑧变异型包括:囊腺癌、表面型癌和发生于腺纤维瘤恶变的癌。⑨免疫组织化学染色呈CK7、CA125阳性,超过60%的高级别肿瘤和少于10%的低级别肿瘤TP53阳性、WT-1阳性。

(2)鉴别诊断 ①透明细胞腺癌:前者可见胞核大、突出的鞋钉样细胞,有透明细胞和(或)嗜酸细胞,透明细胞癌形成的乳头结构更加规则,且其纤维血管轴心多有透明变性,砂粒体罕见。②子宫内膜样腺癌:子宫内膜样腺癌所形成的乳头、腺体结构更加规则,体积更大,可呈绒毛腺管状,没有游离的肿瘤细胞芽。子宫内膜样腺癌多伴有鳞状上皮化生,而浆液性腺癌则没有。砂粒体在子宫内膜样腺癌中罕见,而多见于浆液性腺癌。③成人型粒层细胞瘤:在实性浆液性腺癌中灶性细胞坏死与成人型粒层细胞瘤中的Call-Exner小体易混淆。浆液性腺癌EMA、CK8/18阳性,而成人型粒层细胞瘤EMA阴性、CK8/18灶性阳性;成人型粒层细胞瘤呈inhibin和calretinin阳性,而浆液性癌则呈阴性。④网状型支持-间质细胞肿瘤:罕见,10岁左右是其发病高峰年龄,可伴有雄激素异常症状。组织学上呈管状和囊性结构。管腔衬覆单层或多层肿瘤细胞,细胞核圆形,胞质少量。可表达抑制素、calretinin,有助鉴别。

4.良性黏液性肿瘤 良性黏液性肿瘤(benign mucinous tumor)占所有黏液性肿瘤的75%~85%,40~50岁为发病高峰年龄,是妊娠期最常见的上皮性肿瘤。肿瘤体积小时多无症状,体积增大后可出现腹胀,急性扭转可出现腹痛等急性症状和体征。3%~5%的黏液性肿瘤与皮样囊肿有关,亦可伴发阑尾黏液性囊肿和腹膜假黏液瘤。黏液性囊腺瘤亦可与良性Brenner瘤伴发。腹膜假黏液瘤是以大量的黏液性腹水、腹膜表面囊性上皮种植和粘连为特征,主要与阑尾疾病有关,亦有少部分病例与卵巢原发肿瘤有关。

(1)诊断要点 ①绝大多数均为单侧发生,仅有3%左右病例为双侧发生。②肿瘤体积较大,外表面光滑,分叶状,切面呈多囊性,囊壁内表面光滑。腺纤维瘤的间质坚韧,纤维样。③黏液性肿瘤的肿瘤性上皮与宫颈内膜或肠黏膜上皮相似。④囊性、乳头状结构多见,内衬单层柱状上皮细胞,细胞胞质内常见黏液,细胞核小且多位于基底部,肠型上皮常见杯状细胞。⑤纤维性的间隔和间质常有黏液变性。⑥可见帕内特细胞和嗜银细胞。⑦类型包括:囊腺瘤、腺纤维瘤和囊腺纤维瘤。⑧特殊染色和免疫组织化学示黏液PAS染色阳性,CK7阳性。

(2)鉴别诊断 ①浆液性囊腺瘤:黏液性囊腺瘤瘤细胞呈立方状,与浆液性囊腺瘤相似,但其胞质内可见黏液,并没有纤毛细胞,可与其鉴别。②伴异源性分化的支持-间质细胞肿瘤:该肿瘤可含有内衬黏液上皮的腺、囊成分,与黏液性肿瘤相似。但支持-间质细胞肿瘤具有特征性的支持细胞和间质细胞分化区域,可与黏液性肿瘤进行鉴别。③黏液性类癌：绝大部分黏液性类癌均学为实性，囊性结构非常罕见。黏液性类癌中可见嗜银、亲银细胞，并表达 CgA、NSE、Syn 等神经内分泌标记。

5. 交界性黏液性肿瘤　交界性黏液性肿瘤（borderline mucinous tumor）占全部黏液性肿瘤的 10%～15%。肠型的发病高峰期在 50 岁，而宫颈内膜型则稍晚。肠型更为常见。肠型较宫颈内膜型更易于伴发腹膜假黏液瘤，而宫颈内膜型易与子宫内膜异位症相关。

（1）诊断要点　①仅有 7% 的肠型和 40% 的宫颈内膜型为双侧发生。②肿瘤体积大，平均直径 15～20 cm。大体外观与良性黏液性肿瘤相似，但其囊壁常见突出的包块和乳头状突起。肠型体积相对更大，更容易出现分叶状结构。③肿瘤组织内见密集、拥挤的囊、腺和乳头状结构，并可见区域性的腺体出芽结构，肿瘤细胞呈复层状排列，细胞有非典型性，但没有破坏性的间质浸润。④肿瘤细胞胞质内充满黏液，核有异型性和大核仁，核分裂较活跃。⑤大多数病例呈肠型和宫颈内膜型混合分化。⑥宫颈内膜型（即宫颈内膜分化为主）肿瘤组织内常见炎症细胞浸润。⑦在囊壁破裂、黏液外渗的区域可见异物巨细胞。⑧类型包括黏液性腺纤维瘤。

（2）鉴别诊断　主要与伴有异源性分化的支持-间质细胞肿瘤鉴别，其异源性分化成分常见黏液性成分，可与交界性黏液性肿瘤相似，寻找典型的支持-间质细胞肿瘤分化区域是鉴别诊断的关键。

6. 恶性黏液性肿瘤　恶性黏液性肿瘤（malignant mucinous tumor）占所有黏液性肿瘤的 10%。发病高峰年龄为 40～70 岁。部分患者出现血浆内 CEA、CA199、CA125 浓度升高。

（1）诊断要点　①15%～20% 的病例为双侧发病。②肿瘤多为囊实性，亦可见乳头状结构，部分肿瘤可完全呈实性，可见出血与坏死。③细胞丰富的肿瘤中常见拥挤的腺、囊和乳头状结构以及成片的实性区域。肿瘤细胞呈复层状排列，有较明显的破坏性的间质浸润和间质的反应性增生。④肿瘤细胞异型性大，染色质浓聚，胞质嗜酸性，内含丰富的黏液，有时可推挤胞核形成印戒样细胞，非常典型的核分裂象可见。⑤可见较大面积的细胞外黏液湖形成，常见伴有组织细胞，有时亦可见异物巨细胞反应。⑥变异型包括发生于黏液性腺纤维瘤的黏液腺癌。⑦免疫组织化学染色 CK7、CK20 和 CEA 阳性，vimentin 阴性。

（2）鉴别诊断　①与浆液性和子宫内膜样腺癌鉴别：可以出现较丰富的腺/囊腔内黏液，但没有或只有少量细胞质内黏液。WT-1 在浆液性肿瘤中表达，而不在黏液性肿瘤中表达，而 CEA 仅在黏液性肿瘤中表达，还在浆液和子宫内膜样癌中表达。②与伴异源性分化的支持-间质细胞肿瘤鉴别：可出现伴有黏液性分化的腺、囊，使之与黏液性肿瘤相似，寻找到典型的支持-间质细胞肿瘤区域是鉴别诊断的关键。③与 Krukenberg 瘤鉴别：是来源于女性生殖系统之外的转移性黏液性腺癌，常见印戒细胞。乳腺和胃肠道是最常见的原发部位。常含有杯状细胞，多累及双侧卵巢。

7. 透明细胞肿瘤　透明细胞肿瘤（clear cell tumor）大多数为恶性，良性和交界性罕见。恶性肿瘤多见于未生育记的妇女，50 岁是发病高峰年龄。发生常与子宫内膜异位症有关。

（1）诊断要点　①肿瘤直径平均约 15 cm。②大多数肿瘤为囊实性，部分为实性，常为双侧发生。灶性出血和坏死可见。常有表面粘连,多为特征性的厚壁单囊结构,亦可为多囊,囊腔内常见白色或浅黄色实性乳头、结节突入囊腔。③良性肿瘤通常呈腺纤维瘤样结构,分化良好的腺体分布于纤维间质中。④交界性肿瘤通常呈腺纤维瘤样结构,有非典型的腺体分布于间质内。⑤癌多呈乳头状、腺囊状、实性或混合性结构,可见间质浸润。⑥肿瘤主要由多角形、糖原丰富的透明细胞组成,圆形或成角的肿瘤细胞核有异型性,常见病理性核分裂象。⑦肿瘤细胞衬覆于乳头表面、腺管和囊腔内表面,亦可呈巢状分布。⑧核仁不常见,而透明小体易见。⑨鞋钉样细胞核大,染色质浓聚,突出于乳头、腺管和囊腔表面。⑩少数肿瘤细胞呈立方状、扁平、嗜酸或为含黏液的印戒细胞。⑪特殊染色和免疫组织化学,透明细胞内糖原呈PAS阳性,黏液染色阴性,少数病例可呈AFP阳性、CK阳性。

(2)鉴别诊断　①无性细胞瘤:发病的高峰年龄为20~30岁,其肿瘤细胞体积大、圆形,有平滑、清楚的边界,细胞核居中,有一个或多个突出的核仁,其组织内常见纤细的纤维分隔带,并有大量淋巴细胞浸润。②卵黄囊瘤:发病的高峰年龄为10~20岁,卵黄囊瘤和透明细胞肿瘤均有疏松的黏液构象。卵黄囊瘤内可见S-D小体,常有多种构象,并常与其他类型的生殖细胞肿瘤伴发。卵黄囊瘤呈AFP阳性,而Leu-M1呈灶性阳性,EMA阴性。透明细胞腺癌常与子宫内膜异位症伴发,亦可伴发子宫内膜样腺癌和其他类型腺癌,并表达EMA,Leu-M1。

8. Brenner细胞肿瘤　大多数为良性Brenner瘤,高峰发病年龄为50岁。交界性和恶性Brenner瘤常发生于70岁。可出现雌激素水平异常的症状、体征,偶尔呈雄激素水平异常症状。偶尔Brenner瘤可与皮样囊肿相伴发,更少见的情况是与卵巢甲状腺肿、类癌和黏液性囊腺瘤相伴发。

(1)诊断要点　①大多数良性Brenner瘤体积小,直径多小于2 cm,分叶,切面灰黄,包膜完整。囊性结构少见。交界性肿瘤少见,可为实性或囊性,囊腔内表面可见乳头、结节突出。恶性Brenner瘤较良性和交界性肿瘤更易出现双侧发生,约占Brenner细胞肿瘤总数的15%,多呈实性和囊性。②Brenner瘤瘤细胞与尿路上皮细胞相似。③Brenner瘤的肿瘤细胞构成边界清楚的实性或部分囊性的肿瘤细胞巢和梁状构象,细胞呈卵圆形,胞质弱嗜酸性,胞核可见核沟。④囊腔内表面可见内衬黏液或其他类型腺上皮,腔内充满嗜酸性物质。⑤间质致密、纤维性,可见钙化。⑥交界性Brenner瘤的尿路上皮细胞样肿瘤细胞构成边界欠清的细胞巢,肿瘤细胞有非典型性,无间质浸润,可见灶性坏死,核分裂象可见。⑦恶性Brenner瘤有明显的破坏性间质浸润、促纤维增生,可见坏死。间质内可见浸润的单个或成巢的肿瘤细胞,肿瘤细胞与尿路上皮相似,异型性明显,核分裂多见,囊腔内可见乳头状结构,有时可见有黏液湖形成。⑧免疫组织化学染色,CK8/18阳性,CK20阴性。

(2)鉴别诊断　①黏液性囊腺瘤:良性Brenner瘤的囊性结构内壁上皮常有黏液分化,需要与黏液性肿瘤鉴别,但其黏液上皮周围常有移行细胞样肿瘤细胞,可以此鉴别。②低分化或未分化癌:常呈弥漫性生长,形成片状、梁状的实性区域,并由于出现中心性坏死而形成假乳头样结构,与尿路上皮癌所形成的宽大的乳头状结构相似,但这种由坏死形成的假乳头无纤维血管轴心,可以此鉴别。

9. 支持-间质细胞瘤　支持-间质细胞瘤(Sertoli-Leydig cell tumor,SLCT)是由分化程度不等的支持细胞、Leydig 细胞及非特异的性腺间质细胞以不同比例混合构成的肿瘤。发病年龄平均25 岁。75%的患者出现男性化,偶也可出现雌激素增高的表现。根据瘤组织的特点,SLCT 细胞瘤分为高、中、低分化和网状型。

(1)诊断要点　①97%的 SLCT 为单侧,多为实性或囊实性,平均直径 12 ~ 14 cm,低分化或网状型或伴有异源性成分者体积往往较大。实性区黄色或灰色,常见出血、坏死区。②高分化者,Sertoli 细胞排列成开放或闭合的管状结构,间质内可见簇状 Leydig 细胞,胞质丰富嗜酸,核圆,位于中央,核分裂象罕见。③中分化者,低倍镜下呈分叶状,不成熟的支持细胞呈圆形、卵圆形或梭形,胞界不清,核深染,排列成片块状或条索状。细胞小叶的周边可见 Leydig 细胞。瘤细胞有轻到中度异型性,核分裂平均 5 个/10 HPF。④低分化者,瘤细胞弥漫成片或团块状,呈肉瘤样结构,细胞梭形,中到重度核异型性和多形性,核分裂平均 20 个/10 HPF。⑤网状型,类似卵巢或睾丸网的结构占瘤体的 90%以上。裂隙样结构有时可扩张呈囊状,内衬扁平或柱状细胞,胞质少,核有不典型性。⑥伴有异源性成分,包括上皮(多为黏液上皮)和间叶成分(软骨样组织和横纹肌最常见)及这些组织起源的肿瘤。异源成分为黏液上皮时,肿瘤常为中分化,出现间叶成分或肉瘤时,肿瘤常分化较差。⑦免疫组化示抑制素、calretinin、AE1/AE3、vimentin、SMA 等阳性,极少表达 EMA。

(2)鉴别诊断　①粒层细胞瘤:30 岁以前少见,内分泌症状以女性化多见。瘤细胞呈滤泡型、小梁或弥漫型,常见 Call-Exner 小体,粒层细胞有核沟,黄素化少见,无异源性成分。②子宫内膜样腺癌:平均发病年龄 68 岁,可伴有盆腔子宫内膜异位症、子宫内膜癌,内分泌症状不明显。1/3 伴有鳞状上皮化生,无异源性成分,腺腔内可见黏液,黄素化间质细胞不含 Reinke 结晶,抑制素阴性。③卵巢转移性癌:多发生于年老者,且>50%双侧发病。腺管样结构的细胞有异型性,抑制素阴性,CK、EMA、CEA 阳性。④卵巢类癌:细胞条索更长、宽,细胞含嗜银颗粒,Syn、CgA、NSE 等阳性,抑制素阴性。原发性类癌20%有畸胎瘤成分,转移性几乎均为双侧性。⑤wolffian 管起源的女性附件肿瘤:通常无内分泌症状,管状、囊状和弥漫型常混合在一起,间质中无胞质丰富红染的大细胞。

10. 粒层细胞瘤　是由卵巢粒层瘤细胞构成的肿瘤。占卵巢肿瘤的2%~5%。高发于50 岁左右妇女。多数为低度恶性肿瘤。卵巢粒层细胞可分为成年型和幼年型两种类型。

(1)成年型粒层细胞瘤　成年型粒层细胞瘤(adult granulosa cell tumor,AGCT)占卵巢粒层细胞瘤的95%以上,发病年龄高峰为 50 ~ 55 岁。多数患者以性激素分泌紊乱为首发症状。成年型粒层细胞瘤为低度恶性肿瘤,具有晚期复发或转移的特点。

诊断要点:① 90%以上为单侧肿瘤,双侧者仅占 5%~8%。②肿瘤常有包膜,类圆形,表面光滑或分叶状。肿瘤平均直径约 13 cm。切面呈黄色或灰白色,多数为实性或囊实性,质地硬或软。多数可见灶状出血、坏死。③瘤细胞小,圆形、多边形或短梭形,有少量淡伊红染的胞质,胞界不清楚。细胞核圆形、卵圆形或梭形,典型者可见纵行核沟,使核形似咖啡豆,核染色质呈致密团块状或疏松空泡状,核仁较小。核分裂象一般<1 ~ 2 个/10 HPF。④瘤细胞在梭形间质细胞间相互聚集,排列成多种形式,最常见的为含 Call-Exner 小体的微滤泡结构。瘤细胞还可排列成巨滤泡结构、岛状、梁状、绸带状和弥

漫性等形式。常常是多种形式混合并存,有时可以一种形式排列为主。纤维卵泡膜瘤样间质常包绕粒层细胞成分。⑤粒层细胞瘤偶尔可发生黄素化。当粒层细胞瘤有大量黄素化细胞时,可称为黄素化粒层细胞瘤。个别病例中可见较大的怪异核和多核巨细胞。⑥免疫组化示 α-抑制素、CD99、vimentin、SMA、S-100、WT-1、calretinin、CD56、AE1/AE3、ER、PR 阳性,CK7/CK20、EMA 阴性。

(2)幼年型粒层细胞瘤　幼年型粒层细胞瘤(juvenile granulosa cell tumor,JGCT)占卵巢粒层细胞瘤的5%,患者年龄从新生儿到67岁,平均13岁。临床表现以性早熟和腹部包块最常见。预后好,临床经过一般呈良性,只有5%的肿瘤为恶性。

诊断要点:①肿瘤大体表现无特征性,与 AGCT 基本相同。双侧性 JGCT 占 2%~3%,出血、坏死更明显。②肿瘤以均一实性区为主。实性区瘤细胞弥漫分布,可伴有数量不等的卵泡膜细胞将实性区分隔成结节状。滤泡样结构不规则,以中等大小为主,圆形或卵圆形,腔内含嗜酸或嗜碱性液体或缺如。Call-Exner 小体一般不见或极少见。③瘤细胞体积均匀一致,细胞为圆形,胞质丰富、嗜酸性,核圆形、染色深,罕见核沟,核常有不同程度的异型性,偶可有奇异形核,核分裂象较 AGCT 多见,常大于 5 个/10 HPF。④粒层细胞和卵泡膜细胞均常出现显著黄素化,脂肪染色显示两种细胞内均富含脂质。⑤免疫组化同成年型粒层细胞瘤。

鉴别诊断:①成年型粒层细胞瘤与幼年型粒层细胞瘤的鉴别见表 3-3。②子宫内膜样腺癌:腺管样结构有时与 Call-Exner 小体相似,但子宫内膜样腺癌结构及细胞有较大异型性,常伴鳞状上皮化生,且瘤细胞无核沟,有助鉴别。免疫表型 EMA、CK7 阳性,α-抑制素、calretinin 等性索间质肿瘤的标记阴性。③未分化小细胞癌:以高钙血症为主要临床表现,无雌激素增高表现,罕见滤泡样结构且其形状常为圆形,出现坏死及偏位的细胞核更有助于癌的诊断。癌细胞核深染,异型明显,常有奇异形核和病理性核分裂象。④类癌:癌细胞界限清楚,细胞核呈一致性的圆形,无核沟,胞质明显嗜酸,免疫组化 CgA、Syn 阳性,可伴有畸胎瘤性成分。

表 3-3　成年型粒层细胞瘤与幼年型粒层细胞瘤的鉴别

鉴别要点	AGCT	JGCT
年龄	80%的患者>40岁,50%绝经后,30岁以前少见	50%青春期前,30岁以后罕见
伴随症状	80%有雌激素或雄激素活性	80%同性假性早熟
组织排列	大、小滤泡,梁状和岛状等各种排列均有,可见 Call-Exner 小体	实性排列为主,并可见含黏液性物质的不规则滤泡样结构,中等大小
瘤细胞	胞质少,核深染,异型性小,可见核沟	胞质丰富,核深染,有异型性,无核沟,黄素化常见
核分裂	一般少见	较多
预后	低度恶性,进展缓慢,晚期复发或转移	罕见恶性,若为恶性一般 3 年内复发或转移

11. 纤维瘤 是由产生胶原的梭形细胞、卵圆形细胞或圆形细胞组成的间质肿瘤。约占性索间质肿瘤总数的2/3。90%的患者30岁以上,以50~60岁多见。主要症状为腹部肿块,腹痛、腹胀。瘤体较小时常无症状。

(1)诊断要点 ①4%的纤维瘤为双侧性,约1/3的纤维瘤直径<3 cm,最大者直径可达15 cm。②较大的肿瘤表面平滑或结节状凸起,质硬。小的肿瘤可呈息肉状突出于卵巢表面,或在卵巢内呈界限不清的结节。切面灰白色,漩涡状,常伴有囊性变,偶可伴钙化。③肿瘤由梭形成纤维细胞及纤维细胞构成,呈束状或漩涡状排列,类似卵巢皮质,胶原纤维间质丰富。④瘤细胞胞质稀少,可含少量脂质,核长梭形,核分裂象罕见。⑤瘤组织可有玻璃样变性、黏液变性、水肿、钙化或骨化。

(2)鉴别诊断 ①巨大卵巢水肿:患者多<30岁,以腹痛为主要临床症状,并可伴男性化。整个卵巢弥漫水肿,但卵巢正常结构保留,可见间质细胞黄素化。②卵巢纤维瘤病:有明显的梭形细胞增生,但其内可见各级卵泡、黄体和白体等正常卵巢结构。③卵巢平滑肌瘤:瘤细胞为平滑肌细胞,核两端圆钝,免疫组化SMA、desmin阳性。④卵巢纤维肉瘤:瘤细胞核有中至高度异型性,核分裂象较多,4~25个/10 HPF。

12. 卵泡膜细胞瘤 是由富含脂质、与卵泡膜内层细胞相似的瘤细胞构成的卵巢间质肿瘤,并有不等量的成纤维细胞成分。包括典型卵泡膜细胞瘤和黄素化卵泡膜细胞瘤。

(1)典型卵泡膜细胞瘤 绝大多数患者发生于绝经后,青春期前罕见,平均年龄55岁。临床表现以雌激素增多引起的绝经后阴道流血或月经异常为最常见,少数可有男性化,也有伴Meigs综合征者。

诊断要点:①肿瘤一般为单侧,大小不一,一般直径为5~10 cm,切面实性,灰白、淡黄色。②瘤细胞梭形或卵圆形,胞界不清,胞质丰富、淡染或空泡状,核呈圆形或卵圆形,核分裂象罕见,少数核有异型性,冷冻切片脂肪染色示胞质阳性。③瘤细胞排列成结节状或束状,由产生胶原且类似纤维细胞的梭形细胞分隔,常可见玻璃样变的胶原斑块。④网状纤维染色:瘤细胞之间有大量纤细的网状纤维。

(2)黄素化卵泡膜细胞瘤 发病年龄较典型卵泡膜细胞瘤年轻,罕见合并硬化性腹膜炎,且年龄往往小于30岁。较少出现雌激素水平增高的表现,10%的患者可出现雄激素水平增高的表现;伴硬化性腹膜炎患者,以腹胀、腹水及肠道梗阻为主要临床表现。肿瘤大体与典型卵泡膜细胞瘤类似。

诊断要点:①典型卵泡膜细胞瘤或纤维瘤的背景上出现巢状或散在的大的圆形黄素化细胞。②黄素化细胞胞界清楚,胞质丰富,嗜酸性或空泡状,富含脂质,其细胞形态与卵泡膜黄体细胞及Leydig细胞形态相似。

鉴别诊断:①弥漫性粒层细胞瘤:网织染色有助鉴别。②间质黄体瘤:一般为老年患者,肿瘤为结节状,瘤旁常伴卵泡膜增生症。

13. 无性细胞瘤 是由单一增生的原始生殖细胞构成的恶性肿瘤,相当于睾丸的精原细胞瘤。发病年龄90%小于30岁,平均年龄22岁。症状为腹痛、腹胀及盆腔包块。

(1)诊断要点 ①90%为单侧性(多为右侧),10%为双侧性,肿瘤圆形或分叶状,直径大小不等,表面光滑,常有完整包膜。②切面灰白、实性、质韧,常伴出血及坏死。③如果出现钙化,常提示伴有性腺母细胞瘤的可能;出现坏死则可能混有其他生殖细胞成分。④瘤细胞较大,均匀一致,圆形或多边形,胞质丰富且透明。核居中,大而圆,核膜清楚,伴有或多个核仁,核分裂象易见。瘤细胞呈巢状、条索状或弥漫性分布,巢团被纤维间质分隔。常伴有淋巴细胞浸润,以T细胞为主。⑤少数病例可见多核巨细胞和肉芽肿形成,5%的病例可出现合体滋养细胞,使患者出现hCG增高。⑥免疫组化示PLAP、CD117、D2-40、Sall4、OCT3/4强阳性。

(2)鉴别诊断 ①胚胎性癌:大的原始细胞不同区域形态、结构不同,免疫组化表达CD30,而无性细胞瘤中瘤细胞形态一致,不表达CD30。②恶性淋巴瘤:免疫组化特征不同,淋巴瘤相关淋巴细胞标记阳性,而PLAP、Sall4等阴性。③性腺母细胞瘤:同时具备生殖细胞成分和性索-间质成分,常伴钙化。

14. 两性母细胞瘤 极罕见。肿瘤由卵巢和睾丸的性索-间质成分(支持细胞和粒层细胞)混合存在,且每一成分均不少于10%。患者大多数伴有男性化,也可有雌激素增高的表现,发病年龄为10~65岁,平均年龄31岁。

诊断要点:①多为单侧发生,体积大小不等,切面灰白色、灰黄色,实性或囊实性,呈结节状。②镜下见成熟的粒层细胞巢和支持细胞构成的小管和(或)Leydig细胞。③免疫组化示α-inhibin、CR阳性表达。④诊断报告中应该注明肿瘤的成分,指出粒层细胞成分是成年型还是幼年型,以及支持-间质细胞瘤的亚型。

15. 内胚窦瘤 内胚窦瘤高度恶性。多发生于青年妇女,平均年龄18岁,半数发生于月经来潮后,罕见于绝经期后。症状为腹痛和盆腔包块。血清AFP水平增高。

(1)诊断要点 ①几乎全为单侧发生(以右侧多见)。②肿瘤体积一般较大,直径为5~35 cm,平均15 cm表面光滑,常有完整包膜,圆形或卵圆形,切面灰红、灰黄色,实性,鱼肉状,可伴囊性变和(或)黏液变性,常继发出血和坏死。③镜下见多种组织学结构,常混合存在。基本病变:A. 微囊或筛网状类型:由微囊、疏松的黏液样基质和迷路样裂隙构成特征性的网状结构,内衬扁平、立方上皮细胞,大的泡状核且核仁显著;B. Schiller-Duval(S-D)小体:假乳头结构,中央为纤维血管轴心,表面衬覆单层立方、矮柱状或鞋钉样细胞;C. 透明(嗜酸)小体:圆形或卵圆形小球,位于胞质内或间质中,PAS阳性。其他类型:A. 多囊型:由许多大小不等的囊泡组成,内衬柱状、立方或扁平细胞,周围绕以疏松或致密的梭形细胞间质;B. 肝样型:含局灶性或弥漫性肝细胞样成分;C. 腺样型:含局灶性或弥漫性分泌型子宫内膜样腺癌成分。④免疫组化AFP、广谱CK、PLAP、Sall4、glypican-3常阳性。

(2)鉴别诊断 卵黄囊瘤有多种组织学模式,需与多种肿瘤鉴别。①透明细胞癌:多见于老年人,缺乏微囊、S-D小体等结构,免疫组化表达EMA,不表达AFP。②其他鉴别还包括内膜样癌、幼年型颗粒细胞瘤、肝样癌等,结合临床特征、典型的病理形态以及免疫组织化学染色不难鉴别。

16. 胚胎性癌 是罕见的高度恶性肿瘤。多发于儿童和青年妇女,年龄为4~28岁,平均年龄15岁。常表现为性早熟、闭经、多毛、阴道不规则流血等和盆腹腔包块。β-hCG和血清AFP多升高。

(1)诊断要点 ①多为单侧,结节状,直径为10~25 cm(平均17 cm),切面囊实性,以实性为主，质韧，多彩状，继发出血及坏死，囊性区域含黏液样物。②瘤细胞排列呈巢状、片状、腺样或乳头状。大的原始细胞胞质嗜双色，核位于中央，多形性，染色质呈泡状，核仁显著，可多个，核分裂象常见。③常出现合体滋养细胞和(或)中间滋养层细胞。④免疫组化 CK、CD30、AFP、PLAP、OCT4、Sall4 阳性。含合体滋养层细胞，hCG 可阳性。

(2)鉴别诊断：①卵黄囊瘤：具有 S-D 小体、网状结构等，而胚胎性癌结构较为单一。②卵巢绒毛膜癌：双向分化的滋养层细胞，伴广泛出血及坏死。癌细胞表达 hCG，而不表达生殖细胞相关标记。③无性细胞瘤：瘤细胞被纤维间质间隔，常伴淋巴细胞浸润，缺乏乳头和(或)腺管排列结构，不表达 AFP。④多胚瘤：具有较多胚胎样小体结构，而胚胎性癌偶见零星胚胎样小体结构。

17. 囊性成熟性畸胎瘤　是最常见的卵巢肿瘤，约占所有卵巢肿瘤的 1/4。好发于生育期女性。常在妇科检查时偶然发现。多无症状，可伴有腹痛、腹胀、阴道流血。

(1)诊断要点　①肿瘤圆形、卵圆形，体积大小不等，表面光滑，切面囊性，腔内充满皮脂和毛发，可见牙齿或骨质，内壁光滑附头节(由脂肪组织、牙齿和骨骼构成的突向囊内的结节)。②可见来源于两胚层或三胚层的成熟性组织。③可伴有继发性肿瘤形成，常见为鳞癌、腺癌、类癌、肉瘤及恶性黑色素瘤等。

(2)鉴别诊断　①未成熟性畸胎瘤：含有数量不等的未成熟组织，尤其是不成熟神经外胚层成分。②胎儿型畸胎瘤：含 3 个胚层来源的组织，呈高度器官分化而具备胎儿雏形。

18. 未成熟性畸胎瘤　多发生于儿童和青少年，症状为腹痛、腹胀或腹部包块。少数病例由于肿瘤扭转或破裂可出现急腹痛。罕见为月经过多及阴道流血。

(1)诊断要点　①肿瘤圆形、椭圆形，多为单侧，10%~15% 的对侧卵巢同时出现囊性成熟性畸胎瘤。直径为 6 ~ 42 cm，平均 18.5 cm。②切面多彩状，囊实性，以实性区为主，常见出血及坏死。③镜下可见各个胚层的未成熟和成熟组织，但诊断依据为是否存在神经外胚层菊形团或原始神经管。④神经上皮菊形团或原始神经管常内衬拥挤的嗜碱性细胞，核深染，核分裂象多见。⑤病理分级：1 级，少量未成熟神经上皮灶在任一张切片中不超过 1 个低倍视野(40×)；2 级，中量未成熟神经上皮灶在任一张切片中占 1 ~ 3 个低倍视野(40×)；3 级，大量未成熟神经上皮灶在任一张切片中超过 3 个低倍视野(40×)。⑥免疫组化：神经外胚层组织表达 NSE、S-100、NF、Syn、GFAP。原始神经管细胞 Ki-67 常有较高的表达。

(2)鉴别诊断　①成熟性实性畸胎瘤：无不成熟组织，胎儿型组织如软骨、发育的大脑皮质和小脑不足以成为诊断未成熟型畸胎瘤的依据。②癌肉瘤：由癌与同源或异源性肉瘤成分组成，缺乏神经外胚层组织。

19. 卵巢甲状腺肿　是最常见的单胚层畸胎瘤。好发年龄为 40 ~ 50 岁。多无明显症状，少数表现为腹部包块、腹胀或甲状腺功能亢进等。高达 1/3 的病例出现腹水。罕见伴发 Meigs 综合征或腹膜种植。

(1)诊断要点　①单侧，体积大小不等，结节状，表面光滑有包膜，切面可为实性、囊实性或囊性，棕色、肉样，常含多个囊腔。②卵巢甲状腺肿由正常的或增生的甲状腺组织构成。③卵巢甲状腺肿恶变的诊断标准与颈部甲状腺癌基本相同，包括肿瘤累及卵巢外、浸润至卵巢包膜表面和周围、血管侵犯及细胞异型等。④免疫组化示 TG 和 TTF-1 阳性。

（2）鉴别诊断　透明细胞腺癌：两者均有囊泡状结构和腔内含嗜酸性物质，但甲状腺肿滤泡大小不等和腔内含胶样物，免疫组化 EMA 阴性、TG 和 TTF-1 阳性可鉴别。

20. 卵巢类癌　罕见。年龄为 14 ~ 79 岁，平均年龄 53 岁。多表现为卵巢肿物的相关症状，少部分可出现类癌综合征。卵巢类癌分为 4 种类型：岛状类癌、小梁状类癌、甲状腺肿性类癌和黏液性类癌。

（1）诊断要点　①多为单侧，最常表现为囊性成熟性畸胎瘤中囊腔内突起的结节肿瘤直径 1 ~ 10 cm，切面多实性，灰黄、灰白或灰褐色。②基本类型：岛状类癌、小梁状类癌、甲状腺肿性类癌和黏液性类癌。③免疫组化：CK 以及神经内分泌标记如 CgA、NSE、Syn 等阳性。

（2）鉴别诊断　①Sertoli 细胞瘤：与小梁状类癌结构相似，但类癌细胞更规则，胞质丰富且含嗜银颗粒，细胞条索较长，不表达抑制素 A。②卵巢粒层细胞瘤：与岛状类癌的腺泡状结构相似，癌细胞多可见核沟和形成 Call-Exner 小体，不表达神经内分泌标记。③卵巢继发性类癌：原发灶多在小肠，双侧卵巢多受累，常有腹膜病灶，不合并卵巢皮样囊肿。④黏液性类癌还需与卵巢 Krukenburg 瘤和黏液性肿瘤鉴别。

21. 转移性肿瘤　转移性肿瘤所占卵巢肿瘤比例少于 10%。常见的原发部位包括女性生殖道、大肠、胃和乳腺。原发肿瘤还包括阑尾类癌、胰腺肿瘤、小细胞癌、恶性黑色素瘤、淋巴瘤和白血病。相关临床病史、仔细寻找原发肿瘤、仔细的大体和组织学检查是诊断转移性肿瘤的重要因素。Krukenberg 瘤原来是指转移到卵巢的胃癌，现在泛指具有印戒细胞的任何来源的卵巢转移性癌。主要通过血液转移，亦可通过腹腔播散、直接蔓延和淋巴道等方式转移。

（1）诊断要点　①70% 的转移性黏液性癌均为双侧受累及。②肿瘤外形不规则，形成孤立或多个边界清楚的结节，多位于卵巢表面生长。多为实性，可有一个或多个囊腔。③肿瘤位于卵巢表面，纤维间质增生，多结节状，有血管和淋巴管浸润，形态上与原发肿瘤有差异。④通常为腺癌。⑤在 Krukenberg 瘤中，印戒样的肿瘤细胞在间质内广泛浸润，亦可见少量腺管状结构。⑥特殊染色和免疫组织化学，黏液染色在 Krukenberg 瘤和其他类型的黏液性癌中呈阳性。肿瘤细胞呈 CK20、CEA、CA19-9 阳性。

（2）鉴别诊断　①临床病史是重要的鉴别诊断信息。②转移性肿瘤多累及卵巢皮质和卵巢门。③特殊染色和免疫组织化学染色可以提供帮助。④原发性黏液性腺癌与 Krukenberg 瘤：原发性黏液性腺癌多呈单侧发生，印戒样肿瘤细胞罕见，而 Krukenberg 瘤 70% 以上都为双侧受累，且含有丰富的印戒细胞。在缺乏临床病史的情况下，这种鉴别有时是困难的。

三、治疗

卵巢恶性肿瘤的治疗方法主要是手术和化疗。极少数患者可经单纯手术而治愈，绝大部分患者需手术、化疗联合靶向治疗等综合治疗。

(一)手术治疗

手术在卵巢恶性肿瘤的初始治疗中有重要作用,手术目的包括切除肿瘤、明确诊断、准确分期、判断预后和指导治疗。

卵巢癌的初次手术包括全面的分期手术及肿瘤细胞减灭术。如果术前怀疑为恶性肿瘤,则应行开腹手术,适合各期肿瘤。对早期患者可考虑由有经验的妇科肿瘤医师行微创手术,但尚存争议。

1.全面分期手术

(1)适应证　临床疑为早期的卵巢恶性肿瘤患者(影像学检查未发现明显盆腔外转移的患者)。

(2)开腹全面分期手术步骤　①取下腹部纵切口,进入腹腔后,首先取腹水行细胞学检查。若无腹水,以0.9%的生理盐水冲洗腹盆腔,取冲洗液行细胞学检查。②对腹盆腔内脏器壁层腹膜等进行全面仔细探查。除可疑部位取活检外,还应对膀胱腹膜返折、直肠子宫陷凹、双侧结肠旁沟腹膜、膈肌表面腹膜(也可使用细胞刮片进行膈下细胞学取样)进行活检。原发肿瘤若局限于卵巢,应仔细检查包膜是否完整。③切除全子宫和两侧卵巢及输卵管,切除大网膜以及任何肉眼可见病灶。手术中尽量完整切除肿瘤,避免肿瘤破裂。④肉眼可疑阑尾肿瘤受累者或卵巢黏液性癌应行阑尾切除。由于卵巢原发黏液性癌并不常见,所以卵巢黏液性肿瘤患者必须对上、下消化道进行全面评估,以排除消化道来源的可能。⑤双侧盆腔淋巴结和腹主动脉旁淋巴结切除,切除腹主动脉旁淋巴结时,上界至少达到肠系膜下动脉水平。

2.肿瘤细胞减灭术

(1)适应证　术前或术中评估有卵巢外转移的中晚期患者。手术的目的在于最大程度地切除所有肉眼可见的肿瘤,降低肿瘤负荷,提高化疗疗效,改善预后。如初诊患者经妇科查体及影像学检查等综合判断有可能实现满意减瘤(残存肿瘤≤1 cm),则可直接手术,称为初次肿瘤细胞减灭术。如判断难以实现满意减瘤或年老体弱难以耐受手术者,则在取得细胞学或组织学病理诊断后先行新辅助化疗2~3个疗程后,再行手术;或者初次减瘤术后残存较大肿瘤,经化疗2~3个疗程后再行手术者称为间隔(中间)肿瘤细胞减灭术(interval debulking surgery)。

(2)手术主要步骤　①取下腹纵切口,探查盆腔及腹腔的肿瘤情况。②切除全子宫双附件大网膜及所有肉眼可见的肿瘤。③切除能够切除的肿大或者可疑受累的淋巴结。如果盆腔外肿瘤病灶≤2 cm者必须行系统的双侧盆腔和主动脉旁淋巴结切除术,切除范围同全面分期手术。④为实现满意减瘤术,可根据转移灶所在部位,切除部分肠管、阑尾、脾脏、胆囊、部分肝脏、部分胃、部分膀胱、胰尾、输尿管及剥除膈肌和其他腹膜。

3.再次肿瘤细胞减灭手术

(1)定义　对完成初次或间隔减瘤术并接受化疗后复发患者所进行的再次肿瘤细胞减灭术。

(2)适应证　铂敏感复发患者,即一线化疗末次治疗结束后至复发的间隔时间大于6个月;预计复发病灶可以切除,达到满意减瘤的目的。研究显示,再次肿瘤细胞减灭术和初次肿瘤细胞减灭术一样,残存肿瘤越小,预后越好。

(3)手术步骤　根据复发灶的部位选择合适的切口,如为盆底复发灶可仍选择下腹部纵切口;如为部分肝切除,则选择右侧季肋部弧形切口。尽量切除所有肉眼可见的肿瘤,可根据需要切除部分肠管、阑尾、脾脏、胆囊、部分肝脏、部分胃、部分膀胱、胰尾、输尿管及剥除膈肌和其他腹膜。

4. 保留生育功能的手术　如果患者年轻要求保留生育功能,术中需对肿物行冰冻病理诊断及临床评估,如果提示卵巢肿物属临床Ⅰ期低危上皮性卵巢癌(低级别、非透明细胞癌)、性索间质肿瘤,或交界性卵巢肿瘤,可行保留生育功能的手术。有生育要求的任何期别的恶性生殖细胞肿瘤,如果子宫和对侧卵巢正常,都可以保留生育功能。Ⅰ期透明细胞癌恶性程度高,保留生育功能应谨慎。

保留生育功能手术范围包括:患侧附件切除术+保留子宫及对侧附件+全面分期手术。对于恶性生殖细胞肿瘤患者影像学及术中探查未见淋巴结转移征象者可不行盆腔及腹膜后淋巴结切除术。

5. 辅助性姑息手术　对接受姑息治疗的晚期卵巢癌患者,如有必要可行以下辅助性手术:合并胸腹水者行胸腔或腹腔穿刺引流术;肿瘤压迫或侵犯输尿管导致肾盂输尿管积水时可考虑放置输尿管支架或肾造瘘术;肿瘤侵犯肠道导致肠穿孔可考虑近端造瘘术;盆底肿瘤压迫或侵犯直肠导致大便困难或直肠阴道瘘者可考虑肠造瘘术。

6. 手术并发症　晚期卵巢癌的特点在于肿瘤在腹盆腔内播散种植转移,容易导致肿瘤与周围脏器的粘连,甚至侵入脏器实质。因此,手术难度大、范围大,加之患者多数为晚期,体质较弱,常合并腹水、低蛋白血症,发生术中及术后并发症的风险较高。

(1)周围器官损伤　包括肠管、输尿管、膀胱、血管等。因晚期卵巢癌肿瘤广泛转移、肿瘤粘连等因素,分离粘连时可能导致周围脏器的损伤。在结束手术前应仔细检查脏器表面,及时发现损伤之处,予以修补。

(2)出血　肿瘤广泛转移者,切除肿瘤时创面出渗血较多,必要时输血。大网膜切除的严重并发症之一是术后大出血,多见于网膜切除时血管结扎或止血不彻底,尤其是肝曲或脾曲的网膜根部血管,应谨慎结扎,并在手术结束前再次确认无出血。

(3)感染　晚期卵巢癌由于腹胀等影响进食者体质较弱,如合并腹水,可伴有低蛋白血症,术后发生感染的风险较大,应积极对症处理,纠正低蛋白血症等,改善患者的一般情况。

(4)消化道并发症　如肠粘连、肠梗阻,行肠管切除吻合的患者还需注意术后发生瘘的可能,这类患者可适当推迟化疗时间。

(5)淋巴囊肿　行淋巴结切除的患者注意淋巴囊肿的发生,术中重视淋巴管的结扎或凝闭、放置引流、适当延长保留引流管的时间等措施有利于减少淋巴囊肿的发生。术后患者发生淋巴囊肿后可中药外敷或内服,如有必要则超声引导或定位后穿刺引流。

(6)下肢静脉血栓　卵巢癌患者是发生深静脉血栓形成尤其是下肢静脉血栓的高危人群,可予弹力袜、下肢气压式血液循环泵及预防性给予低分子等措施降低深静脉血栓发生风险。

(7)其他并发症　气胸等。切除累及膈肌的肿瘤后有可能导致气胸的发生。

（二）药物治疗

1. 一线化疗　包括新辅助化疗和术后辅助化疗。方案有紫杉类联合铂类以及多柔比星脂质体联合铂类，可选方案包括：①紫杉醇 175 mg/m^2，静脉滴注 3 h，卡铂 AUC 5～6，静脉滴注，第 1 天，每 3 周重复。②多西他赛 60～75 mg/m^2，输注 1 h，卡铂 AUC 5～6，静脉滴注，第 1 天，每 3 周重复。③紫杉醇 135 mg/m^2，静脉滴注 24 h，第 1 天，顺铂 75～100 mg/m^2 腹腔注射，第 2 天，紫杉醇 60 mg/m^2 腹腔注射，第 8 天，每 3 周重复。④紫杉醇每周 60 mg/m^2，静脉滴注 1 h，卡铂 AUC 2/周，静脉滴注 30 min，共 18 周（适用于老年体弱者）。⑤卡铂 AUC 5，第 1 天，多柔比星脂质体 30 mg/m^2，静脉滴注，第 1 天，每 4 周重复。

低级别浆液性或内膜样癌患者经全面分期手术后确定为Ⅰa 或Ⅰb 期/G_1 术后可观察，Ⅰa 或Ⅰb 期/G_2 的患者术后可观察也可化疗。其余患者都应接受辅助化疗，Ⅰ期患者 3～6 个周期化疗，中晚期（Ⅱ～Ⅳ期）给予 6～8 个周期化疗。对于满意减瘤的Ⅱ～Ⅲ期患者可考虑上述腹腔化疗方案。

卵巢生殖细胞肿瘤的化疗方案包括博来霉素+依托泊苷+顺铂（bleomycin+etoposide+cisplatinum，BEP）、紫杉醇+铂类、依托泊苷+卡铂等。推荐的一线化疗方案为 BEP。除Ⅰ期无性细胞瘤和Ⅰ期/G_1 未成熟畸胎瘤外，其余患者均需化疗。Ⅰ期患者术后化疗 3～4 周期，Ⅱ期及以上晚期患者，应根据肿瘤残存情况治疗 4～6 个周期；或化疗前血清肿瘤标志物阳性，则可在标志物转阴后，再治疗 2～3 个周期。使用博来霉素时应定期行肺功能检测，因为博莱霉素可导致肺纤维化。恶性的卵巢性索间质肿瘤可选择 BEP 方案或紫杉醇联合卡铂化疗。

2. 二线化疗　卵巢癌复发后采用二线化疗。末次化疗至复发的时间间隔是影响二线治疗效果的主要因素。据此将复发肿瘤分成两类。①铂类耐药复发：肿瘤在铂类为基础的一线治疗中无效（铂类难治型），或化疗有效但无化疗间隔<6 个月复发者（铂耐药型）。②铂类敏感复发：肿瘤在铂类为基础的一线化疗中有效，无化疗间隔≥6 个月复发者。

对于铂类敏感复发的病例，仍以含铂的联合化疗为主，可选择的方案包括卡铂/紫杉醇 3 周方案、卡铂/多西他赛、卡铂/吉西他滨、卡铂/多柔比星脂质体或顺铂/吉西他滨等，有效率为 30%～80%，其疗效与末次化疗至复发的时间间隔有关。对于铂类耐药的病例，首选非铂类单药（多西他赛、口服依托泊苷、吉西他滨、多柔比星脂质体、紫杉醇周疗、拓扑替康），有效率为 10%～25%。其他可能有效的药物包括六甲密胺、卡培他滨、环磷酰胺、异环磷酰胺、伊立替康、美法仑、奥沙利铂、白蛋白结合型紫杉醇、培美曲塞和长春瑞滨等。

内分泌治疗可作为化疗耐药或不宜化疗者的姑息治疗，有效率为 8%～20%，包括他莫昔芬、甲地孕酮或甲羟孕酮、阿那曲唑、来曲唑、醋酸亮丙瑞林等。

3. 靶向治疗药物　目前用于卵巢恶性肿瘤的靶向治疗药物主要针对上皮癌。研究表明可使患者获益的靶向药物主要有两种，一种为抗血管药物，如贝伐珠单抗；另一种为二磷酸腺苷核糖多聚酶（PARP）抑制剂，如奥拉帕利、尼拉帕利。贝伐珠单抗用于卵巢癌一线治疗及复发后治疗，可改善具有不良预后因素的中晚期患者的 PFS 和 OS。贝伐珠单抗的用法为静脉滴注,与化疗同时给药,化疗结束后再维持给药。常见的副作用有高血压、蛋白尿等。对有肠道手术史或肠道受侵的患者可有发生消化道穿孔的风险。奥拉帕利、尼拉帕利等PARP抑制剂多为口服给药,作为铂敏感复发卵巢癌在化疗有效并结束后的维持治疗,有助于延长PFS,且有*BRCA1*、*BRCA2*基因致病突变者获益最大。

(三)放射治疗

卵巢上皮癌对放射治疗中度敏感,但由于卵巢癌的生物学特点,易出现盆腹腔广泛转移,且化疗有效,而盆腹腔放疗多有近期和远期并发症,所以放疗基本不再用于卵巢癌术后的辅助治疗。即使是对放疗敏感的无性细胞瘤,术后亦以化疗为主要辅助治疗手段。目前放疗仅用于部分复发卵巢癌的姑息治疗。对于肿瘤局限,例如仅有腹膜后或纵隔淋巴结转移,但手术难以切除,且化疗效果不佳,可考虑放射治疗。

四、随访

根据长期以来对于卵巢癌复发特点的总结,已经制订了具体的复查时间间隔和复查项目。经治疗获得完全缓解的患者,治疗后每2~4个月复查1次,随访2年;然后每3~6个月复查1次,再随访3年;之后每年复查1次。

每次复查时注意询问患者的近况和不适症状,并针对这些主诉开具相应的检查。例如,对于腹胀、大便困难等主诉者注意是否有盆腹腔复发;对于咳嗽的患者注意复查胸部CT,除外肺转移。多数患者复发时缺乏典型的症状,而妇科双合诊和三合诊检查则有助于早期发现阴道残端及盆腔内的复发,尤其是针对初次手术时子宫直肠窝有种植转移且没有完全切除干净者。

血清肿瘤标志物也是随诊时需复查的项目之一,在初诊时发现有升高的标志物都应进行复查,上皮癌最常用的是CA125,此外还有CA199、CEA等。内胚窦瘤注意复查AFP,无性细胞瘤复查LDH,绒癌复查β-hCG,性索间质肿瘤注意激素水平的变化等。

影像学检查在卵巢恶性肿瘤的随访监测中不可缺少。常用的检查方法有:超声、CT、MRI、骨扫描、PET-CT等。卵巢癌的复发以腹盆腔最为常见,所以腹盆腔超声检查是卵巢癌随访中最常用的影像学诊断方法。对于CA125明显升高、有症状但超声未能找到复发灶者,可进一步做CT、MRI或PET-CT检查。

胸部CT扫描是常用的除外胸部转移的检查方法,有咳嗽、胸痛等症状怀疑肺部转移或需与肺部炎症鉴别时,应行胸部CT检查。

(孙德荣)

第四章　宫颈癌前病变

第一节　宫颈癌前病变检查:阴道镜的使用

脱落细胞学检查、人乳头瘤病毒(HPV)分子生物学检测以及阴道镜都是检测宫颈上皮内瘤变(CIN)非常重要的辅助诊断手段。脱落细胞学检查中发现的细胞改变或 HPV 阳性,提示临床医师可能存在宫颈上皮从正常向异常转化。阴道镜通过放大和光源投照使医师可以定位这些变化。

在这一节中,我们将讨论阴道镜的组织学基础和阴道镜检查。

一、阴道镜的组织学基础

正确解读正常组织和癌前组织的阴道镜下表现,需要具备宫颈上皮及其间质内所发生的组织病理学变化的知识。对于检查者来说,重要的是善于观察肉眼所见的活组织,并推断经固定或染色的组织标本在显微镜下所呈现的图像。

阴道镜下所见是多种因素的总和。这些因素包括:①上皮的结构及其厚度和形成中可能的差异。②皮下间质的构成。③组织的表面轮廓或构型。

因此,通过阴道镜所看到的图像是基于这 3 种形态学特点相互作用的结果。上皮充当滤镜,反射光和入射光必须通过上皮以形成最终的阴道镜图像。上皮是无色的,而间质因包含血管而带有红色。间质的红色通过上皮传回给检查者,它会随上皮的不同特征而发生改变。

如图 4-1 所示,当光穿过正常上皮时,它将被改变,这取决于上皮的形态特征。上皮的厚度、结构和密度都会使透过的光发生改变。皮下间质层反射光使正常上皮呈粉红色外观。图 4-2 所示上皮为异常(不典型)上皮,厚度增加且结构改变,导致反射光通过组织呈现不透明的外观,特别是在醋酸处理之后尤为明显。

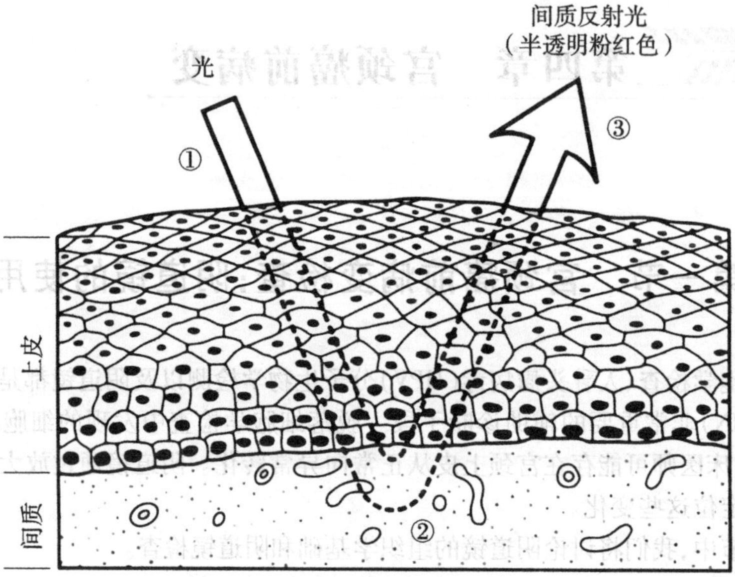

图 4-1　正常上皮

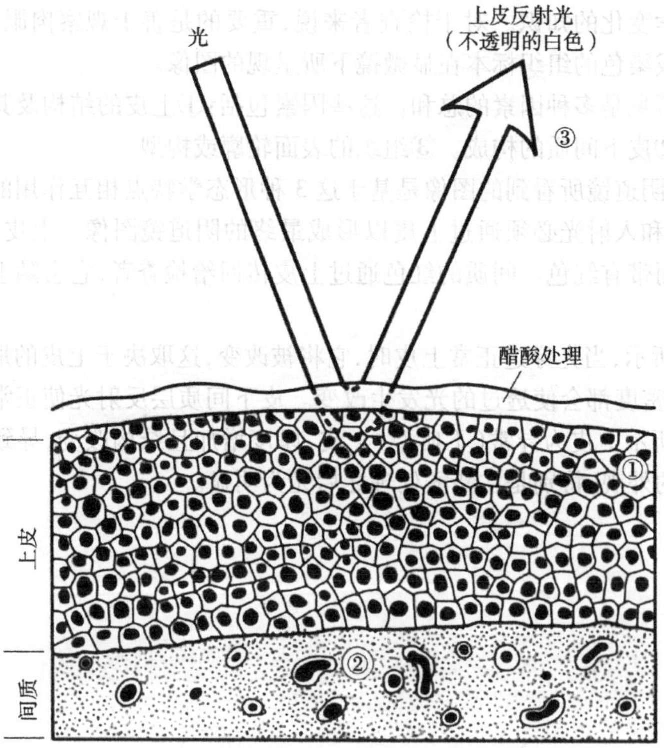

图 4-2　异常（不典型）上皮（宫颈上皮内瘤变）

(一)上皮的作用

如上所述,不同种类的上皮通过阴道镜观察会有不同的外形特征。生育年龄的正常宫颈鳞状上皮富含糖原,厚且多层,滤光性强,在阴道镜下呈粉红至浅红色。柱状上皮薄,含黏液且高度透明,在阴道镜下呈深红色。柱状上皮中形成新的鳞状上皮的区域称为转化区,在转化区的范围内有处在各种不同转化阶段的化生上皮。它们可能比正常的鳞状上皮薄,缺乏糖原,呈浅红色。在未成熟的化生鳞状上皮中会有一些快速再生的上皮,它们可能不透明。异常上皮包括宫颈上皮内瘤变阶段,其中一些将成为癌前病变。有别于正常上皮,异常上皮内核质比例增高,呈不透明的外观,有时被描述为深红夹杂着白色退变的污灰色。

绝经后或青春期的鳞状上皮比正常上皮更薄且缺乏糖原。间质供血减少,阴道镜下所见呈淡红色的特征。

(二)间质的作用

当间质中发生炎症时,在阴道镜下看到的上皮外观也可能会发生改变。根据炎症的不同程度,上皮会呈灰白色或黄色。

(三)表面轮廓或结构的作用

这是由表层形状和上皮层厚度的变异决定的。表层形状可以是光滑的或呈乳头状。例如,阴道镜下柱状上皮表现为葡萄状的绒毛,聚集时形成所谓的柱状上皮异位。

血管结构同样也会在表层变得明显,这点我们会在后面讨论。毛细血管可能会在上皮中出现,在白色或不透明的背景上以红点的形式呈现,在间质乳头隆起中形成点状或网状结构,隔开上皮使其形成分割区域,即所谓的镶嵌状上皮。

阴道镜下也可发现表面上皮的白斑(肉眼也可看到)。这种黏膜白斑是由一层黏稠的角蛋白覆盖到组织学上正常或异常的上皮表面形成的。

如上所述,上皮成熟的不同程度、各种表面轮廓的改变以及血管结构的差异相互结合,从而形成正常和异常上皮各种不同的外观。没有一个单一的病症的外观,尤其对于异常上皮而言,因此,允许采用分级系统来评价这些变化,这在管理方面有助于辨别轻微病变或严重病变前者伴极少的瘤变潜质,即使有这样的潜质,最终演变为浸润性病变也在多年以后。后者伴有高度恶性瘤变潜质。

二、阴道镜检查

(一)阴道镜

阴道镜是一种提供光源和放大作用的显微镜,可使宫颈视图放大 6 ~ 40 倍。阴道镜最初于 20 世纪 20 年代由 Hinselmann 发明,过去的 50 年间它已经在西欧、北美和南美地区被广泛使用。

阴道镜镜头的焦距为 200 ~ 300 mm,这可为检查者建立一个舒适的工作距离。偶尔,这一距离可以很近,即 125 mm;这主要用于生理盐水法的阴道镜检查,一种展示上皮内血管结构的技术。

阴道镜有两个目镜且目镜的放大范围为6～12倍。阴道镜包含一些附件，主流的仪器都配有摆动结构、聚焦器、双目镜和用于固定或安装摄像设备的侧臂。

另一种有时会用到的附件是绿色滤片，可将滤光片插入到阴道镜光源和物镜之间使用，帮助吸收红光，使血管变得更暗并呈黑色该附件通常在进行生理盐水涂抹检测时使用。

（二）阴道镜检查

通常患者需要在专用座椅上以改良截石位行阴道镜检查。图4-3a中的座椅主要采用脚跟托板，有时也会用到膝盖托板。在座椅旁会设置一个器材盘，用于放置阴道镜检查中的必要器材。最重要的是窥阴器，为了方便放置在阴道中，窥阴器有各种长度和宽度。有时阴道壁会从窥阴器中突出而影响观察，这时可以用一个橡胶套，或切下橡胶手套的手指部分，套在窥阴器的尾片上，使阴道壁远离中央观察区域。通过窥阴器的附件或通过助手协助使阴道侧壁回缩，也被用于防止阴道壁突出而影响观察。

检查宫颈之前，需要检查外阴和阴道。女性如果在外阴和阴道有瘤变，那么宫颈疾病的风险会有所增加，因此外阴和阴道检查很重要。外阴可以用裸眼检查，但阴道检查必须要使用6倍放大的阴道镜。在检查前并不是都需要做宫颈涂片或宫颈刷取样HPV检测，但当必须做宫颈涂片或宫颈刷取样时需记住，它们可能会对上皮的表面造成影响。一些相关的炎症状态，例如沙眼衣原体感染，也可能会造成上皮的磨损和出血。

当窥阴器伸入并且尾片末端间的宫颈视野被扩大后，可见主要在宫颈上的上皮。当窥阴器尾片完全打开时，不仅宫颈阴道部，部分宫颈管也会变得可见。窥阴器完全打开，宫颈呈现“表象”视图。宫颈管和柱状上皮都完全可见。当窥阴器移至阴道下部，模仿体内的正常情况，则可见所谓的“真实”视图。这种视图展示了宫颈管内组织是如何内缩的，以及处于宫颈“外部”的化生鳞状上皮。稍后会介绍在一些特定情况下，例如孕期，阴道的环境（如pH值）会影响暴露在其中的柱状上皮，最终影响上皮组织。

经常可以见到少量的阴道分泌物与宫颈黏液混合在一起并覆盖检查部位，使观察视野变得模糊。这些分泌物可以用干燥的棉签来清除。这种操作过程：阴道及宫颈分泌物被清除后，宫颈更容易被观察。

如果在排卵期检查，宫颈管的可视化程度更优。清澈的宫颈黏液充分外流使得宫颈管组织观察不受妨碍。包括宫颈管和异常上皮。

当患者处于改良截石位时，使用双目镜头阴道镜可以观察到暴露的宫颈，然后用醋酸溶液（3%或5%）或生理盐水涂抹宫颈。其他情况下需要使用络合碘溶液（1%）。

（三）醋酸的应用

使用棉球涂抹或直接喷洒3%～5%的醋酸。醋酸可引起组织，特别是柱状和异常上皮肿胀。如前所述，异常（不典型）上皮会变成白色或不透明，能很明显地与正常（粉色）上皮区分开来。普遍认为醋酸溶液可以使上皮和间质的细胞角蛋白发生可逆的凝结现象。

涂抹醋酸后，上皮组织中的角丝蛋白（细胞角蛋白）会增加，引起组织肿胀，使上皮组织呈现白色。细胞角蛋白共有 20 种不同的多肽,但只有角蛋白 10 在上皮醋酸白色变化过程中起到重要作用。

采用 3% 或 5% 的醋酸使不典型转化区呈现白色是阴道镜检查的基础之一。它使细胞核内的核蛋白发生沉淀,细胞质内产生空泡,细胞变得肿胀,细胞桥粒被分开。在正常鳞状上皮中,醋酸会穿透松散的细胞核表面和中间层,产生少量的核蛋白沉淀。尽管上皮旁基底层和基底层细胞含有较多的核蛋白,但这并不足以掩盖富含大量皮下血管的宫颈间质的颜色,因此上皮呈粉红色。当 CIN 区域被涂上醋酸后,瘤变细胞中核蛋白会沉淀并遮挡皮下血管,这样光反射出来后就会使上皮呈白色—醋酸白色上皮。低级别 CIN 病变,醋酸必须要达到上皮的下半部才会引起颜色改变,因此白色会推迟出现。高级别或全层上皮 CIN 病变会立即出现反应,并且会出现明显的白色。醋酸白色显色后会慢慢消退,原因是醋酸会慢慢被中和,这样核蛋白不再沉淀,而使白色消退。另外,并不只在瘤变中才会有醋酸白色现象,在一些涉及核蛋白增加的情况下也会出现,例如在化生、愈合的过程中,以及存在病毒感染或病毒产物时。

通常,上皮出现各种改变需要一定的时间。相比 3% 的醋酸,涂抹 5% 醋酸的宫颈将更快出现反应。50 ~ 60 s 后,这种效果会逐渐消退。而涂抹醋酸 40 s 后出现醋酸白色现象。

(四)鲁氏碘液的应用

正常情况下鳞状上皮细胞富含糖原,在鲁氏碘液作用下会被染成棕色。正常柱状细胞所含糖原量较少,在涂上碘溶液后显色会淡一些。同样,癌前病变转化区和癌变区含有极少的糖原,这些区域在涂上鲁氏碘液后会呈现淡黄色。

鲁氏碘液的应用并不是必需的,但它是阴道镜检查的重要组成部分。尤其在做任何治疗前,碘试验有助于清晰界定异常区域。对于阴道病变的识别,碘试验较醋酸试验更优。

(五)生理盐水的应用

生理盐水技术,首先由挪威奥斯陆的 Kolstad 教授提出。这种技术需要先将棉签泡在生理盐水中,然后涂在宫颈上,这样可使上皮组织下的血管结构变得明显。必须使用绿色滤镜来识别看起来很暗并且最清晰的红色血管,这就使不典型(异常)上皮内的多种血管特征变得清晰可见。

(六)阴道镜诊室器械的消毒

严重的生殖道病变常与 HPV 和人类免疫缺陷病毒(HIV)有关。因此,确保阴道镜诊室中使用的任何器械达到 100% 可靠消毒是非常重要的。在选择器械之前,必须要考虑该器械是否易于消毒,阴道菌群以及血液或血清污染都会使患者有感染风险。尽管病菌可以通过大范围的清除进行处理,但血源性病毒(甲型肝炎病毒、丙型肝炎病毒和 HIV)和病患自身的致病病毒(HPV 和单纯疱疹病毒)很难被清除。目前发达国家临床上多数使用一次性消毒设备。

如果不是使用一次性设备,还有另外一些简单的规则需要遵守:①所有接触患者的器械都需要足够干净,通常使用热水和消毒剂去除可见的污渍。②清理干净后,器械必须要经过消毒处理。优先使用湿热灭菌法消毒，例如高压灭菌。另一种方法是使用经证实可以灭菌以及消毒的消毒剂，如戊二醛。

应该遵守当地的消毒政策，并需要寻求当地专家的指导。使用一次性器械也是有价值的，特别是窥阴器。然而，这些措施需要很大的花费，不过，如果以上提到的所有程序和原则都被遵守，患者和阴道镜医师就不需要有更多的顾虑了。

三、电子阴道镜检查

电子阴道镜是目前广泛用于下生殖道病变诊断的新方法，它将数码摄像机和带有电子绿色滤镜、电动变焦放大和微焦控制的阴道镜结合为一体。由于不需要目镜，观察者可以通过高分辨率的视频监视器来检查宫颈。辅助深度观察时会用到这种改良的阴道镜技术，而使用传统的阴道镜成像则不能实现该系统潜在的优势包括提升受训者的培训效果，改善教育患者的质量（如同传统阴道镜配置视频系统）。不习惯使用双目阴道镜的临床医师可使用这种设备。在原理上，该系统和阴道照相术的原理非常相似，只是相机拍到的是静态图片，而摄像机得到的是动态图片。宫颈和阴道穹隆上涂抹5%醋酸后，使用配有广角镜头和自动对焦的录像机进行录像，随后阴道镜医师再评估记录并形成印象。

四、图像及电子数据的管理

现在很多图像管理系统可以建立数据库，用于数字图像的归档和教学。其中很多系统可以直接在图像上加上注解（如活检部位），必要时也可以用来测定一些区域的尺寸。并且，采用电子滤镜可以在需要时对一些区域进行亮化，而对另一些区域进行弱化处理这些图像可用于评估不同时期病变的发展或转归，而且，当需要的时候，这些图像还可以打印出来。

许多图像管理系统也结合阴道镜数据库，使患者信息和临床数据可以录入，方便患者管理和临床管理。这些产生的数据非常有助于日常的临床审查或培训。大多数这种信息收集系统可以为单位自动生成每周报告或每月报告，然后向区域或国家数据库提供报告。

（陈中华）

第二节　宫颈癌前病变的细胞学和筛查

宫颈癌前病变无明显临床症状，可能仅仅通过人群筛查被发现。使用细胞学方法预测组织学病变可以追溯到20世纪40年代，当时认为宫颈涂片见到不同胞质成熟度的不典型细胞即可反映出组织学病变的情况。自从1941年巴氏涂片问世以来，宫颈细胞学检查已成为宫颈癌及癌前病变的标准筛查方法。

一、宫颈细胞学分级方法

（一）巴氏分级法

自从1943年巴氏细胞学首次被描述以来，宫颈鳞状细胞学分级的命名方法没有很大变动。“核异质”鳞状细胞是指细胞核表现异常的细胞。“核周凹陷性空泡”用来描述轻度到中度的鳞状细胞核异质，并且这种病变常常是可逆的。这种发生“凹陷性空泡”样改变的细胞在1956年被Koss等人定义为挖空细胞。1976年和1977年分别被Meisels和Fortin以及Purola和Savia认定为人乳头瘤病毒感染相关的细胞病变。

按照罗马数字Ⅰ～Ⅴ，巴氏分级系统分为5级用于检测肿瘤。

Ⅰ级：未见异常细胞。

Ⅱ级：不典型细胞，但非肿瘤性细胞。

Ⅲ级：可疑恶性细胞。

Ⅳ级：高度可疑的恶性细胞。

Ⅴ级：恶性细胞。

宫颈细胞学检查应用相同的分级系统，但不同国家的不同使用者对其做了相应的调整。

（二）英国临床细胞学学会分类法

英国临床细胞学学会（BSCC）研讨会在1986年尝试精练巴氏分级，使细胞学术语更加接近宫颈组织学上皮内瘤变的分级系统。

不考虑其他细胞学特征，根据核异质程度分为轻度、中度和重度，分别对应宫颈上皮内瘤变（CIN）1、2、3级。在1994年英国国民健康服务（NHS）宫颈病变筛查项目中，引入并阐述了类似于巴氏Ⅱ级的临界分级。

（三）TBS分类法

美国国家癌症研究所制订了一个TBS分级系统，用于描述宫颈、阴道涂片结果（1988年美国国家癌症研讨会，表4-1）。

1988年，第一届美国国家癌症研讨会最重要的意见是（1991年和2001年进行过修改）：推荐要描述标本的细胞量；包含细胞病理学专家的后续诊疗意见；改变既往的巴氏数字分级的形式，转而使用描述性诊断，包括诊断不明的不典型病变[未明确意义的不典型鳞状细胞（ASCUS）]，以及低级别和高级别鳞状上皮内病变（LSIL和HSIL）。

2001年最新修订版对过去的系统做了精简，包括以下几点。

（1）删除了标本细胞量的分级。

（2）将过去的“未见异常细胞，良性细胞改变”并入“未见异常细胞”分类。

（3）将未明确意义的不典型鳞状细胞（ASCUS）重新命名为“不典型鳞状细胞”（ASC），并将其分为未明确意义的不典型鳞状细胞（ASCUS）和“不典型鳞状细胞，不能排除高级别上皮内病变”（ASC-H）。

（4）将“未明确意义的不典型腺细胞”（AGCUS）重新命名为不典型腺细胞，并将其分为“不典型腺细胞，非特异”（AGC-NOS）和“倾向于肿瘤的不典型腺细胞”（AGC倾向于肿瘤）。

该系统结果主要分三类。①正常细胞学。②未明确意义的不典型鳞状细胞。③细胞学改变提示：低级别鳞状上皮内病变，高级别鳞状上皮内病变。

表4-1　异常细胞的TBS分类系统(2001年)

不典型鳞状细胞	不典型腺细胞
未明确意义的不典型鳞状细胞(ASCUS)	不典型腺细胞，非特异(AGC-NOS)
不典型鳞状细胞，不能排除高级别上皮内病变(ASC-H)	倾向于肿瘤的不典型腺细胞(AGC倾向于肿瘤)
低级别鳞状上皮内病变(LGSIL或LSIL)	原位腺癌(AIS)
高级别鳞状上皮内病变(HGSIL或HSIL)	
鳞状细胞癌	

TBS和BSCC分类法的基本区别在于：①在TBS的低级别病变中，挖空细胞与轻度核异质相似，被纳入低级别鳞状上皮内病变中。②高级别病变包含对CIN 2级和CIN 3级的倾向性。

这套术语可鉴别病变可逆性的概率并且用于预测“病变”而非肿瘤。在实际应用中，新系统似乎可见大量非诊断性的涂片结果，也就是未明确意义的不典型鳞状细胞(ASCUS)或未明确意义的不典型腺细胞(AGCUS)。然而，这可能更多是由于近来美国频繁出现的假阴性结果所致的诉讼，而不是对这个分类的否定。

二、细胞学报告

(一)基础细胞学形式

宫颈涂片中所见上皮细胞类型受以下因素影响：①宫颈上皮的成熟度。②鳞柱交界的位置。③宫颈的化生改变。④涂片取样时的月经周期阶段。

在无拮抗的雌激素影响下，宫颈鳞状上皮增厚。举例来说，月经中期的涂片标本会含有大量表层鳞状细胞。然而，在实际应用中，大部分涂片标本呈中度成熟，可能反映了内源性孕激素或者外源性激素如口服避孕药的影响。

(二)正常细胞学

正常宫颈涂片标本应包括：①宫颈阴道部源自原始鳞状上皮的细胞，包括核质比低且细胞核直径小于6 mm的成熟嗜橙黄鳞状细胞；中层或者舟状糖原化细胞；核质比高的旁基底层鳞状细胞。②宫颈管内柱状上皮细胞。③转化区的化生上皮细胞。④其他生殖道部位的细胞，如内膜细胞。⑤组织细胞、白细胞和血红细胞。⑥正常阴道菌群(乳酸杆菌、阴道加德纳菌、阴道纤毛菌)。⑦污染物，如精子、滑石粉颗粒。⑧宫颈黏液。

上述所列为常见的内容，但不是所有涂片标本都具备。如果未见核异质，则涂片结果报告是正常的或阴性的(图4-3)。

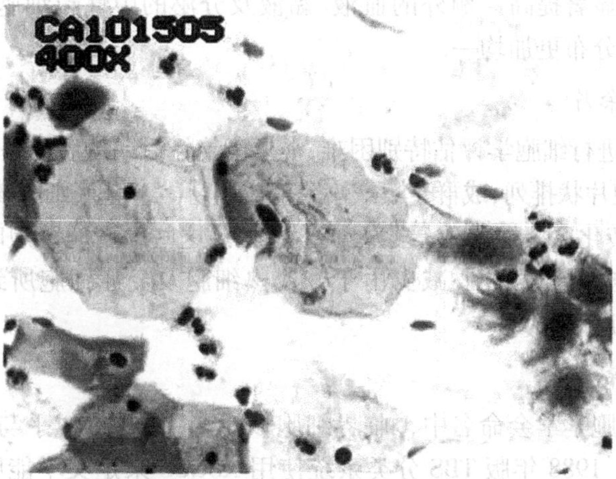

图4-3　正常液基细胞学涂片染色

表层鳞状细胞是嗜酸性、嗜橙黄成熟细胞，核小而一致。偶见中层鳞状细胞。化生细胞可见细胞化生进展。在特别清洁的背景下极其偶然可见中性粒细胞。

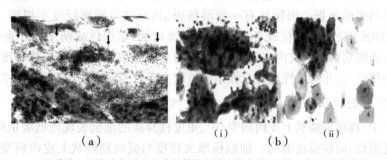

(三)涂片标本满意度

见图4-4。

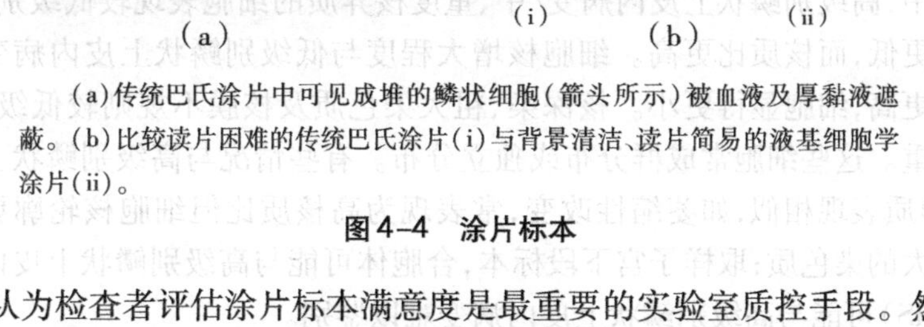

(a)传统巴氏涂片中可见成堆的鳞状细胞(箭头所示)被血液及厚黏液遮蔽。(b)比较读片困难的传统巴氏涂片(i)与背景清洁、读片简易的液基细胞学涂片(ii)。

图4-4　涂片标本

很多人认为检查者评估涂片标本满意度是最重要的实验室质控手段。然而，过去有许多关于定义标本是否满意的争论。通过规定细胞数的方法来定义涂片标本是否满意并不实用。鳞状上皮存在极大的变异性。宫颈管及化生的鳞状细胞并不能可靠地直接显示宫颈管取样情况。如果取样者认为宫颈暴露充分，取样器完成360°取样。那么传统宫颈涂片标本就是满意的，只要：①涂片没有被血液、分泌的中性粒细胞或人工制品遮蔽。②涂片不是单纯由宫颈管细胞组成。③涂片由乙醇正确固定，未经空气干燥。④涂片未因较差的推片方法而变得过厚。

液基细胞学(LBC),包括 ThinPred 和 SurePath 的方法,通过提供更加清洁的样品,使得涂片标本满意度显著提高。额外的血液、黏液及分泌的中性粒细胞被清洗掉,且液基细胞学样品中细胞分布更加均一。

(四)萎缩的涂片

对萎缩的涂片进行细胞学评估特别困难,常见于绝经后或产后。缺乏雌激素使上皮变薄,导致旁基底细胞片状排列,成群聚集或小簇状"裸核样"旁基底细胞核,类似核异质。

涂片质量差,转化区回缩导致暴露差或不可见。这些患者应该短时给予雌激素并重新取样,并且通过增加涂片范围,减少由于未成熟细胞及炎症细胞所致的细胞学检查困难来确保标本满意度。

(五)临界异常

在英国临床细胞学学会命名中,"临界细胞核改变"(BNC)似乎与"人乳头瘤病毒相关核不典型"有关。1988 年版 TBS 分类系统使用 ASCUS 来定义不能明确良性还是癌前病变的不典型鳞状细胞。这一分类后来在 2001 年修订版中被简化命名为 ASC,并进一步分为 ASCUS 和 ASC-H 两类。"ASC"并不能排除高级别鳞状上皮内病变(HSIL)。最新对于 BNC 或者 ASC 分类合并使用人乳头瘤病毒检测的方法将有助于进一步定义这一未确定的分类。然而,人乳头瘤病毒检测的有效性存在争议,应首先排除炎症性或反应性不典型改变。

(六)低级别鳞状上皮内病变/轻度核异质

当中层或表层鳞状细胞细胞核增大(通常指增大 3 倍)且在正常细胞旁见到核深染是这一分类的明确证据。细胞核有一光滑核膜,核形状与轮廓轻度不规则。核深染可见,并表现为细小染色质颗粒或者均一的核密度增加,呈深色或烟熏样外观(图 4-5)。有些情况与低级别鳞状上皮内病变/轻度核异质表现相似,如滴虫感染伴轻度核周空晕;绝经后细胞核增大;非特异性核反应性细胞核改变导致的轻度表浅细胞核不典型。

(七)高级别鳞状上皮内病变/中、重度核异质

细胞学中,高级别鳞状上皮内病变/中、重度核异质的细胞表现较低级别鳞状上皮内病变成熟度更低,而核质比更高。细胞核增大程度与低级别鳞状上皮内病变相同,但是因为核质比更高,细胞显得更小。核深染、粗大染色质及核膜不规则较低级别鳞状上皮内病变更严重。这些细胞常成群分布或独立分布。有些情况与高级别鳞状上皮内病变/中、重度核异质表现相似,如萎缩性改变,常表现为高核质比但细胞核轮廓更加规则,并且不可见粗大的染色质;取样子宫下段标本,合胞体可能与高级别鳞状上皮内病变混淆;原位腺癌(AIS)可能与高级别鳞状上皮内病变难以鉴别。

(八)浸润性癌的细胞学表现

宫颈浸润性癌涂片最主要、最可靠的表现是存在溃疡或"恶性素质"。可出现多形性、角化,以及旁基底层鳞状细胞苍白、核退化,与炎症细胞渗出、坏死的肿瘤细胞、新鲜的血液混杂。然而,粉刺样隐窝的 CIN 3 级病变与这种涂片的表现类似。

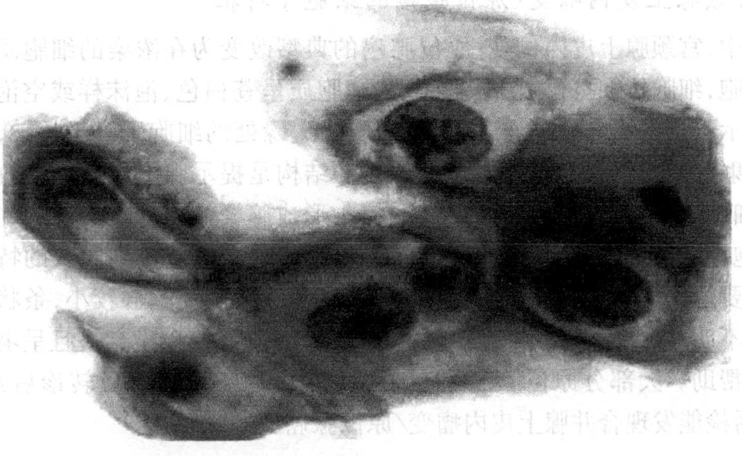

图 4-5 低级别鳞状上皮内病变/轻度核异质伴挖空细胞

细胞呈典型挖空改变，但另见更加粗大的染色质伴轻度增高的核质比及不规则的核膜，与轻度核异质以及挖空细胞变/低级别鳞状上皮内病变相符。

三、临床转诊

在某些国家，细胞学报告能指导医师将患者转诊，进行阴道镜或其他妇科检查。不同的临床指导取决于患者的焦虑、期待干预的程度、阴道镜资源以及临床和社会对疾病严重程度的认知。

总的来说，宫颈涂片若提示为 CIN 2 级或以上病变者，医师将建议患者进行阴道镜检查。在欧洲国家，一般建议细胞学检查有 1～2 次轻度核异质病变、巴氏分类Ⅲ级或者低级别鳞状上皮内病变的患者转诊。有持续临界病变、ASCUS 或巴氏涂片Ⅱ级（2～3 次）的患者也建议转诊阴道镜。

已证明持续高危型人乳头瘤病毒感染是导致 CIN 3 级进展和持续的必需条件。联合高危型人乳头瘤病毒检测可能有助于分流低级别涂片异常患者。这就是近期英国国民健康服务宫颈病变筛查项目将高危型人乳头瘤病毒检测纳入其中的原因。

四、宫颈腺上皮内瘤变/原位腺癌的细胞学诊断

细胞学水平常常难以鉴别不典型宫颈管细胞是来源于宫颈腺上皮内瘤变（CGIN）抑或原位腺癌（AIS）。这些严重病变需要更仔细检查，排除腺上皮瘤变最终需要阴道镜检查。因为不论是诊断性还是非诊断性腺上皮病变，均需要一个相似的初始随访方法，这部分内容将单独进行讨论。巴氏涂片仅适用于鳞状细胞，而对于腺上皮癌前病变不敏感。不敏感的原因是：①过去缺少宫颈管样本（然而，使用新设计的取样设备和强调注意转化区的取样已经减少了这部分原因）；②在筛查中始终存在低估腺上皮病变的问题。区别原位腺癌和浸润性癌通常是可实现的。大多数情况下，无论是英国临床细胞学学会引入的腺细胞临界性核改变，还是美国 TBS 分类的 AGCUS，虽然很方便，但若最终对临床无明确帮助，则弃用该分类。

(一)宫颈腺上皮内瘤变/原位腺癌的细胞学特征

在涂片中,宫颈腺上皮内瘤变/原位腺癌的典型改变为在浓染的细胞团中可见到条带样柱状细胞,细胞核拥挤,核位于基底部,细胞质呈苍白色、泡沫样或空泡样形态。羽毛状结构提示腺上皮不典型改变,表现为细胞团边缘处的细胞垂直于长轴,细胞核和少许胞质呈放射状突出于细胞团边缘。玫瑰花样结构是提示腺上皮不典型改变的另一特征,表现为细胞核围绕一个中心呈放射状排列,形成腺样结构。除上述这些结构性的特征之外,细胞核拥挤、核深染及核铸型并伴有粗颗粒状染色质等细胞核的特征也是细胞学诊断的重要依据。在液基细胞学标本中,不典型腺上皮细胞群较小,条状和玫瑰花状结构性特征不明显。染色质较细而核仁更明显。但是,细胞极度拥挤且呈羽毛状改变在诊断中极有帮助。大部分原位腺癌是在涂片显示鳞状细胞核异质转诊后意外发现的。因此,锥切活检能发现合并腺上皮内瘤变/原位腺癌。

(二)未明确意义的不典型腺上皮细胞/临界腺上皮细胞

因为缺少敏感性和可重复性,2006 年指南推荐将阴道镜和活检作为所有涂片结果为不典型腺细胞的首选应对策略。年龄超过 35 岁的女性,推荐增加内膜活检。2001 年版 TBS 分类腺上皮病变的术语与 1991 年版不同,因为“未明确意义”和“倾向于反应性不典型”被删除了。另外,原位腺癌是独立于腺癌的一项分类,尽管实际应用中两者的鉴别存在困难。

五、腺癌的细胞学特征

腺癌的细胞学特征常常较宫颈腺上皮内瘤变更严重,如细胞极性丧失、细胞更隐蔽、胞核增大、核仁明显以及个别细胞坏死。这些特征结合患者年龄,有助于涂片的诊断,尽管出血或坏死样背景在早期腺癌中常常缺失,而且不能作为确诊浸润性癌的证据,尤其是液基细胞学涂片。细胞学识别腺癌有困难,可借助生物标志辅助诊断。

六、宫颈癌筛查

宫颈癌是女性第三大常见恶性肿瘤,也是女性因癌症死亡的第四大原因,在 2008 年,占女性癌症总新发病例(52.98 万)的 9%,占女性癌症总死亡病例(27.51 万)的 8%。超过 85% 的新发病例和死亡病例发生在发展中国家印度是全球第二人口大国,占全球宫颈癌总死亡人数(7.71 万)的 27%。在全球范围内,宫颈癌高发区为东非、西非、南非、中亚南部及南美。宫颈癌低发区为西亚、澳大利亚、新西兰和北美。

发展中国家和医疗资源匮乏地区宫颈癌高发的原因是缺乏有效的宫颈癌筛查,从而导致无法早期发现宫颈癌和癌前病变。在低收入国家中,性价比最佳的宫颈癌筛查方法包括肉眼观察醋酸白试验或鲁氏碘液试验,以及宫颈 HPV DNA 检测。近期在印度低收入农村地区开展的一项临床试验显示,HPV DNA 检测能使进展为晚期宫颈癌及宫颈癌引起的相关死亡风险降低 50%。

有效的宫颈癌筛查,可早期发现和治疗癌前病变,预防癌前病变进展为宫颈癌,或者在仍可治愈的阶段诊断宫颈癌,可减少宫颈癌的死亡率。

(一)细胞学筛查

自1928年Papanicolaou发明巴氏涂片以来,宫颈脱落细胞检查在宫颈癌筛查中的作用越来越显著。目前使用刮片或细胞刷进行宫颈取样的技术已经在1948年Ayre提出的方法基础上进行了改良。20世纪50年代美国开始广泛使用宫颈刮片进行宫颈癌筛查,1964年其被引入英国。许多国家和地区宫颈癌筛查间隔为1~5年,细胞学异常者推荐进一步行阴道镜检查,如果有必要再后续治疗。宫颈癌筛查覆盖率与浸润性宫颈癌发生率显著下降相关,筛查的重要性显而易见。

(二)筛查间隔

由于宫颈癌发展缓慢,最佳筛查间隔存在争议。最直接的证据来源于一项前瞻性随机对照队列分析研究,2 561例(平均年龄66.7岁)巴氏涂片检查正常的女性(基线水平),2年内共110例发生细胞学异常,仅1例被诊断为CIN 1~2级,无CIN 2~3级或浸润性癌发生。因此,巴氏涂片阴性者1年内阳性预测值为0%,2年内为0.9%。作者认为细胞学阴性者2年内无须复查巴氏涂片。在一项更大样本(n=33.2万)的前瞻性队列研究中,宫颈细胞学、HPV DNA联合筛查用于30岁及以上美国女性,结果显示细胞学阴性者直到5年后进展为CIN 3级和宫颈癌(CIN 3^+级)的风险较低,3年、5年累积发生CIN 3^+级的比例分别是0.17%和0.36%。来自美国乳腺癌、宫颈癌早期发现计划的大样本研究显示,每年筛查与每3年1次筛查进行比较,宫颈癌死亡率并没有进一步下降。澳大利亚类似的模型研究发现,每2年与每3年1次筛查无差别。

(三)筛查效率

尽管缺乏随机对照试验来验证细胞学筛查的有效性,但一些非试验性的病例对照研究、队列研究显示,有组织的宫颈癌筛查使发达国家宫颈癌死亡率显著下降。但宫颈癌筛查的成功是否适用于发展中国家目前不得而知。

一般来说,发展中国家宫颈癌筛查覆盖率较低。各种研究显示,发展中国家宫颈癌筛查覆盖率平均约为19%,而发达国家宫颈癌筛查覆盖率约为63%,范围从1%(孟加拉国)到73%(巴西)。在资源匮乏地区,与传统的3次细胞学筛查方案相比,临床1~2次的醋酸白试验或HPV DNA检测宫颈癌筛查策略是性价比较好的替代方案。在医疗资源缺乏的地区,自行取样HPV检测也可作为宫颈癌筛查的方法。

尽管宫颈癌筛查降低了宫颈腺癌的发生率,但细胞学对于宫颈腺癌的预测价值明显低于其对于宫颈鳞状细胞癌的预测价值(无论是保护作用还是间隔时间)。细胞学筛查对于宫颈腺鳞癌的作用与对宫颈鳞状细胞癌的作用类似。

(四)筛查准确度

我们必须认识到,无论一种筛查方法有多好,都无法达到100%的敏感性,一小部分病例可能会漏诊。异常细胞的数量、是否存在挖空细胞、是否存在核深染的异常细胞,是影响HSIL患者的细胞学读片正确判读的独立因素。

理论上,判断一种筛查方法的敏感性和特异性需要对所有的参与者运用金标准进行研究(如阴道镜和适当的宫颈活检),不管筛查是阴性还是阳性。需要计算敏感性(真阳性率)和特异性(真阴性率)。但宫颈癌筛查方法的相关研究非常少。有研究比较了巴氏涂片和重复巴氏涂片检查,发现对于高级别病变,任何单一检查发现异常的敏感性是55%~80%。由于宫颈癌通常进展缓慢,规律筛查的敏感性可能更高。

七、改进宫颈癌筛查

宫颈癌筛查的改进包括两个方面:①提高宫颈癌筛查的有效性;②提高全球宫颈癌筛查的覆盖面。

(一)提高宫颈癌筛查的有效性

来自美国乳腺癌、宫颈癌早期发现计划的大样本研究显示,每年筛查与每3年1次筛查进行比较,宫颈癌死亡率并没有进一步下降。

液基细胞学的引入,包括ThinPrep和SurePath方法,为宫颈癌筛查带来了革命性的变化。宫颈细胞学的准确度依赖于标本取样质量、制片准备和细胞学读片。前两者是细胞学检查假阴性或细胞学涂片结果不满意的主要原因。传统细胞学涂片的局限性在于快速固定、细胞聚集和重叠导致涂片厚度不一致。血液、黏液、细胞碎片等因素可能使异常细胞模糊不清,导致细胞学检查的假阴性率上升和一些不明确的诊断(ASCUS)。液基细胞学系统提供了一层均匀的薄的宫颈细胞,不被黏液、血液、细胞碎片干扰。研究显示,液基细胞学显著增加了低级别病变的敏感性,但对CIN 3^+级没有影响。液基细胞学检查的不满意制片相对减少。液基细胞学系统的另一个优势在于,同一样本剩余的细胞悬液还可用于HPV等其他辅助检测。虽然液基细胞学的价格比传统巴氏涂片贵,但由于取样方法的改进,重复细胞涂片和假阴性率均下降,性价比可接受。英国国家卫生医疗质量标准署认为,液基细胞学是一种经济效果较优的宫颈病变筛查技术。美国阴道镜及宫镜病理协会(ASCCP)指南并未明确推荐液基细胞学或传统细胞涂片,但英国NHS推荐将液基细胞学作为英格兰和威尔士地区宫颈癌的初筛手段。

(二)提高全球宫颈癌筛查的覆盖面

缺乏宫颈癌筛查被认为是浸润性宫颈癌进展的最常见的危险因素。缺乏宫颈癌筛查往往与缺乏完善的健康指导相关。原因是多方面的、错综复杂的,包括贫困、没有医疗保险、缺乏就近的医疗机构和医师、医师的性别、宗教信仰、缺乏相应知识、恐惧和害羞。为这些女性提供HPV疫苗可能是降低全球宫颈癌发生率的唯一希望。这项计划需要降低现有HPV疫苗的价格或者发展低廉的可供替代的HPV疫苗。同时,在资源缺乏地区或无法获得医疗资源的人群,采取宫颈癌即筛即治的策略。一项在印度农村进行的随机对照试验,研究了在30~59岁健康女性中即刻醋酸白试验、立即阴道镜检查、直接活检和冷冻治疗对宫颈癌发病率和死亡率的影响。经过7年随访,调整年龄、教育、婚姻状况、种族分布等因素,试验组与对照组比较,宫颈癌发病率减少25%,死亡率减少35%。在医疗资源匮乏地区,自行取样HPV检测可能是宫颈癌筛查的一种替代方法。

八、细胞学解读

无法检测或错误判读宫颈涂片中的异常细胞是细胞学筛查失败的另一个因素。造成这一结果有很多原因,包括缺乏培训、质量控制差和细胞学医师不足。宫颈涂片人工阅片耗时费力，并且由于90%以上的涂片结果正常，会造成思维定式。此外，细胞学涂片完全依赖主观判断，细胞学实验室的内部和外部质量控制对宫颈癌筛查非常重要（Koss，1989）。英国 NHS 宫颈癌筛查计划已制定并出版细胞学相关的指南和预期标准（Herber，1995；Pritchard，1996），美国国会在 1988 年颁布临床实验室修正方案，为验证细胞学技师能力并限制其工作量立法。

以往宫颈癌筛查依赖细胞学技术员人工阅片，近 20 年来科学技术不断发展，自动计算机阅片系统应运而生，它能通过电脑屏幕为读片人员呈现一系列视野和识别异常细胞。这一技术可减少筛查失误、缩短阅片时间从而提高阅片数量。已有两种有效的自动阅片系统获得美国 FDA 认证并用于宫颈癌初筛，即 BD 焦点 GS 影像系统（使用 SurePath 液基细胞）和 ThinPrep 影像系统（使用 ThinPrep 液基细胞）：一些研究比较了自动阅片与人工阅片的效率，但尚未有明确的结论。2005 年 8 月，英国启动了一项随机对照试验，对比两种自动宫颈筛查技术与人工筛查。宫颈癌初筛女性的样本被随机分配到人工阅片组或其中一种计算机自动阅片组并辅以人工阅片。作者得出结论：自动辅助阅片系统不建议用于宫颈癌初筛。

九、英国 NHS 宫颈癌筛直计划中 HPV 检测的作用

自 20 世纪 80 年代末，HPV DNA 检测开始成为宫颈癌筛查的潜在工具。在过去的 20 年里，临床上采用宫颈脱落细胞进行 HPV DNA 检测在宫颈癌前病变筛查中的作用日益突出。

荟萃分析和横断面研究均显示，在检测高级别宫颈癌前病变（CIN 2 ~ 3 级）方面，HPV 检测比细胞学具有更高的敏感性。HPV DNA 检测阴性预测值高，更具临床应用价值。脱落细胞学辅助 HPV 在检测 CIN 上具有更高的阴性预测值。

目前 HPV DNA 检测主要有以下 3 种临床应用：①宫颈癌初筛（与细胞学联合筛查或单独检测）；②局级别 CIN 患者治疗后的随访；③诊断为轻度细胞学异常的高危患者的分流检测。

（一）人乳头瘤病毒（HPV）检测

众多流行病学研究和体外研究均证实 HPV 在宫颈癌发生发展中起重要作用。最初传统病毒培养方法很难检测和诊断 HPV，分子生物学进展使细胞中低水平的病毒载量能够被检测出来。

两种主要的检测方法均有效：聚合酶链反应（PCR）和杂交捕获（HC）。虽然还有其他 HPV DNA 检测方法，但这两种方法在常规临床应用中最为有用。

（二）PCR

PCR 是一种在生物样本中选择性扩增 HPV 序列的方法。一条双链 DNA 经过 30 个循环的扩增可以产生 10 亿个拷贝数。但是，必须采取措施避免交叉污染导致的假阳性结果。虽然最开始应用 PCR 时，在实验室中这是一个严重的问题，不过目前大部分实验室已采取措施避免这种情况的发生。

PCR 方法的敏感性和特异性多变，这取决于 DNA 抽提过程、临床标本的位置和类

型、样本保存和运输、引物、PCK 产物的大小、DNA 聚合酶的性能和反应条件、HPV DNA 扩增谱以及检测多种亚型的能力。一般来说,大多数 PCR 方法扩增10 倍的话,其敏感性可以达到。

（三）杂交捕获

杂交捕获是一种有效的、标准的、客观定量实验(HC2)。其采用13 种高危 HPV 亚型和5 种低危 HPV 亚型的 RNA 互补探针。样本中 HPV DNA 变性与 RNA 探针杂交,DNA 和 RNA 的杂交产物被放到带有单克隆抗体的微量滴定板上进行捕获。与碱性磷酸酶配对的单克隆二抗与杂交产物发生反应,随后加入化学发光底物。当碱性磷酸酶的发光底物断裂时,发射光能被分光光度计检测,发光量与原始样本中 HPV DNA 的载量成正比。

这项研究包括英国、法国、德国、荷兰、美国和加拿大的超过 60 000 例样本,结果表明 HPV 检测有较高的敏感性。

（四）HPV mRNA 检测

尽管高危 HPV DNA 亚型感染是宫颈癌进展的必要条件,但只有一小部分高危 HPV DNA 亚型感染最终导致高级别宫颈癌前病变(HSIL/CIN 2 级和 CIN 3 级)其他研究数据现已证明 E6 和 E7mRNA 是细胞转化和发生高级别宫颈癌前病变更特异性的指征。

尽管大多数 HPV DNA 检测方法成熟稳定,但都不能评估病毒癌基因的活性,这是细胞转化的必要条件。假说认为宫颈病变的进展需要 HPV 整合并后续表达 HPV 编码的癌蛋白 E6 和 E7,定量检测 E6 和 E7 有助于评估宫颈病变发生和进展情况,因为这些蛋白是维持恶性表型所必需的。E6 和 E7mRNA 的出现和增加提示持续性感染。宫颈癌 E6 和 E7mRNA 表达与 HPV 的分型无关。利用流式细胞技术,可以定量检测液基细胞标本中 E6 和 E7mRNA 过表达细胞数,这些细胞比例的增加与病变的严重程度成正比。

十、HPV 检测用于宫颈癌初筛

与细胞学相比,HPV DNA 初筛检测高级别 CIN 的敏感性更高。而且,特别是 HPV 自行取样用于样本收集后,HPV DNA 初筛也可提高宫颈癌筛查的覆盖率。

随机对照试验发现细胞学联合 HPV 检测较单一细胞学敏感性更高。大样本荟萃分析表明,杂交捕获 HPV 检测高级别 CIN 的总体敏感性达 89.3%。HC2 排除高级别 CIN 的总体特异性为 87.8%。在欧洲和北美,HPV 检测具有较高的特异性。但在非洲和亚洲,HPV 检测的敏感性下降,其原因尚不明确。

已有大量的随机对照试验证实 HC2 HPV DNA 检测的有效性。10 多年来,欧洲甚至全球的临床医师将其作为常规检查方法用于识别宫颈疾病高风险的女性。虽然 HC2 HPV 检测已被常规使用并用于多项临床研究,但是也有其他一些研究采用 PCR 检测方法。PCR 技术对低水平 HPV DNA 感染具有较高的敏感性,但用于检测临床相关感染的敏感性较低,而特异性较高。

HPV DNA 联合细胞学检测是低级别病变患者随访的标准方法,有 99.2% 的 $CIN\ 2^+$ 级患者能被联合筛查检出,联合检测具有较高的阴性预测值和较长的保护周期,可延长筛查间隔至 3 ~5 年;然而,低特异性仍可导致大量的假阳性结果,以及不必要的阴道镜检查。发达国家能承担 HPV 联合巴氏筛查方案的成本,因为从长远来看,延长双阴性患者的筛查间隔能节约大量的医疗成本。

发展中国家医疗资源匮乏,很难实施细胞学为基础的宫颈癌筛查方案,宫颈癌的发病率和死亡率很高。而且,偏远地区的患者需多次进行阴道镜检查,可行性不高替代方案可选择醋酸白试验,但其敏感性、特异性不高,不能作为长期筛查方案在这些地区,采用标准化的、客观的 HPV DNA 检测作为宫颈癌一线初筛方法,较单一细胞学筛查或醋酸白试验具有更高的临床敏感性和较长的保护间隔,最新开发的一种 HPV DNA 快速检测方法能在 2 h 内出结果,随后对 HPV 阳性者和(或)醋酸白试验诊断有病变的患者进行冷冻治疗,可作为一种有效的替代方案。

十一、HPV 检测用于 CIN 治疗后随访

CIN 治疗后随访的主要目的是发现病灶残留或复发。治疗后宫颈癌前病变的复发率为 5%~10%,推荐随访时间长达 10 年,原因是与正常队列相比,该人群 CIN 进展或者发生癌的风险仍较高。治疗失败的主要因素是病灶残留,一般在治疗后 2 年内可通过细胞学检测发现。

英国一项大样本多中心前瞻性研究评估了治疗后细胞学联合 HPV 检测在随访中的作用,结果显示,治疗后 6 个月细胞学、HPV 双阴性的患者,3 年后复查是安全的,而现有的细胞学检查需每年 1 次,连续 10 年。有趣的是,联合检测与初次完全或不完全切除标本切缘的阴性预测值是类似的。

HPV DNA 检测的阴性预测值对于随访 CIN 治疗后患者具有潜在的临床价值。HPV 阴性患者治疗后发生病灶残留或复发的风险非常低。

十二、HPV 检测用于轻度细胞学异常的分流

现在很多国家采用这种方法,直接在轻度细胞学异常(ASCUS 或临界涂片)患者的液基细胞学标本中检测 HPV DNA,而不是让这些患者返回进行重复细胞学检测。这种方法的阴性预测值为 98%,可证实无潜在的宫颈病变。

轻度细胞学异常(ASCUS 或临界诊断)仍存在细胞学重复性低的问题,这些患者中 5%~17% 经活检被诊断为 CIN 2 级或 CIN 3 级,这会产生明显的临床管理难题。

阴道镜和阴道镜下活检一直被认为是金标准。这种方法需要技巧娴熟的阴道镜医师,是有创方法且价格昂贵,由于取样和诊断的失误而漏诊近 1/3 的高级别病变。因此,由于细胞学假阳性和活检假阴性结果,鉴别宫颈高级别病变有一定难度。

HPV 检测可用于低级别细胞学异常(ASCUS 和 LSIL)的风险分流。由于在 HPV 感染自发清除的患者中未发现组织学进展,所以对于 HPV 阴性者无须继续随访。40%~60% 的 HPV DNA 阴性的女性,可以有细胞学持续性 ASCUS。

十三、HPV 分型检测的意义

宫颈癌是由 HPV 感染所致,但不同 HPV 亚型的致癌能力各不相同。约有 15 种致癌

的高危亚型与宫颈癌发生相关，其中 HPV16 亚型致癌能力最强，HPV18 和 HPV45 次之。HPV16 与 60% 的 CIN 3 级和浸润性宫颈癌（CIN 3^+级）有关，HPV18 与 10%~20% 的 CIN 3 级和 CIN 3^+级有关。感染高危亚型 HPV 者罹患浸润性宫颈癌的风险非常高，HPV16 感染者的 OR 值为 434，HPV18 感染者的 OR 值为 248。

对于细胞学阴性和 HPV 检测阳性者，推荐进一步行 HPV 分型检测。HPV16 阳性患者应进行阴道镜检查。

近 50% 的 ASCUS 被证实有高危型 HPV 感染。ASCUS ISIL 分流研究组报道，HPV16 阳性的 ASCUS 患者 2 年内发生 CIN 3^+级的累积绝对风险为 32.5%。该研究还发现，HPV16 感染合并可疑或轻度细胞学异常的患者 2 年内发生 CIN 2^+级（活检确认）的风险为 51.6%。

另外，HPV16、HPV18 亚型常与持续性感染密切相关，因此，鉴别这两种 HPV 亚型对于 ASCUS 患者的风险分级意义重大。

HPV 分型对疾病预后有一定作用。CIN 3 级治疗前后感染同一种 HPV 亚型可能提示再次感染 HPV，该患者可能易感这种特定的 HPV 亚型，需要加强随访。

（陈中华）

第三节　宫颈癌前病变诊断（阴道镜的使用）

诊断宫颈癌前病变的四种方法，即宫颈细胞学检查、人乳头瘤病毒（HPV）相关生物标志物检查、阴道镜检查和组织病理学诊断，相互联系并相互补充。因此，临床医师必须了解并且理解这些技术的优缺点。由于很多宫颈上皮病变具有恶变潜能，这四种检查方法对宫颈上皮病变进行了更切实可行的分类。目前，每种检查方法都将病变分成低恶变风险病变和高恶变风险病变。

组织病理学家采用高级别宫颈上皮内瘤变（CIN）定义真正的癌前浸润性病变。与此类似，有经验的阴道镜医师能够分辨高或低恶变风险的病变；而细胞学家采用修订后的细胞学分类来识别低级别鳞状上皮内病变（LSIL）或高级别鳞状上皮内病变（HSIL）。目前，有多种生物标志物可以用来区分具有恶变潜能的低级别病变和倾向自愈的低级别病变。

宫颈细胞学评估和宫颈 HPV 检查已成为妇科医师和患者之间的重要联系纽带。在大多数筛查项目中，宫颈细胞涂片和宫颈 HPV 结果能够提示宫颈/下生殖道可能存在病变风险。临床医师能够基于这些检查结果进行评估分流，选择有需要的患者行阴道镜检查进一步诊断。

一、阴道镜下宫颈异常（或不典型）上皮表现

提示可能存在宫颈癌前病变（或 CIN）的异常（或不典型）上皮在阴道镜下的表现取决于多种因素。①上皮厚度：取决于细胞数量及其成熟度。②表面轮廓改变和覆盖上皮

(角化)的任何相关改变。③血管结构的改变。

当异常(或不典型)宫颈上皮接触醋酸时,细胞内的蛋白质会发生短暂、可逆的生化反应,在阴道镜下可观察到上皮变白或不透明。而正常的宫颈鳞状上皮接触醋酸时,呈现原有的半透明粉红色。

由于成熟鳞状细胞内含有糖原,正常组织涂碘溶液后可被染成棕色,这被称为碘试验阳性或 Schiller 试验阳性。其他组织类型具有不同的染色反应,下文将会进行介绍。

(一)异常(或不典型)上皮的形态学特征

1. 醋酸和碘的作用　未接触醋酸时,正常的半透明鳞状上皮可以透出下层的血管结缔组织:接触醋酸后,上皮细胞内发生蛋白质凝固,鳞状上皮逐渐变得不透明,掩盖了底下结缔组织。如果有增厚的上皮(例如在高级别 CIN 中所见),病灶会逐渐变为白色。另外,在正常和异常(或不典型)上皮之间可见清晰的界限。由于病变细胞内缺乏糖原,当病变组织涂碘溶液后会染色较淡(与正常组织相比);这是宫颈碘试验的基础原理。

正常上皮(特别是细胞质)中存在少量的蛋白质和大量的糖原,而异常(或不典型)上皮的细胞膜、细胞核和细胞质中存在较多蛋白质和很少的糖原。在蛋白和糖原较多的病变部位(例如低级别 CIN),上皮接触醋酸后仅轻度变白和不透明。同样,接触碘时会发现微弱、不均一的染色。

上皮的醋酸白色变化能辨别上皮病变程度,是阴道镜表现中最重要的特征。

因此,将上皮的生理性改变/轻度病理性改变与更严重的瘤变(即 CIN/癌)区分开来非常重要。在阴道镜下,上皮的醋酸白色程度是区别正常和异常(或不典型)宫颈上皮的特征之一。其他 3 个特征是病变边缘、表面轮廓和血管结构。

2. 病支边缘　异常(或不典型)宫颈上皮的边缘可以根据其多种特征进行评级,如锐度、形状、厚度和是否存在内部边界等。

在高级别上皮病变(CIN)中,可以看到边缘明显隆起。这些类型的高级别病变可能位于大的低级别病灶内,并存在内部边界。低级别或轻度病变的边界通常为不规则、羽毛状、有棱角的、地图状或不清晰的。“卫星”病灶或外生型微小乳头状湿疣样病变也是低级别病变。

3. 表面轮廓的作用　由于具有立体放大作用,阴道镜下能够看到宫颈病变的表面轮廓,并且可描述为光滑、乳头状、结节状、不平整或者溃疡性。例如,正常的鳞状上皮表面光滑,而柱状上皮则呈葡萄状或乳头状。高级别 CIN,尤其是 CIN 3 级和早期浸润性癌的表面不平整,甚至有轻微的隆起,而明显的浸润性癌则表现为结节状或息肉状表面,最终发展为溃疡型或外生型病变。

阴道镜下所见病变的醋酸白色程度、边界、血管形成以及碘染色试验结果被用来区分低级别和高级别上皮病变,研究者据此开发了阴道镜指数分级系统(即 Rrid 指数或 Swede 评分)。这些分级系统将在下文进行介绍。

4. 血管结构　点状血管和镶嵌通常醋酸染色后上皮内血管会消失,但有些情况下会出现特征性的血管在异常上皮内有两种血管结构:点状结构和镶嵌结构。这两种结构也可能同时存在。当毛细血管贯穿整个上皮,终末端显示为红色点状,则称之为“点状”血管。同样常见的是壁状结构的毛细血管,将组织分割成蜂窝状,被称为“镶嵌”。

点状血管通常是扩张、扭曲、不规则的发夹状末端血管，呈现出明显的点状结构。通常有明显的界限将病变区域与正常上皮分开。当宫颈组织有炎症（特别是滴虫感染和宫颈炎）时，也可见点状血管。这时扩张的发夹状毛细血管通常布满整个外宫颈，血管间隙微小，正常组织和异常组织间没有明显的边界。

镶嵌结构中，毛细血管平行于宫颈表面，形成类似铺路石样外观。血管网包围形成一个区域，范围大小不一，形状可呈现规则或不规则。血管本身也可混合交叉。组织学上，异常（或不典型）上皮形成芽状，伸入或嵌入结缔组织，但未突破基底膜。当组织表面涂抹醋酸后，可形成白色小鹅卵石样的图案，每个"小鹅卵石"对应一个被上述血管包围的上皮芽，外周由血管形成红色边界。如果涂抹碘溶液，异常（或不典型）鳞状上皮呈现浅黄色，镶嵌图案消失。

关于点状血管和镶嵌上皮形成可能的机制是：柱状上皮在向鳞状上皮化生的过程中暴露于诱变剂，从而导致不典型化生。在不典型化生中，部分间质乳头没有合并或融合，但化生的鳞状上皮填满了宫颈管柱状上皮的裂隙和褶皱。柱状上皮的葡萄状乳突内的中心血管网仍被包围在化生的上皮中，成为厚的间质乳头。在之后的发展过程中，表面上皮的血供需要比正常转化区更大。涂抹醋酸后可见到红色的间质乳头被白色的化生上皮包围。随着不典型化生的进展，裂隙内的上皮细胞增殖活性增强，间质乳头生长被抑制。这些乳头内的血管在靠近上皮表面的地方扩张和增殖，或形成包绕异常（不典型）上皮等的提篮状血管网。这些改变在阴道镜下表现为点状血管和（或）镶嵌结构。转化区内点状血管和镶嵌结构的形成基本上是相似的，所以在同一病变中可以同时看到两种血管改变就不足为奇了。

评估点状血管或镶嵌区域时的另一个重要特征是血管间距。这指的是两个相邻血管间的距离，或网状/镶嵌血管病变范围的直径。原始鳞状上皮平均血管间距约 100 mm，但在浸润前和已发生浸润的癌变中，血管间距随着病变恶性程度增大而增加。

当然，不是所有的点状血管和镶嵌结构都是异常的。强调这点是因为大部分鳞状上皮内病变在阴道镜下并没有异型血管，而异型血管结构经常使缺乏经验的阴道镜医师遗漏其他更严重的病变。点状血管和镶嵌结构可以出现在正常上皮中，也可在棘样上皮中发现（是先天性转化区的特性）。在这种情况中，有大量的出芽、分枝状真皮乳头和交错的上皮钉突。该毛细血管间距多变，但通常不超过正常上线，这有助于和瘤样病变区别，后者上皮钉突更宽、更厚和更不规则。

70% 的点状血管和镶嵌与良性的棘样上皮相关，30% 与 CIN 有关。相反，在转化区中，80% 的点状血管和镶嵌与 CIN 有关，仅 20% 与棘样上皮有关。然而，大多数研究者认为，CIN 仅限于转化区内，边界为原始鳞柱交界和新鳞柱交界。

（二）异型血管

异型血管具有特征性的外观，并且与上皮严重病理性改变相关。它们属于末端血管，形状、走行、密度、直径和空间排列均不规则，并且毛细血管间距较原始鳞状上皮中的大。血管结构在很多情况下都可表现得非常不规则，以至于不能确定是点状血管或镶嵌。异型血管可见于典型的点状血管和（或）镶嵌区域。这似乎表明随着病变进展，原本普通的点状血管和镶嵌异常增生，最终发展成异型血管。在点状血管/镶嵌区域内的不规则血管结构,可能是早期浸润性病变的征象,包括浅表的提篮状不典型镶嵌血管向相邻镶嵌区域延伸。同时,可见点状血管环的顶部与宫颈表面平行。这些水平的浅表血管特点明显,可能提示早期间质浸润。

癌前组织的毛细血管间距略有缩小,但随着病变恶性程度增加,血管间距逐渐增大。恶性细胞被异型树枝状血管或网状血管滋养,使表面组织呈现粗网状外观。伸入到无血管区域的异型血管在大小、形状、走行方面显示出较大差异;这可能是由于血管的生长必须与恶性细胞的快速生长保持一致。有时,恶性细胞生长过于迅速,血液供应不能满足其发展,进而发生细胞坏死。

不典型树枝状血管不会形成转化区树枝状血管那样纤细的毛细血管网。也不会有正常组织中那种规则的"树状"结构,以及血管直径逐渐缩小。

盐水阴道镜能很好地显示上皮血管分布即用生理盐水涂抹宫颈后,透过绿色滤镜在阴道镜下观察,原本红色的血管呈现为黑色并逐渐清晰。当使用3%~5%的醋酸涂抹宫颈后,鳞状上皮发生醋酸白色改变,血管清晰度明显下降。

(三)早期浸润性病变的血管特征

如前所述,异型血管可能提示宫颈浸润性癌。在浸润性癌早期,阴道镜医师很难将CIN的血管结构(即点状血管和镶嵌)和这些异型血管区分开来。多数情况下,高级别CIN和早期浸润性癌可同时出现,而通常在典型的点状血管和镶嵌区域可见到少数轻度异型血管。在正常鳞状上皮和癌前病变之间不仅有色调差异和清晰的边界,还具有不同的血管特征。典型的点状血管外观,提示高级别病变;镶嵌血管变成具有宽毛细血管间距的粗糙的不规则结构。同时,在上皮内也存在无血管的醋酸白色上皮。所有这些特征均提示存在早期浸润性病变。平滑的镶嵌血管,与早期浸润性癌相比,毛细血管间距减小。

在异型血管形成初期,镶嵌和点状血管的毛细血管间距缩小。然而,随着恶性细胞增殖,形成大片无血管区,其毛细血管间距增加。典型的点状血管被异常毛细血管袢分隔,后者沿上皮表面平行深入血管间距缩小的点状血管区。

当腺癌或未分化癌形成时,其血管特征与目前所知的鳞状病变有所不同。腺癌通常通过中央毛细管系统获得营养,这与高分化鳞状细胞癌显著不同,后者具有毛细血管包绕上皮芽形成微循环,但无贯通血管。

未分化病变往往有良好的毛细血管渗透至恶性细胞的上皮芽。因此,毛细血管间距在未分化癌的大部分区域是正常的。早期腺癌其中柱状上皮乳突内仍可以看到异型血管存在。原始鳞状上皮和异型毛细血管结构之间存在锐利的界限。

腺癌早期与特定血管结构之间可能存在一定相关性(图4-6),上方6种血管形态存在于良性鳞状上皮内病变,而下方的7种血管形态存在于鳞状细胞癌中。这两种血管类型可能同时存在于腺癌组织中。阴道镜下腺癌改变相关的特殊血管类型,将在下文介绍。虽然镶嵌和点状改变存在于鳞状上皮中,但不存在于腺癌中。然而,在某些腺癌病变中也能找到。

腺癌最常见的异型血管是树根状血管。在早期阶段,仅有1~2根树根状血管,随着疾病进展,异型血管的数量大大增加,线头状血管也能见到,在晚期病例中,还能看到增多的卷须状血管和柳枝状血管。

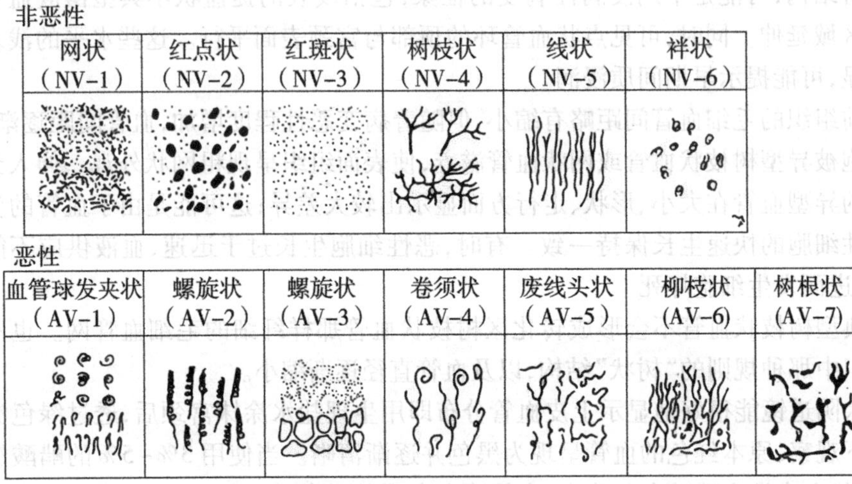

图 4-6　不同血管模式

二、宫颈癌或癌前病变的阴道镜检查

异常(不典型)宫颈上皮阴道镜检查最重要的是取得病变组织完整的解剖图和形态学视野,解剖图包括确定异常(不典型)区域的内外界限,而形态学需要对上述部分的所有特征做精确检查,例如血管结构、毛细血管间距、表面轮廓、颜色和分界的清晰性。对内界限的评估是检查中最重要的部分,因为它可以区分阴道镜检查是否满意。

(一)满意的(充分的)或者不满意的(不充分的)阴道镜检查

满意的阴道镜检查是指新鳞柱交界和异常(不典型)上皮范围均完整可见:不满意的阴道镜检查是指新鳞柱交界和异常(不典型)上皮范围不完整可见,或因为严重的炎症或萎缩使检查者无法明确病变的上限。上界由新鳞柱交界确定,提示异常(不典型)上皮的上缘延伸至宫颈管内。

(二)阴道镜异常(不典型)表现的分级

癌前病变和癌变的差异较大,没有独有的特征可以加以区分,不同的血管类型、不同的上皮成熟度以及与之相关的表面轮廓、颜色和边界,决定了阴道镜图像是多变的。许多分级系统用于提高阴道镜分级的客观性,减小观察者之间或观察者的主观判断差异,从而更客观地鉴别阴道镜下低级别和高级别病变。Coppleson 和 Pixley 提出了这样一个分级系统:将阴道镜下表现细分为不显著(1 级)、显著(2 级)和高度显著(3 级)。1 级:病变仅有极小的恶变潜能,如果发生侵袭,需很多年。2 级:病变有发生恶变的潜能,但侵袭发生较慢。3 级:病变高度恶变潜能,较快发生侵袭。分级定义如下。

1 级(不显著,不可疑):醋酸白色上皮,通常有光泽或半透明,边界多不明显;有或没有细血管,类型不明确;无异型血管;毛细血管间距小。

2 级(显著,可疑):醋酸白色上皮更加不透明,边界锐利;有或没有扩张的形态规则的血管;类型明确;无异型血截通常毛细血管间距增加。

3 级(高度显著,高度可疑):非常白或灰色不透明上皮,边界锐利;血管扩张,形态不规则，常蜷曲，偶尔可见异型血管；毛细血管间距增加但不均一；有时可见表明轮廓不规则微外生型上皮。

（三）Reid 阴道镜指数

Reid 阴道镜指数最早于 1993 年提出，是使用最广泛的评分系统，其目的是规范阴道镜检查及改善对组织学诊断的预测。然而，在 ALTS 中使用 Reid 指数检测 CIN 2 级及以上病变的效果并不理想。因此，Malcolm Coppleson 教授和 Rifharrl Reid 博士合作修改了原版 Reid 阴道镜指数的内容，把阴道镜下所见的 4 类表现纳入考量：①颜色；②病灶边缘和表面形态；③血管；④碘染色。每一项给出 0～2 分（表 4-4），总分为阴道镜指数，对应可能的组织学诊断，如表 4-5 所示。

表 4-4　修订版 Reid 阴道镜指数[*]

阴道镜表现	0 分	1 分	2 分
颜色	薄醋酸白色上皮（半透明）；模糊的醋酸白色；透明的醋酸白色	中等明暗度，颜色白色或灰色，表面有光泽（多数病变属于此分类）	暗沉，牡蛎白或灰色
	转化区之外的醋酸白色		
	有光泽的雪白色上皮（罕见）		
边缘及表面形态	微小湿疣或微小乳头[+]	形状规则匀称，边缘光滑，轮廓平直	卷起，边界剥脱[++]：不同的阴道镜表现之间有内边界；中央为高级别病变，周围为低级别病变
	病变较扁平且边界模糊		
	边缘呈羽毛状或细小齿状		
	病变有角，或者锯齿状[+++]		
	位于转化区外的卫星病灶		
血管	细小/细直径血管[++++]	缺乏血管	粗点状血管或粗镶嵌，边界锐利[+++++]
	少有细点状血管及镶嵌		
	血管在转化区之外		
	小湿疣或微小乳头内有细小血管[++++++]		
碘染色	摄取碘后呈桃木棕色	摄取部分碘，杂斑，杂点	显著病变不摄取碘：上述 3 项评分 4 分及以上病灶碘黄染
	不显著病变不摄取碘：上述3 项评分 3 分及以下病灶碘黄染		
	转化区以外区域常因角化不全而碘染色阴性[+++++++]		

注：[*]阴道镜分级时，醋酸染色浓度为 5%，碘浓度为 1%。

[+]阴道镜下微乳头样外观提示显著浸润性癌不包含在此列。

[++]上皮细胞的边缘从间质分离，卷曲注意：显著的低级别病变常常被过度阐述，高级别鳞状上皮内病变中无血管的斑块常常被忽视。

[+++]即使外周的部分边缘是一直线，仍评为 0 分。

[++++]有时镶嵌中有中央血管是低级别组织学异常的特征：低级别病变中的毛细血管结构很明显。如果医师不能

区分细小血管和粗大血管，常会发生过度诊断。

+++++阴道镜下显著浸润性癌的异型树枝状血管不包含在此表中。

++++++总体说来，病变中微小湿疣样变越多，评分越低。然而，尽管罕见，宫颈癌也可以表现为湿疣状。

+++++++角化不全：浅表上皮为保留细胞核的角化细胞。

表4-5　阴道镜下使用 Reid 阴道镜指数(RCI)预测病理诊断

RCI(总评分)	病理
0～2	LSIL-HPV 感染/不典型
3～4	重叠*
5～8	HSIL

注：*3 分，相当于低级别鳞状上皮内病变(LSIL)；4 分，相当于高级别鳞状上皮内病变(HSIL)；HPV，人乳头瘤病毒。

(四)Swede 评分

2005 年，瑞典的 Strander 等人提出一种新的评分系统，即"Swede 评分"(表 4-6)。它对 Reid 评分系统进行了修改，使用更方便，无须复杂的学习即能掌握。

Swede 评分模型在 Reid 阴道镜指数基础上，新增加了病灶大小作为第 5 项评分内容。Swede 评分也重新定义了 Reid 原有的 4 项评分指标。最近英国的一项研究对 Swede 评分系统进行评估，结果显示，总分 8 分及以上对于最终确诊 CIN 2^+级病变的敏感性、特异性、阳性和阴性预测值分别为 38%、95%、83% 和 70%。SWe 如评分没有明显的学习曲线，受训者的表现和培训者类似。

表4-6　Swede 评分模型

项目	A 级	B 级	C 级
醋酸吸收	0 或透明	阴影，乳状	明显的，硬脂状
边缘和表面	无或弥散的	锐利但不规则，锯齿状，地图样，卫星灶	更锐利，表面不平，袖口样
血管	细小，规则	缺乏	粗大或异型血管
病变大小	<5 mm	5～15 mm 或两个象限	>15 mm，3 个或 4 个象限，或宫颈管不能探及
碘染色	棕色	隐约或斑片状黄色	明显的黄色
评分	0	1	2

(五)国际宫颈病理和阴道镜联盟术语(2011)

异常按如下分两级。1 级(轻微病变)：细镶嵌；细点状血管；薄醋酸白色上皮；不规则地图样边界。2 级(严重病变)：边缘锐利；内分界征；隆起；厚醋酸白色上皮；粗镶嵌；

粗点状血管;醋酸白色变化快速出现;袖口状腺开口。

所占象限的数目或所占宫颈百分比用于评估异常上皮大小。

(六)不满意的阴道镜:宫颈管检查

异常(不典型)上皮向上延伸到宫颈管内给临床诊断带来了问题。如果上界在镜下可见,则认为是满意的或充分的;如果不可见,则认为检查不满意,尽管在 IFCPC 新术语中描述为部分可见或不可见。在本书中,我们使用之前对阴道镜检查不满意的分类方法。上限常常可以用简单的检查方法确定。一旦找到上限,临床医师可以知道此界限以上没有癌或癌前病变。这仅适用于鳞状上皮病变,因为腺上皮病变的位置可能更高。临床医师通过发现异常腺上皮细胞学来了解腺体病变。

确定病灶上界最简单的方法是使用小棉签。不典型上皮的范围延伸至宫颈管内。通过棉签压住宫颈后唇暴露视野后,能清楚看见上界。

(七)其他宫颈镜表现和病理发现

宫颈镜是一项通过正常生理盐水灌洗来检测宫颈管的技术。在欧洲仍有一些临床医师使用。宫颈管内的病变可与外宫颈病变一起进展,或者不常见情况下,仅仅是宫颈管瘤变。

第一种类型,宫颈阴道部 CIN:病变上皮有一半表现为醋酸白色,仅 1/4 病例呈斑点状。有异型血管的角化并不常见,病变扩展至宫颈管时也少见点状血管和镶嵌。然而,病灶部位有时能见到黏膜白斑和异型血管。这些特殊变化的具体原因仍不清楚。

第二种类型,病变只在宫颈管内发展,醋酸白色是常见的表现。点状血管和镶嵌并不常见,或因病变在宫颈管内很难通过阴道镜进行评估。宫颈管内浸润性癌可表现为表面突起、溃疡和乳头状突起。病变通常与黏膜白斑和点状异型血管相关,提示此处病变由癌前病变转变成浸润性癌。

(八)异常(不典型)上皮的鉴别:Schiller 碘试验

Schiller 碘试验最早由 Schiller 在 1929 年提出,被用来描记宫颈可能有癌前病变的区域。富含糖原的鳞状上皮通常完全分化,可被碘着色,产生碘阳性。其他碘不着色的上皮称为碘阴性,这些组织包括柱状上皮、未成熟化生鳞状上皮和浸润性癌。

Lugol 碘溶液是 Schiller 碘试验的原料,合成 1% 碘溶液需要将 2 g 碘、4 g 碘化钾溶于 200 g 蒸馏水中。试验的基本原理是基于碘和糖原的反应。绝经前女性的阴道上皮因富含糖原,可吸收碘并呈深棕色。这就和不含糖原且不能被碘染的区域形成了对比,这些属于碘阴性或 Schiller 阳性区域。

异常(不典型)上皮或含有过量角蛋白的上皮(棘样上皮)是不含糖原的,和碘溶液反应呈特征性的黄色。这些异常的区域会被清晰地标记出来。绝经后,由于体内雌激素水平下降,碘溶液会使阴道产生斑点状棕色外观,而宫颈则呈淡棕色或黄色。

Schiller 碘试验有许多假阳性结果,这种情况并不罕见;尤其可能出现在宫颈有许多未成熟化生上皮时,如近期怀孕后。同样,在先天性转化区发现的大片棘样上皮,也提示 Schiller 阳性和碘阴性。这种情况可能覆盖宫颈较大区域并延续到阴道。

三、宫颈良性湿疣

HPV 感染宫颈会导致两种不同的病变，一种是高危型 HPV 导致的癌前病变，另一种是 HPV6 和 HPV11 导致的不同形态的湿疣。其中以“乳头状湿疣”最为常见，其上皮增厚形成赘生物；根部为纤细延长的间质干茎，并富含血管。宫颈湿疣表面的角化程度不一。其鳞状上皮类似正常宫颈上皮，由突起的基底层和厚层棘细胞构成。棘细胞层上部可见一胞质透亮的细胞区，这类细胞核周晕扩大，胞质致密，常有双核或多核，称作挖空细胞。

第二种类型为“穗状湿疣”，特点为具有无数纤细的指状上皮突起。细胞内糖原含量不一，可见挖空细胞。

第三种类型为“扁平湿疣”，可位于原始鳞柱交界外侧的原始鳞状上皮。上皮浅层及中层的细胞可见核周空泡、核多形性、胞质致密。

第四种罕见的类型为“内生型湿疣”，其特征为生长于宫颈腺体内，表面突起伴有明显角化。

仅仅通过组织学无法鉴别扁平湿疣与低级别 CIN。病变与 HPV 感染相关，但是无法判断 HPV 型别或病变的自然史。

（一）湿疣病变的阴道镜表现

上述湿疣病变大部分为良性的可逆性病变，但是临床上有时很难与恶性疾病相鉴别。阴道镜下湿疣典型的表现为富含血管的微乳头或羊齿状表面。其病理将在下文中进行介绍。涂抹醋酸后，湿疣表面会变白，而且这种醋酸白色变化会持续存在一段时间。

病灶可以单发或多发，其范围可以超过转化区外缘。随着角化程度的增加，病灶表面可出现隆起或积聚，形成类似大脑皮质的结构，称为“脑回样”或“微卷曲样”病变。这种表现往往很难与早期疣状癌相鉴别，因为这两种病变均可出现疣状赘生物。因此，只有通过活检才能做出最终诊断。

宫颈阴道部被雪白色病变覆盖，并且病变因涂抹醋酸而变得模糊不清。病变突入宫颈管内。宫颈表面可见明显的微乳头状结构，边缘模糊、棱角分明，甚至呈锯齿状。病变完全位于转化区之内，邻近鳞柱交界。但是部分病变突入宫颈管内，给阴道镜下的诊断造成了困难。通过活检可与高级别病变相鉴别。实际上，该部位切除活检结果示伴有轻微基底改变的扁平湿疣，符合 CIN 1 级。

典型的脑回样、微卷曲、排列紊乱的上皮，与 HPV 感染有关。这种改变源于表层下存在许多细小且管径一致的血管，这些血管之间存在角化过度现象。组织学可见明显延长的乳头，内含一根或多根管径不同的血管。由于上皮增厚、间质乳头延长，最终导致了这些亚临床 HPV 感染病变在阴道镜下表现与异常（不典型）上皮的阴道镜下改变相似，但更加粗糙。

（二）阴道镜下鉴别湿疣与恶性病变

通过阴道镜检查可以鉴别湿疣和浸润性病变。涂抹醋酸前，湿疣表现为质软、色暗红、难以辨认的类肿瘤样病变。乳头聚积在一起难以分辨，但是其中血管清晰可见。这些血管形态迂曲且不规则，有时呈逗点状（似鹿角状），甚至呈螺旋状。这些血管表现与浸润性癌的血管表现极为相似，特别是乳头状癌或疣状癌。这种现象并不奇怪，因为这两种病变的新生毛细血管均位于结缔组织内，为良性或恶性上皮生长供给营养。

涂抹醋酸前，半透明的鳞状上皮内可见不规则血管。涂抹醋酸后，鳞状上皮变得凝固、不透明，覆盖了血管的轮廓。但是，可以更清晰地看到每个乳头。

（三）HPV 感染和 HPV 感染/CIN 相关病变的病理学表现

前文已经描述了 HPV 感染的各种病理学特征。在阐述宫颈癌前病变的各种诊断方法之间的联系及其导致的问题之前，需要进一步了解 HPV 感染或 HPV 感染/CIN 相关病变的病理学特征。

四、各种诊断宫颈鳞状上皮癌前病变的方法之间的关系

宫颈细胞学检查和阴道镜检查是诊断宫颈鳞状上皮癌前病变的主要方法。然而，这两种方法都有一定的误差。通过阴道镜检查有可能发现某些细胞学检查失败的原因，尤其是假阴性率方面。CIN 病变级别越高，被异常（不典型）鳞状上皮覆盖的病变区域就越大。此外，相同级别的 CIN 患者中，病变大小，包括面积和深度，均随着患者年龄的增长而增加。不同级别的 CIN 可同时存在，但是宫颈涂片只能体现一种细胞类型，通常是病变面积最广泛的一处。病变越严重（级别越高），病变范围越大。这种现象将会明显影响细胞学结果。

细胞学级别与 CIN 病变范围的密切联系非常重要。细胞学提示，重度核异质 HISL 患者约 2/3 为 CIN 3 级，其余 20% 为 CIN 2 级，10% 为 CIN 1 级或单纯 HPV 感染，小于 5% 的患者未能检出病变。同样，中度核异质 HSIL 患者 1/3 为 CIN 3 级，1/3 为 CIN 2 级。提示中、重度核异质 HISL 是高级别 CIN 病变的良好预测因子，即使无法完全反映确切的组织学级别；无论如何，这种方法容易发生判断误差。重度核异质 HISL 伴浸润性癌的风险很高，即使细胞学认为可以排除浸润性癌，也不能忽视这种可能。一些研究证实 20%~40% 的轻度核异质 LSIL 患者最终经阴道镜或切除活检证实为高级别 CIN，其中高达 25% 的患者为 CIN 3 级。

潜在的微小 CIN 3 级癌前病变常常难以发现，因为其通常伴有大面积的 CIN 1 级病变，而细胞学刮取所得到的细胞多来自大面积病变，因此可能提示轻度核异质（LSIL）。在许多病例中，如果重复进行细胞学检查，最终会发现重度核异质细胞，从而发现 CIN 3 级病变。

在判断病变是否伴有浸润性癌风险时，细胞学、阴道镜和病理学检查结果有一定的相关性。阴道镜结果示低级别癌前病变可能原因为 HPV 亚临床感染或 CIN 1 级。阴道镜下这类病变一般较小，与低级别细胞学异常（LSIL，如临界性或轻度核异质）相关。小部分患者会自然消退，病变为浸润性癌的风险极低。另一方面，高级别病变具有典型 CIN 2 级或 CIN 3 级的特征，可通过细胞学、组织学和阴道镜检查确诊，并且浸润性癌风险较高，治疗后复发率高。而且，病灶中 CIN 3 级成分的大小、相对应的 HSIL 细胞学（中度或重度核异质）与发生浸润性癌及治疗后复发密切相关。

高级别上皮内瘤变(CIN 3 级)与低级别癌前病变之间存在交集,即 CIN 2 级和微小 CIN 3 级病变。这些微小病变可能会进展变大,但是伴有浸润性癌的风险不高。其宫颈涂片可以有许多种结果,大多数细胞学示低级别病变但组织学示高级别 CIN 3 级的情况均为这种微小病变所致。

五、早期浸润性病变的诊断

(一)早期浸润性鳞状细胞癌:阴道镜诊断

阴道镜通过一系列特征性表现来诊断早期浸润性癌。除了前文所述与高级别上皮病变相关的表现外,早期浸润性癌还有一些特殊的改变。包括:①病变大小。②病变内同时存在不同类型上皮细胞、③血管密度增加、④溃疡形成。

早期间质浸润深度仅几毫米,在阴道镜下很难诊断。许多来自宫颈腺体的病灶同时伴有 CIN 3 级,阴道镜下观察到的只是浸润灶从基底部延伸出来的表层上皮。病灶大小是早期浸润性疾病的重要指征。异常(不典型)上皮的面积越大,越可能存在早期浸润性病变。许多研究表明,伴有基质浸润的 CIN 3 级病灶面积比没有发生浸润的 CIN 3 级病灶大数倍。

上皮和间质血管增多也提示浸润性病变,前文所述的毛细血管间距增宽、异型血管、表面不规则等都是高级别病变的特征性表现。然而,许多文献中报道并不是所有的早期浸润性病灶都与异型血管相关。某些病例中可见更复杂的上皮异常,如醋酸白色上皮增厚、点状血管、镶嵌、不规则点状表面隆起、病变范围面积大,这些改变较异常血管更常见。

上皮表面溃疡在早期浸润性病变中并不少见。因此,诊断早期浸润性病变需要联合阴道镜检查和病理学指征。国际妇产科联盟(FIGO)发表的相关声明规定了一系列形态参数,并划定了早期浸润性病变的范围。FIGO 将宫颈早期浸润性癌归为Ⅰa 期,此期只能在显微镜下诊断,又进一步分为Ⅰa1 期和Ⅰa2 期。Ⅰa1 期定义为显微镜下浸润深度不超过 3 mm,Ⅰa2 期定义为显微镜下间质浸润深度不超过 5 mm,浸润深度是指被覆上皮或腺上皮突破基底膜深入间质的垂直距离。对于Ⅰa 期病变,另一个重要的参数是病变水平浸润范围不能超过 7 mm。同时应注意观察其他特征,例如毛细血管(内皮)间隙浸润和特定的组织生长模式,如融合状、喷射状或指状浸润。早期浸润更高级别的病变有时称为阴道镜下可疑/明显浸润性癌。很多病变浸润深度超过 5 mm。

下面我们来看一个病例,患者阴道镜检查怀疑为早期浸润性病变。涂抹醋酸和生理盐水后,可见病变的不同特点。涂抹醋酸后,血管不明显,而涂抹生理盐水时血管明显可见。比如有的患者上皮变白非常明显,可见厚醋酸白色上皮,还有部位表面不规则,病变边缘锐利。异常(不典型)上皮的色泽与正常上皮有明显差异。病变范围广泛,几乎累及整个宫颈阴道部,应高度怀疑早期浸润。病变上缘,也就是新鳞柱交界,位于宫颈管内,阴道镜下无法看到。

阴道镜下高级别病变有一个特征性表现,可能与早期浸润相关。异常(不典型)上皮内出现簇状腺体。在这种病例中,异常(不典型)上皮环绕腺体的分泌管,形成袖套样结构，并伴有不同深度的浸润。涂抹醋酸后，表现为比周边病变更白的圆点，中央可见深色的小孔或裂隙。偶尔表现为环绕腺开口隆起的边缘。某些良性病变中也可见明显的腺体开口，例如当上皮正常或为棘样上皮时，腺开口周边的环不太明显，且较相对应的高级别病变薄。

在某些病变中，腺体隐窝位于上皮下，可能没有明显的开口。也有可见非常广泛的异常（不典型）上皮，点活检结果示高级别病变，广泛累及宫颈前唇并延伸入宫颈管中。活检后可见暴露的腺隐窝，有黄色黏液渗出。异常上皮表面未见腺体开口。必须重视这种现象，因为它意味着异常（不典型）上皮可通过腺体裂隙延伸入间质深部。

（二）病理学在诊断中的重要性

如前文所述，阴道镜下评估早期浸润性癌非常困难，只有通过组织学才能最终确诊。早期浸润镜下表现为微小的芽状浸润穿过基底膜，进入间质。这些细胞来源于 CIN 3 级病变，且与其表现一致。当浸润发生时，这些细胞与 CIN 3 级病变细胞相比差异较明显。常伴有局部淋巴细胞引起的间质反应。肿瘤组织侵入间质也会造成组织水肿。

随着病灶的进一步浸润，淋巴管道会受累，之后广泛侵入宫颈周围的间质和组织。除非连续薄切片镜检，否则很容易漏诊超出范围的早期浸润性病灶。为了明确诊断，需要将组织块切成 25～40 片。若切片过少，细微病灶就会被忽视，这种错误在临床操作中很常见。举例来说，一位 47 岁患者的宫颈涂片，提示鳞状细胞癌。宫颈阴道部有一片灰白色病变，基底不规则。病变周围有一圈沟槽，表面轮廓明显不规则，提示浸润性病变。此区域与周围组织的色泽明显不同，凹陷区域的基底部可见异常血管。宫颈外口上方及周围区域同样有明显异常改变，提示高级别病变。

宫颈多点活检病理标本示病变的内部可见癌组织，浸润深度 3 mm。然而，病变外侧（灰白色区域）示大量癌症细胞侵犯淋巴管。正确诊断对于选择合适的治疗方案是极其重要的。只有多处取材切片才能确保一些微小的高度浸润性病变（如淋巴受累）不被忽视。

广泛的高级别病变，病变中心红色区域提示浸润性癌。宫颈锥切后送病理，虽然做了 34 张切片，但是只在 3 张切片中发现了微小的浸润性病变（浸润深度 3.5 mm），其余部分为 CIN 2 级或 CIN 3 级。阴道镜检查估计病理可能为广泛早期浸润性病变。

同一个宫颈不同部位的病变浸润深度可能不同。切除活检结果示浸润深度为 2～5 mm，而阴道镜很难预测浸润深度。

六、临床前浸润性癌（阴道镜诊断/疑似）：阴道镜及病理学检查

有很多早期浸润性癌无法通过传统的检查方法发现，如宫颈触诊、宫颈探查及宫颈管搔刮。这些病变称为临床前浸润性癌，而使用阴道镜放大检查后大多数病变清晰可见，也称为阴道镜疑似/诊断浸润性癌。此前，这类病变被看作Ⅰb 期隐匿性宫颈癌，特指间质浸润大于 5 mm 的单一病灶或融合灶。这些病变在阴道镜醋酸染色后有明显的形态特点：病灶边缘明显隆起；表面轮廓不规则，呈“山脉样”表现；血管明显异常，直径、大小、形状、走行和分布多样。必须强调的是，前文所述的微小浸润性癌（Ⅰa1 期和Ⅰa2 期），

也被认为是临床前浸润性癌和早期浸润性癌如Ⅰb1期。

比如起初诊断为“良性息肉伴接触性出血”，行阴道镜检查后发现了延伸至自宫颈管的异型血管。与前一个病例一样，细胞学结果不满意。

细胞学结果异常以及宫颈外观可疑需要进一步做详细检查，均为阴道镜的指征。同样，若临床发现异常体征，如接触性出血，也是阴道镜的明确指征。

七、宫颈腺上皮癌前病变

（一）流行病学

宫颈腺癌和宫颈癌前病变也属于HPV感染相关的生殖道病变。一系列研究证实了高危型HPV感染在宫颈腺癌和宫颈腺上皮癌前病变患者中占据很大比例。宫颈腺癌非常复杂，目前已知有许多不同的组织学类型。同样，AIS/宫颈腺上皮内瘤变（CGIN）也很难诊断。

与鳞状细胞癌相比，宫颈腺癌和腺鳞癌并不常见，仅占宫颈原发恶性肿瘤的10%然而，来自不同国家的大量研究表明，宫颈腺癌的发病率近10年内逐年上升。不幸的是，年轻女性，尤其是35岁以下女性宫颈腺癌的发病率显著增加。文献报道的中位发病年龄为33～42岁，最年轻的患者为22～24岁。

宫颈浸润性腺癌的发展过程类似于鳞状细胞癌。然而，腺癌的癌前病变目前尚未充分明确，给阴道镜医师和病理医师的诊断造成了相当大的困难。诊断的难点在于：许多研究表明，宫颈腺癌涂片假阴性率高于鳞状细胞癌。更令人担忧的是，大多数宫颈腺癌以及高级别CGIN（AIS）或因鳞状上皮内病变活检而意外发现，或被长期归类为“临界性腺细胞”（英国阴道镜及宫颈病理分类协会）或“未明确意义的不典型腺细胞”（AGCUS；TBS），造成病情的延误。

（二）阴道镜诊断

目前没有关于CGIN（AIS）确切的阴道镜下征象。在许多腺癌病例中，极少有患者仅根据阴道镜结果就诊断出CGIN。大多数病变起源于转化区内或转化区周边，病变区域见醋酸白色上皮，其内有单个或融合的非连续的绒毛，是CGIN的一个可疑特征，但是大多数患者周围绒毛可能表现正常，CGIN病变常常同时伴有CIN。腺体开口周围无白色簇状隆起，病变表面隆起、高低不平，以及坏死伴大量异常血管，可能是CGIN和早期腺癌的重要征象。

大多数阴道镜医师无法轻易辨认CGIN，因为这种病例罕见，缺乏明显特征。这可能是由于CGIN经常只表现为上皮轮廓的微小改变，而肿瘤腺体则被覆盖于表面上皮之下。尽管如此，Wright等人（1995）描述了一系列疑似原位腺癌（AIS）的阴道镜表现，包括5项病变表面或血管结构变化，描述如下。

（1）病变表现见隆起、高低不平的醋酸白色上皮，通常位于柱状上皮之上，但是不与鳞柱交界毗邻。这些病变可表现为一个单纯的隆起，边界清晰，表面不规则，或涂抹醋酸后表现为醋酸白色绒毛融合，呈斑块状分布，类似于未成熟的鳞状上皮化生。这些斑块可能与鳞状上皮边界无关，而高级别鳞状上皮内病变常常与鳞状上皮边界连续。

(2)阴道镜下发现大的腺体开口,分泌大量黏液,是另一个异常阴道镜表现。

(3)偶尔可见乳头状病变,与绒毛融合相关,形态类似早期鳞状上皮化生。亦可见上皮“出芽”现象。

(4)上皮“出芽”现象可能是由于组织增生形成的膨胀、圆润的突起。这种外观应与早期未成熟鳞状化生上皮相区别。基底非常宽,可同时伴有指状、乳头状突起。

(5)涂抹醋酸后,病变色泽红白相间,类似于未成熟化生上皮的表现。然而其上皮表面易碎,常有大的腺体开口。

CGIN 与浸润性腺癌可同时存在异型血管结构。最常见“废线头状”“卷须状”血管,也可见单个或多个点状血管,以及其他异常血管改变。

在典型情况下,腺上皮癌前病变阴道镜下表现与前文所述 AIS 类似。但是在某些情况下,病变表现极其轻微。即使高级别腺上皮内病变也可能缺乏阴道镜下特征在某些情况下 CGIN/AIS 进展为早期浸润性癌后,阴道镜下也可能没有明显改变。

关于宫颈癌前病变的定位研究表明,病变受累腺体可能浸润间质深达 5 mm。浸润腺导管长度为 0.5 ~25.0 mm,平均长度为 12 mm。如果从宫颈外口开始测量,少数病变长度可达 30 mm。多灶性病变发生率约为 15%。行切除活检时必须考虑到这些表现。

(三)与治疗相关

对于 CGIN 同时伴有鳞状上皮内病变(如 CIN)的病例,若行消融治疗(冷冻消融或 CO_2激光消融),AIS 的成分可能会和远端鳞状上皮病变一同被破坏,从而被遗漏。据报道,因 CIN 行常规宫颈环形电切术或转化区大环形电切术(LLETZ/LEEP)的患者,CGIN 的患病率为 2%。据估计一半的 CGIN 患者同时伴有鳞状上皮异常(如 CIN),而且常为高级别病变,阴道镜下清晰可见,但 CGIN 病变常常接近甚至位于宫颈管内,或者隐匿于化生上皮以下,或位于不典型(异常)转化区内,阴道镜下不可见。这种情况下细胞学只能发现病变中异常的鳞状上皮成分,从而影响阴道镜医师对腺上皮病变的处理。事实上,阴道镜下点活检仅能发现鳞状上皮病变,而 CGIN 病变只有在切除活检或子宫切除后才会被发现。

八、阴道镜下诊断早期宫颈腺癌

一些宫颈 AIS 典型特征为:镜下可见厚醋酸白色上皮,绒毛融合呈斑块状,位于转化区内。然而,许多腺癌患者阴道镜下表现不具有特异性,如之前讨论过的两个病例。另外一个相似的病例也发现了镜下早期浸润性腺癌的证据。因此,当腺上皮发生早期浸润性病变时,可能不会出现明显的特征性改变,临床医师极易漏诊。

早期腺癌有一些典型的阴道镜下表现。涂抹醋酸前,柱状上皮内出现的乳头状结构,色淡黄,偶尔伴有出血而呈红色。涂抹醋酸后,病变变为奶白色。每个乳头均增大,但是大小不均一,上皮内可见大的腺体开口。腺体开口形态类似前文所述 AIS。

还有一种类型的早期腺癌,转化区内上皮增厚、灰暗、呈淡橘色,血管形态异常。阴道镜下可见其由异型血管组成。某些外观并不常见,如表面组织颗粒状,伴有异常血管或病变分泌大量黏液。后者宫颈增大,质硬,表面覆盖大量渗出物。

宫颈管大息肉最终诊断为早期腺癌。同样,早期乳头状腺癌可能被误认为大片的宫颈柱状上皮异位。病变同样易被误诊。若细胞学或临床可疑腺癌,必须仔细进行阴道镜检查,可疑部位应行切除活检。

以上提示我们,某些早期和晚期腺癌可能不具有任何临床前表现,甚至在阴道镜下也不具有可疑外观。

比如宫颈管内小息肉也可能包藏有内生型腺癌。宫颈外口可出现小肉芽,宫颈涂片提示腺细胞异常。宫颈切除活检提示早期腺癌。比如一位60岁女性,15年前曾行子宫次全切除术。该患者曾每日口服双烯雌酚5 mg,最近一次宫颈涂片提示鳞状细胞癌,遂行阴道镜检查。涂抹醋酸后,宫颈外口出现一片小的醋酸白色上皮。切除活检病理示宫颈管内有CIN 3级及病变,但是其他部位宫颈管内有一处明显的腺癌病灶。不幸的是,这位患者已经出现了髂淋巴结转移。这两个病例显示,宫颈管涂片对于转化区回缩至宫颈管的患者具有很好的监测价值。第二个病例也提示细胞学监测对于子宫次全切除后保留宫颈的患者是有益的。

对于不同的浸润性腺癌的病例,其中某些病例同时合并有鳞状细胞癌。这些病例旨在对上述所讨论的意见加深印象,即腺癌的诊断相当困难,尤其是与良性疾病如宫颈柱状上皮异位的鉴别诊断。

(陈中华)

第五章　不孕症

第一节　输卵管性不孕

自然受孕必须要有正常的输卵管功能，包括输卵管平滑肌的蠕动及其上皮细胞纤毛的推动，输卵管也必须通畅。多项流行病学的调查显示，在女性不育中，输卵管因素约占40%。近年来，输卵管性不育有增加的趋势，可能与性传播疾病，如淋病、沙眼衣原体、支原体感染；子宫腔内操作，如多次人工流产等有关。

一、诊断

（一）病史

患者可有慢性、钝性、间断发作的下腹部隐痛或坠痛，有时感腰骶部酸痛。这种疼痛常于月经期、性交后或劳累后加重。慢性输卵管炎急性发作时，可有剧烈下腹部疼痛，并伴有发热、白细胞增高等急性感染的症状。月经可以正常或失调。月经不调常表现为经量增多或不规则阴道出血。原因多为盆腔脏器和组织充血或卵巢功能障碍。不孕，多为继发不孕。其他：白带增多、全身无力等。

结核性输卵管炎：不少结核性输卵管炎患者就诊的首要症状为不孕，可无任何症状。亚临床可有疲劳、盗汗、低热、食欲差等全身症状，常不能引起患者的注意。月经正常或有周期紊乱，月经量多或过少，甚至闭经。症状的轻重与子宫内膜被损伤程度及病变早晚有关。少数患者可有轻度的下腹坠胀感和（或）腰骶部疼痛，无特异性。即使输卵管结核积脓或腹腔积脓也不一定有疼痛、体温升高等炎性症状，故称为寒性脓肿。当输卵管结核下行感染了子宫内膜，甚至结核性宫颈炎时，则分泌物呈脓性或脓血性，临床表现为白带增多。

（二）查体

慢性静止性输卵管炎，多无明显体征。部分患者可有下腹部压痛，压痛点以髂凹处最明显。妇科检查大部分患者合并有慢性宫颈炎，子宫体大小正常，但常呈后位或偏向患侧，活动度欠佳。双侧附件有慢性炎症时，子宫多固定于后位，有触痛。如炎症粘连、增生明显时，可触及一侧或双侧附件炎性包块，此包块表面不规则，质地中等硬度，不活动，有触痛。结核性输卵管炎时，常规全身查体，腹部检查有或无揉面感。包块可为囊性、半实质性或实质性，有或无压痛，边界多不清楚。腹部叩诊有或无移动性浊音或局限性包块浊音。双合诊注意外阴、阴道和宫颈，子宫的大小和活动度，附件区包块，以及大小和活动度，压痛和质地。严重者可形成冷冻骨盆，双合诊和三合诊检查时子宫固定，宫旁因纤维化而致宫旁组织增厚。

若子宫内膜异位症或子宫肌瘤造成的输卵管性不育则有原发病的临床表现。

（三）辅助检查

实验室检查：怀疑特异性感染如结核、沙眼衣原体、解脲支原体的患者需要做病原体的培养或血清学诊断等特殊检查；胸部 X 射线和腹部 X 射线线片以确定有无慢性结核病钙化灶；B 超进一步检查有无包块，并判断其性质。

输卵管通畅性检查：输卵管通畅性检查一般于月经干净后 3 ~7 d 进行。患者自月经来潮日禁性生活。术前 30 min 可肌内注射阿托品 0.5 mg，以减少输卵管痉挛发生。排空膀胱，行妇科检查了解子宫大小、位置及双附件情况。术前常规消毒外阴、阴道、宫颈并探宫腔。通常采用双腔气囊硅胶软导管，对于插管困难者可以采用金属制锥形硬导管或杯形导管。术后可酌情应用抗生素；患者应禁性生活及盆浴半个月。

常用的方法如下。

1. 输卵管通液检查　通常用抗生素溶液（注射用水 20 mL 加地塞米松 5 mg、庆大霉素 8 万 U）或生理盐水 20 ~30 mL 注入宫腔，根据推注液量、阻力大小、有无反流及患者的感觉可做出输卵管通畅、通而不畅、阻塞 3 种诊断。输卵管通液检查虽然操作简便、价格便宜，但由于其诊断标准主要靠主观感觉，判断输卵管通畅性的准确率只有 84.2%~85.0%。只可作为年轻原发不育患者的初步筛查方法，有时也可对轻度粘连起到疏通作用。

2. B 超下输卵管通液检查　行子宫输卵管通液，同时行 B 超监测，根据注入液体流经宫腔与输卵管时出现的声象变化，观察其动态变化，判断输卵管的通畅程度。可以作为输卵管检查的首选方法。

3. X 射线下子宫输卵管造影　造影前首先要进行妇科检查，检查白带常规正常，碘过敏试验阴性。操作方法：常规消毒外阴阴道与宫颈，在 X 射线荧光屏下将 76% 复方泛影葡胺 10 ~20 mL 经宫颈缓慢注入宫腔，随着造影剂的推入，可见子宫及输卵管显影并摄片；造影可观察到宫腔和输卵管腔有无扩张、充盈缺损以诊断有无子宫畸形、子宫黏膜下肌瘤、息肉等病变以及输卵管是否通畅，但不能准确反映盆腔内病变及粘连程度。操作时应轻柔缓慢，避免推注过快或压力过大造成痉挛或损伤。

4. 腹腔镜下输卵管染色通液　术前准备及手术操作按照诊断性腹腔镜常规，置入腹腔镜后先做盆腔扫视，然后依次观察子宫及周围腹膜、输卵管、卵巢。注意有无子宫内膜异位症、子宫输卵管发育异常、输卵管形态柔软抑或僵硬、有无粘连扭曲和充血，卵巢外观是否正常。最后做稀释宫腔美蓝通液。

（四）诊断要点

1. 病史　原发或继发不孕同时具有前述急、慢性输卵管炎，或结核性输卵管炎的症状。

2. 查体　具有前述急、慢性输卵管炎，或结核性输卵管炎的体征。

3. 辅助检查　通过输卵管通畅性检查，证实输卵管不通。

二、治疗

(一)一般治疗及药物治疗

对于轻度的慢性输卵管炎,不育年限较短,可先试用保守治疗。包括抗生素治疗、理疗与中药治疗。由于支原体、衣原体引起的感染已很常见,所以应尽量分离、鉴定致病病原体。在使用抗生素时常联合应用广谱抗生素药与抗厌氧菌药物。同时注意选用抗支原体与衣原体的药物,还可小剂量应用肾上腺皮质激素。

(二)手术治疗

1. 宫腔镜输卵管口插管加压注液术　适用于输卵管不通或通而不畅的患者。在宫腔镜下找到输卵管开口,将输卵管导管插入管口 2 ~ 3 mm,加压注入抗生素溶液 20 ~ 40 mL。对于推注有阻力、有反流者说明输卵管仍不通畅,可于下周期重复治疗,连续 2 ~ 3 次。

2. 宫、腹腔镜联合治疗　对于确诊的输卵管性不育患者,可采用宫、腹腔镜联合治疗,首先腹腔镜观察盆腔,分离盆腔或输卵管、卵巢粘连,必要时行伞端成形术或造口术;然后宫腔镜检查宫腔,分离粘连并行诊刮,然后行美蓝通液试验,对于同时合并宫腔病变者进行相应的镜下治疗。对管内型通而不畅或不通的患者使用抗生素溶液加压通液或使用输卵管导管进行疏通,以分离粘连或狭窄,达到通畅的目的。

3. 输卵管造口术及伞端成形术　可选用显微外科技术或腹腔镜技术进行。腹腔镜手术损伤小,恢复快。输卵管造口术用于严重的输卵管末端梗阻,伞部结构已破坏者,通常合并粘连。伞端成型术用于单纯伞部粘连,但尚未破坏解剖结构者。

4. 输卵管粘连松解术　随着腹腔镜盆腔再造技术的出现,不育的诊断和治疗用一种手术方法即可完成。腹腔镜下可进行输卵管与周围组织器官的粘连分离,其目标是游离附件并恢复输卵管与卵巢的正常解剖关系。

5. 辅助生育技术　用于经检查与治疗后输卵管功能仍然不能恢复的患者,如结核性输卵管炎、严重的输卵管粘连等。有时输卵管虽然有通畅的管道,但缺乏完善的功能,仍然不能完成拾卵、受精、运送配子与胚胎的工作。在这种情况下,可借助助孕技术,将卵子取出,经体外受精培养后移植入宫腔,原来需要输卵管完成的工作改为在体外培养环境中或宫腔内完成。包括体外受精-胚胎移植(IVF-ET)及宫腔内配子移植等衍生技术。

三、转院要求

(一)病情要求

对于输卵管性不孕,在诊断明确的情况下,可采取基层医院可给予的治疗,如治疗 3 ~6 个月无效,可考虑转至条件好的更高级医院治疗。

(二)途中要求

无特殊要求。

四、诊疗体会

（一）诊断方面

通过典型的病史，体征及辅助检查，即可诊断。其中比较重要的是辅助检查，因为有输卵管性不孕患者可没有临床其他症状，仅仅表现为不孕。根据患者的具体病情，其中输卵管通畅性检查尤为重要。对于检查手段的选择，可根据医院具有的条件做出具体选择，输卵管通液不需要特殊设备，基层医院可常规采用，如有B超可选择B超下输卵管通液术，一般基层医院都有X射线设备，可行X射线下子宫输卵管造影。宫腹腔镜对于设备和技术有特殊要求，基层医院可能不具有实施该技术的条件。

（二）治疗方面

对于输卵管性不孕治疗先考虑一般治疗，包括输卵管炎的治疗，应用有效的抗生素。对于诊断明确输卵管不通者，可转至有条件的医院治疗，包括腔镜治疗和辅助生殖技术。

五、健康指导

输卵管性不孕患者，大部分患者经过一般治疗、腹腔镜、宫腔镜等及时积极治疗是可以自然受孕的。如经上述治疗仍未受孕者，具有实施辅助生殖技术指征，可到有资质有条件的医院，接受相应的技术治疗。

（孙德荣）

第二节　子宫性不孕

子宫性不孕占女性不孕症的30%~40%。子宫作为生殖生理与生殖内分泌的重要器官，其功能有储存运输精子、孕卵着床、孕育胎儿、分娩等。造成子宫性不孕的原因包括子宫畸形、宫腔粘连、子宫内膜炎、子宫肌瘤和子宫内膜息肉及异物等。

一、诊断

（一）诊断要点

1. 子宫畸形　患者有原发性闭经、不孕、痛经、复发性流产、胎位不正及胎盘附着异常等病史，应首先考虑到有生殖道畸形的可能。进一步询问病史并行妇科检查，必要时探宫腔或行子宫输卵管造影（HSG）、内镜检查（包括宫腔镜、腹腔镜、膀胱镜等）以明确诊断。生殖道畸形常合并泌尿系统及下消化道畸形，必要时可做静脉。肾盂造影或钡剂灌肠。

主要临床表现：①原发闭经或月经不调，如月经稀发或过少、痛经、功能失调性子宫出血等。②原发或继发不孕。③生殖道畸形，如外阴、阴道、宫颈和子宫畸形等。④卵巢功能低下,如无排卵、月经失调、功能失调性子宫出血和痛经等。⑤性交困难或性功能障碍,如性交痛、阴道痉挛、性冷漠等。⑥盆腔包块史,见于双子宫、残角子宫等。⑦病理妊娠史,如复发性自然流产、早产、胎位异常、胎盘位置异常或死胎等。⑧泌尿系统畸形,如多囊肾、马蹄肾、游走肾等。

2. 感染因素引起的子宫性不孕

(1)临床表现 急性子宫内膜炎起病较急,多有明显诱因,如经期不卫生、经期不洁性交、宫腔操作、阑尾炎和全身感染等。表现为寒战,发热(体温 38 ~40 ℃),全身无力,下腹剧痛、下坠,腰酸,大量血性、脓性或水样白带,并有恶臭。患者下腹压痛,宫颈举痛,宫体柔软胀大,压痛明显。由于宫腔有良好的引流条件及周期性内膜剥脱,使炎症极少有机会长期存在于内膜,但如急性期治疗不彻底,或经常存在感染源,则可导致慢性子宫内膜炎。临床上最常见的不孕因素是慢性结核性内膜炎和子宫内膜息肉,可表现为原发或继发性不孕,月经失调,白带增多,下腹坠痛。轻者双合诊可无异常发现,若有宫腔积脓,则子宫呈球状增大,柔软压痛,可见血性脓液自颈管排出,常并存急性阴道炎。

(2)诊断 根据病史、症状和体征并不难诊断,结合对阴道、宫颈和宫腔分泌物行细胞学、细菌学和其他病原体检查,可发现病原体类型;行 B 超、HSG、宫腔镜等检查可了解宫腔内病变范围及程度;诊断性刮宫可了解内膜组织学变化,如内膜结核、内膜息肉等。

3. 宫腔粘连引起的子宫性不孕 宫腔粘连(intra uterine adhesion, IUA)也称 Asherman 综合征,其发病率逐年增高,是引起子宫性不孕的重要因素。

(1)临床表现 依粘连部位和范围而异,表现为原发或继发性不孕、闭经、月经稀少、痛经、月经过多(也有月经正常者)、复发性自然流产、早产、胎盘早剥及前置胎盘等。合并颈管粘连者可引起经血潴留,宫腔积血、积液或积脓。

(2)诊断 ①病史、症状和体征:询问患者有无刮宫和妇科手术史、感染史、继发性不孕或闭经和月经不调等。②妇科检查和诊刮:行宫腔探针检查、宫颈扩张和诊刮,以了解内膜改变情况。③子宫输卵管造影:了解宫腔情况。④宫腔镜:宫腔镜是 IUA 最可靠的诊断手段,同时还可进行治疗。宫腔镜下可根据宫腔闭塞的程度进行分度。轻度:少于 1/4 宫腔,有致密粘连,宫底和输卵管开口仅少许粘连或未波及。中度:约 3/4 宫腔有粘连,但宫壁未粘着,宫底及两侧输卵管开口部分闭锁。重度:3/4 以上宫腔厚实粘连,宫壁粘着,输卵管开口及宫底粘连。

4. 子宫肌瘤引起的子宫性不孕 子宫肌瘤是最常见的妇科良性肿瘤,其合并不孕的概率达27%。但作为不孕的唯一因素,仅占2%左右。子宫肌瘤多发于孕龄女性,故其在不孕症治疗中仍值得注意。

(1)临床表现 有月经失调(包括月经过多、经期延长、月经频发等,多见于黏膜下或肌壁间肌瘤)、下腹痛(坠痛、腰背痛、急腹症)、压迫症状(尿频、便秘等)、不孕及自然流产、盆腔包块、继发性贫血,以及较为罕见的红细胞增多症和低血糖症。

(2)诊断 结合病史、症状、体征和超声检查,可以对绝大多数肌瘤做出正确诊断。此外,常规的诊断性刮宫可以帮助了解宫腔情况,并了解子宫内膜的病理性质。通过宫腔镜可在直视下观察宫腔内病变,并切除黏膜下肌瘤。在诊断不明确时,可行腹腔镜检查以明确诊断。磁共振成像(MRI)对子宫肌瘤的诊断尤为得力,优于 B 超和 CT。它能清楚地显示肌瘤的部位及数目，对小肌瘤（0.5～1.0 cm）也可辨别清楚，还可显示肌瘤退行性变性，如玻璃样变性、钙化等，但价格昂贵。

5. 子宫内异物引起的子宫性不孕

（1）临床表现　有相应的宫腔操作史或病理性妊娠史，如流产、胎盘粘连、植入史等；原发或继发性不孕；月经失调，如月经过多、经期延长、经间期出血、痛经等；下腹坠痛，白带增多，性交后出血；子宫正常或轻度增大，有压痛。

（2）诊断　根据病史、症状、体征，应考虑到有宫腔异物残留的可能，进一步行超声检查及 HSG，可发现宫腔内异常实性强回声光团或充盈缺损、宫腔形态异常、内膜线不规整等表现。探宫腔可初步了解宫腔内情况；宫腔镜可在直视下观察病变；诊断性刮宫可进行病理诊断。

（二）鉴别诊断

不同原因引起的子宫性不孕之间的鉴别诊断。鉴别方法参考诊断内容。

二、治疗

（一）子宫畸形

1. 手术矫形　子宫畸形修复手术的最常见和效果最好的适应证是对称型双角子宫。凡反复流产的这类患者均应及早施术。把两个分开的子宫角，从一侧宫角至对侧宫角做一横切口，对半切开肌壁，将左右两侧切口面对缝一起。术后分娩活婴者可达 60%～85%。Makino 对 233 例患者行子宫重建术，术后妊娠成功率达 84%。残角子宫内有积血引起临床症状时，可切除残角。子宫畸形经手术治疗后妊娠者，应注意避免流产，并应严密观察，以防止子宫自发破裂。分娩时根据胎位及产程进展等情况，选择分娩方式，应大大放宽剖宫产指征。应注意防止产后流血和产褥感染。阴道分娩时要警惕胎盘滞留。同时合并泌尿系统、下消化道畸形也可行相应的矫形手术。

2. 内分泌治疗　采用性激素人工周期疗法、促排卵疗法、甲状腺素和抗泌乳素等，以促进生殖器官发育。

3. 孕期严密监测　子宫畸形患者，特别是矫形术后患者，如已妊娠，应加强孕期保健，如卧床休息、加强营养、保胎治疗、抑制宫缩等。

（二）感染因素引起的子宫性不孕

（1）若有明显诱因，则将其去除。

（2）抗生素，针对病原体和药敏试验选择敏感抗生素，必要时联合用药。子宫内膜炎以全身治疗为主。对于慢性内膜炎、颈管炎有粘连、积脓者，应行颈管扩张、引流及宫腔抗生素注药或低压灌注。

（3）对于子宫内膜息肉，可行直视下、宫腔镜下或手术切除。对于发生宫颈管或宫腔粘连者，应行宫颈扩张或宫腔镜下粘连分解术。

（三）宫腔粘连引起的子宫性不孕

可在宫颈扩张后用探针或在宫腔镜直视下，钝性或锐性分离粘连，之后放置 IUD 或

Folley 导尿管扩张宫腔并留置 10 d，以防止再粘连。术后除抗生素预防感染外，还可加用雌-孕激素人工周期治疗。2 个月后复查 HSG 或宫腔镜。

(四)子宫肌瘤引起的子宫性不孕

子宫肌瘤性不孕的治疗需根据患者的年龄和生育要求，肌瘤的大小、数目、部位及患者的全身情况而定。

1. 保守治疗

(1)适应证　年龄小于 35 岁，希望生育，浆膜下肌瘤，子宫小于 10 周妊娠大小，肌瘤生长缓慢，双侧输卵管通畅或可望疏通者，肌瘤直径小于 6 cm 而无变性，月经改变不明显者。

(2)方法　包括期待疗法和药物治疗。对于子宫不到 10 周妊娠大小，无临床症状，尚不急于妊娠者可采用定期随访观察的期待疗法。有临床症状者应给予药物治疗。

(3)常用药物　①米非司酮(RU-486)：20 世纪 80 年代研究成功的抗孕激素药物。它可与靶细胞内孕激素受体和肾上腺素受体竞争结合，导致孕激素受体下调，抑制子宫肌瘤及子宫肌细胞的生长。近年来国内外学者对其使用剂量做了多项试验，多认为每日口服 10 mg，连续 3 个月为较理想的治疗剂量，且适宜于术前用药以缩小瘤体，纠正贫血，减轻盆腔充血。②促性腺激素释放激素激动药(GnRH-a)：大剂量连续或长期非脉冲式给药可产生垂体功能的降调节，抑制 FSH 和 LH 的分泌，降低雌二醇水平，造成药物性闭经，抑制肌瘤生长并使其缩小。给药方式有鼻腔喷洒、皮下注射、肌内注射或植入等。常用药物有醋酸戈舍瑞林，3.6 mg 皮下注射，每 4 周 1 次，共 6 次；醋酸亮丙瑞林，3.75 mg 肌内注射，每 4 周 1 次，共 6 次；醋酸曲普瑞林，3.75 mg 肌内注射，每 4 周 1 次，共 6 次。

2. 介入治疗　运用 Seldinger 技术行经皮股动脉穿刺，超选择栓塞双侧肌瘤供应血管，使肌瘤缺血萎缩、坏死并吸收，可达到保留子宫、保留生育能力的目的，且创伤及不良反应小。目前已有此方面的许多经验报道，但临床上仍需积累更多经验，以观察其近远期效果、适应证及优缺点等。

(五)子宫内异物引起的子宫性不孕

用抗生素治疗子宫炎症，经宫腔镜或手术取出或切除异物。

三、预防与调护

(1)提倡计划生育，避免多次人工、药物流产和引产。

(2)注意卫生，积极防治生殖道炎症。

(3)积极治疗月经失调，预防和治疗子宫肌瘤。

(4)注意情志调节，保持心情舒畅。

(5)饮食有节，忌生冷肥甘厚味，戒酒，避免不适当的节食减肥。

(6)对男女双方进行宣教，和睦相处，增加受孕机会。

(王亚男)

第三节　免疫性不孕

生殖系统和免疫系统在很多水平上是相互渗透、相互影响的，整个受孕过程就像是同种异体移植。精子和卵子紧密结合产生了合子，它继承了来自父母双方的遗传基因，而合子和胎盘的发育是相当复杂的。理论上讲，合子应该会引起母体的免疫应答；但事实上，合子并不被母体免疫系统所排斥，可能与精液中的非特异性免疫抑制因子和母体的免疫耐受有关。而异常的免疫反应会导致生殖力和繁殖力的下降。其中一些免疫学的因素已被完全证实，而另一些因素也在实验中得到了证实。免疫性不孕也可能是由生殖腺的自身免疫反应引起的。免疫系统免疫系统在人体内扮演着屏障的角色，对外来物或抗原，它有破坏、记忆、产生多种应答的功能。它能识别遇到的所有抗原并产生应答。在生殖的全过程中，男性不会与配子发生组织不相容性反应，所以，男性的免疫异常多是自然发生的自体免疫。精子的自身免疫会导致男性不育，而同种异体免疫会导致女性不孕。自然发生的精子自身免疫反应是很少见的，但在输精管切除术后会发生。

一、概述

（一）细胞免疫

许多免疫细胞的类型与该细胞的免疫力有关，其中最重要的一些是单核细胞、巨噬细胞、T 淋巴细胞、NK 细胞、MAST 细胞。当抗原进入机体后，淋巴细胞、嗜中性粒细胞以及其他免疫细胞发生增生，并将抗原呈递给淋巴细胞，通过主要组织相容性抗原或 MHC 分子识别表面受体，正式启动免疫应答。细胞免疫应答需要一个相对较长的时间，接触抗原 36 h 后，免疫反应才达到最大强度。

免疫系统清除细胞内的病原体，如细菌、病毒以及癌细胞等，通过细胞毒素来调节免疫应答的程度和规模。机体主要通过以下几种方式来清除抗原：①直接接触；②通过抗体与抗原细胞结合；③免疫调理和免疫黏附途径。

（二）体液免疫

在体液免疫应答中，B 细胞被激活迅速增生，并产生特异性抗体与抗原结合，发生免疫应答。B 细胞来源于造血干细胞，在骨髓中发育成熟，人类每天要产生大约 10^9 个 B 细胞。

克隆选择时，B 细胞识别某种抗原，这种抗原和 B 细胞表面的免疫球蛋白结合。体液免疫主要是清除细胞外的病原体。B 细胞结合病原体后，通过以下方式清除它：①细胞溶解；②受调理素作用和吞噬作用；③MAST 细胞去颗粒作用和炎症反应；④淋巴细胞附着和直接的特异性细胞杀伤作用。

另一个体液因素——细胞因子，辅助产生和发出免疫信号。在免疫分子家族中，现已有 30 多种介素。最近的研究表明，免疫系统止是通过免疫介素作用于生殖系统的。

二、卵巢和睾丸

(一)睾丸

男性睾丸中的单倍体生殖细胞直到青春期才发育成熟为精子,而此时男性的自身免疫机制已建立。正常情况下,精子自身抗原被强大的血-睾丸屏障分隔保护,处于隐蔽状态。然而,男性睾丸精子的免疫特权不完整,特殊情况下会发生改变。

(二)卵巢

女性卵巢和睾丸不一样,它没有免疫特权,卵巢抗原能引起自身免疫性疾病。卵巢组织间隙中有大量的巨噬细胞,当排卵时,大量的白细胞聚集;在卵泡破裂后,大量的巨噬细胞聚集。排卵中的一些反应与炎症反应有相似之处。排卵时产生的 IL-1b 对卵巢细胞分裂有毒性作用。

三、不孕症的免疫学背景

我们对多种生物包括人类自身进行研究,发现可以诱发自身免疫性睾丸炎,无精子和附睾炎。睾丸炎和无精子是由单基因控制的。人类自身免疫性睾丸炎还未被完全证实。研究者已经发现了一些与睾丸病变相关的临床疾病都有一个免疫学基础。

(一)活检提示不孕与次级精母细胞的关联

睾丸功能缺陷可能是由睾丸前,睾丸自身或睾丸后的原因造成的。睾丸自身的因素是最常见的,大约占到75%。睾丸活检结果表明这些疾病都有一个免疫学背景。在因睾丸原因引起不育的140名男性患者中,有56%存在成熟障碍。据估计,有40%睾丸功能缺陷是自发的。最近有关睾丸组织活检的研究进一步证实了免疫因素在这些疾病中所起的作用。免疫组化和免疫荧光技术被用于该项研究,在对一组大样本病例的研究中,免疫组化技术取得了可靠的证据。另一项研究采用了超微免疫过氧化物酶技术,通过对不育患者的睾丸组织活检,发现其微观结构和膜性肾小球肾炎的超微结构很相似,而众所周知,膜性肾小球肾炎是一种由免疫复合物沉积引起的疾病。在沉积的电子致密物中发现 IgG 和(或)C3 是很有价值的。用免疫荧光技术来标记睾丸深部组织,可以检测到 IgG,补体成分 C3 或 IgM。组织病理学也证实睾丸组织中有免疫沉积物。通过实验还发现了高滴度的精子抗体。

(二)非特异性睾丸炎与系统的病毒感染

在组织学上,细胞组织间隙结构发生了改变:小管内的炎症细胞聚集,生殖腺上皮细胞的丢失,间质细胞增多,这些改变说明是肉芽肿性的睾丸炎。它是一种定义不明确的临床疾病,又被称为假性睾丸肿瘤或过敏性睾丸炎。附睾精子在无感染或外伤时也能发生肉芽肿病变。

(三)实验性的卵巢自身免疫性疾病

实验诱发的卵巢自身免疫性疾病和人类自身的卵巢自身免疫性疾病是相似的,我们可以用它来解释和说明卵巢的自身免疫。和睾丸的自身免疫性疾病一样,卵巢的自身免疫性病变已被证实。卵巢早衰(POF)是其最常见的临床病因。POF的临床表现是40岁以前绝经、低水平的雌激素和高水平的促性腺激素。卵巢早衰常和其他的自身免疫性疾病共存,特别是那些发生在分泌器官的疾病。有报告说,卵巢早衰患者体内的卵巢自身抗体滴度升高,该抗体能与粒层细胞和卵泡细胞发生反应。另据报道,在一些卵巢早衰的病例中,患者血中的激素因素阻止FSH和颗粒细胞结合,使卵巢不能接受FSH的作用而退化衰竭,而促黄体生成素(LH)不受影响,

40岁以前卵巢功能衰竭者占女性人数的1%,这些患者多有以下病史:免疫功能紊乱、感染、接受辐射或服用细胞毒药物以及遗传因素。还有一些POF是先天性的。

在1/3患者的体内发现有交叉反应的抗甲状腺抗体,而抗磷脂抗体大约是前者的两倍。促性腺激素疗法或用皮质类固醇和γ球蛋白抑制免疫反应的疗法都没有取得令人满意的效果。

(四)子宫内膜异位与不孕

有些患者不明原因的不孕,而又没有表现出任何症状,通过诊断性的宫腔镜检查,常常会发现她们有不同程度的子宫内膜异位。轻度的子宫内膜异位并不会造成受孕率的降低。当病情进一步发展时,盆腔里的器官都紧密的粘连在一起,由于机械因素导致的不孕。生理上,逆流的月经碎片被免疫系统清除,腹膜中的巨噬细胞、T淋巴细胞和NK细胞参与了这个过程。然而,当这些细胞不能完全清除碎片时,随月经流出的子宫内膜形成异位灶,子宫内膜异位就发生了。

子宫内膜异位症患者的细胞免疫(T细胞分为CD4+和CD8+)异常,同时也和产生细胞毒素的NK细胞的活性有关。子宫内膜异位症患者血液和腹腔液体中有抗子宫内膜抗体,提示可能存在免疫功能紊乱。子宫内膜异位症已被认为是一种自身免疫性疾病,患者体内特异性抗体的滴度升高也证实了这点。子宫内膜异位症会引起妇女不孕,它是一种与抗体相关的不孕因素。子宫内膜异位症的自身免疫病理和很多其他自身免疫性疾病相似,如SLE和它有相似的抗体变化,异常的抗体能降低受孕率。

四、免疫性不孕分类

(一)抗精子免疫性不孕

精子作为一种独特的抗原,与抗体免疫接触后,可引起自身或同种免疫反应,产生抗精子抗体(AsAb)。研究资料表明,体内若存在AsAb可导致不孕。这类情况占不孕患者的10%~30%。因此,AsAb所导致的免疫性不孕在临床上已受到广泛关注。

1.精子抗原　在过去的10年里,我们已经积累了不少有关免疫途径的资料。在睾丸里,精子受到睾丸屏障的保护,当精子通过附睾时获得了免疫性抗原,并获得了自动能力,逐渐成熟。在动物模型中,我们用单克隆技术来识别一些睾丸和附睾的抗原。在人体精子中也发现了相似的抗原,可分为精浆抗原、精子抗原和精子核抗原。

2.精子抗体　被调查的不育男性中,3%~12%患者抗体阳性。抗体主要存在于血清、精浆以及精子中,目前发现有IgM、IgG、IgA。抗体的关键要素包括抗体存在的位置,活动途径,抗体形成的原因以及治疗方法。因为缺乏优良的实验设计和有效的治疗,很

多临床专家拒绝承认抗精子抗体在免疫性不孕中所扮演的角色。随着助孕技术的进步，抗精子抗体的作用越来越明确，同时出现了一些新兴的治疗方案。抗精子抗体能在不同阶段阻碍受孕，抗体直接作用于精子表面抗原，降低受孕率。我们还发现精子抗体能导致精子聚集，从而阻碍了精子迁移到子宫颈。

女性生殖道是很特殊的，因为它既能保护自己不受病原体的侵犯，同时又不对同种异基因的精子细胞和发育中的孕体产生破坏性的免疫作用。然而众所周知，女性生殖道并不是有免疫特权的器官，而是免疫局限。为了保胎，产生局限性免疫应答来对抗感染，同时有抗精子抗体产生，会影响受精。免疫系统对阴道念珠菌和脊髓灰质炎的免疫应答主要是通过 IgG、IgA 实现的。不孕妇女体内的抗精子抗体活动的位置包括阴道、子宫颈、输卵管、子宫、卵泡液。抗体在受精前作用是：影响精子运行，导致精于死亡，阻碍获能和顶体反应以及精卵融合。抗体在受精后的作用：破坏受精卵，包括破坏受精后前期胚胎的发育，导致胚胎生存力降低。

3. 抗精子免疫应答　女性的生殖道黏膜能发生免疫反应。在不孕妇女的生殖道中发现的抗体主要是 IgM、IgA、IgG 型。对子宫颈黏液进行检查，发现约 70% 的 IgA 是 IgA1。而大部分 IgG 是 IgG4，只有少部分是 IgG3。在抗体阳性的女性体内，抗精子抗体能激活致敏的淋巴细胞，使之释放细胞毒素，细胞毒素对精子功能，受精以及胚胎早期发育产生不良影响。

在阴道上部和子宫颈黏液中，抗精子抗体导致精子活动力降低，进而损害卵母细胞受精，体外精子表面的抗体在补体存在时，是导致精子细胞溶解或者激活巨噬细胞发挥吞噬溶解作用的主要原因。当精子到达受精的位置，抗体能阻碍了精子获能和顶体反应，干扰精卵融合，可能会抑制精子附着，降低其穿过透明带的能力，阻碍卵子卵磷脂膜的溶解。在体外受精时，女性血浆中抗精子抗体大大加强了受精的成功率。

据统计，抗体阳性的孕妇比抗体阴性的孕妇更易发生自然流产。

4. 发病机制　抗精子免疫性下孕的发病机制还不清楚，可能与下列因素有关。

（1）血-睾屏障破坏　正常情况下，血-睾屏障阻碍了精子抗原与机体免疫系统的接触，因此不会产生抗精于的免疫反应。精子是隐藏起来的免疫原，它能引起对受精有害的免疫应答。当血-睾屏障遭到破坏时，导致精子漏出或巨噬细胞吞噬消化精子细胞，其精子抗原激活免疫系统，则可产生抗精子抗体。

（2）感染因素　正常情况下，在性交后精子细胞进入女性生殖道或子宫腔内，这样通常是不会引起强烈的免疫应答的。但是，如果将精细胞直接注入妇女的子宫腔内就会诱发免疫反应，还可能引起感染。对服用过口服避孕药人群的调查研究证实，抗精子抗体与抗衣原体抗体和抗念珠菌抗体之间存在着极大的相关性。盆腔炎患者的子宫颈黏液和血液中的抗精子抗体比正常妇女高，妓女体内抗体滴度也比普通人高。

感染引起黏膜炎症，巨噬细胞和淋巴细胞的活性增强，产生各种细胞毒素和白细胞，它们分布在整个生殖系统。女性生殖道内主要的抗原呈递细胞是巨噬细胞和朗格汉斯细胞，前者存在于组织黏膜下，当感染或外源性抗原进入机体时产生；后者存在于阴道上皮。这些细胞有抗原呈递作用，它们表达了人类淋巴细胞抗原（HLA）Class Ⅱ（DR^+）抗原。另外，子宫内膜、子宫颈和输卵管的上皮细胞被炎症细胞活化为 DR^+ 细胞。还有另一些途径如细胞介导的免疫应答:抑制型T细胞、杀伤性T细胞和各种细胞因子都参与了女性生殖道中的免疫反应和免疫调节。

(3)细胞免疫功能改变　抑制性T细胞数量减少或活性下降,也可导致AsAb形成,引起不孕。

5.抗精子抗体对生殖的影响　我们可以通过体内和体外实验研究精子和子宫颈黏液的相互作用,主要有以下几种实验:精子穿透试验(SPT)、精子-子宫颈黏液接触试验(SCMCT)、去透明带卵子穿透试验、卵母细胞穿透试验(HOP)等。因为在描述试验结果时缺乏统一的标准,而无法达到共识,所以这些试验还具有争议性。

(1)阻止精子穿过宫颈黏液　抗精子抗体(AsAb)与精子接触后,将使精子运动特征发生改变。精子宫颈黏液榴蚀试验(SCMC)观察到精子的"颤动现象",是由于精液或宫颈黏液中抗体的$F(ab)_2$段与精子表面抗原结合,而抗体的Fc段黏附于宫颈黏液的蛋白分子团上,使精子活动受限所致。

(2)阻止精子在女性生殖道内的运行　当性交后或精子随宫腔内人工授精(IUI)一同被射入子宫腔时,在正常情况下,女性体内的精子都不会引起强烈免疫应答。但在有些妇女很敏感,其体内抗精子抗体增多。抗体不仅限于阴道和宫颈,特殊的免疫荧光法证实,输卵管是含有免疫球蛋白最多的,并能充分发生局部免疫反应的唯一组织。即使精子通过了宫颈,在女性生殖道中的运行仍有重重障碍,因而妨碍受精。

(3)影响精子穿过透明带及精卵融合　抗精子抗体能干扰受精过程,导致受精率降低。取人卵与事先同AsAb孵育过的人精子进行精子-透明带相互作用实验证实,抗精子表面膜抗原(FA-1)的抗体可明显减少精子与透明带的结合,其作用机制目前还不清楚。可能是因为抗FA-1抗体降低了FA-1与透明带结合的活性,阻止精子穿过透明带,最终妨碍精卵融合。

(4)其他　AsAb还可影响精子酶的活力,抑制透明带和放射冠的分散作用。

6.抗精子抗体免疫性不孕的诊断　目前认为抗精子抗体主要通过与精子细胞膜上的多种抗原决定簇的相互作用而引起不孕。目前临床上采用多种方法来检测血液、黏液分泌物和精液中的抗体含量,有助于抗精子抗体免疫性不孕的诊断。

(1)检测抗精子抗体的适应证　男性:①精子自发凝集;②男性管道系统的梗阻性损害;③输精管切除术;④生殖道感染;⑤睾丸外伤。女性:①不明原因的不孕;②生殖道感染;③性交后试验异常;④口交或肛交史。

(2)方法　精子的一些特征提示了抗体介导的免疫性不孕。精子的凝集可能是由抗体、细菌以及其他有机体的存在而引起的。在很多实验分析物中也找到了抗精子抗体,这些实验是:①胶体内凝集试验;②平板凝集试验;③精子制动试验;④交叉免疫球蛋白试验;⑤免疫荧光试验;⑥免疫珠试验;⑦流式细胞计数法;⑧放扑陆标记免疫球蛋白试验。

(3)治疗对象的选择　对免疫性不孕的患者的选择必须非常慎重,抗精子抗体可以引起不孕,但它很少完全阻止受精。以下是受试男性的选择标准:①抗体阳性,并有解剖结构上梗阻的男性需要测试,其伴侣也要全面检查。②50%以上的精子和抗体结合的患者需要治疗,少于50%的不需要治疗。③与精子头部和体部结合的抗体有临床意义,与尾部结合的不需要处理。④只要怀疑有生殖缺陷,就应检测患者体内是否存在自身抗体,即使有抗体也不应影响治疗的方法。⑤还需要考虑患者的全身健康状态和严重的躯体疾病。

(二)抗透明带免疫性不孕

1.透明带的生化特性　透明带(ZP)是围绕在哺乳动物卵细胞外的一层基质。精子与卵子结合之前,必须与ZP结合,并将其穿透。精子首先与ZP的特异性受体位点结合。而后,依靠精子的酶系统产生局部溶解作用将其穿透。卵细胞受精后,ZP恢复完整性,保护受精卵的发育,防止受精卵在输卵管内溶解,并保证受精卵向宫腔内运送。哺乳动物的卵细胞一旦受精后,其他精子不能和ZP结合,并抵制蛋白溶解,使之不再发生ZP反应,这是因为受精卵膜的皮质颗粒释放某些物质,可以抑制再次受精。据报道,它是一种复杂的硫酸化合物、中性黏多糖及蛋白质等,以糖蛋白形式与双硫键结合。

2.抗透明带抗体的产生机制及作用　卵母细胞的成熟及ZP的形成晚于机体免疫系统的形成和成熟。因此ZP可刺激机体,产生抗ZP抗体,引发自身免疫反应。正常情况下,每月仅排卵1次,极微量的ZP抗原反复刺激,将诱导机体免疫活性细胞对其产生免疫耐受。但当机体遭遇与ZP有交叉抗原性的抗原刺激或ZP抗原变性时,可激活免疫活性细胞,使其产生抗ZP抗体。抗ZP抗体可阻碍精子与ZP结合,从而干扰受精。

五、诊断

(一)病史

1.孕产史　多次流产、不明原因的不孕。

2.既往史　子宫内膜异位症、子宫发育不良、妊娠期高血压疾病、自身免疫性疾病、糖尿病、甲状腺疾病。

家族史:自身免疫性疾病。

(二)实验室检查

①抗磷脂抗体。②抗甲状腺抗体。③自身免疫性疾病引起的免疫异常。④免疫球蛋白总体水平异常。

(三)应排除其他致病因素

需做精液常规、子宫内膜活检或血清P测定、输卵管通畅试验、子宫输卵管造影、腹腔镜检及性交后试验等。

(四)抗体检测

检测出抗精子抗体或抗透明带抗体等抗生育抗体。

(五)体外试验

试验证实,抗生育抗体干扰人精子与卵子结合。

六、治疗

（一）隔绝疗法

过去认为，在性交时应尽量减少精子抗原的暴露，使用避孕套可以减少妇女长时间和精子抗原接触，从而抑制妇女体内抗精子抗体的产生，增加受孕率，但这些作用有待进一步证实。

（二）免疫抑制疗法

皮质类固醇通过抑制免疫反应来治疗免疫性不孕，它的作用途径目前还不是很清楚，但我们知道类固醇可以减轻炎症细胞聚集，减少细胞毒素的释放，减少抗体的生成和减弱抗原-抗体反应。皮质类固醇的使用剂量和疗程目前还没有统一的标准，有人主张大剂量，短疗程；而另一些人则认为应该用小剂量、长疗程。一个前瞻性的研究表明，激素治疗对抗体阳性的男性患者无效，大剂量的激素治疗会产生长期而严重的不良反应：臀部坏死、十二指肠溃疡恶化和心血管疾病等，因而极大的限制大剂量激素使用。因为激素不良反应与剂量相关，所以大剂量激素已被禁用。中等剂量的激素也能产生疗效。

（三）精子洗涤

据报道，一些精子洗涤技术能够移去精液中和精子表面的抗体，其疗效尚不能肯定。快速稀释法洗涤可以去除精液中的抗体，但黏附牢固、亲和力高的抗体不能被洗掉。

（四）人工授精

由于子宫颈黏液中存在抗精子抗体，而导致的不孕，可以采用子宫腔内人工授精的治疗方法。对免疫性不孕的患者来说，抗精子抗体阻碍了精子的运动，精子不能穿过子宫颈黏液。人工授精避开了子宫颈黏液中抗体对精子的作用。有关该技术成功率的报道数据各不相同，15%患者在数次尝试后能够受孕。

（五）助孕技术

在治疗抗体阳性的不孕夫妇中，IVF-ET、GIFT 的适用范围和疗效似乎优于其他的方法。因为只需要很少量的精子就能在体外成功受精，所以即使有 80% 的活动精子和 IgA 或 IgG 结合，IVF-EF 也能产生一个较低的受孕率。对有受精和孕育两方面问题的患者，IVF 的疗效比较差，受孕率为 14%~20%。

研究表明，母体血浆中的抗精子抗体对培养基中的精子和卵子产生有害的影响。

另一种形式的 IVF 已被成功用于治疗男性因素引起的免疫性不孕，其中包括合子和配子输卵管内移植。卵细胞质内单精子注射（ICSI）是一个新近开展的助孕技术，我们将它和 IVF 结合起来用于治疗男性不育，并取得了极大的成功。

（王亚男）

第四节　黄体功能不全引起不孕

黄体功能不全(luteal phase deficiency,LPD)是指子宫内膜的组织学与月经周期的时间不一致,可能由于黄体分泌的孕激素不足或子宫内膜对卵巢甾体的反应不好所引起。临床上通常是指排卵后卵泡所形成的黄体分泌功能不足而导致的孕激素水平低下、子宫内膜分泌不良等,临床表现为月经周期缩短、经前点滴出血、不育或妊娠早期流产、复发性流产等。

一、概述

(一)病因与临床流行病学

Jones 于 1949 年首次描述了黄体功能不全。黄体功能不足是多种疾病的一个临床表现,不是一种独立的疾病。凡是对生殖内分泌轴造成影响的因素都可以引起黄体功能不全。例如多囊卵巢综合征、高泌乳素血症、高雄激素血症、高胰岛素血症等。据报道 5.2% 的妇女有正常的排卵周期,但黄体期短于 9 d,通常在 24 岁以前或超过 45 岁的女性中发生。其发生率在不孕患者中约为 3.5%~20.0%,早期妊娠流产中为 35%,习惯性流产中为 4%~60%,但在能生育的妇女中也有 6%~10% 有 LPD,提示其诊断标准尚有问题。

(二)病理与生理机制

1. 异常的卵泡发育　下丘脑 GnRH 脉冲发生器的功能正常对卵巢正常功能的维持至关重要,同样对黄体功能也是这样。大约半数以上的 LPD 是由于脉冲发生器功能异常造成。LH 脉冲频率的增加或卵泡期 LH/FSH 比值的异常见于 LPD 患者中。其次,黄体的形成从根本上是决定于卵泡发育的情况,凡是造成卵泡发育不良的因素皆有可能引起 LPD。目前比较认同的因素有高泌乳素血症、子宫内膜异位症、克罗米芬的影响、卵巢自身的病变以及自主神经功能紊乱等。

2. 异常黄素化　LH 释放的不足会导致卵泡膜细胞产生的雄烯二酮减少,从而导致合成雌激素和孕激素的底物减少,导致最终的孕激素水平下降。LH 峰的不足会导致颗粒细胞的黄素化不足而引起 LPD。

3. 低胆固醇血症　胆固醇是甾体激素的合成底物,营养不良会导致 LPD。

二、诊断

常见的为月经周期缩短、经前不规则的少量出血、不育、早期流产等,以及导致该种情况的相应的疾病的临床表现。常用的检测方法包括基础体温(basal body temperature, BBT)测定、子宫内膜活检以及孕酮测定等。

1. 正常 BBT 需要满足条件　①高温相持续时间至少 12 d。②高温相与低温相相差 0.3 ℃。③移行期小于 3 d。④高温相波动小于 0.1 ℃。

如果 BBT 显示体温升高维持不足 12 d,或其他 3 项不满足即可怀疑该病。但 2012 年美国医学会发布的黄体功能不全临床相关问题的委员会意见认为基础体温测定不够准确,且患者操作不便,应该放弃使用该方法。

2. 子宫内膜活检的诊断标准　按照 Noyes 分期,子宫内膜组织相与月经期相差大于 2 d 即可诊断,活检的时间应在预期月经前的 1 ~ 2 d。通常认为子宫内膜活检是评价黄体功能不全的金标准,但目前研究发现正常女性中也有高达 25% 的概率子宫内膜成熟延迟。

3. 孕酮水平测定　从理论上认为是一较理想的指标,但其阈值标准尚不统一,此外,由于孕激素的释放也是脉冲型的,单次测定不能作出肯定的诊断,但连续测定太贵并且不方便。有研究者将黄体中期的孕酮正常值定为 10 ng/mL 时,诊断的特异性与敏感性皆在 80% 以上,建议当黄体中期测定孕酮水平小于 10 ng/mL 时,可高度怀疑该病,如果 BBT 或子宫内膜的改变同时满足上述诊断标准,可以作出诊断。

目前认为黄体功能不全并没有准确的诊断方法。以上的检测方法仅有一定的诊断价值。

三、治疗

黄体功能不全的治疗首先应纠正潜在的异常情况(例如下丘脑功能障碍、甲状腺功能减退或高催乳素血症等)。若未发现这些异常情况,治疗应根据患者的要求解决相应的临床问题。

对于已生育的女性,其主要影响是由月经前的少量出血带来生活不便与心理负担,因此治疗的措施与目的是消除月经前因孕激素水平低落引起的少量出血,理论上应补充所缺少的那部分孕激素即可,临床上常用的方法之一是黄体中晚期给予适量的孕激素,停药后即月经来潮。但另外有人尝试采用避孕药或雌孕激素联合按人工周期的方式给予,用药方法同常规短效避孕药(如去氧孕烯炔雌醇、孕二烯酮等)的说明。人工周期则可给予雌激素(如结合雌激素 0.625 mg/d,戊酸雌二醇 1 ~ 2 mg/d)21 ~ 28 d,后 10 ~ 14 d 加用孕激素。另外一种方法就是采用克罗米芬治疗,使用方法同促排卵治疗(月经第 1 ~ 5 天开始,每天 50 mg,连续使用 5 d)。高泌乳素引起的可加用溴隐亭治疗。

如果患者有生育要求,治疗应包括促进子宫内膜成熟、增强子宫内膜容受性并支持胚胎着床和孕早期胚胎的生长。措施包括:促排卵治疗,在黄体期或促排卵后补充孕激素、孕激素加雌激素或人绒毛膜促性腺激素(hCG)。

(王亚男)

第五节　卵巢早衰引起不孕

卵巢早衰(premature ovarian failure,POF)指女性在 40 岁前闭经 4 ~ 6 个月,伴有卵泡刺激素(follicle stimulating hormone,FSH)>40 U/L 和(或)雌激素(estrogen,E)水平的降

低。为了准确表述卵巢功能提前丧失过程中的波动性并减少衰竭对患者心理的不良影响,2015 年欧洲人类生殖与胚胎学会(ESHRE)推荐使用卵巢功能提前不足(prematur eovarian insufficiency,POI)替代卵巢早衰。1950 年首先由 Atria 描述,1967 年 Morraes-Ruehsen 和 Jones 定义为青春期后至 40 岁之间非生理性的闭经,伴有高促性腺激素和低性腺激素的特征,其病理基础为卵巢组织内卵泡几乎消耗殆尽,可表现为原发性或继发性闭经。卵巢早衰国内报道发病率约为 1.0%~3.8%,国外发病率约为 1% 左右,原发性闭经患者中有 10%~28% 是 POF,继发性闭经患者中有 4%~18% 为 POF;在不孕症临床患者中,POF 的发病率还会更高些。

一、病因

近半个世纪来,随着对卵泡发生、发育、成熟及凋亡的分子遗传学研究的深入,人们对卵巢早衰的病因学有了更新的理解。已知卵巢早衰可由多种原因引起,例如遗传性、酶缺陷、医源性、免疫性以及感染因素等。

(一)遗传学因素

卵巢早衰的发生有家族倾向,有阳性家族史者约为 10%(5.0%~37.5%),这些差别主要由于各研究对 POF 的定义不统一,或受试者的选择差异较大。已有研究证实有较多基因参与 POF 的发病,如 *BMP15*、*FMR1*、*FMR2*、*LHR*、*FSHR*、*INHA*、*Foxl2*、*FOXO3*、*ERα*、*ERβ* 及 *CYP19A1* 基因等(Cordts 等,2011),如果能在 POF 发病前预知其可能发病,可在发病前完成生育(Skillern 和 Rajkovic,2008)。

1. X 染色体异常和基因缺陷　通常认为女性的两条 X 染色体中,有一条处于“失活”状态,但 Turner 综合征患者证明女性卵巢发育需要两条 X 染色体同时存在,所谓“失活”的一条 X 染色体实际上仍然有基因逃避了失活,这些基因很可能是卵巢发育的候选基因。卵巢发育过程中,与 POF 有关的某些基因缺失或中断可能影响 X 染色体的失活过程,或阻碍了减数分裂中染色体的配对等,因而影响卵巢的发育。在所有性腺发育不良的患者中约 50% 的核型为 45,XO,25% 为 X 染色体嵌合型或结构异常;对(45,XO)/(46,XX)/(47,XXX)等嵌合型引起卵巢功能衰竭的研究中推测,适当的 X 染色体总数量与卵巢功能之间存在相关关系。根据对卵巢早衰患者 X 染色体长臂缺失或易位的研究,Sarto 等提出 X 染色体长臂 Xq21 ~ Xq25 区域对卵巢功能至关重要;Krauss 等将其中 Xq26 ~ Xq27 定义为 *POF1* 基因,Powell 等将 Xq13 ~ Xq21 定义为 *POF2* 基因,这两段基因或染色体末端的缺失,造成不同程度的卵巢衰竭的表现型。Sala 等将 Xq21 区域与 11 个断裂点有关的 15Mb 的片段进行分析,鉴别出 8 个基因与卵巢功能有关,但也报告 1 例 *POF*2 基因有断裂但卵巢功能正常的妇女,提示不是所有该区域的中断都引起 POF,而只有真正的 POF 基因中断才造成卵巢衰竭。关于研究 X 染色体上与卵巢早衰有关的候选基因如下。

(1)Familial mental retardation 1 gene(FMR1)/FRAXA　*FMR 1* 基因全长约 38 kb,有 17 个外显子,定位于 Xq27.3,是伴发脆性 X 染色体综合征(fragile X syndrome)的卵巢早衰患者的前突变基因。*FMR1* 基因 5'端非翻译区具有三核苷酸 CGG 多态性重复序列,

正常重复数目为5～50，前突变为50～200，延长为完全突变时为>200，这时CGG重复序列及相邻的CpG岛均发生了DNA甲基化，而甲基化DNA结合蛋白直接抑制了启动子，使*FMR1*基因不表达。FMR1基因表达的缺失造成X脆性综合征的相关临床症状。Uzielli等的研究显示13%～25%的脆性X染色体综合征妇女患有POF，3%～15%散发性POF的患者患有脆性X染色体综合征，患者基本为前突变基因携带者；然而也有一些患者没有*FMR*1基因的CGG重复序列的延长，但*FMR*1基因出现了点突变或缺失，根据家系观察发现重复序列的中度延长（前突变阶段）出现在配体卵子发生过程中，突变造成失活的染色体不能在卵细胞减数分裂前复活，从而显著减少卵细胞的数目。Murray等学者筛查了147位POF患者，发现4例家族性和2例散发性病例具有*FMR1*基因的前突变，证明此突变与POF有显著相关性，影响了卵巢的发育与功能，在POF家族中进行FRAXA的筛查对于预测家族成员发生POF的危险性具有特别的意义。有研究（VujovicS，2009）报道与POF关系最密切的基因区域，分别是位于X染色体短臂的Xq21.3～Xq27区域和Xq13.3～Xq21.1区域。另有研究（AbouraA等，2009）报道，X染色体脱氧核糖核酸拷贝时数目改变也会导致POF。

南京医科大学第一附属医院（刁飞扬，刘嘉茵，2003）在POF发病机制的研究中，用荧光原位杂交（FISH）方法检测了卵巢早衰患者X染色体嵌合型，结果显示卵巢早衰患者的（45，X）/（46，XX）染色体嵌合型比率为7.6%，显著高于对照者的2.2%。

（2）X-inactivation-specific transcript（XIST）　Brown等的研究认为XIST是一个特异表达在失活X染色体上的基因，并被定位于Xq13上，认为这是一个与X染色体失活有关的区域。在正常人群中X染色体的失活是随机的，但是在有POF家族史的妇女中，则表现为失活方式的极端不平衡。Plenge等报道了两个独立的POF家族中，有9位女性患者在XIST最小启动子的突变，她们都表现出携带这种基因突变的X染色体优先失活现象，证明XIST表达异常与X染色体失活之间有相关性。人类XIST的突变可能导致对卵巢发育极其重要的单基因剂量不足，或造成减数分裂的失败，启动细胞程序性死亡，最终导致卵细胞的衰竭。但南京医科大学第一附属医院（Pu等，2010）通过文献检索进行了一项X染色体失活偏倚与POF发病相关性的Meta分析，结果两者并无明显相关性。

（3）Diaphanous（DIA）　*DIA*基因是果蝇黑色素透明基因的人类同源体，定位于Xq22上。果蝇DIA突变型等位基因影响精子和卵子的发生而导致不育，在雌性中还可出现卵细胞分化的改变。人类*DIA*基因表达的蛋白是FH1/FH2（forminghomology）蛋白家族的第一个成员，这个家族与发育早期所必需的细胞极化、细胞分裂和肌动蛋白骨架调节的形态发生过程有关。Bione等证明在一个POF家族里发现一例X染色体与12号染色体的平衡易位t（X；12）（q21；p1.3），造成了*DIA*基因上存在断裂点，从而推测在人类DIA的突变可能影响卵细胞增殖的机制。

（4）Zinc finger X-gene（ZFX）　*ZFX*是*ZFY*的同源基因，定位于Xp22.1～Xp21.3，在许多组织中都有表达，是身材矮小、卵巢功能早衰的候选基因。Schneider Gadicke等的研究显示人类的*ZFX*逃脱了X染色体的失活；Luoh SW对敲除了*ZFX*基因的雌性及雄性小鼠的研究显示，妊娠中期雌性小鼠胚胎卵巢中的原始生殖细胞数下降50%，到出生时卵泡数目只有正常的10%，表现出类似于人类POF的症状。Avey和Conway的一项研究对52个有家族史或散发的POF女性进行了有关突变的筛查，发现有3例发生了*ZFX*的突变但未影响其翻译。因此，基因的改变在某些妇女中可能导致POF，但其确切的作用仍未知。

（5）familiar mental retardation 2 gene（FMR2）/FRAXE　*FMR2*基因在脑、胎盘及肺中高度表达，可与DNA结合并调节基因转录活性，与智力低下、肿瘤发生有关。Murray等对209例POF患者进行了筛查发现3例有不多于11个重复序列的*FRAXE*等位基因增多，是由于与*FRAXE*有关的*FMR2*基因的缺失造成的。POF人群中*FMR2*基因的缺失为1.5%，明显高于正常人群中的0.04%，因此认为FMR2的缺失影响了其自身或其相邻基因的表达，可能是POF发病的重要原因之一。

（6）FSH primary responserat homologue 1（FSHPRH1）　Aittomaki等学者于1995年、1996年发现FSH受体基因的突变导致可遗传的高促性腺激素型的卵巢早衰，对携有此种突变的女性，行组织学研究显示有原始卵泡发育不全。然而，南京医科大学第一附属医院的研究者对散发或有家族史的POF女性患者的筛选研究未能确认POF患者FSH受体的缺失或突变，说明FSH受体的缺陷是POF的一个很罕见的病因，有可能FSH受体基因下游的某些基因参与了卵巢的发育。另外，人们发现小鼠一种富含亮氨基酸的原始反应基因1（*LRPR1*），无论在体内或体外，当对睾丸行FSH刺激时其都会表现出翻译活性，而且LRPR1mRNA在卵巢中的表达先于FSHRmRNA，提示可能LRPR1在卵巢的发育中不依赖FSH刺激。Roberts等发现了一种人类的*FSHPRH*1基因，定位于Xq22上，它编码756个氨基酸，与小鼠的*LRPR*1基因在氨基酸的水平上有72%的一致性，与以往认为的卵巢发育的关键性区域相邻，因此被认为是与人类性腺功能失调相关的候选基因之一。

（7）Drosophilafatfacets related X-linked gene（DFFRX）　Jones等于1996年报告一个人类成人睾丸表达的序列标签（EST）与果蝇的肥胖基因（FAT）同源，并且其相关序列分别位于X和Y染色体上。人类这条与X连锁的同源基因被称为DFFRX，与Y连锁的同源基因被称为DFFRY，后者的突变导致编码序列的移位与精子缺乏症有关。DFFRX定位于Xq11.4，逃脱了X染色体失活，同时表达于成人和胚胎组织，研究发现DFFRX恰好位于Xq的近端，正位于Turner综合征有关的主要区域，然而James等于1998年的研究发现有2个病例1条X染色体的短臂缺失导致上面DFFRX丢失，但仍有正常卵巢功能，因此该基因对卵巢功能的影响尚待进一步证实。

（8）SRY-related hMG-box（SOX3）　Foster和Graves于1994年确定X染色体上有男性性别决定基因*SRY*的同源序列*SOX3*，而鼠和人的*SOX3*基因有97.2%的同源性，似乎提示他们分别负责不同性腺的发育，SRY影响睾丸的发育，*SOX3*影响卵巢的发育。Stevanovic等于1993年用体细胞杂交的方法发现*SOX3*基因定位于Xq26～Xq27上；Rousseau等1991年的研究显示一个SOX3基因缺失的男性患者表现为原发性睾丸功能衰竭，但是此基因在POF中的具体作用仍有待确认。近几年与POF相关的基因方面的研究较多。有学者（Shi等，2009）发现生长分化因子-9（growth differentiation factor-9，GDF-9）可调控激活信号转导通路的关键部分，增强细胞对激活素A的反应性，从而可增强激活素A诱导的抑制素B在人类颗粒细胞的产生，结论为*GDF-9*基因突变可造成始基卵泡募集障碍和卵泡闭锁速度加快，与POF发病有关。

2. 常染色体的异常和基因缺陷　常染色体的缺陷在POF中比较罕见。Uehar等报道了18和13-三体的POF病例；Amati等报道了2个家系3号染色体(3q22-q23)区域的缺失与Ⅰ型睑裂狭小(BPES)伴发卵巢早衰的关系。睑裂狭小综合征是一种常染色体显性遗传性疾病，对睑裂狭小综合征进行基因定位和致病基因突变分析，发现*Foxl2*基因是首位致病基因。*Foxl2*基因不同的突变将引起两种不同的临床表现类型，其中Ⅰ型患者表现为眼睑畸形伴女性患者卵巢功能早衰和不育(Nallathambi等，2007)。Aittomaki等在一些芬兰家系的数例原发性闭经妇女中，鉴别出2号染色体(2p21)上FSH受体的第7个外显子上的基因点突变与卵巢的衰竭有关。Lactonico等发现在男性性早熟的家系中的同样定位在2p上的LH受体基因发生突变，其中有1个女性家族成员表现为卵巢衰竭。

常染色体某些基因的突变也会造成POF。有研究者(Suzumori等，2007)发现，部分POF患者卵巢卵泡并未完全耗竭，但对内源性高促性腺激素缺乏反应，正是由于促卵泡刺激素(follicle-stimulating hormone，FSH)、黄体生成素(luteinizing hormone，LH)作用障碍所致。最新(Chand等，2010)有研究报道，抑制素α基因的*G769A*突变可能与POF有关，可能源于它对脑垂体分泌FSH和配子发生的双重作用。Wang等(2011)学者研究发现趋化因子*CXCL12*基因多态性与中国女性卵巢早衰易感性密切相关，提出*CXCL12*基因可能是参与卵巢早衰的一个新的候选基因。有研究(Qin等，2011)利用单倍型和突变分析了中国特发性卵巢早衰女性的*TGFBR3*基因，结果显示*TGFBR3*基因的突变可能是特发性卵巢早衰形成的遗传学病因。最近有研究(Ojeda等，2011)报道卵巢早衰患者的*CDKN1B*基因序列中有潜在相关基因的新突变。此外，Wang等学者(2011)的研究发现*POU5F1*基因可能是与卵巢早衰发生有关的新的候选基因。

性腺发育不良和卵巢早衰是研究卵巢决定基因理想的临床模型，目前调节生殖细胞迁移、卵原细胞增殖、启动减数分裂的机制尚不清楚。卵巢发育需要若干基因通过多种途径发挥作用并相互协调，不同基因的突变可能通过累积效应或级联反应导致卵巢功能的完全丧失，这些基因分布于X染色体和常染色体。一般认为卵巢早衰可能因为卵巢中初始卵细胞储备量的减少(如正常核型的先天性卵巢发育不良)，或卵子凋亡和闭锁速度加快(如Turner综合征)。根据对卵巢早衰发生决定基因和染色体异常的大量研究，推测卵巢发生发育的决定基因的缺失和突变，是卵巢衰竭的主要原因。当达到一定数量的整条染色体丢失时，发生Turner综合征，当较多的卵巢发生基因丢失但染色体大体正常时，出现(46，XX)性腺发育不良；当少量或关键基因丢失时，患者出现不同程度的卵巢衰竭症状。南京医科大学第一附属医院研究者的研究发现，雌激素受体α基因(estrogenreceptorαgene，*ESR*1)PvuⅡ与XbaⅠ位点的单核苷酸多态性(SNPs)可能是中国汉族女性特发性POF的易感因素之一(Lipeng等，2013)，而卵泡抑制素基因(follistatin，*FST*)与脂联素基因*SmaI*、*BsmI*位点的SNPs与中国汉族女性特发性POF的发病无明显相关性。值得一提的是，最近由复旦大学与哈佛大学合作完成的一项研究发现，*HFM*1基因突变可导致隐性遗传卵巢早衰，这一发现首次在卵巢早衰患者中发现了减数分裂基因中的突变可以导致该病，为探索卵巢早衰或卵巢功能不全的发生机制，以及阐明该病的临床高度异质性和遗传病因复杂性开辟了一个新的研究途径(Jian等，2014)。

(二)免疫学因素

5%~30%的卵巢早衰患者合并其他自身免疫性疾病,以桥本甲状腺炎最常见,其次为Addison病、类风湿性关节炎、系统性红斑狼疮、重症肌无力等疾病,POF常被认为是全身多腺体综合征的一部分,自身免疫性疾病可能发生在POF症状出现之前(Kalu等,2008;Cervera等,2008)。卵巢的自身免疫现象可能是无卵泡型、有卵泡型卵巢早衰的原因之一。最早发现POF自身免疫性疾病有关是来自其与Addison病的关系。Addison病是一种罕见的肾上腺功能减退的自身免疫性疾病,常常伴发多腺体自身免疫病(APGS)。APGS Ⅰ型多见于儿童,表现为黏膜的白念珠菌病、甲状旁腺功能减退以及Addison病;APGS Ⅱ型临床表现为肾上腺功能衰竭伴甲状腺功能减退的特征,主要累及中年患者并且女性居多,有25%的女性患者表现为闭经,约10%为典型的卵巢早衰。

涉及这类自身免疫性疾病的抗体有两个,一种对肾上腺胞质特异性抗体Cy-Ad-Abs,另一种是针对卵巢、睾丸和胎盘细胞质内类固醇细胞的胞质抗原起反应的St-C-Abs。St-C-Abs是一种可与卵巢门细胞结合的IgG,可能因此阻断门细胞发育分化成颗粒细胞、卵泡膜细胞、黄体细胞等,几乎所有原发性闭经伴Addison病的患者和60%的继发性闭经伴Addison病患者的St-C-Abs均呈阳性。在Addison病伴有St-C-Abs阳性者中,约40%的妇女会发生卵巢衰竭,两种抗体常常可伴行存在,60%~80%的APGS Ⅰ型患者和25%~40%的APGS Ⅱ型患者的St-C-Abs阳性,提示可能在APGS Ⅰ型患者中St-C-Abs的存在是发生肾上腺和性腺衰竭的危险信号。另有研究提出肾上腺的细胞色素P450酶系列的21-羟化酶可能为Cy-Ad-Abs和St-C-Abs的靶抗原,并推测抗体还可能作用于其他的P450酶系列,例如同时在肾上腺和卵巢中存在的类固醇侧链裂解酶P450scc、17α-羟化酶等。在卵巢早衰患者的St-C-Abs作用的靶抗原可能就是卵巢的P450酶系列,但是目前还缺乏肯定的证据。

对卵巢早衰的组织病理学研究证实所有的St-C-Abs阳性者都有淋巴细胞性卵巢炎,而有淋巴细胞性卵巢炎的患者中78%存在St-C-Abs阳性;显微镜观察50%的卵巢炎呈现或大或小的囊肿形成,可能系升高的促性腺激素的刺激所致。卵泡周围内、外泡膜细胞层见大量淋巴细胞和浆细胞浸润,随卵泡的直径增大而显著。原始卵泡和卵巢皮质一般都没有淋巴细胞浸润,上述囊肿发生黄素化,壁上有白细胞浸润并破坏基底膜。免疫组化研究证实,淋巴细胞性卵巢炎的炎性浸润细胞主要由T淋巴细胞、少量B淋巴细胞以及大量的浆细胞组成,也可见到巨噬细胞和NK细胞,浆细胞分泌IgG、IgA或IgM,使卵巢局部产生抗体,产生免疫反应。由此可以说明伴有Addison病及卵巢早衰是一种内分泌性自身免疫性疾病,而不伴有病的卵巢早衰患者中则很少见到淋巴细胞性卵巢炎(<3%)。

尽管如此,有研究发现不伴Addison病的卵巢早衰患者中抗甲状腺抗体阳性率最高,其次是抗核抗体以及抗风湿因子抗体,但这些抗体的阳性率实际上也只是比正常人群稍高一点。虽然前面大量证据认为卵巢早衰是一种自身免疫性疾病,但这类患者的St-C-Abs多为阴性;关于抗卵巢抗体的研究,其特异性未定,因在正常对照者中也会出现抗卵巢抗体阳性的女性。

对受体抗体的假说很早就被提了出来,Graves病和糖尿病都已经被证实因抗受体的抗体而致病。对卵巢早衰患者推测抗体通过阻断或竞争细胞膜上的受体而产生抑制卵泡生长的作用。一些研究报道了卵巢早衰患者抗 FSH 和 LH 受体抗体的存在,但尚未有结论。也可能存在此类抗体但没能被检出,其作用机制和阳性率尚有待于更进一步地证实。抗透明带抗体 ZP 也被认为可能引起卵巢衰竭,与正常卵巢功能者比较有显著差异。ZP 抗体不仅阻断卵子表面与精子的结合,而且也影响卵泡的发育。动物模型表明,ZP 抗体可以引起卵泡耗竭和闭经。

还有较多研究提示 POF 表现出不同程度的 T 淋巴细胞的活性增高,与绝经后妇女的卵巢中活性 T 淋巴细胞增多相似,因此推测活性淋巴细胞可能是卵巢衰竭的结果而非原因。有报道患者外周血中 B 淋巴细胞数量也是升高的,但目前还无法证实与自身免疫抗体之间的关系。Hoek 等于 1995 年报道 POF 患者的外周血 CD56+/CD16+/CD3-NK 细胞的活性是降低的,因为 NK 细胞与自身免疫有关,故推测 NK 细胞活性的降低可能影响到 T 或 B 淋巴细胞,从而产生自身免疫抗体。此外,POF 患者单核细胞功能的异常还可能提示更为复杂的细胞介导的免疫异常。虽然我们还不清楚这些细胞介导的免疫异常是如何导致 POF 的临床缺陷的,但可以推测这些异常所导致的免疫调节紊乱可能会引起 POF 等内分泌自身免疫疾病的发生。

二、诊断

(一)诊断

POF 表现为 40 岁前闭经,伴有 FSH>40 U/L,和(或)E_2<73.2 pmol/L,第二性征及生殖器官发育正常,超声下可见卵巢较小或未探及,无卵泡;或行腹腔镜检查发现 POF 者卵巢多萎缩,质硬,条索状,病理检查卵巢皮质无卵泡或偶见少数始基卵泡,被淋巴细胞和浆细胞包绕,卵泡膜细胞层有淋巴细胞浸润。但目前仍缺乏标准的诊断标准(Maclaran 等,2011)。一般可根据以下几点诊断本病:

1. 临床表现　40 岁以前的月经停止,包括原发性闭经和继发性闭经,可能发生在青春期刚建立规则月经周期后,并可出现潮热、出汗、阴道干燥、性交痛等低雌激素的症状(如 90% 手术绝经妇女,80% 乳腺癌患者)(Shuster 等,2010);许多患者因为不孕而就诊(Nelson 等,2009)。部分患者出现较早骨量丢失(POF 患者平均腰椎和髋骨的骨密度下降 2%~3%)(Popat 等,2009)和性功能障碍(62% POF 有性功能障碍)(deAlmeida 等,2011;Kingsberg,2011)。应采集完整的病史,包括月经史、既往放疗、手术或化疗、肾上腺、甲状腺等自身免疫病史,以及病毒性感染史。注意相关疾病的症状和体征,如体重减轻、皮肤色素沉着、食欲减退、乏力等肾上腺功能减退的表现。详细的家族史的记录。

2. 辅助检查

(1) 功能试验　孕激素试验常阴性。雌孕激素试验可用结合雌激素 0.625 ~ 1.250 mg/d,共 28 d,在用药的第 15 ~ 17 d 时加服醋甲孕酮 8 ~ 10 mg,与雌激素同时停药,观察撤药性出血。如果仍然无出血,则提示为子宫性闭经;如果有撤药性出血,应考虑为卵巢性闭经的诊断。

(2) 血 FSH、LH、E_2、T、PRL、DHEA-S 等检查　血 FSH 和 LH 高于 40 U/L,雌激素水

平较低;T、DHEA-S 和 PRL 均正常。间隔 4~6 周复查 2 次,结果类似。

(3)B 型超声监测　显示子宫正常或偏小,子宫内膜菲薄;两侧卵巢很可能显示不清或卵巢较小为实体,不见储备的窦卵泡影像。ROS 患者的卵巢可能正常大小,但卵泡显示不清楚。

(4)染色体检查　由于 POF 患者中约 20% 左右有染色体核型改变,其中主要是 X 染色体的异常,因此应常规作染色体筛查,对复杂的染色体数目和结构的异常,可以采用原位荧光杂交(FISH)技术来甄别。

(5)免疫学检查　POF 中约 20% 患者伴发自身免疫性疾病,因此在诊断时要同时进行有关疾病的筛查,如甲状腺功能和免疫学测定。

(6)卵巢活检　对于鉴别 POF 和 ROS 卵巢活检是有一定意义的,活检可以发现患者的卵巢呈萎缩状或条索状,皮质内无原始卵泡,髓质完全为纤维结缔组织所取代。如果组织学切片显示有多个原始卵泡存在,提示符合 ROS 的诊断,为减少手术的副作用,卵巢活检一般在腹腔镜下进行,但由于 ROS 较少见,且卵泡位于皮质深部,取材不易,局部标本检查结果不能代表全部结果,故目前诊断价值已不大。

目前尚无充分的证据证明卵巢抗体与 POF 发病的关联性,因此关于抗卵巢抗体、抗核抗体等免疫抗体的诊断意义尚有争论。

(二)鉴别诊断

1. 多囊卵巢综合征(PCOS)　主要鉴别点在于 PCOS 的血 FSH 值正常或偏低、睾酮和 DHEA-S 轻度增高、伴有不同程度的胰岛素抵抗,B 超检查显示卵巢增大,多于 12 枚以上的小卵泡呈"项链"样排列于卵巢皮质,且黄体酮试验可有撤药性出血。

2. 性发育异常　如 21-羟化酶缺乏征,可以出现外生殖器的异常和男性化表现,皮质醇减低,17-羟孕酮升高。雄激素不敏感综合征表现为女性外观但内生殖器缺如,经染色体检查、SRY 基因检查以及内分泌检查可以鉴别这类疾病。

3. 卵巢抵抗综合征　患者的临床表现与 POF 极其相似,但病理学检查表现为卵巢大小正常,有多量原始卵泡可见;临床上应用雌孕激素序贯治疗后,有人可以恢复排卵并自然妊娠。

4. 垂体促性腺激素腺瘤　当出现显著升高的 FSH 而正常或低值的 LH,伴垂体肿块,则应怀疑垂体促性腺激素腺瘤的存在,但临床上极罕见。

5. 卵巢储备功能低下　是指卵巢丧失正常的生殖潜能,对卵巢的药物刺激反应下降,获得卵子少,胚胎质量下降、着床和妊娠率低,但仍可以有正常月经,可以是卵巢本身的问题,但更多与年龄有关。

三、治疗

由于卵巢早衰的发病机制尚不十分明了,到目前为止还没有确切有效的方法能恢复卵巢的功能。总的治疗原则为:对于青春期 POF 女性,主要治疗目的是促进性征发育,使月经来潮,保护生殖功能,改善性心理状况;对于生育期 POF 患者,维持女性正常的性生活,应用激素补充治疗(hormone replacement therapy,HRT)改善低雌激素引发的症状,预防骨质疏松,有生育要求者可行赠卵的体外受精-胚胎移植。

1.一般处理　包括:遗传咨询、心理疏导,钙剂和维生素 D 的补充及中医治疗。

约有 10% 的 POF 有家族史,因此应该获得详细的家族史,为进行遗传咨询提供重要的信息;POF 患者多数较年轻,如出现闭经且伴有第二性征发育不良,在心理上产生很大压力,应及时给予心理上的疏导(Taraciuk 等,2008)。口服碳酸钙 D 3600 mg/d 或维生素 D 400~500U/d,防治由于雌激素水平低下导致的骨质疏松症及骨折。中医认为 POF 是以肾虚为主,肝郁、脾虚、气血失调也是发病的重要病因,临床病症时,常为多种病因错杂,相互转化。中药有多系统、多环节的整体调节作用,通过对内分泌因素的调节,特别是能提高卵巢对性腺激素的反应性,进而恢复和改善其卵巢功能。

2.激素补充治疗　此为 POF 患者经典的治疗方法,可纠正患者的低雌激素状态,促进第二性征发育,防止内外生殖器萎缩,保持规则的月经(Grodstein 等,2006)及防治骨质疏松症(Papagianni 等,2011)。对要求生育的患者,在缺乏组织学诊断证据时,应尽量采用天然性激素治疗,以备因卵巢抵抗综合征而自然妊娠的可能性。2013 年中华医学会妇产科学分会绝经学组制定的最新指南中指出,POF 与正常年龄绝经的妇女相比,HRT 风险更小,收益更大。乳腺癌风险在这些提前绝经的女性中明显降低。对于这些妇女,用药应较正常年龄绝经后雌激素剂量稍大;推荐 HRT 应至少用至正常自然绝经年龄,之后应按照正常年龄绝经妇女进行管理(中华妇产科杂志,2013)。对于 40 岁以前切除双侧卵巢的妇女,可考虑应用雌激素和必要时雄激素治疗。HRT 治疗方法分为雌孕激素序贯疗法和雌孕激素连续联合疗法,前者在使用雌激素的基础上,于周期后半期加用孕激素 10~14 d;后者雌、孕激素合并应用。POF 激素治疗的剂量尽可能与生理剂量接近,且使用至少应持续至平均绝经年龄(Rossouw 等,2007)。

有学者提出 POF 的雄激素治疗方法,认为 POF 患者卵巢功能衰竭,不仅雌二醇和孕酮分泌减少,睾酮的分泌也减少,长期造成雄激素缺乏易导致骨质疏松,且有人认为更年期性欲下降以及容易疲劳也与雄激素缺乏有关。但到目前为止对睾酮在 POF 中的应用尚有争议(Kimura 等,2007;Van der Stege 等,2008)。

3.赠卵助孕　自 20 世纪 80 年代中期澳大利亚 Trounson 等首先报道了 1 例赠卵 IVF 妊娠成功的病例后,赠卵成为 POF 患者有效的助孕措施。1987 年,Serhal 和 Craft 报道简化的激素替代方案和 Van Steirteghem 报道冻融胚胎移植成功,为解决激素替代治疗逐渐增量的经典方案中调整胚胎发育与子宫内膜成熟同步提供了一个简便、有效的方法,此后赠卵成为 POF 和其他缺乏正常卵子妇女获得妊娠的首选方案。采用供者的卵子和患者丈夫的精子进行体外受精,发育成正常胚胎,同时,对接受供卵的 POF 患者进行激素补充治疗,模拟与胚胎发育同步的子宫内膜,将发育好的胚胎植入到受者的子宫腔内,用甾体激素维持早期胎儿的发育和成长,直至胎儿的胎盘能够分泌足够的激素为止(Noyes 等,2010)。随着技术的不断提高及完善,现在赠卵体外受精-胚胎移植每周期成功率可达 38%~75%。南京医科大学第一附属医院的资料分析了 89 个供卵 IVF-ET 周期中,移植周期率 91.0%(81/89),生化妊娠率 40.7%(33/81),临床妊娠率 37.0%(30/81)。

赠卵 IVF 技术的不断成熟,使 POF 患者有了生育的希望,甚至使绝经期的患者也可以获得妊娠,但是该技术因为涉及第三方对生育的参与,所以需要合法化的卵子赠送程序和规范，严格筛查供者，限制供卵次数，控制受者的年龄，防止该技术带来的一些潜在的伦理矛盾和冲突。

4. 肾上腺皮质激素的应用　基于自身免疫性卵巢早衰的病因及POF伴随的自身免疫性疾病，有学者认为采用肾上腺皮质激素治疗POF可取得一定疗效。一般可用泼尼松10～30 mg/d，部分患者治疗后FSH水平降低，雌激素水平升高，但在缺乏"卵巢炎"诊断依据的情况下，肾上腺皮质激素应用时的副作用应引起重视。

（王亚男）

第六节　多囊卵巢综合征引起不孕

多囊卵巢综合征（PCOS）是青春期少女和育龄期妇女最常见的妇科内分泌疾病之一，据估计其在育龄期妇女中的发生率约为5%～10%。临床上，根据病史、体格检查、内分泌测定和超声等进行诊断。

一、病因

目前对于PCOS病因学研究有非遗传理论和遗传理论两种。

（一）多囊卵巢综合征非遗传学理论

研究认为孕期子宫内激素环境影响成年后个体的内分泌状态，孕期暴露于高浓度雄激素环境下，如母亲PCOS史、母亲为先天性肾上腺皮质增生症高雄激素控制不良等，青春期后易发生排卵功能障碍。

（二）多囊卵巢综合征遗传学理论

此理论的主要根据PCOS呈家族群居现象，家族性排卵功能障碍和卵巢多囊样改变提示该病存在遗传基础。高雄激素血症和（或）高胰岛素血症可能是PCOS家族成员同样患病的遗传特征，胰岛素促进卵巢雄激素生成作用亦受遗传因素或遗传易感性影响。稀发排卵、高雄激素血症和卵巢多囊样改变的家族成员中女性发生高胰岛素血症和男性过早脱发的患病率增高。细胞遗传学研究结果显示PCOS可能为X连锁隐性遗传、常染色体显性遗传或多基因遗传方式。通过全基因组扫描的发现最大量的与PCOS相关的遗传基因，如甾体激素合成及相关功能的候选基因、雄激素合成相关调节基因、胰岛素合成相关基因、碳水化合物代谢及能量平衡的候选基因、促性腺激素功能及调节的候选基因、脂肪组织相关的基因以及慢性炎症相关基因。

总之，PCOS病因学研究无法证实此病是由某个基因位点或某个基因突变所导致，其发病可能与一些基因在特定环境因素的作用下发生作用导致疾病发生有关。

二、诊断

(一)病史

注意患者的年龄,PCOS 者多为年轻女性,40 岁以上的妇女很少被诊断为 PCOS。仔细询问月经史,PCOS 者往往从初潮后不久就出现月经稀发或闭经。了解患者的生育史及有无生育要求,PCOS 是引起女性不孕的常见病因之一。了解患者有无分泌雄激素肿瘤、高催乳素血症、甲状腺功能减退症等病史,在诊断 PCOS 前需排除这些疾病。

在采集病史时,获得详细的月经史最关键,绝大多数 PCOS 者表现为月经稀发或继发闭经;少数患者表现为月经规则。月经稀发和继发闭经反映了排卵障碍,估计每年的自发月经次数,如果估计每年的自发月经次数<8 次,可诊断为排卵稀发;如有继发闭经,可诊断为无排卵。对月经规则者,需要测定基础体温,目的是了解月经究竟是排卵性周期还是无排卵性周期。

(二)体格检查

1. 肥胖　一半以上的 PCOS 者有肥胖表现。体重指数(BMI)= 体重(kg)/身高(m)^2,是常用的衡量肥胖的指标,肥胖的标准为 BMI≥25 kg/m^2(亚洲成人根据 BMI 对体重的分类标准)。

腰臀围比(WHR)= 腰围/臀围,WHR 的大小与腹部脂肪的量正相关。中国预防医学科学院对 11 个省市城乡 4 万余人抽样调查结果,WHR 表示中心性肥胖的切点,男性≥0.9,女性≥0.8。根据 WHR 可以把肥胖分为 2 类:WHR≥0.8 时称为男性肥胖、腹部型肥胖、上身肥胖或中心型肥胖;WHR<0.8 时称为女性肥胖、臀股肥胖、下身肥胖或外周型肥胖。

多数 PCOS 者的肥胖属男性肥胖,其脂肪主要分布于腹壁及腹部脏器周围,因为腹腔脏器周围脂肪组织往往对胰岛素不敏感,所以有人认为较高的 WHR 值与胰岛素拮抗、高胰岛素血症有关。

2. 多毛和脱发　多毛和脱发是由高雄激素血症引起的。多毛是指性毛过多,妇女的性毛主要分布于上唇、下唇、腋下、胸正中线、腹正中线和外阴,雄激素水平过高时这些部位的毛发会过多过密。四肢和躯干的毛发生长受雄激素的影响较少,它们主要与体质和遗传有关,这些部位的毛发增多不一定与高雄激素血症有关。脱发出现在头顶部,表现为头发密度或数量减少。

3. 痤疮　痤疮主要分布于面部,部分患者的背部和胸部也可有较多的痤疮。痤疮是高雄激素血症的一个重要体征,一些患者因面部痤疮过多来就诊。

4. 黑棘皮症　黑棘皮症是一种较常见的皮肤病变,受累部位皮肤增厚成乳头瘤样斑块,看上去像天鹅绒;病变皮肤常伴有色素沉着,呈灰褐色至黑色,故称黑棘皮症。黑棘皮症多发生在皮肤皱褶处,如腋部、颈部的背面及侧面、腹股沟、肛门生殖器等部位,且呈对称分布。胰岛素抵抗的患者常有黑棘皮症,因此可以把黑棘皮症视为胰岛素抵抗的体征。

5. 妇科检查　妇科检查时可发现阴毛呈男性分布,有时阴毛可延伸至肛周和腹股沟外侧;阴道、子宫、卵巢和输卵管无异常。

6. 男性化体征 男性化体征包括体格类似男性、有喉结、阴蒂增大等。导致男性化体征的雄激素水平较高,PCOS 者体内的雄激素水平往往达不到。如果出现男性化体征应考虑分泌雄激素的肿瘤、先天性肾上腺皮质增生症等疾病。

(三)内分泌测定

测定血清促卵泡素(FSH)、黄体生成素(LH)、催乳素(PRL)、睾酮、硫酸脱氢表雄酮(DHEA-S)、性激素结合球蛋白(SHBG)、17α-羟孕酮和胰岛素水平。有月经者在月经的第 3 ~5 天抽血化验,闭经者随时抽血化验。

1. FSH 和 LH PCOS 患者的血 FSH 水平在正常范围,卵泡早、中期为 3 ~10 IU/L;血 FSH 水平过高或过低时需排除有关疾病。PCOS 者的血 LH 水平较正常妇女高,约 60% 患者的 LH/FSH>2.5。过去认为在 PCOS 患者体内,促性腺激素分泌失调和性激素分泌失调相互影响形成恶性循环是 PCOS 发病的关键,因此当时把 LH/FSH 比值作为 PCOS,诊断标准之一;目前认为,促性腺激素分泌失调和性激素分泌失调很可能只是 PCOS 的临床表现,因此新的 PCOS 诊断标准没有考虑 LH/FSH 比值。

2. PRL PCOS 患者的 PRL 水平在正常范围(<1.13 nmol/L),10%~15% 的患者的血 PRL 水平可轻度升高(一般不超过 1.82 mnol/L),目前推测其发生机制可能与 PCOS 者体内过多的雌酮有关。如果血 PRL 水平明显升高,应考虑各种病因引起的高催乳素血症。如下丘脑疾病:颅咽管瘤、脑膜瘤、其他肿瘤。垂体疾病:颅外伤导致的垂体柄被切断、假孕、泌乳素瘤、其他肿瘤、肢端肥大症、空蝶鞍综合征。甲状腺功能异常:原发性甲状腺功能减退。药物性,抗精神病药物:氯丙嗪、奋乃静、舒必利、氟哌啶醇、阿普唑仑,抗抑郁药:丙咪嗪、阿莫沙平、氯米帕明、阿米替林、去甲替林、帕罗西汀、氟西汀等,其他:西咪替丁、多潘立酮、利血平、维拉帕米等。全身性疾病:慢性肾衰竭、肝硬化、结节病、组织细胞增多症。其他疾病:胸壁创伤、脊髓病变。特发性。

3. 雄激素和 SHBG 正常女性的血睾酮水平≤1.90 nmol/L,PCOS 者的血睾酮水平为 1.90 ~5.20 nmol/L;如果血睾酮水平>5.20 nmol/L,则考虑分泌雄激素的肿瘤,如卵巢支持—间质细胞肿瘤、类固醇细胞瘤、少数卵泡膜细胞瘤和肾上腺来源的分泌雄激素的肿瘤,先天性肾上腺皮质增生症如 21-羟化酶缺陷等。

如伴有肾上腺皮质雄激素分泌过多时,血 DHEA-S 水平也可升高。一般说来,大多数 PCOS 者体内的睾酮水平偏高,约 50% 的患者血 DHEA-S 水平偏高。

妇女体内的大多数睾酮是与 SHBG 结合的,只有少部分是游离的。当 SHBG 水平降低时,游离睾酮会增加,此时即使总睾酮在正常范围,患者也可有多毛和痤疮等表现。PCOS 患者的 SHBG 水平往往较低。

4. 17α-羟孕酮 PCOS 者的血 17α-羟孕酮水平在正常范围(<6 nmol/L),如果血 17α-羟孕酮水平≥30.3 nmol/L,则诊断为肾上腺皮质增生症。如果血 17α-羟孕酮水平>6 nmol/L 但<30.3 nmol/L、需要做 ACTH 试验排除迟发型 21-羟化酶缺陷。

如果静脉注射 ACTH 60 min 后,17α-羟孕酮水平超过 30.3 nmol/L 就可诊断为迟发型 21-羟化酶缺陷。

5. 胰岛素测定 胰岛素抵抗在 PCOS 妇女中,无论是肥胖的还是不肥胖的,都很常见

（高达50%）。临床上通过测定胰岛素水平来了解有无胰岛素抵抗。

公认的评估胰岛素抵抗的最佳方法是正常血糖钳夹试验，但该方法操作复杂，患者依从性差，因此只适于小样本的科学研究，不适于临床应用。国内、外许多作者都通过计算OGTT试验时的胰岛素水平曲线下面积与血糖水平曲线下面积比值来评估胰岛素抵抗状况，可是该方法无法给出判断胰岛素抵抗的参考值，因此不能用于胰岛素抵抗的诊断。

目前临床上常用的诊断胰岛素抵抗的指标有胰岛素敏感指数（ISI）和HOMA-IR，这两个指数都是根据空腹胰岛素水平和葡萄糖水平计算出来的。它们的优点是计算简便，患者依从性高；缺点是不能反映胰岛素水平的正常生理变化和β细胞的功能变化。目前使用的ISI和HOMA-IR的参考值不是来自于大规模的多中心研究，因此其可靠程度令人质疑。

由于胰岛素抵抗未纳入PCOS的诊断标准，因此在诊断PCOS时，不需要常规测定胰岛素水平。

（四）超声检查

超声检查常规用于多囊卵巢综合征的诊断和随访。PCOS者在做超声时常发现卵巢体积增大，皮质增厚，皮质内有多个直径为2～9 mm的小卵泡。

（五）其他

孕激素可以上调体温中枢的体温调定点，因此生育年龄妇女的基础体温随月经周期发生周期性变化。一般说来，排卵前基础体温<36.5℃，排卵后基础体温升高0.3～0.5℃。因此临床上可以根据基础体温来判断妇女有无排卵。如果基础体温呈双相，则视为有排卵；否则，视为无排卵。

三、治疗

（一）调整月经周期治疗

月经周期紊乱（≥35 d或<21 d）是多囊卵巢综合征（PCOS）的主要临床特点之一，也是临床诊治过程中的重要主诉。其原因在于排卵障碍，包括稀发排卵和无排卵。调整月经周期方案多样，依患者是否有生育要求而定。

1.生活方式调整　现有国际及国内指南均推荐生活方式干预作为所有PCOS女性的一线治疗，尤其对于超重和肥胖患者。其目的一方面在于减重、改善机体代谢状态，特别是胰岛素敏感性，进而改善高雄症状。既往荟萃分析结果表明，生活方式干预可显著降低总睾酮水平和多毛评分。另一方面生活方式干预还可直接调节神经内分泌系统从而达到调整月经周期、恢复排卵、减轻多毛和痤疮的效果。指南中明确指出体重减轻达到5%以上，部分患者可恢复规律的月经周期和排卵。此外，体重控制还可改善卵巢反应和排卵，减少克罗米酚（CC）抵抗的发生。一项对RCT数据的二次分析结果显示CC促排卵治疗前对PCOS患者进行生活方式的干预可提高累计排卵率（62% vs. 44.7%）和累计活产率（25% vs. 10.2%）。

生活方式干预主要包括饮食控制、加强运动和行为疗法，其中有氧运动尤为重要。前瞻性研究表明无排卵PCOS患者每周运动150 min，其中含90 min有氧运动，60%可恢复月经、50%恢复自主排卵、35%可获得妊娠。随机对照临床试验（RCT）也发现与饮食干预组比较，运动干预对胰岛素抵抗状态有更好的改善作用；性激素结合球蛋白（SHBG）升高；累计排卵率也更高（65% vs. 25%）。在干预的同时，还应当注重患者（特别是 PCOS 伴不孕患者）的行为调整。主要包括减少心理压力；纠正不良生活习惯；鼓励患者改善自身环境以减少进食刺激并增加运动机会；鼓励患者设定减重的目标，并随访患者减重情况；阻止患者滥用“减肥药物”“泻药”达到减肥目的。

主要针对青春期及育龄期无生育要求的月经周期紊乱的患者。对于月经稀发但周期长度短于2个月的患者，如无生育或避孕要求，可观察随诊，暂无须用药。

（1）周期性孕激素治疗　PCOS 女性多由于稀发排卵或无排卵而缺乏性激素的周期性变化，导致孕激素缺乏或不足，无法发生撤退出血，其子宫内膜长期受单一雌激素影响也易过度增生，增加恶变风险。周期性孕激素治疗可以作为青春期和围绝经期患者的首选，也同样适用于育龄期有生育要求的患者。推荐使用天然孕激素，包括微粒化黄体酮、地屈孕酮和肌内注射黄体酮等。天然孕激素对下丘脑—垂体—卵巢轴功能不抑制或抑制较轻，更适合于青春期患者；对代谢影响也较小。但孕激素无降低雄激素、治疗多毛以及避孕的作用，对于合并上述症状或有相关诉求的患者还需根据具体情况选择个体化治疗方案。

常用方案可选择口服地屈孕酮 10～20 mg/d、微粒化黄体酮 100～200 mg/d 或醋酸甲羟孕酮 10 mg/d，应用 6～10 d，或肌内注射黄体酮 20 mg/d，3～5 d，一般停药 3～7 d 有撤退性出血。

（2）复方口服避孕药　复方口服避孕药（COC）适用于有避孕要求，特别是伴有痤疮、多毛等高雄激素的临床表现，高雄激素血症以及月经过多、经量延长的 PCOS 患者。青春期可酌情应用，但需注意患者及其家属需充分知情并理解。围绝经期应慎用，可用于没有血栓高危因素的患者，但不作为首选。COC 可以抑制 LH 的分泌，进而抑制卵巢合成雄激素。其雌激素成分可以增加性激素结合球蛋白的水平，减少血清中游离雄激素；孕激素成分可以竞争结合雄激素受体上的 5α-还原酶，减少双氢睾酮的合成，从而改善高雄激素的临床表现及高雄激素血症。COC 还可以降低肾上腺雄激素的分泌，但具体机制还不清楚，可能与肾上腺皮质激素（ACTH）的分泌减少有关。因此，COC 不仅可以调整月经周期，保护子宫内膜，还可以缓解高雄激素症状。

有研究表明重度肥胖和胰岛素抵抗的患者，长期使用 COC 可能会加重糖耐量的损害程度。因此，其使用应在医生的指导下，对患者的代谢情况进行评估，排除使用禁忌证，必要时也可与胰岛素增敏剂（二甲双胍等）联合使用。但也有一些小型研究表示，长期 COC 的使用不会改变也不会增加心脏和代谢的风险指标，包括胰岛素抵抗、脂蛋白及体内脂肪分布，结果还需进一步研究证实。

（3）雌孕激素序贯治疗　此方案主要适于少数雌激素水平偏低、子宫内膜较薄，胰岛素抵抗严重的 PCOS 患者。该部分患者单一孕激素治疗子宫内膜无撤药出血反应，需进行雌/孕激素序贯治疗。对于青春期、围绝经期伴有低雌激素症状的 PCOS 患者可作为首选方案，既可以控制月经周期紊乱，又可以缓解围绝经期症状。

常用方案为口服雌二醇 1～2 mg/d，应用 21～28 d，后 10～14 d 加用孕激素，药物选择同周期性孕激素治疗。

(4)胰岛素增敏剂　二甲双胍是最为常用的胰岛素增敏剂,主要适用于 PCOS 伴胰岛素抵抗的患者。对于成年女性来说,有证据表明不论是否肥胖或超重,应用二甲双胍都可以显著降低雄激素过多的症状并改善卵巢功能。其机制在于可以减少肝脏葡萄糖的产生,刺激肝脏和骨骼肌内胰岛素介导的葡萄糖摄取,并通过降低血脂水平降低葡萄糖生成底物的可用性。一项系统性综述指出,二甲双胍联合生活方式干预比单纯的生活方式干预更能改善 PCOS 患者的体重指标,进而减轻肥胖介导的内分泌紊乱。同时,二甲双胍还可以直接作用于卵巢内部,改善局部胰岛素抵抗状态和高雄刺激,恢复排卵,调整月经周期。美国内分泌协会(ASRM)最新指南指出,基于现有 RCT 结果,二甲双胍可以增加排卵率,但并不增加临床妊娠率,因此对于单纯以调整月经周期为目的,伴糖代谢异常的患者,可选择该方案。同样在应用时需要注意禁忌证,包括心功能、肝肾功能不全、酗酒等。

2.有生育要求患者的月经调整　对于有生育要求的 PCOS 患者,其治疗目的在于促进排卵解决生育问题。方案包括:口服促排卵药物,如氯米芬(CC)、芳香化酶抑制剂(来曲唑);促性腺激素(Gn);手术治疗恢复排卵;其他辅助治疗等。

(二)多囊卵巢综合征胰岛素抵抗的治疗

多囊卵巢综合征是临床常见的生殖内分泌疾病,其临床表现呈多样化。尽管有关 PCOS 的发病机制和病理生理等方面尚存在争议,但是胰岛素抵抗及代偿性高胰岛素血症被公认为 PCOS 的重要生理改变,胰岛素过度刺激卵巢产生过多的雄激素,加重高雄激素血症,形成恶性循环,同时胰岛素抵抗会影响 PCOS 患者的糖脂代谢。临床上发现 PCOS 患者除月经紊乱、不孕不育及多毛症等典型症状外,相当部分患者同时伴有程度不等的糖脂代谢异常,如糖尿病前期或糖尿病、高脂血症,严重者甚至表现为代谢综合征。杨冬梓等研究发现,PCOS 患者血脂异常、糖耐量异常和代谢综合征的发生率分别高达 41.6%、19.8% 和 16.8%;在超重 PCOS 患者($BMI \geq 23\ kg/m^2$)中,胰岛素抵抗和血脂异常发生风险分别增加 6.49(3.27~12.90)倍和 2.22(1.19~4.15)倍;在超重($BMI \geq 23\ kg/m^2$)和肥胖($BMI \geq 25\ kg/m^2$)PCOS 患者中代谢综合征发生率分别为 26.08% 和 42.60%。

1.生活方式调整　有学者认为所有的超重或肥胖的 PCOS 患者都需要进行生活方式干预和运动治疗。Haqq 等系统述评比较了 1966—2003 年多项生活方式干预 PCOS 患者的实验结果,研究发现生活方式干预是改善 PCOS 患者胰岛素抵抗、脂代谢及 C-反应蛋白的最佳手段,并能有效改善患者的心肺功能。相较于药物治疗,有前瞻性研究证明生活方式的改变与二甲双胍对 PCOS 患者月经状况的改善有相似疗效,且这种治疗作用与 BMI 降低呈正相关。最新的 Meta 分析表明,仅 12 周的生活方式干预的单独应用即可改善多种性激素代谢指标、胰岛素抵抗及血脂水平,是 PCOS 的最佳治疗方法之一。

对于生活方式干预措施的选择,饮食控制是生活方式调整的最主要内容,特别对于肥胖患者。无论饮食结构如何,体重减轻均可以有效改善 PCOS 的临床表现,没有证据提示饮食成分对于妊娠和代谢异常治疗结局的影响。一项涉及 57 名超重/肥胖的随机对照试验发现,单独或联合进行饮食管理和运动,均能在 4 个月以及 3 年随访期内有效改善超重/肥胖 PCOS 患者的生殖功能。与此同时,结构化运动训练较之于低热量饮食,两者在累计怀孕率、BMI、胰岛素抵抗指数等代谢指标和生活质量的改变方面无明显差异。

生活方式干预虽可避免药物不良反应及手术风险,但因缺少统一的饮食、运动强度标准和管理标准,临床实施上比较困难。现暂无研究表明何种饮食或运动管理方法更有利于患者的长期坚持。饮食方面,需要患者记录饮食日志。运动方面,一般要求每周至少完成 150 min 的有效有氧运动,运动治疗师会根据患者的喜好制订个体化的运动方式和强度方案。总之,饮食疗法、运动疗法、行为治疗等生活方式调整的综合措施是现今常采用的干预管理手段,也是 PCOS 患者胰岛素抵抗最重要的基础治疗,饮食疗法和运动疗法是治疗的基本措施,行为疗法可为治疗提供基本保证,也是长期维持疗效、预防体重反弹的有效方法,在生活方式调整的基础上配合药物治疗可以取得更佳的效果。

2. 胰岛素增敏剂 胰岛素抵抗及其伴随的代偿性高胰岛素血症通过降低性激素结合球蛋白的肝合成来增加睾酮的生物活性,加重了高雄激素症状,形成恶性循环,被认为是抑制排卵以及增加卵巢雄激素合成的重要原因。胰岛素增敏剂可以增加胰岛素在外周组织作用的敏感性,降低胰岛素水平,降低 PCOS 患者的高雄激素水平,改善卵巢功能,提高促排卵治疗的效果,并降低相关代谢性疾病的发生风险。经典的胰岛素增敏剂主要包括二甲双胍与噻唑烷二酮类药物。

(1)二甲双胍 二甲双胍是 1957 年上市的双胍类降糖药,被 FDA 认可并已应用于临床 50 余年,能有效地降低血糖,改善外周组织(肌肉和脂肪)和肝脏的胰岛素敏感性,是一种疗效肯定的双胍类胰岛素增敏剂。在美国糖尿病学会(ADA)和欧洲糖尿病研究学会(EASD)联合发布的治疗指南中,二甲双胍被推荐为一线治疗用药。20 世纪 90 年代以来,二甲双胍被应用于 PCOS 患者的治疗,可以有效改善患者的胰岛素抵抗,同时减少胰岛素对卵巢的刺激从而减少雄激素的产生,有助于恢复排卵功能、改善妊娠结局、预防代谢异常等远期并发症,是目前治疗 PCOS 胰岛素抵抗的一线治疗药物。

作用机制:二甲双胍治疗 PCOS 的机制是复杂和多环节的,目前已有大量的动物实验及临床研究的证据。二甲双胍作为胰岛素增敏剂,主要作用机制是改善外周组织的胰岛素抵抗,降低高胰岛素血症,也可以改善卵巢组织的胰岛素抵抗,直接抑制卵泡膜细胞产生雄激素,改善 PCOS 的高雄激素症状,还可能对心血管系统有保护作用。

二甲双胍改善外周组织的胰岛素抵抗:近 30 年来大量研究证实 PCOS 患者的胰岛素抵抗为中等程度的胰岛素抵抗,胰岛素介导葡萄糖摄取的效能下降 35%~40%。PCOS 患者胰岛素抵抗的机制十分复杂,可能涉及胰岛素调节葡萄糖合成、运输、利用、储存及降解等代谢过程的多个器官,如胰腺、肝脏、肌肉及脂肪等。

二甲双胍能改善肝脏、肌肉和脂肪外周组织的胰岛素抵抗,其作用机制可能有以下环节。①二甲双胍能增加肝细胞胰岛素受体的酪氨酸激酶的活性,增加胰岛素抵抗患者脂肪细胞的胰岛素受体与胰岛素的结合力,抑制肝脏糖异生并降低肝糖原输出。②二甲双胍能激活葡萄糖转运蛋白(GLUT),促进葡萄糖在肝脏的跨膜运输,促进糖原合成酶的活性和 GLUT4 的转位,从而改善胰岛素的敏感性。③二甲双胍在肌肉组织可以增加胰岛素受体的数量、亲和力和酪氨酸激酶的活性,促进基因表达,改善肌肉糖原合成,使胰岛素敏感性提高 20%~30%。由于肌肉是非常重要的葡萄糖代谢部位,肌肉组织胰岛素抵抗的改善后，胰岛素敏感性提高20%~30%。④二甲双胍通过抑制肝脏的糖异生，降低肝糖原输出，促进骨骼肌、脂肪等组织摄取和利用葡萄糖，二甲双胍可以降低葡萄糖在肠道的吸收从而降低餐后血糖。二甲双胍被肝细胞的线粒体摄取，继而抑制呼吸链的第一复合物，净效益是减少糖异生。有证据表明二甲双胍还通过抑制线粒体呼吸链复合体-21发挥降糖作用、促进胰岛素与其受体结合，活化受体亚基的酪氨酸激酶，同时降低作为丙酮酸激酶变构抑制剂的三磷酸腺苷浓度，增加丙酮酸激酶的浓度，使肝糖产生减少。

二甲双胍改善卵巢组织的胰岛素抵抗：PCOS患者中普遍存在着高胰岛素血症，可使血中雄激素水平增高，从而对卵巢功能造成影响，其原因有：①可直接或通过升高的胰岛素样生长因子(IGF-1)水平，使垂体分泌LH增加，直接作用于卵巢的卵泡膜细胞，使其产生雄激素增多；②IGF-1在卵巢局部增强LH的生物效应，促进雄激素合成；③高胰岛素血症及高LH在一定程度上协同刺激肾上腺分泌雄激素；④高雄激素血症和高胰岛素血症抑制肝脏合成分泌性激素结合蛋白(SHBG)，导致游离睾酮增加、雄激素活性增强而形成内分泌代谢的恶性循环；⑤研究证实PCOS患者确实存在慢性代谢性炎症，表现为多种炎性细胞因子分泌增多，如MCP-1、IL-6、CRP、TNF-α等。炎症因子通过血液和(或)旁分泌的作用干扰胰岛素的信号转导，导致胰岛素敏感细胞(如肝细胞、肌肉细胞和脂肪细胞)内的胰岛素受体底物(IRS)丝氨酸磷酸化程度增加，抑制其酪氨酸磷酸化，IRS激活其下游的磷脂酰肌醇-3-激酶(PI-3K)的能力减弱，最终感染胰岛素信号经IR/IRS/PI-3K通路下传，从而诱发PCOS的胰岛素抵抗。

二甲双胍能改善卵巢组织的胰岛素抵抗，其作用机制可能有以下环节：①二甲双胍在受体后水平上提高胰岛素敏感性，降低因胰岛素抵抗而导致的代偿性高胰岛素血症，解除了胰岛素对LH分泌的刺激作用，恢复卵巢正常功能来调节GnRH-LH的释放，间接降低血清LH和提高FSH水平。②胰岛素能够抑制肝脏分泌性激素结合蛋白，降低体内肝脏分泌SHBG水平，使体内性激素水平升高。③胰岛素通过IGF-1受体刺激卵巢分泌雌激素、雄激素及孕酮。二甲双胍抑制肝脏合成胰岛素样生长因子结合蛋白(IGFBP)，降低体内IGFBP水平，使体内IGF-1水平升高。④二甲双胍还可直接抑制细胞色素酶P450c17/17,20-裂解酶对FSH的过强反应，减少卵巢合成雄激素并使肾上腺减少留体激素的生成，最终达到缓解高雄激素血症，诱导卵泡发育成熟及排卵，从而打断了PCOS患者内分泌环境的恶性循环。⑤二甲双胍能降低PCOS患者的炎性因子水平，改善慢性代谢性炎症，从而增加胰岛素敏感性，纠正高胰岛素血脂和高雄激素血症，改善卵巢功能。

除了改善胰岛素抵抗外，二甲双胍对卵巢的作用机制可能尚有：①抑制FSH调节卵巢颗粒细胞的功能，使雌二醇浓度下降；②直接抑制卵巢体外培养的卵泡膜细胞合成雄烯二酮和睾酮的生物合成，改善PCOS的高雄激素症状；③有效降低PCOS患者性腺轴调节中枢的LH脉冲幅度；④通过纤溶酶原激活抑制因子-1(PAI-1)可抑制纤溶酶原激活物激活纤维蛋白溶酶，抑制纤维蛋白溶解，体内外研究显示PAI-1水平增高是早期自然流产的可逆非依赖性危险因素。

二甲双胍对于心血管的保护机制：二甲双胍可以从以下作用机制保护心血管系统，具体包括如下。①二甲双胍增加胰岛素从毛细血管到组织的转运，促进胰岛素在组织中发挥作用，增加周围组织对胰岛素的敏感性，促进外周组织葡萄糖的吸收和利用。减轻高胰岛素血症，预防体重增加；②二甲双胍能增加胰岛素与其受体的结合，降低脂肪组织释放游离脂肪酸组织和酸性氧化产物水平，降低甘油三酯（TG）、总胆固醇（TC）和低密度脂蛋白胆固醇（LDL）水平，维持或升高高密度脂蛋白胆固醇（HDL），还可通过降低血糖来减轻氧化压力并减少脂质氧化，降低餐后高血脂；③二甲双胍降低纤溶酶原激活抑制因子-1（PAI-1）水平，提高组织纤维蛋白溶酶原激活物活性，减轻高凝状态、促进纤维蛋白溶解，降低组织纤维蛋白溶酶原激活物抗原和血管性血友病因子（vWF）的水平，减少凝血酶原，使 PAI-1 水平正常，恢复纤溶功能，改善凝血/血小板功能异常；④可能对血管内皮和（或）血管平滑肌细胞有直接作用；⑤可能降低血浆中脂肪细胞因子和炎症因子而改善胰岛素抵抗。

对改善卵巢功能的治疗效果：二甲双胍可以改善 PCOS 患者自发排卵及疗效。1994 年首次报道用二甲双胍纠正高胰岛素血症，PCOS 患者的月经转为规律并可有自发排卵。研究显示 1 500 mg/d 的剂量可以降低 PCOS 患者的血胰岛素、基础及刺激后 LH、游离睾酮、PAI-1 和内皮素-1 水平，而体重的变化较为靠后，且相对幅度较小。目前认为二甲双胍改善 PCOS 患者排卵功能并不依赖于体重下降，主要通过增加外周组织对胰岛素的敏感性，降低高胰岛素、卵巢及肾上腺来源的雄激素水平的环节来实现恢复规律排卵。多项研究结果表明用二甲双胍治疗 PCOS 在促使卵巢功能恢复方面有明显的优势，并且对于非肥胖 PCOS 患者的疗效更高，非肥胖型 PCOS 患者中自然排卵率可达 41.6%~88%，优于肥胖型 PCOS 的 29.0%~35.7%。

二甲双胍是 PCOS 患者无排卵的一线治疗药物。Meta 分析显示二甲双胍治疗组的自发排卵率几乎是安慰剂组的 4 倍，有 70%~90% 在用二甲双胍治疗或随后加用氯米芬后出现排卵。在 PCOS 患者药物诱发排卵治疗中，二甲双胍可以作为辅助用药改善月经周期和诱发排卵，与氯米芬（CC）同时使用诱发排卵，可以减少 HMG 类药物的用量，降低卵巢过度刺激综合征发生率。而在氯米芬促排卵失败的 PCOS 患者中，联合使用二甲双胍和氯米芬可以使排卵率比单独用氯米芬提高 4 ~9 倍。

氯米芬抵抗的 PCOS 患者占 20%~25%，经二甲双胍预处理可以改善其对氯米芬的反应性，3 ~6 个月的二甲双胍治疗可以使 70% 的患者恢复规律月经，23% 患者自然妊娠。用电凝和激光进行的腹腔镜卵巢打孔术（LOD）也是氯米芬抵抗的 PCOS 患者的常用治疗方法，排卵率分别为 83% 和 77.5%，与二甲双胍在促排卵和妊娠率方面同样有效，且二甲双胍还可以治疗胰岛素抵抗，改善高雄激素血症，降低冠心病的发生，不建议仅为促排卵而进行腹腔镜手术。

二甲双胍可以用于辅助生殖技术的辅助用药，特别对于 PCOS 合并有肥胖和（或）代谢异常的患者。在超排卵周期加用二甲双胍治疗，可减少促性腺激素用量和获卵数，同时不影响卵子和胚胎质量，受精率和临床妊娠率增加，减低卵巢过度刺激综合征的发生风险，还可减少早期流产率。目前二甲双胍在妊娠期用药分级中为 B 类，研究发现与未服用二甲双胍的 PCOS 患者比较，妊娠前和孕期服用二甲双胍的患者发生妊娠期糖尿病（GDM）的风险明显减低，且随诊未发现对胎儿和新生儿的致畸作用，可以在产科医师指导下合理使用。

适应证与剂量：二甲双胍是治疗 PCOS 患者胰岛素抵抗的一线用药，目前认为主要的适应证为：①PCOS 患者有胰岛素抵抗；②PCOS 患者有糖耐量异常；③单纯饮食控制欠佳的患者，尤其是肥胖和伴高胰岛素血症者；④肥胖型 PCOS 患者；⑤PCOS 患者既往有卵巢过度刺激综合征病史，拟再次行促排卵或辅助生殖技术。

二甲双胍治疗 PCOS 的常用剂量为 500 mg 或 850 mg，每天 2 次或 3 次，即 1 000 ~ 1 500 mg/d，治疗 3 ~ 6 个月，于餐时或餐后口服，最佳治疗剂量是 1 500 ~ 2 000 mg/d，在达到治疗剂量后维持用药。没有肯定的最佳治疗期限，一般 2 ~ 4 个月内产生治疗效果，如果治疗 3 个月无效果，建议更换治疗方案。目前文献报道的治疗 PCOS 最长用药时间为 43 个月，治疗则达数年。

使用二甲双胍的注意事项有：①胃肠道副作用常见，用药采用小剂量递增方案：开始第 1 周每天晚餐时 500 mg 口服，第 2 周加量至早、晚餐时各 500 mg 口服，第 3 周为早、中、晚餐时各 500 mg，或早餐时 500 mg、晚餐 1 000 mg 口服，有助于减轻胃肠道反应；②进餐时服药可减轻胃肠道不良反应；③二甲双胍从胃肠道吸收，经肝脏代谢，大部分以原型从肾脏排出体外，肝肾功能减退者可引起乳酸性酸中毒，故肝肾功能不全、心力衰竭、严重感染及嗜酒者等情况禁用，在用药期间需定期检测患者肝肾功能，有禁忌证时立即停药；④注意其他药物的影响：西咪替丁能减少二甲双胍的肾排出，琼脂可以减少二甲双胍的吸收。

禁忌证与副作用：二甲双胍用于糖尿病和 PCOS 的治疗已有多年，有下列情况禁止使用二甲双胍。①肾功能损害，肾衰竭如血尿素氮和肌酐高于正常者，或有引起肾功损害的疾病（如严重感染、缺氧、脱水等），易引起药物积累发生乳酸性酸中毒。②肝功能损害，因小肠产生的过多乳酸需在肝代谢，易发生乳酸性酸中毒。③严重心肺功能不全、昏迷前期或严重应激状态。④糖尿病患者存在急性并发症时，如酮症或乳酸酸中毒。⑤酗酒和酒精中毒者，因酒精能强化双胍类的降血糖和增高乳酸的作用，易发生乳酸性酸中毒。⑥维生素 B_{12}、叶酸和铁缺乏者禁止使用。二甲双胍可减少肠道吸收维生素 B_{12}，但极少引起贫血，有报道胃大部分切除术后的患者，治疗后出现维生素 B_{12} 缺乏、巨幼细胞贫血。⑦既往有乳酸性酸中毒者。⑧特殊人群，高龄患者因为易影响肝肾功能慎重使用。

最常见的副作用是胃肠道反应，如腹部不适、腹泻，发生率为 5%~30%，另有恶心、呕吐、厌食、口中有金属味、腹胀等，其严重程度与剂量相关。如症状并不突出，改为餐时或餐后即服可明显减少不良反应，症状多在 2 周左右逐渐自行缓解乃至消失。在首次使用时应当用小剂量递增方案，从 500 mg/d 起，根据耐受情况每周调整剂量至治疗量。有 4%~5% 的患者不能耐受治疗。

（2）噻唑烷二酮类药物　噻唑烷二酮类药物（TZDs）与过氧化体增殖激活受体 γ 结合，可调节胰岛素效应有关基因的转录，能够增加机体外周组织对胰岛素的敏感性，增加葡萄糖的利用，减轻胰岛素抵抗和高胰岛素血症，降低雄激素浓度，从而有效改善卵巢功能，有助于恢复排卵。噻唑烷二酮类药物包括曲格列酮、罗格列酮、吡格列酮等。曲格列酮可提高排卵率及减轻多毛等高雄激素症状，因其可引起严重的肝功能损害等副作用，现临床已不使用。吡格列酮和罗格列酮是目前临床上常用的噻唑烷二酮类药物，罗格列酮的常用剂量为 4 ~ 8 mg/d，吡格列酮的常用剂量为 15 ~ 30 mg/d。现在有复合制剂吡格列酮二甲双胍片,每片含盐酸吡格列酮 15 mg 和盐酸二甲双胍 500 mg,常用剂量为每天 1 ~2 片,起始剂量以患者已在使用的盐酸吡格列酮和(或)盐酸二甲双胍的剂量为基础。

研究表明,噻唑烷二酮类药物能够显著降低 PCOS 患者空腹血糖和胰岛素水平。但此类药物不能有效降低雄激素水平,且可能引起体重增加、低血糖、心血管不良事件及骨密度降低,因此,噻唑烷二酮类药物目前不是 PCOS 治疗的首选药物,推荐用于存在胰岛素抵抗但二甲双胍无效或不耐受的患者。对于超重/肥胖的 PCOS 患者,或合并有心脏疾病、骨密度减低的患者,不推荐使用噻唑烷二酮类药物。噻唑烷二酮类属于 C 类药物,动物实验能使胎儿发育延迟,有生育要求的患者、妊娠期、哺乳期妇女及 18 岁以下患者不推荐服用。

3. 其他药物治疗

(1)阿卡波糖　阿卡波糖是 α-糖苷酶抑制剂,可通过竞争性抑制 α-糖苷酶而抑制小肠内多糖食物的分解,使单糖在小肠的吸收减缓,减少餐后血糖浓度升高,降低血胰岛素水平,还可能增加餐后胰高糖素样肽-1(GLP-1)水平,从而达到治疗胰岛素抵抗的作用。近年研究发现,阿卡波糖在 PCOS 患者改善代谢和激素水平方面的疗效与二甲双胍相类似,meta 分析表明阿卡波糖可降低血清中睾酮、三酰甘油及低密度脂蛋白水平,与二甲双胍相比,其对患者排卵率和月经状况改善的作用相仿。阿卡波糖与氯米芬合用可降低 LH/FSH、睾酮、体重指数,有效改善胰岛素抵抗及排卵情况,提高氯米芬抵抗的 PCOS 患者的排卵率。阿卡波糖的用法为:起始剂量 150 mg/d,可逐渐增加至 300 mg/d。常见的副作用为肠胀气、肠鸣音亢进及腹痛腹泻等胃肠道反应,其严重程度明显轻于服用二甲双胍者。目前仍需大样本量的随机对照试验证实其治疗效果。

(2)胰高糖素样肽-1 受体激动剂　胰高糖素样肽-1(GLP-1)类似物为新型降糖药物。GLP-1 是一种肠道产生的具有胰岛 β 细胞保护作用的多肽,可以促进胰岛素分泌,减轻炎症反应,近年来的研究发现,超重及正常体重的 PCOS 患者 GLP-1 分泌均减少,且这种肠激素的分泌不足可影响患者的糖代谢,因而 GLP-1 受体激动剂被认为可改善 PCOS 患者的胰岛素抵抗及糖代谢异常。GLP-1 受体激动剂在降糖的同时可以通过抑制胃肠蠕动,降低食欲和减轻饥饿感,减少能量摄入降低体重和体脂量,可使肥胖人群体重减轻。一项研究对肥胖和排卵障碍的 PCOS 患者给予 24 周治疗,结果发现合用 GLP-1 受体激动剂组在排卵率、激素水平、代谢水平等方面明显优于单用二甲双胍组,通过二甲双胍治疗 6 个月后而体重减轻小于 5% 的肥胖 PCOS 患者,GLP-1 受体激动剂组可以进一步降低体重。

(3)D-手性肌醇　D-手性肌醇为人工合成的肌醇磷脂酰聚糖,能激活非经典的胰岛素信号系统,早年治疗糖尿病时发现能提高胰岛素的敏感性。研究结果表明 D-手性肌醇可改善肥胖型 PCOS 患者的排卵情况,减少雄激素及三酰甘油水平,但在降低胰岛素及血压方面的疗效不显著。仍需大样本量的随机对照试验证实其治疗效果。

(4)小檗碱　小檗碱(BBR)又称黄连素,是一种从黄连、黄柏和白毛茛等植物中提取的季铵型异喹啉类生物碱,是传统的抗炎药物,对多种细菌以及真菌具有抑制或杀灭作用,既往常用于肠道细菌感染。1986 年陈其明等首次报道小檗碱能降低正常小鼠血糖水平。近年来研究表明小檗碱能降低患者空腹及餐后血糖和血脂水平。Zhang 等研究发现小檗碱(1.0 g/d)治疗3个月后,空腹和餐后血糖、糖基化血红蛋白(HbA1c)水平下降,血脂水平亦下降。

近年来有学者将小檗碱应用到PCOS患者。杨冬梓等对小檗碱治疗PCOS进行前瞻性研究,对98例PCOS患者给予小檗碱(1.2 g/d)治疗4个月,观察治疗前后内分泌、代谢指标以及排卵率的变化,发现治疗4个月后,患者胰岛素抵抗、血脂指标均有改善、自发排卵率升高至25%,提示小檗碱对PCOS的代谢及内分泌紊乱均有较好的改善。目前小檗碱改善胰岛素抵抗的机制尚不明确。

(三)多囊卵巢综合征促排卵治疗

目前关于PCOS患者的促排卵治疗,主要方法包括控制体重、使用胰岛素增敏剂及促排卵药物。

1.基础状态的调整　肥胖在PCOS患者中非常常见,2000—2002年美国的一项研究显示PCOS患者中肥胖的发病率为74%,国人肥胖者较欧美国家少,即使在PCOS患者中,肥胖患者也仅占小部分,但肥胖与PCOS症状的严重程度相关,且可能对IVF助孕周期有负面影响,需要更多的促性腺激素,获卵数少,更高的周期取消,甚至高OHSS风险等,因此仍需引起重视。2007年PCOS的共识峰会提出,肥胖与排卵障碍、流产及妊娠晚期并发症如妊娠期糖尿病、子痫前期等密切相关。在PCOS患者助孕前的咨询时,我们必须意识到可能导致生殖失败的这些危险因素,并在治疗开始前及时纠正。如肥胖患者需进行减重、锻炼,及戒烟、戒酒等生活方式的调整。一项meta分析提出,生活方式的调整(如饮食、运动等)应作为一线治疗方案,研究发现,通过生活方式的调整可以减轻血清雄激素的异常程度,改善多毛症状,减少体重及臀围,同时改善胰岛素抵抗的程度。生活方式的调整应该建立在限制能量摄入的饮食习惯、行为治疗和锻炼相结合的基础上。

(1)饮食　众所周知,能量限制是控制体重的必要条件。目前有很多关于饮食模式对排卵及生育结局的影响的研究,虽然没有Ⅰ级证据直接表明,但仍推荐肥胖的PCOS患者进行低热卡限制碳水化合物的饮食(<500 kcal/d),即使无法严格做到,任何形式的能量限制均可接受,期望减重目标为原来体重的5%。

(2)锻炼　生活方式的干预联合药物治疗可改善患者的雄激素水平及月经周期,且患者的心血管疾病高危因素如高血压、血脂异常、颈动脉层厚度均得到改善。减重,独立于生活方式干预,可改善PCOS患者的多项指标,且极度肥胖会影响生活方式干预的效应。体重下降2%~5%可改善肥胖PCOS患者的排卵、体脂重分布及胰岛素敏感性等。减重本身有利于恢复肥胖PCOS患者的月经周期。BMI下降≥ 0.25 kg/m^2,或者每天保持30 min中高强度运动可显著降低患有PCOS的青少年未来发生心血管疾病的风险。减重联合增强锻炼已被提为超重及肥胖青春期女孩的一线治疗方案(C级),可降低雄激素水平,使月经周期恢复正常。但目前尚无大型RCT结果显示在体重正常的PCOS患者中,减重是否获益。

2.二甲双胍　在PCOS患者中,肥胖、高雄激素、不排卵、多毛是其四大特征,除此之外,胰岛素抵抗和代偿性高胰岛素血症也很常见,被认为是PCOS患者发病机制中的关键环节,且早期即起作用。在PCOS患者中,青春期在胰岛素抵抗及高胰岛素血症的发生的分子起源起着重要的作用。人体在青春期经历了暂时的胰岛素不敏感,从而促进生长激素及胰岛素样生长因子-1(IGF-1)的分泌增加,促进蛋白质合成。这可能是最早发生血糖调控能力减弱的重要因素。IR的发生与肥胖、雄激素水平无关,胰岛素抵抗可能与种族及环境因素相关。重要的是,IR在PCOS患者中存在组织选择性,在骨骼肌、脂肪组织、肝脏等代谢相关组织中表现出抵抗性,而在产生类固醇的脏器如肾上腺和卵巢则表现出持续的敏感性,可通过各种途径使卵巢产生更多的雄激素。一项在PCOS患者中进行的前瞻性试验显示,其中9例发生CC抵抗患者的空腹胰岛素水平及胰岛素抵抗的稳态模型评估较CC敏感的患者高,提示胰岛素抵抗可能会影响CC的排卵率,建议合并胰岛素抵抗的PCOS患者在促排卵前需彻底纠正。因此,促进胰岛素敏感、降低胰岛素水平越来越受重视。

二甲双胍作为一种常用的辅助用药,其在PCOS患者诱发排卵中的作用得到越来越多的研究。具体如下。

(1)二甲双胍对PCOS患者月经周期的影响　早期的研究认为二甲双胍对PCOS患者的月经周期有改善作用,用药期间或用药后可使一些长期不排卵的PCOS患者恢复正常的月经周期。但一项多中心、双盲的RCT研究认为二甲双胍的使用不会提高肥胖PCOS患者的体重下降及月经周期恢复。

(2)二甲双胍对排卵率、临床妊娠率和活产率的影响　二甲双胍对PCOS患者临床结局的影响有多种结论,但随着研究的深入,认为对不同表型的PCOS患者应进行分层讨论,尤其是对BMI的分层。2007年PCOS的共识峰会指出,二甲双胍仅适合用于存在糖耐量受损的患者,不推荐在促排卵过程中使用。一项Meta分析纳入了4项比较二甲双胍与克罗米芬干预的RCT研究,在BMI<32 kg/m^2的PCOS患者中,排卵率、妊娠率及活产率均未能发现统计学差异,因此,在二甲双胍成为PCOS促排卵一线治疗药物之前,还需要更多优效性研究来支持。一项大型RCT研究表明,单独使用二甲双胍在实现PCOS患者的排卵、妊娠及活产上,不如CC。另一项RCT研究中得出结论:二甲双胍预处理至少3个月后,使用另一种诱发排卵药物增加了活产率。二甲双胍作为预处理,改善了胰岛素抵抗,促进排卵的恢复,增加了患者对促排卵药物的敏感性,有利于增加排卵率。2017年ASRM提出:与安慰剂相比,二甲双胍可提高PCOS患者的排卵率,但仍不能作为一线治疗药物,因为CC或LE等促排卵药物均可获得较好的排卵率及活产率等。系统评价认为与安慰剂相比,二甲双胍可提高PCOS患者的活产率,但证据不足。关于二甲双胍的长期使用是否有益于PCOS患者的排卵、妊娠率等,尚无数据。综上,推荐在非肥胖的PCOS患者中使用二甲双胍促排卵,联合或不联合其他促排卵药物。另对于无法进行B超监测的无排卵性PCOS患者,强烈推荐使用二甲双胍来帮助恢复自然排卵,增加妊娠率。

(3)二甲双胍对流产率及多胎妊娠率的影响　二甲双胍是否能降低流产率,仍有争论。一项Meta分析显示,二甲双胍在助孕过程中使用,验孕阳性即停药并不会影响流产率。目前仍无足够证据推荐在妊娠期间使用二甲双胍以预防流产。二甲双胍单独使用不会增加多胎妊娠率,而与CC或FSH联合使用是否会影响多胎妊娠率,尚无足够证据。一项Meta分析显示,联合二甲双胍,不能减少Gn诱发排卵的多胎妊娠率。

(4)二甲双胍对GDM的影响　PCOS患者存在胰岛素抵抗和胰岛β细胞功能受损,且大部分年轻的PCOS患者发现了糖耐量受损及非胰岛素依赖的糖尿病。有研究表明,

PCOS患者发生糖耐量受损的风险增加。且PCOS患者发生妊娠期糖尿病(GDM)的风险较非PCOS患者高,但也有部分研究认为没有相关性。在伊朗人的一项队列研究中发现,月经周期不规则使GDM的风险增加了4.2倍,血清甘油三酯水平大于150 mg/mL使GDM风险增加了1.9倍,而孕前二甲双胍预处理可降低40%发生GDM的风险。建议在PCOS患者的妊娠早期进行相关危险因子的筛查,及时干预,改善胎儿的预后,但也有研究认为,PCOS的病史是发生GDM的重要独立危险因素,且治疗PCOS的药物或口服降糖药的应用不会降低此风险。当高危患者妊娠时,需要对母儿健康进行严密监测,且严格进行饮食控制,限制体重增长,以避免GDM所引起的产科并发症。

(5)二甲双胍对青春期PCOS患者的作用　二甲双胍有利于肥胖的青春期PCOS患者的健康,但只有短期的数据(A级),可改善非肥胖患者的排卵情况且降低雄激素水平(B级)。二甲双胍增加了自然排卵、恢复自然月经周期的可能,可改善青春期PCOS患者多毛、肥胖等症状,增强青春期患者的自信心,有利于青春期的身心健康。

3.来曲唑

(1)来曲唑的促排卵机制　来曲唑(LE)是一种新型的促排卵药物,其本质为选择性芳香化酶抑制剂,自2001年被提出应用于诱发排卵治疗,有望取代CC成为无排卵性不孕患者及排卵性不孕患者促进排卵的一线治疗药物。但促排卵机制尚不十分明确,仍需进一步研究,可能是通过抑制芳香化酶、阻断雌激素的产生,解除雌激素对下丘脑—垂体—性腺轴的负反馈抑制作用,导致Gn的分泌增加而促进卵泡发育。同时,阻断雄激素转化为雌激素,导致雄激素在卵泡内积聚,从而增加FSH受体的表达并促使卵泡发育。

(2)来曲唑的促排卵疗效　来曲唑特异性可逆的结合芳香化酶,抑制内源性雌激素的产生,多诱导单卵泡发育,且不具有CC的抗雌激素效应,对内膜影响较小;有利于提高PCOS患者的排卵率、临床妊娠率及活产率,减少多胎妊娠率。2016年美国妇产科医师学会女性健康护理医师委员会提出在多囊卵巢综合征及BMI>30 kg/m^2的患者中,LE应作为一线治疗药物。最新的系统评价及网络meta分析显示,LE是所有适用于WHOⅡ型排卵障碍患者(包括PCOS患者)的诱发排卵药物中活产率最高的,且在排卵率及妊娠率上优于单独使用CC。2014年发表在Cochrane上的一项综述结果显示,与CC相比,LE可提高排卵障碍的PCOS不孕患者的活产率及妊娠率,且具有极低的OHSS发生率。对于CC抵抗的PCOS患者,GN的使用是目前的首选替代方案,但不幸的是,GN的治疗常伴发OHSS和多胎妊娠等并发症,导致早产儿及新生儿并发症增加,增加了治疗费用。LE联合低剂量高纯度HMG是一种有效且安全的诱发排卵方案,可增加CC抵抗患者的临床妊娠率,且减少过度刺激的风险。

(3)来曲唑的临床特点　①降低血清雌激素水平:LE是选择性芳香化酶抑制剂,可阻断颗粒细胞内芳香化酶活性,阻断雌激素的产生,因此单个卵泡所产生的雌激素水平显著低于正常排卵者卵泡分泌的雌激素,亦显著低于CC促排所产生的雌激素水平。适用于合并雌激素依赖性疾病患者的促排卵,如合并子宫内膜异位症、乳腺疾病患者的促排治疗。②促进单卵泡发育,提高卵泡发育速度:LE促排卵常获得单卵泡发育,平均约1.2枚,且使用LE促排卵泡反应更为敏感,卵泡期缩短(13.1 d),卵泡发育速度较CC(13.9 d)快,可提前出现高于正常排卵者的LH峰值,因此卵泡期缩短,且多胎妊娠率降低。③保持内膜容受性:LE 是一种选择性芳香化酶抑制剂,增加了垂体前叶分泌促性腺素,且其半衰期(2 d)较 CC(2 周)短,因此对内膜的容受性影响较小。LE 周期的雌激素水平低可通过外源性添加雌激素而促进内膜生长。但与 CC 相比,但在乳腺癌患者的长期治疗中,LE 等芳香化酶抑制剂可减少循环中雌激素水平,降低子宫内膜厚度,与长时间 Tam 治疗相关的子宫内膜增生可被逆转。④半衰期短,累积毒副作用小:LE 的半衰期非常短(约 48 h),因此在种植前就已经完全清除了。虽然在 2005 年 ASRM 大会上 LE 的安全性备受争议,但重复的实验并无法证实 LE 与心脏畸形的相关性。LE 主要报告的风险是存在潜在的胎儿毒性,虽然其半衰期较短且用于卵泡生长的早期可能会减少对胎儿器官影响的可能性。少数人可出现骨骼肌疼痛、恶心、头痛、关节疼痛、疲劳、呼吸困难、咳嗽、便秘、呕吐、腹泻、胸痛、病毒感染、面部潮红、腹痛等。⑤口服剂型,使用方便:LE 为口服剂型,B 超监测次数较少,一般不需要添加辅助药物,多胎妊娠等并发症较少,使其应用更方便,在考虑促性腺激素治疗前应进行适当的尝试。

4. 克罗米芬

(1)克罗米芬的临床特点 ①血清雌激素水平高:在 CC 诱发排卵周期中,单个卵泡所形成的血清雌二醇水平高于自然发育卵泡的雌二醇水平。且 CC 卵泡募集力度较 LE 强,可获得更多的发育卵泡数(1.5 枚),平均高于对照组,而卵泡直径大小无差异。②存在克罗米芬抵抗现象:在 PCOS 患者中发生率大约 15%~40%,发生率较高,胰岛素抵抗可能是导致克罗米芬抵抗的原因之一。连续 3 个周期使用 CC 常规方案剂量达 150 mg 仍无反应称为克罗米芬抵抗。③子宫内膜薄但不影响容受性:一项 Meta 分析表明,CC 周期的子宫内膜厚度小于 LE 周期、Gn 周期,且不能通过外源性添加雌激素而改善。但研究者观察排卵后 7 d 子宫内膜厚度,各周期间无显著性差异,且妊娠及未妊娠患者之间子宫内膜厚度无统计学差异。因此卵泡成熟过程中的子宫内膜薄并不需要取消周期。④血LH 水平较高:在 CC 诱发排卵周期中,CC 通过占据雌激素受体而发挥作用,继而内源性 E_2未能启动负反馈抑制作用,因而下丘脑—垂体—卵巢轴接受机体雌激素低水平的“假消息”刺激,下丘脑脉冲式分泌增加,进而刺激垂体分泌 FSH 和 LH 升高。⑤副作用:CC 的治疗耐受性良好,轻微副作用较常见,一般持续时间短,极少严重至需要进一步治疗。10%~20% 的患者可发生阵发性潮热、血管收缩症状及情绪改变等低雌激素症状。极少患者可出现可逆性视觉障碍,更改诱发排卵方案可恢复正常。妊娠相关的风险如多胎妊娠、先天性畸形及其他潜在风险越来越受关注。多胎妊娠最常见的为双胎妊娠,发生率 7%~10%。需要控制在使用最低有效剂量诱发排卵减少超排卵及多胎妊娠风险,以及卵巢过度刺激的发生风险。CC 诱发排卵无增加新生儿的发育迟缓或学习障碍风险。新近研究表明,不孕患者的卵巢肿瘤的发生率升高,但无证据表明诱发排卵药物增加该风险。

(2)克罗米芬抵抗 克罗米芬是 PCOS 患者诱发排卵的一线药物,但 15%~40% 的患者存在 CC 抵抗,即连续 3 个周期使用 CC 常规方案剂量达 150 mg 仍无反应。据报道,伴有肥胖症、高雄激素和胰岛素抵抗等的 PCOS 患者容易发生 CC 抵抗,表明这些因素可能是造成 CC 抵抗的主要原因。另细胞因子已被证实参与 HPO 轴的调控及正常月经周期的维持。越来越多的研究支持,PCOS 患者是一种轻度的慢性炎性微环境状态,且 PCOS

患者外周血可检测到升高的促炎因子，这种细胞因子的调节异常亦可能与患者对 CC 治疗反应迟钝有关。在匹配的 CC 敏感（CC-s）及 CC 抵抗（CC-r）两组 PCOS 患者中，检测了 174 中细胞因子，发现 7 个细胞因子在两组中表达量不同。研究者认为，CXCL-16 介导的促炎反应可能涉及 PCOS 患者对 CC 的敏感性。

CC 抵抗患者，可采取减重、更换诱发排卵药物如 LE 或 Gn 等、联用二甲双胍改善胰岛素抵抗等方案来改善卵巢反应性，以增加排卵率、临床妊娠率及活产率。首先，促性腺激素如 FSH 及 HMG 等，可作为 CC 抵抗患者的第二选择，但潜在高 OHSS 风险及多胎妊娠率风险限制了其使用。其次，LE 与 CC 作用机制不同，同为口服剂型使用方便、诱导单卵泡发育等优势使其更受临床医生青睐，但其疗效尚无定论。第三，二甲双胍可改善胰岛素抵抗、高雄激素水平及代谢环境，可改善药物敏感性，促进排卵，改善妊娠结局，但二甲双胍具体所需的疗程、剂量及治疗的评估仍无定论。第四，腹腔镜下卵巢打孔术可通过改善降低血清雄激素水平及 LH 水平，增加 FSH 水平，从而达到促进卵泡生长发育的目的，但单侧打孔还是双侧打孔孰优孰劣尚无定论，且具有潜在的卵巢早衰风险，目前不推荐使用。最后，可通过联合治疗方案来改善卵巢敏感性，达到诱发排卵的目的。

一项 Meta 分析结果显示，CC 联合二甲双胍与 CC 单独使用相比，可显著提高 CC 抵抗的 PCOS 患者的排卵率及临床妊娠率，但活产率未显示出统计学差异。仍需更多的研究来进一步证实对于特定的 PCOS 表型（如具体的 BMI、种族、IR 存在与否等特点）及存在 CC 抵抗的 PCOS 患者，CC 联合二甲双胍优于单独使用 CC。发表在 Cochrane 上的一项系统评价也得出同样的结论，但是否能在活产率上得到同样的结论仍属未知。

二甲双胍联合 LE 可能改善 CC 抵抗的 PCOS 患者的临床结局，但仍需进一步研究证实。

（王亚男）

第六章 人类生殖工程学技术

生殖是物种繁衍的永恒主题，是人类传宗接代的必经过程。生殖医学作为一门新兴学科，是21世纪极具发展前景的学科之一。由于环境污染和精神压力等诸多因素的影响，不孕的人数急剧上升。据不完全统计，中国育龄夫妇中不孕患者占到了8%~15%。人类的生殖能力遭遇到前所未有的威胁，传统的药物和手术治疗方法已不能满足患者对生育的需求，由此促进了人类辅助生殖技术的发展。

辅助生殖技术（ART）是指对配子、胚胎或者基因物质进行体外系统操作而获得新生命的技术。ART解决了大多数其他助孕方法不能解决的受孕问题。几十年来，ART的发展突飞猛进，人们已经可以不通过生物自然生殖过程而产生后代，即不经两性性生活而借助人工操作的方法使精子和卵子结合，产生新一代个体。

第一节 卵母细胞及精子的收集与处理

一、卵-冠-丘复合物的收集

（一）卵子的获取

1978年，Edwards成功完成了第一例试管婴儿，当时采用的取卵方式是开腹取卵，由于没有前期促排卵的过程，这种方式风险大而收益小。后来他的搭档妇产科医生Steptoe开始采用腹腔镜技术取卵，大大降低了取卵的手术风险。目前普遍采用的取卵方法是1986年Feitcinger和Kemeter的阴道B超引导下卵泡穿刺取卵术。该方法利用负压将卵泡液与卵-冠-丘复合物（OCCC）吸出体外，抽吸负压在100~120 mmHg。如果负压过小，抽吸力度不够，会造成卵母细胞的丢失；如果负压过大，可能会导致卵母细胞变形，影响其后续的受精及胚胎发育。抽吸的卵泡液采用恒温试管架来保证卵母细胞在体外的温度和体内基本一致。

（二）卵-冠-丘复合物的收集和评价

卵泡液取出后，需要迅速识别并转运其中的OCCC，此过程要求环境和相关的工作体系保持稳定，根据所用仪器设备，取卵前至少半小时打开热台、热板、恒温试管架、层流工作台等，并且确定加热恒温设备的温度符合要求（37 ℃）。将抽吸的卵泡液小心倒入培养皿中，在体视镜下（结合肉眼）查找半透明、黏液状的OCCC，用巴氏吸管将发现的OCCC移至预热的含有Hepes或Mops等缓冲体系的卵培养皿中，该类缓冲体系适合在体外对配子进行短时间的操作。

OCCC 回收后，需要判断卵母细胞的成熟情况并决定授精前卵母细胞的体外成熟培养时间。OCCC 分期及卵母细胞成熟度分级如下。

1. Ⅰ期　Ⅰ期，即前期Ⅰ，卵母细胞最不成熟时期，无第一极体，周围细胞紧紧包裹着卵丘细胞，没有任何松散，有时可以看见一个大核，即所谓的 GV 期卵母细胞，透明带不易辨别。

2. Ⅱ期　Ⅱ期，即前期Ⅰ与中期Ⅱ之间，生发泡消失，但无第一极体（MⅠ期卵母细胞），外周大量卵丘细胞紧紧包裹，一层紧密的放射冠细胞围绕卵母细胞，分散，透明带不易辨别。

3. Ⅲ期　Ⅲ期，即中期Ⅱ，可见第一极体排出（MⅡ期卵母细胞），这是最常见和最易受精成功的成熟卵母细胞，放射冠细胞呈放射状，卵丘细胞呈松散状，透明带清晰可见。

4. Ⅳ期　Ⅳ期，即中期Ⅱ，仍可见第一极体，放射冠细胞常聚堆或不完整，卵丘细胞大量分散，常易脱落，仍有细胞结构，透明带清晰可见。

5. Ⅴ期　Ⅴ期，卵母细胞色泽暗淡，有时难以找到，卵丘细胞已经分散。这种卵母细胞难以受精成功。

实际操作中也会采用 ABCD 的分级方式对 OCCC 进行评价标识，原理与上述方法类似，但这些通过 OCCC 来判断卵母细胞情况的方式并不准确，只能做粗略的估计。

收集完毕的 OCCC 用巴氏吸管转运至含有提前平衡好的受精液的皿中，放入培养箱在体外成熟等待授精。培养箱保持与体内相似的温度（37 ℃）和湿度（90% 以上）。通过 CO_2 的浓度控制 pH 值，根据不同培养液的要求和当地的海拔、空气中的含氧量等因素，调整 CO_2 的浓度范围在 5.0%~6.5%。

二、精子的收集与检查处理

精液由精子和精浆组成。在射精过程中，储存在双侧附睾内的高度浓缩精子悬液与附性腺分泌液混合和稀释，形成了精液。精浆是精子存在的载体，其 90% 由附性腺的分泌液组成，主要来源于前列腺和精囊，少量来源于尿道球腺和附睾。各个附性腺分泌的液体总量，反映附性腺的分泌活性。精子的质量与受精能力直接相关。精液中精子总数可反映睾丸的精子生产量和睾丸后输精管道系统的通畅性。此外，精子的活力、活率和形态等可以反映其受精能力，甚至是胚胎的发育潜力。

（一）精液收集

采取手淫法采集精液，精液采集人在收集精液前应禁欲 2 ~ 7 d，且同一人不同次数的检查其禁欲时间要尽可能一致。精液样本的采集应在靠近实验室比较私密的房间里进行，标本应全部采集于干净无毒的广口容器中，标本容器保持在 20 ~ 37 ℃，并标注患者基本信息。收集的精液标本液化期间可放置在实验台上或孵育箱内（37 ℃），对于进行辅助生殖或做微生物检测的精液采集人在取精时应注意无菌。注意采集的完整性，如果精液有丢失，尤其是前段丢失，报告中应注明，并在禁欲 2 ~ 7 d 后再次采集标本。

（二）精液常规检查

精液常规检查是男性生育力评估的最重要方式，可分为外观检查和显微镜检查两部分。

1.外观检查

(1)正常精液应呈均匀的灰白色,肝炎或是服用维生素药物者精液可呈黄色,精液中有红细胞存在时其外观可呈褐色。外观检查时还要观察精液的液化、黏稠度、体积和 pH 值等。

(2)射精时由于附性腺分泌液中含有凝固因子,刚射出的精液呈现为半固体凝胶的团块,该机制的主要作用是防止射精后精液倒流影响受精。通常在室温下几分钟,精液即开始变得稀薄,这个过程称为液化。精液开始液化时,会出现一些大小不等的颗粒,随着液化继续精液变得均匀并呈水状,最终仅有少量凝结区域。液化时间 15 ~ 60 min 为正常,超过 60 min 者不正常。一般来说,等待液化的时间不超过 30 min,如 30 min 仍未液化或者精液的黏稠度高,加 0.5 ~ 2.0 mL 精子洗涤液反复吹吸,促进液化和降低精液黏稠度。

(3)黏稠度是与液化不同的概念,但与液化密切相关,液化异常的精液黏稠度一般较差。临床上我们采用拉丝的方法判断黏稠度,用吸管轻轻吸取部分精液,然后依靠重力使其落下,如形成长度超过 2 cm 的细丝,表示黏稠度异常。

(4)正常精液的体积应大于 1.2 mL,大多数人的精液在 2 ~ 5 mL,精液体积和精子浓度是判断精子总数的重要指标。精液体积可通过取精杯、试管、量筒等带有刻度的容器获得,也可通过对精液称重估算得到(精液的密度约为 1 g/mL)。

(5)精液的 pH 值主要由附性腺分泌液决定。由于精囊分泌物占整个精浆体积的 60%~70%,所以其弱碱性特性决定了精液也呈弱碱性,pH 值一般>7.2。当射精异常时,如前列腺射精时精液则可能呈弱酸性。pH 值一般在精液液化后立即检测,不要超过精液取出后 1 h。

2.显微镜检查　精液的显微镜检查涉及的内容较多,包括浓度、活力、活率、形态等基本指标,还包含精子的聚集、凝集以及非精子细胞等其他指标。

(1)标准的精液浓度的检查采用血球计数板,在 IVF 实验室内为提高工作效率,多采用 Macro 精子计数板。由于正常的精子浓度级别多在千万级,按照西方三进制的计数习惯,国际上通常以×10^9/mL 为单位表示精子浓度。而精子总数=精子浓度×精液体积,可直接反映睾丸的生产量和输精管道的通畅性,能够初步判定一些疾病的发生。

(2)精子在附睾液中能量代谢低,运动能力受到抑制,射精时与附性腺分泌物结合形成精液,由于渗透压、pH 值等变化,精子代谢以及运动能力明显增强。世界卫生组织(WHO)建议在对精液中精子进行检查时可根据运动方式将其进行以下分级。①前向运动(PR):精子直线运动或绕大圈,不论速度如何都为前向运动精子。②非前向运动(NP):除前向运动以外的其他运动方式的精子为非前向运动精子,如转小圈、鞭毛带动头部的运动或仅见鞭毛的摆动。③不动(IM):不活动精子。

对精子运动能力的分类和检查也称为精子活力评估,通常按照上述分类方法我们会选择不同部位的 200 个精子进行评估,计算各活力级别的精子百分率及精子活动率(PR% +NP%)。

(3)精子活率是与精子活力不同的概念,表示的是存活精子的百分率。精子活率无法直接观测,现在通常采用伊红染料的拒染法或低渗肿胀试验进行检测,两种方法的原理相同,都是根据精子细胞膜的完整性来判断精子是否存活。活的精子细胞膜完整,伊红染色时染料不能穿过细胞膜,整个细胞不能染上颜色,而细胞膜破损的精子染色后呈现伊红染料的红色;同理,活的精子由于细胞膜完整,在低渗肿胀液中会出现不同程度的肿胀和尾部弯曲,死的精子不会出现任何变化。

(4)精子形态可直接反映精子的受精能力,按照《WHO 人类精液检查与处理实验室手册(第五版)》的标准,精子形态小于4%的精液标本受精能力堪忧。准确的精子形态分析须以巴氏染色的检查结果为准。

除上述指标外,其他相关指标也可以反映可能存在的男性生育力问题。出现凝集现象的精液标本提示存在抗精子抗体,可能导致免疫性不孕,针对这些标本我们会采用混合抗球蛋白凝集试验(MAR)和免疫球试验(IB),最终确定抗精子抗体的存在。非精子细胞异常,尤其是白细胞异常增多的标本,则多伴随不同的生殖系统炎症的发生。

(三)精子的处理

(1)在行辅助生殖技术时,需要根据精液的常规分析结果,采用不同的方法处理精液标本。这里介绍两种比较常用的方法。

密度梯度离心+上游法:密度梯度离心,较为常用的是80%和40%的双层梯度,对于有精子分类需求的精液标本也可采用三层梯度。梯度处理后的精子要经过两次洗涤,洗涤液一般采用精子洗涤液和人输卵管液,洗涤结束后采用上游法收集活力最好的精子进行授精。该方法模拟了精子在体内获能的部分过程,经过选择获得的精子理论上是最适宜授精的"强壮"精子。

直接离心洗涤法:密度梯度离心获得的精子虽然优秀,但回收率有限,仅为10%左右,对于一些质量较差的精液标本并不适合。对于这些标本我们通常采用直接离心洗涤法。与密度梯度离心相比,该方法省略了密度梯度离心的步骤,为获得较高的回收率,直接离心洗涤法的离心力和离心时间有所增加。

(2)对于精液中不含精子的标本,可以通过手术的方式(TESE、PESA等)从睾丸/附睾获得精子,对这些标本的处理基本采用直接离心洗涤法。

(王亚男)

第二节　体外受精及胚胎体外培养和移植

体外受精是指体外获取的成熟精子与卵子在人工控制的环境中相互作用并结合成受精卵的过程。体外受精根据不同的方式,又分为常规体外受精和卵胞浆内单精子显微注射。

一、常规体外受精

常规体外受精(IVF)是指精子和卵母细胞在体外自然结合并继续培养到卵裂期胚或

囊胚后再移植回母亲子宫的过程。IVF 是目前生殖中心广泛采用的受精方式，主要适用于女性原因导致的不孕症。

（一）卵母细胞体外成熟培养

IVF 中，取卵手术是在自然排卵前进行的，因此在取卵后，卵母细胞还需要经过短时间的培养成熟才能受精。依照 OCCC 的成熟情况，卵母细胞成熟培养所用的时间也不相同。通常情况下在注射 hCG 后 40 h 左右受精，可根据卵母细胞的成熟情况适当增加或减少受精前卵母细胞体外成熟培养的时间。OCCC 回收于培养液后通常置于 5%～6% CO_2、95%湿度、37 ℃的培养箱内孵育等待受精。

（二）卵母细胞体外受精

卵母细胞常规体外受精是通过将卵母细胞与一定浓度精子共培养实现的。体外受精的方式和程序有多种，各种方式都可以满足临床质量要求，各种方式的优劣尚无定论。依据授精系统的体积，受精可分为大体积受精（0.5～1.0 mL）与微受精（小于 0.1 mL）；依据精子与卵母细胞共培养的时间，受精可分为长时受精（16～20 h）与短时受精（2～4 h）。

1. 体外受精条件　体外受精是否安全有效，除与精子和卵母细胞的质量有关外，还与受精的环境和方式密切相关，具体包括以下方面。

（1）受精池体积　精子与卵母细胞共培养的培养液体积。不同的实验室采用的受精池各不相同，受精可在 1 mL 池内进行，也可在 0.1 mL 的液滴内进行。培养液体积过大，不利于操作中快速寻找卵母细胞，且耗材使用量增加，加大成本；培养液体积过小. 细胞密度过大，不利于培养环境的维持。

（2）精子浓度　共培养的精子浓度对受精影响较大。精子浓度过低，受精率下降或不受精；精子浓度过高，则容易导致多精子受精。受精池内精子的多少、浓度的高低与受精池的体积密切相关。如 1 mL 培养液受精，受精浓度一般保持在（3～30）万/mL。

（3）共培养时间　常规精卵共培养的时间为 16～20 h。但长时间的共培养会产生不利于受精的内环境。因此有些生殖中心采用了短时受精的程序，即精子与卵子共培养 2～4 h 后，将卵子转移到新的培养液内继续完成受精过程。但这个程序增加了操作过程，有可能对培养环境的稳定带来一定的影响。

（4）去除颗粒细胞与受精观察　去除颗粒细胞是观察受精必需的操作，通常在授精后 16～20 h 进行。但在临床上存在低受精或不受精的风险，此时由于卵子老化，采取各种补救措施效果极差。有学者在授精后 4～6 h 提前去除颗粒细胞，通过观察第二极体来判断受精，以便在出现全部卵子不受精的情况下有效地采取补救 ICSI，就临床效果来说具有可喜的结果。但在受精过程中，由于正处于卵母细胞对精子遗传物质进行处理、原核形成阶段，所以此操作的安全性同样引人关注。去除颗粒细胞前的卵母细胞（×63）。去除颗粒细胞后的卵母细胞（×200）。

2. 常规体外受精的操作　由于体外受精操作过程的多样性，形成了各种程序组合。这里介绍两种大体积体外受精方案。①过夜受精，即精卵共孵育 16～20 h 后去除颗粒细胞，通过观察原核直接判断受精情况。②短时受精，精卵孵育 4～6 h 后去除颗粒细胞，观察第二极体排出情况预判受精情况。

去除颗粒细胞：在精卵培养4～6 h或16～20 h，取出培养皿，用直径略大于卵母细胞的毛细玻璃管吹打卵母细胞/受精卵直至颗粒细胞脱落。将卵母细胞/受精卵转移到胚胎生长皿内进行观察。

二、卵胞浆内单精子显微注射

卵胞浆内单精子显微注射（ICSI）是借助显微技术将一个精子直接注射到卵母细胞质内形成受精卵的技术。ICSI 主要适用于精子过少、活力较差、形态严重异常或不具备受精能力的患者，也适用于由精子穿透障碍导致的受精完全或部分失败的患者。

（一）显微受精技术的发展过程

早在 20 世纪 60 年代，精子显微受精技术的研究已经在动物上进行。1962 年，Hiramoto 首次将海胆活精子直接注入未受精的卵母细胞内，发现卵胞质的活化是精子核解旋的必要条件。Graham（1966 年）和 Brun（1974 年）将青蛙精子注入未受精蛙卵中形成了原核。1976 年，Uehara 和 Yanagimachi 将不同种属（包括人类）的精子或精子核注入金黄地鼠卵胞质中，发现都能形成原核，首次报道了使用机械法直接注射可以使哺乳动物卵母细胞体外受精。随后，1988 年首例通过显微注射受精的子代动物（小鼠）顺利诞生。1988 年，Lanzendorf 等首次报道了人类精子直接注入卵胞质内受精的事实。1992 年，世界首例 ICSI 试管婴儿诞生，成为生殖医学研究史上的里程碑事件，给广大男性不育患者带来了福音。

（二）ICSI 所需设备

倒置显微镜配有×10、×20 和×40 物镜，显微镜平台上带有恒温热板。连接闭路电视系统，可以监视、录像和教学。安置倒置显微镜的工作台要平稳，不受外周环境振动的影响，目前有防震台可以满足要求。

显微操作系统由 2 或 3 个显微操作臂及其控制系统和负压控制系统组成。常用的操作系统有 Eppendorf、Narashige、RI 等。每个显微操作臂都有一套控制系统调节其在三维空间的活动，其调节分为粗调与微调。显微操作臂上分别安置固定针及注射针，每个操作针均有一套液压或气压传动连接注射器的负压控制系统，调节注射针内液体量的进出。

（三）显微操作（以 RI 操作系统为例）

1. 准备 ICSI 操作皿　在 Falcon1006 的皿盖、皿底标记患者姓名。中下方做 2 个 10 μL PVP 微滴，其两侧为 2 根长条形 PVP 液滴，其余为 5 μL HEPES-HTF 液滴。如标本为活动微弱的睾丸或附睾精子，在皿下方做一条形 HEPES-HTF 液滴。放置精子的条形 PVP 和 HEPES 液滴不能过厚。加 4.5 mL 培养用油覆盖液面，置于 37 ℃热台保温。

2. 卵母细胞的处理　注射 hCG 后 39～41 h，用巴氏吸管将 OCCC 转入透明质酸酶皿，吸吹数次（<1 min）去除卵周大部分颗粒细胞，用内径约 180 μm 的巴氏吸管将卵转至 HEPES 洗涤皿中漂洗，用内径约 120 μm 的巴氏吸管继续吹吸至颗粒细胞被去除干净。将卵母细胞转入含 HTF 的培养皿，置于 CO_2 培养箱。

3. ICSI 步骤

(1)将处理后的精子加入 ICSI 操作皿的条形 PVP 液滴或 HEPES—HTF 液滴,加入精子悬液的量视其密度而定。在每个 HEPES-HTF 液滴加入一个卵子。

(2)将 ICSI 操作皿置于显微载物台上,移动载物台,调节焦距,聚焦在 PVP 液滴底面。按一下注射器上的放气按钮(E—button),下压升降杆,使注射针进入 PVP 中,停留 1 ~2 min,再按一下放气按钮,注射针平衡完毕。

(3)将注射针转入含精子的长形 PVP(或 HEPES-HTF)液滴中,选择一个形态正常的活动精子,垂直放于活动精子尾部的中点,下压并快速拉过精子尾部,制动精子(如果精子制动困难,可适当加大注射针的角度),将精子以先尾后头的方式吸入显微注射针内,升高注射针。

(4)移动载物台,使待注射的卵母细胞进入视野。观察卵母细胞,只对处于 Mn 期的成熟卵母细胞进行显微注射。降下注射针,用注射针转动卵母细胞,看清极体并使其位于 12 点或 6 点位置,按下固定针针座的升降杆,右手逆时针转动注射器柄将卵子定位(吸)在固定针口。调整注射针、固定针及卵母细胞中心在同一平面。左手顺时针转动注射器柄使精子推移至注射针尖,在卵母细胞 3 点处垂直刺入,穿过透明带进至卵母细胞。左手逆时针转动注射器回吸,见到卵浆开始快速流入注射针时,表明卵膜已被刺穿,立即顺时针转动注射器,将回吸的胞浆、精子以及尽量少的 PVP 一起小心地注入胞浆,轻轻撤出注射针。退针后观察卵膜恢复正常位置,并观察精子注入的部位是否随卵膜的恢复而至卵膜外,注入的 PVP 量及是否有胞质的外漏及卵的损伤。固定针释放卵母细胞,调高注射针与固定针。

(5)重复上述步骤注射其余卵母细胞。

(6)将注射后的卵母细胞移入生长皿微滴,放入 CO_2 培养箱培养。

(四)ICSI 的影响因素

1. 卵母细胞质量　卵母细胞质量直接影响受精结局和胚胎质量。Dale 等研究显示:ICSI 注射过程中卵膜正常破裂卵子的存活率、受精率、卵裂率及种植率高于卵膜易破型。虽然女方年龄不影响 ICSI 受精率,但是妊娠率随着年龄的增长而降低,卵母细胞质量下降是主要原因。

2. 精子因素　精子头部形态异常(空泡头、锥形头和无定形头畸形)会影响正常受精。目前比较公认的是圆头精子症是精子形态中影响 ICSI 受精率的特殊情况,研究报道仅将圆头精子注入卵胞质后受精率并不高,主要原因是卵母细胞不能被激活。而在 ICSI 过程中通过辅助激活卵母细胞的方法,可提高圆头精子症的受精率和妊娠结局。

3. 技术因素　卵母细胞受精率与操作人员的技术水平存在一定的关系。操作不当,可导致卵母细胞退化或引起卵母细胞膜性结构、超微结构及纺锤体的破坏,导致单倍体或三倍体胚胎的形成。

三、受精评估

受精是指成熟卵母细胞完成第二次减数分裂并与精子融合形成受精卵,同时释放第二极体的过程。目前受精评估主要指在适当时间观察第二极体和原核情况。

(一)第二极体的观察

出现第二极体可以作为早期判断受精的征象。精子与卵母细胞共培养 4 h 后,去除颗粒细胞后于倒置显微镜下观察。若有明显的第二极体,说明处于受精过程中;若没有明显的第二极体,则于加精 6 h 后再次观察,如果仍未见第二极体则判断为未受精。受精是一个过程,第二极体仅是一个征象,IVF 中受精最终是通过受精后 16 ~ 20 h 的原核判断。

(二)原核观察

原核(PN)观察是目前评估受精与否的常用方法。通常在受精后 16 ~ 20 h 于倒置显微镜下观察。正常受精卵有两个清晰的原核。只有 1 个原核的为 1PN 受精卵,>3 个原核的为多原核受精,统称为异常受精。

四、胚胎评估与移植

虽然胚胎体外培养技术取得了快速的发展,但是关于胚胎质量的评估还缺少客观准确的方法。从发育胚胎中挑选出最有活力、最具潜能的胚胎进行移植,仍是胚胎学家工作中面临的一个重要课题。

(一)原核形成与评估

原核数目的判断与原核期胚胎形态的评估是受精观察的重要内容。在倒置显微镜下可以观察到受精卵中两个位于胞质中央紧靠的原核和卵周隙中出现的两个极体,雌、雄原核的大小存在轻微的差别,原核有明显的核膜、核仁,有时胞质中会出现晕圈。原核的大小、形成速度及形态特征与胚胎的发育潜能相关。

1. 原核的形态评估

(1)原核大小　两原核大小基本相似。雌、雄原核直径大小差异>4 μm,或伴有微核或碎核存在时,不应被用来移植。如果观察到两个原核大小比正常原核小的现象。可能是由卵母细胞成熟度欠缺而延迟受精或配子缺陷引起,移植此类胚胎有种植的可能。

(2)原核位置　正常情况下两原核相邻,紧靠在一起,位于胞质中央。80% 的两原核相离的胚胎出现延迟发育和发育停滞,这种情况在附睾精子或睾丸精子的受精中发生最为频繁。

(3)原核膜破裂/融合　原核早期核膜破裂(22 ~ 25 h)可以作为胚胎质量和活力评估的一个指标,移植早期核膜破裂的胚胎可以获得更高的临床妊娠率和着床率。

2. 核仁的形态评估　发育良好的受精卵,原核中核仁的数目和大小对称,且在两原核相邻处呈线性排列。原核中的核仁数目一般是 2 ~ 7 个。核仁数目对称而排列不对称时,胚胎发育不受影响。

(二)分裂期胚胎评估

目前主要采用显微镜下的胚胎发育速度和形态学特征作为胚胎评估方法。迄今为止,其他各种非侵入性和侵入性的评估人类胚胎的新技术探索,都没有被临床研究证实可以完全替代传统的形态学评价方法。卵裂期胚胎的形态学评价方法仍然是种植前胚胎评估的金标准。卵裂期胚胎的质量评估指标主要涵盖了反映胚胎发育速度的卵裂球数目以及包括碎片程度、卵裂球大小的均一性与卵裂球形状、多核、空泡等细胞质形态在内的胚胎形态特征。

1. 分裂期胚胎的发育速度评估　胚胎的分裂与发育速度是胚胎正常发育的关键因素，与种植潜能密切相关。ICSI 后 25 ~ 27 h、常规体外受精后 27 ~ 29 h，受精卵完成第一次分裂，形成 2 细胞胚胎，受精后 43 ~ 45 h 形成 4 细胞胚胎，67 ~ 69 h 形成 8 细胞胚胎。卵裂过快或过慢的胚胎显示发育受损。特别是发育停滞的胚胎基本没有用于移植的机会。染色体异常的发生率在发育停滞、发育迟缓的胚胎中的发生率较正常胚胎显著升高。

2. 分裂期胚胎的碎片评估　碎片是胚胎体外培养过程中的常见现象，但胚胎产生碎片的确切机制尚不明确。促排卵刺激、配子质量、高密度精子的受精环境导致培养液中氧自由基含量上升，温度或 pH 值等胚胎培养状况改变，都有可能产生碎片。

胚胎碎片的产生预示胚胎发育潜力，胚胎碎片的含量是衡量胚胎质量最重要的指标. 最简单的描述是碎片体积的百分比。评估方法是依据碎片的数量将胚胎评为 1 ~ 4 级：1 级胚胎碎片<5%，2 级胚胎碎片为 6%~20%，3 级胚胎碎片为 21%~50%，4 级胚胎碎片>50%。

此外，胚胎发育潜力和种植率与碎片的体积及相对位置相关。单胚胎移植的临床结果显示，碎片小于 10% 时种植率与临床妊娠率最高，10% 以内的少量碎片，不影响胚胎的发育和种植能力。随着碎片数量增加，非整倍性的概率增加，无碎片胚胎中染色体异常率为 50%~60%，而碎片超过 35% 的胚胎中染色体异常率可增加至 70%~90%。大而分散的碎片影响细胞骨架，妨碍胚胎分裂，阻碍致密化。

3. 分裂期胚胎的均一性评估　分裂期胚胎的均一性，即对称性，指分裂期胚胎中卵裂球的大小和形状是否一致。胚胎的均一性是胚胎中卵裂球发育同步的表现。从形态学上观察，卵裂球发育同步时，胚胎均一性好，大小均匀，形态规则。这是胚胎种植的重要前提，因而胚胎的均一性成为胚胎质量评估的重要指标。

4. 胚胎多核现象评估　除了卵裂球数目、碎片体积与分布、卵裂球大小的均一度等形态学指标，每个卵裂球中的核数目也是评价胚胎是否健康以及具有发育潜力的重要指标。卵裂期胚胎多核是指在一个卵裂球中存在超过一个核的异常现象。多核现象通常在获卵后第 2 天，即受精后 43 ~ 45 h 观察胚胎形态时发现，第 3 天因核较小常常不易观察。

5. 其他形态学特征评估　空泡、细胞颗粒粗或粗颗粒区域集聚、滑面内质网集聚等细胞质特有的形态学特征对胚胎发育潜力的影响值得关注。

空泡是胚胎体外培养中的一种常见现象。直径 5 ~ 10 μm 的小空泡里面是透明的液体，对细胞发育没有影响，但是直径过大的空泡可能破坏细胞分裂面，降低囊胚形成率。空泡的产生可能与胚胎体外培养环境变化和操作有关。有空泡的胚胎仍有继续发育为囊胚的能力，但种植力下降，临床妊娠率会降低。空泡形成得越迟，越影响囊胚的形成率。

（三）囊胚评估

囊胚的形态与妊娠率和种植率有关。通过对囊胚的发育速度和形态质量进行评价，可以为挑选移植胚胎及评估胚胎着床率和妊娠率提供依据。囊胚分期分级表见表6-1。

表6-1　囊胚分期分级表

囊胚分期			囊胚分级		
分期		形态特点			
1期	早期囊胚	囊胚腔体积<胚胎体积的50%			
2期	囊胚	囊胚腔体积>胚胎体积的50%			
3期	完全囊胚	囊胚腔占满整个胚胎	A级	细胞多，紧密成团	许多细胞，紧密相连上皮
4期	扩张期囊胚	囊胚腔进一步扩大，透明带变薄	B级	数个细胞的松散团	细胞少
5期	孵化囊胚	滋养层开始从透明带中逸出	C级	细胞数很少	很少细胞，松散上皮
6期	孵出囊胚	囊胚全部从透明带中逸出			

（四）胚胎移植

（1）核对患者姓名后取出注射器针管并与移植管连接好。

（2）核对人从培养箱中取出装有移植胚胎的生长皿和移植皿，放于体视镜镜台热板。装胚人与另一位实验室工作人员核对患者姓名。装胚人右手持移植管前端，左手持注射器，将移植管前端插入培养液并吸取少量的液体，再吸入一小段空气，然后吸入全部胚胎，再次吸取一小段气体和液体，吸取总体积为10～20 mL。将胚胎移植管传递给医生进行移植。

（3）移植管复查。胚胎移植后取回移植管，回吸培养液后再将液体全部打出，反复2或3次，检查是否有胚胎残留在移植管内或附于管外。如无胚胎残留，将检查结果反馈给手术室；如有残留，须通知手术室，更换新的胚胎移植管再次装胚、移植。

（王亚男）

第三节　胚胎、配子的冷冻与生育力保存

人类配子、胚胎的冷冻和复苏是指将人类配子，包括精子和卵子、各个发育阶段的胚胎（采用一定的程序或方法）进行深低温冷冻保存，使配子或胚胎的代谢终止，在适当的时候解冻复苏，使其保持继续发育的能力。

一、低温生物学的原理

（一）低温生物学在生殖医学应用上的发展史

首先是精子的冷冻保存。1766 年，Spallazani 将人类、蛙和马的精子放在雪中 30 min，然后加温，发现精子的活动力得以恢复，首次证明了精子可以冷冻。1866 年，意大利医生 Mamegazza 发现人类的精子在冬季室外低温下失去运动能力，复温后能够部分地恢复运动能力，并使妇女受孕。

1892 年，剑桥大学教授、苏格兰物理学家 James Dewar 发明了用于保存液氮的容器，将双层的玻璃容器夹层中抽真空并涂上水银，可以起到极好的保温效果。后人以这位科学家的名字命名此类容器为杜瓦瓶，这是我们极为熟悉的玻璃保温瓶和生物医学实验室工作中常用的液氮罐的原型。

1950 年后，人们对冷冻保护剂的应用进行了大量的研究。Bunge 和 Sherman 等人将甘油用于人类精子的冷冻，并将冷冻精子用于人工受精。1983 年，Troimson 和 Mohry 采用二甲基亚砜作为冷冻保护剂成功冷冻有 8 细胞的人类胚胎，并移植后获得妊娠。1986 年，Testart 将 1，2-PROH 应用于人原核期胚胎的冷冻，获得了更满意的妊娠率。至此，现在广泛采用的人胚胎程序冷冻方案已经比较成熟：采用 1，2-PROH 作为渗透性冷冻保护剂、蔗糖作为非渗透性冷冻保护剂，缓慢降温，-30 ℃后快速降温，采用杜瓦式液氮罐内的液氮保存冷冻的胚胎。应用蔗糖作为渗透压缓冲剂，快速复苏。随着细胞外温度的逐渐降低和细胞外冰晶的形成，细胞以一种平衡的方式逐步脱水，因此这种冷冻方法也被称为平衡冷冻法或慢速冷冻法。

1937 年，Luyet B. J. 最早报道玻璃化冷冻方法用于细胞冷冻保存。1949 年，Polge 使用玻璃化冷冻方法冷冻保存精子。玻璃化冷冻是指使用较高浓度的冷冻保护剂，快速降温，使全部液体固化而不形成冰晶。1985 年，Ran W. F. 和 Fahy G. M. 使用玻璃化冷冻法成功地冷冻了小鼠的胚胎。随后人们采用改进的玻璃化冷冻技术保存了许多种动物的胚胎。1992 年，Nakagata 将此方法进行了改进并且冷冻卵母细胞和冷冻精子经体外受精得到了发育正常的后代。1999—2005 年，Kuwayama M.、Isachenko V.、Danasouri E.、Lane M. 等学者分别对人类卵母细胞、原核期胚胎、卵裂期胚胎和囊胚的玻璃化冷冻方法进行了成功的尝试，这是我们目前采用的配子和胚胎玻璃化冷冻方法的基础。

（二）冷冻复苏过程中的损伤

1. 冰晶　胚胎冷冻复苏过程中产生的冰晶是最重要的冷冻损伤。细胞内的水会在温度降至冰点以下而结冰，形成细胞内冰晶。微小的细胞内冰晶对细胞没有明显的损伤作用，但如果形成大的细胞内冰晶，则会损伤细胞。这些损伤会给细胞造成致命性伤害，甚至导致细胞死亡。为了减少细胞内冰晶的形成，可以增加细胞外溶液的浓度，同时控制降温速度。

2. 重结晶　重结晶指的是冷冻的细胞在复温的过程中形成冰晶的情况。在冰点下的一定温度范围内，水的结晶状态和液体状态之间存在动态平衡。因此，在复温过程中，缓慢解冻时往往会由于重结晶而造成细胞死亡。因此，目前的复苏方案采用快速复温的方法。

3. 溶质效应　细胞外水溶液渗透压的提高，会对细胞造成一定的损伤，即所谓的溶质效应。在降温过程中，随着温度不断下降，溶液中的水逐渐形成冰晶，使溶液中的水分减少，溶质浓缩，渗透压升高，导致胚胎内的细胞暴露于渗透压越来越高的环境中。渗透压增高，溶液的其他物理化学参数，如气体溶解度、黏稠度和 pH 值等也会发生改变，偏离细胞通常的生理环境，这些情况的改变将加重细胞的受损程度。为了减少溶质效应，在减少冰晶形成的基础上，尽量降低细胞外溶质的渗透压，并减少胚胎在高浓度液体中的暴露时间，冷冻胚胎细胞才会得到更高的复苏率。

4. 渗透性休克　细胞在冷冻前经过了高浓度溶液的脱水阶段，经过这样的处理后进行降温。降温过程中，由于细胞外液冰晶形成，导致细胞内渗透压升高，可达 2 000 ~ 3 000 mOsm/L。如果将胚胎直接置于相当于人体组织液渗透压的等渗培养液中，必然导致细胞外的水分快速进入细胞，而细胞内冷冻保护剂渗透速度远比不上水进入的速度，将造成细胞体积急剧增大甚至破裂，这种损伤称为渗透性休克。因此，在复苏过程中，将细胞内部为高渗透压的胚胎放入含有一定浓度细胞外冷冻保护剂的较高渗透压的培养液中，使细胞内外渗透压的差距减小，细胞体积变化减缓，可以避免细胞体积剧烈变化。

5. 冷休克　温度降低对哺乳动物的细胞也存在一定的直接效应，叫作冷休克。冷休克是温度下降对细胞结构和功能造成的损伤。在人类精子和胚胎的冷冻过程中，这种损伤并不突出，而在许多其他哺乳动物的精子冷冻或在人卵母细胞冷冻、卵巢或睾丸组织冷冻中，这种损伤造成的影响比较突出。

(三)冷冻保护剂

冷冻保护剂指的是所有能够在冷冻和复苏过程中保护细胞，预防或减轻冷冻损伤的化学成分。冷冻保护剂通过脱水、调整渗透压、减少细胞内冰晶的形成，并促进玻璃化、稳定细胞内蛋白质、调节细胞外电解质，来保护细胞在冷冻复苏过程免遭损伤。

1. 冷冻保护剂的特征

(1)冷冻保护剂必须具有高度的水溶性，这样才能在冰晶形成的过程中，随着浓度的增加，仍然留在溶液中而不析出。

(2)冷冻保护剂必须具备胚胎毒性低的特点。如果胚胎在较高的温度下长时间暴露于高浓度的冷冻保护剂中，胚胎的代谢将会受到保护剂的不良影响。

(3)冷冻保护剂能够帮助细胞脱水，防止细胞内冰晶形成。在细胞外液中加入冷冻保护剂后，细胞外渗透压增加，使细胞内的水经过细胞膜渗透到细胞外。另外，当细胞外液体中渗透压增加后，溶液的冰点降低，随着温度缓慢下降，细胞外形成冰晶，细胞外的渗透压进一步增加，冰点也随之改变，因此在降温过程中，细胞仍在逐步脱水。

(4)冷冻保护剂能够减弱高渗透压环境对胚胎的伤害。当细胞暴露于高渗透压环境中时，细胞内水分逐渐渗透至细胞外，其中细胞内蛋白质、RNA、DNA 等生物大分子的结合水也可能脱离。冷冻保护剂可以置换水分子而维持这些生物大分子的功能。

(5)在复苏液内添加适当的冷冻保护剂(通常为蔗糖)，可以提高细胞外的渗透压，减少细胞内外渗透压的差距，防止复苏时水过快地进入细胞内，导致渗透性休克。

2. 冷冻保护剂的类型　冷冻保护剂从生物化学特性上分为渗透性冷冻保护剂和非

渗透性冷冻保护剂。

(1)细胞内保护剂即渗透性冷冻保护剂,如二甲基亚砜、乙二醇、丙二醇和甘油等,为水溶性强的小分子物质,在冷冻过程中可以较快速地进入细胞内,降低细胞内外之间渗透压的差异,减缓细胞内水分渗出造成的细胞体积皱缩的程度和速度,并且能够减少冰晶的形成,还可以与细胞内生物大分子(蛋白质、DNA、RNA)结合,替代这些分子本来的结合水,避免这些生物大分子的构型发生改变。这类保护剂的共同特性是:具有良好的水溶性;分子量小,多在63~97;能自由穿越细胞膜,迅速渗透入细胞膜内;细胞毒性弱。

(2)细胞外保护剂即非渗透性冷冻保护剂,如蔗糖,指的是在冷冻复苏过程中不能渗透入细胞膜内的化学物质,只起到提高细胞外渗透压的作用。

二、胚胎冷冻技术

(一)程序化慢速冷冻

室温下,胚胎在低浓度的冷冻保护剂中预平衡,然后放入终浓度的冷冻液中,在电脑控制的冷冻程序下降温标本的冷冻方法(目前已有商品化的冷冻仪)。这曾是原核期及卵裂期胚胎冷冻常用的方法。胚胎的程序冷冻方案众多,但原则相同。在降温程序上,不同的温度范围采用不同的降温速率,使外周逐步结冰,保护剂浓度逐步升高,最终使胚胎细胞脱水,避免胚胎细胞周围和细胞内形成冰晶,达到冷冻过程中保护胚胎的作用。程度化慢速冷冻需要借助程序降温仪实现,根据不同的冷冻要求设置不同的降温程序。由于其价格昂贵、耗时长、易生成细胞内冰晶等,现已被玻璃化冷冻取代。

(二)玻璃化冷冻

通过高浓度的冷冻保护剂结合快速的冷冻速率,导致细胞凝固而无冰晶形成达到玻璃化的效果。原理:根据物理学原理,胚胎在冻结过程中没有冰晶形成。黏度增加,细胞内外均以一种玻璃的固态形式存在,保持了细胞液态时的正常分子与离子分布。

玻璃化冷冻相比程序化慢速冷冻有诸多优势,已经逐渐成为现在常用的胚胎、配子冷冻方法,优势如下。

1. 设备要求低　不需要专用设备,不必担心设备故障造成的医疗风险。

2. 节省人力　每冷冻一份标本,仅需10 min左右,特别是冷冻数量不多时,会明显减少工作量。

3. 应用范围广　玻璃化冷冻适合所有期别胚胎和卵母细胞的冷冻保存。

4. 复苏率高　对于卵母细胞、分裂期胚胎和囊胚,玻璃化冷冻的复苏存活率均显著优于程序化慢速冷冻。

(三)胚胎冷冻损伤的评价

胚胎冷冻损伤的评价在解冻后进行,可以从3个方面来评价:形态学变化、胚胎发育能力和着床能力。

1. 形态学　复苏后,评价胚胎的形态学特征直接快速,是目前判断胚胎存活与否的主要手段。

(1)分裂期胚胎　细胞存活的标准是细胞大小正常,细胞膜清晰,细胞质折光性正常，没有发生细胞解体、固缩、过度膨胀等情况。对于整个胚胎来说，有半数或半数以上的胚胎内细胞存活可以认为该胚胎存活。另外还需要注意透明带是否完整。根据存活卵裂球数目的多少，可以将分裂期胚胎的存活状况分为完整性存活和部分性存活。完整性存活是指解冻后胚胎内所有的卵裂球均存活，没有任何一个卵裂球受到冷冻损伤而死亡，这是最理想的冷冻效果。而部分性存活是指解冻后胚胎内有一个或多个卵裂球因冷冻损伤而死亡，造成胚胎内卵裂球数目低于冷冻前数目，但存活数超过半数。

(2)囊胚　囊胚的存活从形态上判断时需要注意囊胚内各个细胞的细胞膜、折光性以及透明带的完整性。但对囊胚来讲，更准确的判断标准是囊胚腔扩张和发育能力。

2. 胚胎发育能力判断　比形态学判断更为确切，但需要一定的时间。

(1)分裂期胚胎　分裂期胚胎解冻后，继续在体外培养一定时间，通常过夜(12 h 以上)后，存活的胚胎细胞数能够增加，或者发生细胞间融合。

(2)囊胚　囊胚解冻后，存活的囊胚经过较短时间的培养，就能观察到囊胚腔重新扩张。最早可在 15 min 后看到囊胚腔增大的现象，1 h 后几乎所有存活囊胚均可以见到囊胚腔扩张，2 h 后囊胚腔将基本充满透明带内。培养 12 h 后，85% 的囊胚能够孵出并可以发现细胞数明显增加。因此囊胚冷冻复苏后比分裂期胚胎能使人更快地判断发育能力。

3. 着床能力　对于判断冷冻复苏过程中胚胎着床能力是否有损伤，最有临床意义的是临床结局。但是由于胚胎着床除了受到冷冻复苏的影响，还受到内膜准备方案、移植技术等多方面的影响，因此采用种植率难以分析冷冻复苏方案的具体步骤，仅供宏观参考。已经有文献证实，解冻后胚胎丢失的卵裂球数目越多，胚胎的着床能力越低。完整性存活胚胎的着床能力明显高于部分性存活胚胎。

三、女性生育力保存

除上述我们介绍的胚胎冷冻和解冻外，女性生育力保存还包括卵子和卵巢组织的冷冻保存。随着全面“三孩政策”的出台，该问题已超出生殖医学领域，成为社会关注的热点。

由于生活环境及生活习惯的改变、晚婚晚育、卵巢相关疾病发病率升高、肿瘤患者年轻化等因素，人类生育能力不断下降。由于肿瘤治疗手段的进步，肿瘤患者存活率明显提高，肿瘤患者这一群体一直以来都存在着潜在的生育需求。除进行辅助生殖治疗的患者外，其他育龄人群对生育力的保存诉求也在增加，他们大多存在在年轻时保存自身生育力的需求。

现阶段，对妇科良、恶性肿瘤患者生育力的保存和保护，使其有机会获得后代，这已成为全球相关技术创新与临床探索的热点。因患某些疾病、损伤或者意外而影响生育力的事件使女性意识到生育力保存的必要性。目前的女性生育力保存多见于育龄期或青春期后的肿瘤患者和辅助生殖治疗的患者，保存的手段和条件已较为规范。

(一)卵巢组织冷冻保存

从 2004 年首例人类卵巢组织冷冻-卵巢移植后安全分娩以来，该技术不断发展，至 2017 年全球共报道 80 多例卵巢组织冷冻-卵巢移植后成功分娩的案例。卵巢组织冷冻最大的优点是可以在移植冻存组织之后,使患者恢复卵巢原有的分泌功能和排卵,因不需要刺激卵巢,即可开展肿瘤相关治疗。因此,适用于肿瘤、非肿瘤性疾病患者的生育力与卵巢内分泌功能的保护,最佳适应证是青春期前、放化疗无法延迟以及患有激素敏感性肿瘤的患者。但肿瘤患者不能确保其移植之后癌细胞不会再次被激活。因此,不推荐对全身性肿瘤(如白血病)患者进行卵巢组织移植。对于这些患者,通过人工卵巢或支架移植单个卵泡以及原始卵泡的体外成熟技术可能是未来的选择。

目前冷冻的卵巢组织主要是皮质,其相对于髓质的冷冻具有诸多的优势,原因在于原始卵泡位于卵巢皮质最外层的 1 ~ 2 mm,且比较容易剥离。皮质中原始卵泡中卵子体积小,代谢率低,无透明带及周围皮质颗粒,许多细胞器尚未形成,细胞质内冷敏感的类脂物质少,因此原始卵泡对冷冻保护剂的耐受性要高于生长卵泡。皮质的冷冻还具有如下优点。①不会延误肿瘤治疗的时机。②不受月经周期的影响。③适用于激素敏感的肿瘤患者。④适用于青春期前患肿瘤少女的生育力保存。⑤保存生育力的同时也维持了内分泌功能。

根据卵巢组织解冻后移植部位不同,移植可以分为原位移植和异位移植。原位移植由于移植环境是卵巢原始环境,更有利于卵巢组织移植后的恢复,机体“排异”反应发生的概率相对较低,不需要辅助生殖技术的干预就可以自然妊娠。但是原位移植也有可能会导致严重的盆腔粘连。临床上对于原位移植效果很难确定,因为原位移植的患者还有残存卵巢,妊娠结局不知道来自移植卵巢还是残存卵巢。异位移植则是将卵巢组织移植到卵巢原位以外的地方,其优点是在移植时不需要全身麻醉或腹部手术,卵泡监测更简单,但温度、血供及微环境不利于卵巢功能恢复及卵泡发育。原位移植虽然较异位移植更为复杂,但是目前许多报道证实,该术式后卵巢的功能、卵母细胞的发育能力均较异位移植更好。

(二)卵母细胞冷冻保存

时至今日,卵母细胞冷冻实现了由程序化慢速冷冻到玻璃化冷冻的变化,冷冻效率以及冷冻效果都在一定程度上得到了改善。2012 年美国生殖医学协会(ASRM)颁布了《成熟卵母细胞冷冻保存指南》,表明卵子冷冻技术已成为女性生育力保存中相对成熟的技术。

众多欧美国家目前已经允许育龄单身女性采取该方式保存生育力,而我国对卵子冷冻的适用情况规定相对严格,在 2003 年《人类辅助生殖技术规范》(原卫生部 176 号文)中指明:“不得对不符合国家人口和计划生育法规和条例规定的夫妇和单身妇女实施人类辅助生殖技术。”这明确地说明我国单身女性不能通过辅助生殖技术进行卵子冷冻,只有符合条件的特定人群才可以进行卵子冷冻。根据卵子发育的不同阶段,卵子冷冻保存可分为未成熟卵母细胞冷冻保存和成熟卵母细胞冷冻保存。

1. 未成熟卵母细胞(GV期或MⅠ期)冷冻保存　未成熟卵母细胞冻存,主要针对不能推迟治疗的肿瘤患者和某些卵巢有激素刺激禁忌证的患者。未成熟卵母细胞解冻后在体外模拟体内成熟的微环境,进行卵母细胞体外成熟培养,成为成熟卵母细胞。未成熟卵母细胞的采集方案根据患者类型不同而有所差别,常见的未成熟卵母细胞获取方式有直接经阴道超声波引导获取和从手术切除的离体卵巢组织上采集,目前已有众多临床应用成功的案例。体外成熟技术是该方法的核心，虽然体外成熟的卵母细胞妊娠率相对较低，但其临床上已有胎儿成功生产，证明该技术切实可行。

2. 成熟卵母细胞（MⅡ期）冷冻保存　成熟卵母细胞冷冻保存需要使用促排卵药物，相对其他技术手段来说就限定了一些人群，在我国仅适用于进行辅助生殖治疗的患者。在辅助生殖临床实践中，卵母细胞冷冻技术有着广泛的应用：为那些推迟生育年龄或者因肿瘤等疾病而被切除卵巢、功能丧失的妇女储备生育力；男方在取卵日无法提供足够的精子；建立卵子库，使卵子捐赠更加简便、安全、可靠；避免胚胎冷冻所面临的法律、宗教、伦理等多方面的问题；减少发生卵巢过度刺激综合征等辅助生殖相关并发症。尽管卵母细胞冷冻技术已经越来越成熟，它仍存在一些缺陷。由于卵子的结构特殊，冻存耐受性差，成功率还是低于胚胎冷冻技术，而且成熟卵母细胞冷冻需要以促排卵治疗为前提，不适于幼儿和儿童期患者，也可能会延误病情，同时亦不能保存卵巢的内分泌功能，对肿瘤患者还存在促排卵药物可能刺激肿瘤细胞生长或推迟肿瘤治疗时机的顾虑。

未成熟卵母细胞解冻后需体外成熟才能受精，成熟卵母细胞解冻后可直接受精形成胚胎，相对于新鲜卵子，解冻卵母细胞形成可移植胚胎的概率和正常受精率较低，但作为辅助生殖最重要评价指标的临床妊娠率、累积妊娠率和活产率等并不明显低于新鲜卵子，出生婴儿的先天畸形率目前尚未见明显异常，但需高度关注。总之，卵母细胞的冷冻保存虽有时为无奈之举，但不失为某些患者生育力保存的重要手段。

（三）胚胎冷冻保存

1983 年第一例人类冷冻胚胎解冻后活产，目前胚胎冷冻技术已得到广泛应用并获得稳定的成功率，现已经成为不孕患者进行生育力保存的重要方法和生殖医学中心常用的生育力保存手段。对肿瘤患者的胚胎冻存最早是在 2006 年，该方法一般在化疗或放疗前 10 ~ 14 d 获取卵母细胞进行体外受精，全过程一般需要 2 ~5 周时间，而且仅适用于已婚女性，再加上胚胎冷冻需要进行卵巢刺激，在时间范围和技术手段上均限制了肿瘤尤其是妇科肿瘤患者的应用。

人类胚胎冷冻技术相对成熟，目前存在的问题主要在政策和伦理方面。由于全面“三孩政策”的广泛实施，对胚胎冷冻中一次性冷冻胚胎的数目以及之前一次性冷冻超过两个胚胎而需要解冻并移植不多于一个胚胎的患者剩余胚胎的处理等问题需要进一步明确如何解决。在胚胎生物学父母均死亡后，孤儿胚胎的归属以及处理等方面已经产生了一系列伦理及法律问题。对生殖中心现存的大量过期患者胚胎的处理权限只存在医患沟通的协议，并无明确的法理依据和伦理解释。2018 年，中华医学会生殖医学分会对相关问题达成过共识，但不足以解决现有的和将会不断产生的所有问题，在这些方面还需要立法帮助和伦理支持。

（四）女性生育力保存尚存的其他问题

1. 冷冻方法　目前常用的冷冻方法有程序化慢速冷冻和玻璃化冷冻两种。现存主要技术问题主要体现在卵巢组织冷冻和卵母细胞冷冻方面。

在卵巢组织冷冻中，程序化慢速冷冻已经比较成熟，其效果也相对稳定，但由于其所用时间较长，而卵巢内所含细胞类型又比较丰富，各种类型细胞冷冻所需冰点不同，使得损伤的程度不容易控制。与程序化慢速冷冻相比，玻璃化冷冻可以改善卵巢卵泡和间质结构的保护作用，增加卵泡存活率，从而改善移植后组织的功能，但高浓度的冷冻保护剂对冷冻组织造成的损伤也是不可避免的，故在提高冷冻保护剂冷冻效果的同时如何降低其毒性仍需进一步探究。

在卵母细胞冷冻中，虽然玻璃化冷冻使卵母细胞冷冻技术日趋成熟，但由于卵母细胞对温度异常敏感，特别是在冷冻、解冻过程中易导致减数分裂过程中的纺锤体去极化、染色单体分离异常而产生非整倍体，因此这一技术尚需进一步完善。经卵子冷冻复苏受孕后出生的孩子，目前年龄均尚小，缺乏大样本数据以确定卵子冷冻技术是否会对子代健康产生远期影响。

2. 解冻与移植　目前尚未完全解决的问题是卵巢组织移植，且不说异位移植，就原位移植而言，都不能完全保证机体对移植物不产生“排异”反应。除此之外，由于血管再生缓慢和缺血，将会导致大量卵泡死亡、丢失，所以，微血管的重建是该技术要克服的一大困难。移植后卵巢的寿命、移植多少卵巢组织最为理想、肿瘤患者经过放化疗后自体移植是否发生肿瘤转移、冷冻方案的选择、冷冻期间是否存在组织间的污染等均是亟待解决的问题。就目前而言，卵巢组织冷冻-移植技术仍处于实验性阶段，但其所具有的优势使其在生育力保存中具有光明的前景。

3. 社会伦理、法律问题　作为人类主要遗传物质的载体，生育力的保存从产生之时就处于伦理漩涡之中。对于生育力的保存，不同的国家有不同的伦理政策。严格的如意大利禁止胚胎冷冻，只允许进行卵子冷冻，其他大多数国家则有条件地允许开展医学需要的生育力保存，也有少数国家由于各种原因尚未形成对生育力保存的伦理要求和法规限制。

我国对于女性生育力保存的伦理和法规要求主要在辅助生殖领域。原卫生部下发的《关于修订人类辅助生殖技术与人类精子库相关技术规范、基本标准和伦理原则的通知》规范了生育力保存中的诸多伦理问题，精子和卵子实现了有条件捐赠，但对于人类胚胎伦理限制依旧严格。随着社会的进步和政策的放开，对相关伦理问题的立法是目前亟须解决的问题。

（王亚男）

第七章　辅助生殖技术并发症

第一节　卵巢过度刺激综合征

卵巢过度刺激综合征（OHSS）是一种外源性或内源性促性腺激素所致的临床综合征，常见于施行ART进行的COH过程中，是一种潜在致命的严重并发症。特征表现为卵巢囊性增大，毛细血管通透性增加，体液从血管内向第三腔隙转移，造成血液浓缩、电解质紊乱、肝肾功能受损、血栓形成等。

OHSS的发生率很大程度上与患者所用的促排卵药物种类、剂量、治疗方案、患者内分泌状况以及是否妊娠密切相关。妊娠周期OHSS发病率约为非妊娠周期的4倍，在接受促排卵治疗的患者中OHSS的发生率约为23%，其中中度OHSS的发病率为3%~6%，重度为0.1%~2.0%。

一、病理生理与发病机制

（一）病理生理特征

OHSS主要有两大病理特征：①双侧卵巢明显增大，卵巢有明显的基质水肿，散布着多个出血性卵泡和卵泡膜—黄素囊肿、区域性皮质坏死和血管新生。②毛细血管通透性增加，体液从血管内转移到第三间隙导致腹水、胸腔积液、外阴水肿；同时伴有血液浓缩，出现少尿、电解质紊乱，严重者肝肾功能受损，血栓形成和发生低血容量休克。

（二）发生机制

OHSS的发生机制尚未阐明，但本质是发生在黄体期LH峰后或COH时hCG注射后。近年来，国内外学者对OHSS的发病机制进行了多方面的研究，但迄今为止，尚无定论。OHSS的发生可能与血管内皮生长因子（VEGF）、肾素-血管紧张素-醛固酮系统（RAAS）、其他细胞因子有关。

1.血管内皮生长因子（VEGF）　VEGF可刺激血管内皮细胞增殖，新生血管形成，使血管渗透性增加，当前被认为是最可信的引发OHSS的中介物。VEGF通过与受体（YEGFR-2）结合，调节受体磷酸化来发挥相应的生物学效应。现已发现VEGF在窦状卵泡和排卵前卵泡的颗粒细胞和透明带、黄体颗粒细胞和血管内皮细胞表达。VEGF通过与受体结合可促进血管的形成及血管通透性增加。研究表明，人类卵巢经刺激后VEGF和VEGFR-2mRNA表达均增加，在给予hCG后48 h，VEGF/VEGFR-2mRNA及毛细血管通透性同时达到峰值，两者之间存在线性相关。

近年来研究认为 OHSS 时 hCG 能够上调黄素化颗粒细胞 VEGF 的产生,减少内皮细胞封闭蛋白-5 的表达,同时可使细胞间紧密连接蛋白减少,内皮细胞间连接松散,导致血管通透性增加。

2. 卵巢肾素血管紧张素系统　现已知肾素原和活性肾素可在人类卵巢膜细胞合成,且 hMG 和 hCG 可诱发卵泡液肾素活性并刺激卵泡液肾素原生成。COH 妇女卵泡液中含有完整的 RAS,即不仅含有肾素原、活性肾素,还含有血管紧张素转移酶、血管紧张素Ⅰ、血管紧张素Ⅱ以及血管紧张素原,而且血浆总肾素水平与 OHSS 严重程度相关。LH 和 hCG 可启动肾素基因表达,OHSS 患者血浆肾素原对 hCG 的反应与促卵泡素及血浆甾体激素浓度直接相关。已知血管紧张素Ⅱ可调节血管壁通透性,并影响卵巢甾体生成,血管紧张素Ⅱ可能在增加"第三间隙"水肿、血管内液不足方面起一定作用。

3. 其他细胞因子及炎症介质　白细胞介素-1、白细胞介素-6、白细胞介素-8、TNF-α、雌二醇、孕激素、催乳素、组胺、前列腺素、血小板活化因子等与 OHSS 发生之间的关系均有报道,但大多缺乏有效结论。

二、OHSS 发生的高危因素

多年来人们一直寻求某些与 OHSS 发病的有关因素,目前认为 OHSS 的发生与卵巢高反应相关。卵巢高反应是指在 COH 中,卵巢对常规 Gn 剂量过度反应,由于多卵泡募集、发育,雌激素异常增高,导致生殖系统乃至全身应激状态的变化。目前对于卵巢高反应并没有统一的衡量标准,一般认为获卵数≥15~20 个或者 hCG 日 E_2≥3 000~5 000 pg/L 为卵巢高反应。卵巢高反应与年龄、多囊卵巢综合征(PCOS)、多囊卵巢、低体重或低体重指数(BMI)、免疫敏感性如高敏感或过敏等有关。既往卵巢高反应史、OHSS 病史等是再次发生 OHSS 的高危因素。

(一)原发性高危因素

主要针对卵巢激素高度敏感的患者,这些高危因素会放大激素类药物对卵巢的刺激影响,包括:①PCOS 患者或卵巢多囊样改变。②血清抗米勒管激素(AMH)水平高(>3.36 ng/mL)。③年龄较小(<35 岁)。④既往有过 OHSS 病史。⑤过敏体质或过敏状态。⑥基因突变,包括:FSH 受体基因突变,但对医源性 OHSS 预测能力有限,骨形态发生蛋白(BMP-15)的突变可能预测 OHSS 的发生,VEGF+405cc 基因型可能与 OHSS 的发生有关。

(二)继发性高危因素

为辅助生殖治疗过程中出现的导致卵巢过度刺激倾向的因素,包括:①血 E_2浓度高,>5 000 pg/mL。然而,E_2并非是 OHSS 所必需的。目前大量证据表明,单独的 E_2水平不是 OHSS 发生的可靠预测指标。但血清 E_2(≥5 000 pg/mL)联合 AF(≥18)水平对预测 OHSS 发生有高度敏感性和特异性。②取卵日卵泡数过多,>18 个。③使用 hCG 诱导排卵与黄体支持。④抑制素:抑制素 B 浓度在使用 hCG 前便能作为 OHSS 的预测指标,而抑制素 A 在胚胎移植后逐渐增高,可被用来监测疾病发展,但对此观点仍有争议。

三、临床表现与分类

(一)临床表现

OHSS 的典型临床表现为不同程度的腹胀、恶心、呕吐、腹泻,体质量快速增加、少尿或无尿、血液浓缩、血容量不足、电解质紊乱、胸腔积液、心包积液、腹腔积液、呼吸窘迫综合征,伴血栓形成倾向的高凝状态及多器官功能衰竭。

OHSS 的临床类型分为 2 种,早发型 OHSS(early OHSS)主要由外源性 hCG 导致,在注射 hCG 后 3 ~7 d 发生,与卵巢对刺激的超强反应有关;晚发型 OHSS(late OHSS)在注射 hCG 后 12 ~17 d 发生,主要由植入产生的内源性 hCG 所致,迟发型 OHSS 的临床表现往往更为严重。Mathur 等将 OHSS 早发型与晚发型的时间做出了更加明确的界定:早发型 OHSS 发生在取卵日 9 d 以内(包括第 9 天),晚发型 OHSS 发生在取卵日 10 d 之后(包括第 10 天)。本病是自限性的疾病,病程持续 2 周后自行缓解,如发生妊娠,病程延长至 20 ~40 d,且症状更严重。

(二)分类

过去 20 余年来已有多种分类方法被提出,以期能指导临床预防及治疗。应用较多的是 Golan 的 5 级分类法,根据临床症状、体征、超声检查进行分类分为 3 度和 5 级。轻度:1 级为腹胀和(或)腹部不适;2 级为 1 级加恶心、呕吐和(或)腹泻,卵巢直径增大至 5 ~12 cm。中度:3 级为轻度 OHSS 加超声表现腹水证据。重度:4 级为中度 OHSS 加临床腹水表现证据和(或)胸水、呼吸困难;5 级为血容量改变,血液浓缩导致血液黏度增加,凝血功能异常和肾灌注量减少致功能减退。之后 Navot 等在实验室检查的基础上将严重 OHSS 进一步分为重度与极重度,重度 OHSS(serve OHSS)将直接威胁生命(表 7-1)。实际上按 Golan 的分类法,施行 COH 的妇女绝大部分有不同程度的 OHSS 发生,对中度 OHSS 患者而言,仅需注意是否进展成重度,真正需关注的是重度 OHSS 患者。因此有认为 Golan 的分类方法过于繁复,也有认为只有重度患者才可称为 OHSS,其余的只是卵巢过度刺激(OHS)。

表 7-1 Navot 分类

重度	极重度
不同程度卵巢增大	不同程度卵巢增大
大量腹水和(或)胸水	张力性腹水和(或)胸水
红细胞比容>45% 或较基础值增加 30% 以上	红细胞比容>55%
白细胞计数>15×10^9/L	白细胞计数>25×10^9/L
少尿	少尿
肌肝 1.0 ~1.5 mg/dL	肌酐≥1.6 mg/dL
肌酐廓清率>50 mL/min	肌酐廓清率<50 mL/min
肝功能异常	肾功能异常
全身水肿	血管栓塞症
	成人呼吸窘迫综合征

四、预防

针对发病危险因素对 OHSS 进行提前预测以及早期预防，比 OHSS 的治疗更加重要。OHSS 的预防可分为一级预防和二级预防，一级预防为促排卵前的预防，主要在于选取个体化促排卵方案；二级预防为促排卵后的预防。虽然完全预防 OHSS 的发生是不可能的，但早期鉴别潜在风险因素，并进行临床干预，可显著降低 OHSS 的发生率，改善其预后。

（一）个体化促排卵方案

1. 减少 Gn 暴露量　对于疑似卵巢高反应患者，尤其是 PCOS 患者，可采取低剂量递增方案，这种方案与高剂量递减方案相比可减少卵泡发育、降低周期取消率、降低 OHSS 发病率。

2. 使用拮抗剂方案　由于内源性 FSH 未被抑制，因此拮抗剂方案所需的外源性 Gn 剂量与长方案相比明显减少。由于未经过降调节处理，卵泡发育不同步，因此周期所获大卵泡数和获卵数也比长方案少。但与长方案相比，其可明显降低周期取消率、重度 OHSS 发病率、OHSS 住院率等。因此，对于控制性超促排卵前怀疑有 OHSS 危险性的患者，可建议采取拮抗剂方案。

3. 减少 hCG　高剂量 hCG 是诱发 OHSS 最重要的因素之一，可以根据 hCG 日血清 E_2 水平来决定 hCG 的用量，即当血清 E_2 水平 2 000～3 000 pg/mL 时可给予 3 300～5 000 IU 的hCG，若血清 E_2 水平大于 3 000 pg/mL，则先进行滑行疗法（coasting），使之降到 3 000 pg/mL，这种方法与 10 000 IU hCG 相比并未影响妊娠率，但可大大降低早发型 OHSS、重度 OHSS 的发病率。

4. 运用 GnRH-a 或重组人 LH 进行“扳机”　由于 hCG 半衰期较长，且对 OHSS 具有诱发作用，因此对于 OHSS 高风险人群可以考虑运用 GnRH-a，或半衰期较短的重组人 LH 进行“扳机”。运用人重组 LH 进行扳机也可在一定程度上减少 OHSS 的发生，但其对妊娠率的影响目前尚无定论。

5. 拮抗剂补救　在 IVF 周期中使用了拮抗剂后的 24～48 h 内常可观察到血清 E_2 的轻微下降或平台期，并且这种改变并不影响治疗结局。因此，对于 E_2 水平过高的患者，可考虑采取此种方法来补救。

（二）滑行疗法

滑行疗法指促排卵过程中出现多卵泡发育、血清 E_2 水平>3 000 pg/mL，继续使用 GnRH-a，停止使用 Gn 一天或数天至 E_2 降至安全范围时再注射 hCG，以减少对卵巢的刺激，可以降低重度 OHSS 发生。停用 Gn 后，中小卵泡闭锁，大卵泡继续生长，血浆 E_2 水平下降，可能的机制为滑行疗法通过减少颗粒细胞分泌血管活性物质，如血管内皮生长因子。滑行疗法不影响卵子及胚胎质量，能有效降低中重度 OHSS 发生，对体外受精-胚胎移植妊娠无不良影响。但目前在预防 OHSS 效果方面上有待进一步研究。

（三）药物

1. 多巴胺受体激动剂　多巴胺能复合物可对 PCOS 患者的 LH 释放起到调控作用。在促排卵前使用多巴胺受体激动剂进行预处理可以降低卵巢对 FSH 的敏感性。另外，多巴胺受体激动剂还可以竞争性结合 VEGF 受体，减弱 OHSS 临床症状。多巴胺受体激动剂使用指南指出，多巴胺受体激动剂用于预防 OHSS 是安全有效的，但在得到药典支持之前将其用于预防 OHSS 仍需完善知情同意。多巴胺受体激动剂仅适用于具有 OHSS 高危因素的患者。口服多巴胺受体激动剂最好在 hCG 注射前几小时，这样可使其在 hCG 激发 VEGF 生成前发挥作用。

(1)卡麦角林　抑制 VEGF 表达，干扰 VEGFR2 磷酸化，降低控制性促排卵妇女发生重度 OHSS 的概率，但不降低其严重程度。目前对妊娠、流产及胎儿畸形率影响不确定。用法是 0.25 ~ 0.50 mg 口服，每日 1 次，hCG 日或取卵日起，共 8 d ~ 3 周，长期使用可能导致心瓣膜功能障碍。

(2)喹高利特　非麦角类多巴胺受体 2 激动剂，不增加心血管并发症的发生率，显著降低 OHSS 发生率，但不影响胚胎着床及后续妊娠。不良反应：较大剂量使用可抑制胃肠道蠕动，导致呕吐、便秘，并可出现头晕、嗜睡等中枢神经症状。

(3)溴隐亭　2.5 mg 塞肛，每日 1 次，自取卵日起共用 16 d，可显著降低早发型 OHSS 的发生率，不影响妊娠率及妊娠结局。

2. 胰岛素增敏剂　对于心血管系统的研究已表明，胰岛素增敏剂具有稳定血管的作用。IVF 前使用二甲双胍可以明显减少 OHSS 发病率。

3. 糖皮质激素及其衍生物　可以抑制血管平滑肌细胞上 *VEGF* 基因的表达，从而减弱 OHSS 的症状。目前临床数据支持其作为 OHSS 的一个预防措施予以应用，但需要更大样本、更严格设计的实验来证实其临床作用。

4. 血清白蛋白或羟乙基淀粉　目前研究并不支持血清白蛋白对 OHSS 的发生有预防的作用。它的一些毒副作用也限制了其应用。仅有少量研究支持羟乙基淀粉对 OHSS 的发生具有预防作用。虽然证据不足，但由于其价格低廉、使用安全等特性，羟乙基淀粉可作为预防 OHSS 的一线用药。

5. 小剂量阿司匹林　阿司匹林 100 mg，自卵巢刺激第一天开始，每日 1 次口服可抑制血小板活性，调节毛细血管通透性，降低 OHSS 风险。

6. 来曲唑　因来曲唑能抑制雌激素合成，故目前很多临床学者将其应用于预防 OHSS。国内也有研究认为取卵后口服来曲唑可明显降低全胚冷冻 OHSS 患者黄体期血清雌激素水平，虽然在能否减轻重度 OHSS 患者临床症状方面存在争议，但大部分的研究证实来曲唑对轻度 OHSS 患者是有效的。

7. 中医中药在治疗 OHSS 上的作用　国内一些研究者也在积极探索中医中药在预防 OHSS 中可能的作用以有效的预防 OHSS 的发生。

(四)未成熟卵母细胞体外成熟

未成熟卵母细胞体外培养(IVM)技术对于 PCOS 患者及其他有较高 OHSS 风险的患者，进行 IVM 可以减少 OHSS 的发生。但该技术的安全性有待证实。

(五)避免使用 hCG 作为黄体支持

研究表明，利用孕激素代替 hCG 进行黄体支持可以获得相似的临床妊娠率和流产率，并且孕激素黄体支持可获得更高的活产率，降低 OHSS 发病率。

(六)周期取消

取消周期是阻止 OHSS 发生、发展最为有效的方法。对于 hCG 注射日 E_2水平较高、获卵数多或移植前已出现 OHSS 症状者，宜考虑取消周期，全部胚胎给予冷冻保存，择期再行冷冻胚胎移植，这样既可以降低 OHSS 的发生，又可减轻患者的症状及发生其他并发症，但不能完全避免 OHSS 的发生。

五、治疗

由于 OHSS 发病机制未明，大多数 OHSS 是一种自限性疾病，仅需要接受支持治疗和严密监测即可，但是严重的 OHSS 需要住院治疗以缓解症状和控制疾病的进一步发展。OHSS 诊断和治疗的主要原则是早期识别、及时评估和对中重度患者的合理治疗。

(一)轻度 OHSS 的治疗

轻度 OHSS 具有自限性，可以不做处理，只要严密观察，不至于对患者产生严重的继发损害。嘱患者安静休息并鼓励患者多进水，宜食用高热、高蛋白、高维生素食物。但要避免剧烈活动。大多数患者可在 1 周内恢复，但应行门诊监护并做相应处理，症状加剧者应继续观察 4 ~6 d，预防轻度 OHSS 转变为中、重度 OHSS。

(二)中度 OHSS 的治疗

中度 OHSS 的患者，在门诊管理的基础上，需要仔细的评估，包括每天体重和腹围的测量，超声检查，检测腹水的增加和卵巢的大小来衡量。患者每天宜经口摄入液体量维持在不低于 1L；不必严格卧床休息，这有增加血栓的风险；不建议使用非甾体抗炎药，因为它可能危及 OHSS 的妇女的肾功能；如果有恶心症状、体重增加每天 1 kg 以上或尿量减少(<500 mL/d)，应及时、尽早被召回医院进行体检，行超声及实验室检查。随着妊娠的发生，OHSS 的症状可能会加重，应早期干预，避免恶化。

(三)重度和危重 OHSS 的治疗

1. 一般治疗　每日记录液体出入量、腹围、体重，测定生命体征；每日复查血常规、C 反应蛋白、水和电解质平衡、肝肾功能、凝血功能，必要时行血气分析；B 超了解卵巢大小及胸、腹水变化，并注意排除肿大的卵巢发生扭转。能进食者予高蛋白饮食，补充多种维生素，摄入足够的液体、能量，注意保持水电解质的平衡。

2. 扩容治疗　OHSS 的补液治疗的目的主要是维持血容量，确保组织和器官的灌注，防止血液浓缩及血栓形成，减少血管内液体外渗，维持水电解质平衡；保护肝肾功能，预防低血容量性休克；防止呼吸、循环及凝血功能障碍，避免向多器官功能衰竭发展。扩容治疗方式：首先以生理盐水 500 ~1 000 mL 静脉滴注，1 h 后查尿量在 1 h 内>50 mL 者可以继以 5% 葡萄糖加生理盐水慢速维持。如尿量维持 125 ~150 mL/h，每 4 h 查红细胞压积和尿量，如正常则每日口服液量限制在 1 000 mL。用盐水后尿量未恢复者，改用胶体扩容，25% 白蛋白 100 ~200 mL 静脉滴注，每小时 50 mL 限速，输毕 1 h 后查 HCT，可重复直至 HCT 下降至 36%~38%。间或可用低分子右旋糖 250 ~500 mL，静脉滴注，但要注意呼吸窘迫综合征。右旋糖酐可降低血液黏性，改善微循环，使凝血因子活性降低，对防止血栓形成有一定作用。白蛋白与羟乙基淀粉作为一种胶体溶剂,可能通过改变血液渗透压、结合或灭活以 hCG 为介质卵巢分泌的损坏血管的物质而起到防治 OHSS 的作用。

3. 穿刺治疗　对于大量胸水、腹水的患者可在超声下行胸穿、腹穿或阴道穿刺,穿刺后不增加流产率,尤其是在张力性腹水的患者,扩容后 HCT 下降,但尿量不增多,这种情况下可选择腹腔穿刺放掉腹水后似的腹压下降,可以迅速增加肾血流量,尿量增多。穿刺引流胸、腹水的注意事项如下。

(1)操作需在补液、利尿、B 超定位下进行。

(2)穿刺引流胸、腹水时应注意心率、血压,如情况稳定一次可放液 3 000 mL。

(3)反复穿刺放液时应注意防止感染。目前有用腹水超滤仪对腹水超滤浓缩后再自体回输的方法。

4. 预防血栓的治疗　必要时肝素 5 000 U,皮下注射,每天 2 次,最好穿上弹力紧身长筒袜,甚至给大腿间断性加压和活动下肢,防止下肢静脉血栓;若血栓形成可进行溶栓治疗或血栓切除术,同时注意防治血栓脱落引起重要脏器栓塞。

5. 肾功能障碍　发病早期的少尿属肾前性,及时扩充血容量一般能维持正常的尿量,病情严重有肾功能损害而发生少尿者,可在补充血容量的前提下,静脉给予多巴胺 0.18 mg/(kg · h)扩张肾血管,增加肾血流。在未充分扩容前,禁用利尿剂。

6. 肝功能障碍　高雌激素水平和血管渗透性增加,以及 IVF-ET 后常规给予孕激素进行黄体支持,可导致肝细胞功能下降和胆汁淤积。因此,对重度 OHSS 患者应注意监测肝功能,一旦发现肝功能障碍,注意护肝治疗,以防止进一步发展为肝功能衰竭。

7. 卵巢囊肿的处理　卵巢囊肿明显增大且患者症状加重者,可穿刺囊肿抽吸囊液以迅速减轻症状,但因为卵巢质脆、血管丰富,应注意避免穿刺导致出血,若出现卵巢大量出血或卵巢扭转,需行手术探查。

8. 终止妊娠　由于妊娠可加重 OHSS 症状,延长病程,当极严重的 OHSS 患者合并妊娠,经上述积极处理仍不能缓解症状和恢复重要器官功能(如急性呼吸窘迫综合征、肾衰竭或多脏器衰竭等)时,必须及时终止妊娠。

随着辅助生殖技术水平的提高以及对 OHSS 的普遍重视,不同促排卵方案与应对措施的多样化,已经明显减少 OHSS 的发生,但仍不能完全避免。因此,重视用药前对高卵巢过度刺激风险的患者的评估,谨慎选用恰当、安全的控制性超排卵方案,有效减少 OHSS 的发生,维护医疗安全和患者的生命健康。

(王亚男)

第二节　辅助生殖技术与异位妊娠

异位妊娠(EP)是妇科常见的急症之一,也是孕产妇死亡的重要原因之一。在自然妊娠中,异位妊娠的发生率约为 1%~2%。在 ART 周期中,由于促排卵及 IVF-ET 等技术的应用,常有超过 1 个卵泡发育,而在 IVF-ET 过程中常移植 2 个胚胎,异位妊娠的发生率升高至显著高于自然妊娠。此外,ART 周期中还可发生各种罕见的特殊部位妊娠,如输卵管间质部妊娠、异位多胎妊娠和宫内外同时妊娠(HP)等。异位妊娠发生率的增加,尤其是特殊部位异位妊娠发生率的增加,给临床诊断和处理带来了挑战。因此,有必要了解 ART 周期异位妊娠发生的危险因素及诊治原则,以指导临床诊断和治疗。

一、ART 后异位妊娠的发生率

1990—1992 年美国一般人口中异位妊娠发生率为 2.0%。1994 年,Tummon 报道美国同时期 ART 治疗后异位妊娠发生率为 4%~10%。美国资料显示,自然妊娠中 HP 的发生率为 3.3/10 万~6.4/10 万;而 1999—2002 年间 ART 后 HP 发生率为 152/10 万,显著高于自然妊娠中 HP 的发生率。2011 年,国内研究报道,同期新鲜周期和冻胚复苏移植周期 1 398 个,临床妊娠 498 例中异位妊娠 19 例,发生率为 3.82%,包括 HP 3 例(占 0.60%)。ART 后异位妊娠的好发部位为输卵管,约占 82.2%(其中壶腹部占 92.7%,间质部占 7.3%),卵巢或腹腔妊娠占 4.6%,宫颈妊娠占 1.5%。

二、ART 后异位妊娠的危险因素

输卵管因素引起的不孕是行 ART 治疗的主要指征之一,反之也是 ART 后发生异位妊娠的重要原因。ART 后发生异位妊娠的病例中,80% 以上存在输卵管损害。输卵管手术史、输卵管炎症、盆腔炎性疾病及子宫内膜异位症等因素均可能导致输卵管结构和(或)功能异常。在 IVF-ET 过程中,虽然胚胎直接放入宫腔内,但胚胎于移植后 3~5 d 种植,期间胚胎可能"游走"至输卵管。当输卵管发生病变时,如输卵管炎等导致输卵管管腔纤毛上皮细胞功能异常时,则不能将"游走"进入输卵管的胚胎及时输送回宫腔内,而输卵管具有适宜于胚胎种植的结构,并可表达"种植窗"期的一些特异分子,最终胚胎在输卵管内种植发育导致异位妊娠。

胚胎移植过程也可能与异位妊娠的发生有关。美国对 94 118 例 ART 妊娠周期的统计表明,不同助孕方式异位妊娠发生率不同。合子输卵管内移植周期异位妊娠发生率高达 3.6%,而在赠卵 IVF-ET(1.4%)及代孕周期(0.9%)的发生率则明显降低。移植 1~2 个具有高分化潜能的胚胎对异位妊娠的发生具有保护作用,而移植 3 个及以上胚胎则与异位妊娠高风险有关。胚胎移植过程中移植管放置过深(至距宫底深度≤1.0 cm)可能与异位妊娠发生率增加有关,移植管放置于宫腔中下段可降低异位妊娠的发生率。困难胚胎移植亦可能刺激子宫,引起肌层环状收缩而增加异位妊娠的发生,尤其当患者合并有输卵管病变或异位妊娠病史时。因此,胚胎移植应选择柔软的移植管以减少手术操作对子宫的刺激,操作应轻巧,且移植管插入深度为宫腔深度一半为宜。随着超声技术在辅助生殖领域的广泛应用,有学者认为术中应用 B 超定位宫腔深度,可降低术后异位妊娠的发生率。但也有研究发现,1 024 例接受超声引导下移植组与 1 027 例无超声引导下移植组异位妊娠的发生率无统计学差异。因此,B 超定位对于预防移植后异位妊娠的发生是否有保护作用尚无定论。患者年龄、促排卵方案、受精方式(IVF 或 ICSI)与异位妊娠的发生率无显著相关性。

有学者认为,IVF-ET 中过高的雌、孕激素水平可导致子宫平滑肌收缩敏感性增加和输卵管功能异常,可能与异位妊娠发生有关。相反,也有学者认为,孕酮有助于子宫处于舒张状态,IVF-ET 过程中高孕酮水平对异位妊娠的发生具有保护作用。国内学者比较了 IVF、ICSI 新鲜周期移植和冷冻胚胎移植(FET)周期发生异位妊娠的情况,发现处于自然生理雌激素水平的 FET 组与高雌激素水平的 IVF 组异位妊娠发生率相近,这并不支持宫内高雌激素环境增加异位妊娠发生风险的观点。

此外,有观点认为囊胚移植可能会降低胚胎移植后异位妊娠的风险。但是,现有的文献尚不完全支持这一观点。有研究表明,与卵裂期胚胎移植相比,囊胚移植并不降低异位妊娠发生率(3.9% vs. 3.5%,$P=0.8$)。因此,仍需要更大样本和多中心研究来证实囊胚移植是否是异位妊娠的保护因素。

三、ART 后异位妊娠的诊断

ART 后患者通常需要定期随诊,这为尽早发现异位妊娠创造了有利条件,但由于 ART 后特殊部位异位妊娠的发生率明显增高,又给临床诊断带来很大的挑战和风险。

(一)β-hCG 和孕酮测定

异位妊娠时,患者血 β-hCG 水平通常较宫内妊娠低。连续测定 hCG 值,若 hCG 倍增不理想,应考虑到异位妊娠的可能。血清孕酮水平测定对判断胚胎发育情况有帮助。输卵管妊娠时,血清孕酮水平偏低,多数在 10～25 ng/mL 之间。如果血清孕酮水平>25 ng/mL,异位妊娠概率小于 1.5%;如果孕酮值<5 ng/mL,应考虑宫内妊娠流产或异位妊娠。

(二)B 型超声诊断

B 型超声检查是 ART 后异位妊娠最重要的辅助检查,有助于明确异位妊娠的部位和大小。阴道超声检查较腹部超声检查准确性更高。异位妊娠的声像特点:宫腔内未探及妊娠囊,若宫旁探及异常低回声区,且见胚芽及原始心管搏动,可确诊异位妊娠;若宫旁探及混合回声区,子宫直肠窝有游离暗区,虽未见胚芽及胎心搏动,也应高度怀疑异位妊娠。当血 hCG>2 000 IU/L,但阴道超声未见宫内妊娠囊时,应高度怀疑异位妊娠可能。鉴于 ART 后 HP 的发生率增加,因此,即使 B 超检查发现宫内妊娠囊的情况下仍需对两侧附件区仔细检查,尤其是附件区有异常回声区时,应高度警惕 HP 存在的可能。此外,异位妊娠常发生阴道出血,对于早期出现不规则阴道出血的患者可提早进行 B 超检查,尽可能于异位妊娠破裂前明确诊断。

四、ART 后异位妊娠的治疗

ART 后异位妊娠一经确诊,无论破裂与否,均应立即治疗。治疗方法可根据患者的不同情况采取不同方案,主要包括药物治疗和手术治疗。

(一)药物治疗

主要适用于早期异位妊娠,常用药物为甲氨蝶呤(MTX),其机制为抑制滋养细胞增生,破坏绒毛,使胚胎组织坏死、脱落、吸收。

适应证:①无药物治疗的禁忌证。②输卵管妊娠未发生破裂。③妊娠囊直径≤4 cm。④血 β-hCG<2 000 IU/L。⑤无明显内出血。

主要禁忌证为:①生命体征不稳定。②异位妊娠破裂。③妊娠囊直径≥4 cm 或≥3.5 cm 伴有胎心搏动。

MTX 一般采用全身用药,常用剂量为 0.4 mg/(kg·d),肌内注射,5 d 为 1 个疗程;单次剂量肌内注射常用 50 mg/m^2 计算。MTX 治疗期间应密切监测 hCG 变化及患者病情变化。若 MTX 下降不满意,甚至不降反升,或者发生破裂症状,应及时手术治疗。此外,MTX 用药期间可出现发热、胃肠道反应、口腔黏膜溃疡、肝酶升高、骨髓抑制等药物不良反应,应予以注意。

近年来,随着超声影像分辨率及灵敏度的提高,异位妊娠局部用药成为可能。局部用药局部血药浓度高,副作用小,疗效显著,受到一定程度关注。Benifla 报道,保守治疗输卵管间质部妊娠 15 例,其中 9 例为妊娠囊局部穿刺抽吸注射 MTX 或 15% 氯化钾,全部保守治疗成功,其中 3 例有胎心搏动,血 β-hCG 最高 25 000 IU/L。局部用药主要适用于输卵管间质部妊娠、宫角妊娠或宫颈妊娠,以避免手术切除对子宫完整性造成损害,而输卵管峡部妊娠或壶腹部妊娠使用该技术时需慎重,容易发生破裂出血。然而,输卵管间质部妊娠、宫角妊娠本身有破裂大出血风险,局部药物治疗应充分考虑相关风险,做好知情同意,密切监测 hCG 及患者病情变化,必要时及时手术治疗。

(二)手术治疗

分为保守性手术和根治性手术。保守性手术为保留患侧输卵管,根治性手术为切除患侧输卵管。鉴于 ART 后异位妊娠患者术后仍需 ART 助孕,发生再次异位妊娠的风险比输卵管正常人群显著增加,因此多采用切除患侧输卵管的根治性手术。术中酌情处理对侧输卵管,若对侧输卵管病变严重,充分知情同意后可考虑术中同时切除。切除输卵管时应尽量保留输卵管系膜,减少对卵巢血供的影响,降低术后卵巢功能受损的风险。

手术途径包括经腹手术和腹腔镜下手术,其中腹腔镜下手术是目前治疗 ART 后异位妊娠的主要方法。除非生命体征不稳定,需要快速进腹止血并完成手术,一般情况下均可经腹腔镜手术。腹腔镜手术时间短,术后恢复更快。

(三)特殊部位异位妊娠的治疗

主要介绍宫角妊娠、宫颈妊娠及 HP 的治疗。

对于血 β-hCG 水平低、无胎心搏动的宫角妊娠可采用 B 超引导下经阴道子宫角局部注射 MTX 的方法进行保守治疗。此方法创伤小、易操作,但血 hCG 可能下降慢,需定期测定血 β-hCG 及 B 超监测。对于血 β-hCG 水平高、未破裂的宫角妊娠,首先尝试超声引导下刮宫术,也可全身应用 MTX 抑制滋养细胞活性,待妊娠囊周围血流信号减少后再行刮宫术。此方法创伤小、恢复快,保留了子宫角部解剖结构的完整性。对于刮宫失败或者宫角部包块大、破裂风险高的宫角妊娠可行腹腔镜下宫角楔形切除加子宫修补术,此方法可直接观察腹腔内情况,病灶去除完整,可同时行对侧输卵管检查及盆腔粘连分解等手术治疗。对于已经发生急腹症、腹腔内出血的患者应立即行开腹手术,根据情况行患侧宫角及输卵管切除术、宫角楔形切除术或者宫角切开取胚术。

宫颈妊娠是一种罕见但危险度极高的异位妊娠。对于早期宫颈妊娠，妊娠囊较小，血β-hCG较低者，可肌内注射MTX 0.5～1.0 mg/(kg·d)，5 d一疗程。对于妊娠囊较大、血β-hCG较高者，可B超引导下经宫颈壁穿刺，进入胚囊，抽净囊内液，每天将20～50 mg MTX注入囊内，重复3～5次。此方法局部药物浓度高，直接杀死胚胎组织，全身不良反应轻，但临床操作难度大，有大出血风险。此外，MTX可与米非司酮、氯化钾等药物联合应用，动态观察血β-hCG变化，待胚胎坏死后行刮宫或服用米非司酮促进胚胎组织坏死脱落。为了缩短治疗时间，可辅以刮宫术。如术后出血多可填塞纱布压迫止血，局部使用MTX。宫腔镜下胚胎切除术可直视下完整切除胚胎，同时能有效止血，但宫腔镜治疗只适用于妊娠囊小，阴道出血不多者。对于妊娠囊过大，血运丰富，宫颈明显增粗者，宫腔镜操作易造成难以控制的大出血。为了应对手术中大出血的风险，术前应做好输血准备或于术前行子宫动脉栓塞术以减少术中出血。此外，可行腹腔镜监视下宫腔镜手术，发生大出血时可腹腔镜下结扎双侧髂内动脉。

HP的治疗首选手术，避免对宫内妊娠的机械性干扰及化学性损伤是治疗HP的原则。腹腔镜手术虽然微创，但有文献报道腹腔镜手术中的CO_2气腹会对人体呼吸、循环等系统产生影响，有影响胎儿的风险。因此，对于常见的输卵管妊娠合并宫内妊娠，应由有经验的医师进行开腹或腹腔镜手术，术中动作应轻柔，尽量避免碰触子宫，缩短手术时间，减少CO_2气腹时间，术前给予黄体酮60 mg肌内注射，术后卧床及使用黄体酮保胎治疗，降低术后宫内妊娠流产的风险。

随着ART的广泛开展，由此引起的异位妊娠应引起我们高度重视，特别是一些罕见的异位妊娠发生率明显增高，临床医生应考虑到ART技术的特殊性，提高警惕性，及早发现并治疗ART后的异位妊娠。

（王亚男）

第三节　辅助生殖技术与多胎妊娠

在过去30年中，由于辅助生殖技术的广泛应用，多胎妊娠的发生率逐年升高。2009年多胎妊娠的发生率大约为16%，占所有活产胎儿的3%。2011年美国国立健康研究所统计，在辅助生殖人群中多胎妊娠发生率为24%。相对于单胎妊娠，辅助生殖技术引起的多胎妊娠，明显增加了母胎各种疾病发生的风险。

一、辅助生殖多胎妊娠潜在风险

较单胎妊娠相比，辅助生殖技术引起的多胎妊娠，明显增加了孕妇的死亡率；多胎妊娠引起母体高血压发病率增加，增加产妇分娩的风险；流产概率升高，相当部分多胎妊娠产妇均以早产告终。早产儿体重也明显低于正常数值，由于各个器官未得到成熟的发育，其容易发生呼吸窘迫、脑瘫以及颅内出血等严重并发症，对其生长发育带来不良的影响。

二、减少辅助生殖多胎妊娠风险策略

由于多胎妊娠对围产期胎儿及母体存在潜在危害，减少医源性多胎显得尤为重要。多胎妊娠是IVF子代健康最大的风险因素，为减少不必要的多胎妊娠。2013年2月美国国立健康研究所发表权威的胚胎移植临床指南，其旨在最大程度优化胚胎移植，减少多胎发生风险，具体如下。①年龄小于37岁妇女：首次完整IVF周期，单个胚胎移植；第二次完整IVF周期，若有一个或多个高质量胚胎，则行单个胚胎移植，如果无高质量胚胎，则行两个胚胎移植；第三次完整IVF周期，至多两个胚胎移植。②年龄37~39岁妇女：第一次和第二次完整IVF周期，若有高质量胚胎，行单个胚胎移植，否则行两胚胎移植；第三次完整IVF周期，至多两个胚胎移植。③年龄40~42岁妇女：首先考虑两胚胎移植，若可获高质量囊胚，行单个胚胎移植，任何一个IVF治疗周期，至多两个胚胎移植。

减少多胎妊娠发生率的第一步是预防，行单个胚胎移植策略。以往进行双胚胎或多胚胎移植，虽然明显增加妊娠率，但同时增加了多胎率。多胎发生率与移植胚胎的数目明显直接相关。2003年，欧洲人类生殖与胚胎协会指出，IVF基本的目标是出生单个健康的胎儿，双胎妊娠被认为是辅助生殖技术的并发症。

多项研究表明选择性单个胚胎移植，可以减少辅助生殖相关性双胎的发生率。欧洲人类生殖与胚胎协会一直倡导选择性单个胚胎移植。最近研究表明胚胎数多于两个的移植，没有增加胎儿出生率。单个冷冻胚胎移植的累积出生率，与双胚胎移植基本一致。并且选择性单个胚胎移植可以减少早产和多胎妊娠风险，成本效益分析也发现单胚胎移植远优于双胚胎移植。

三、多胎妊娠处理手段

减胎术是通过选择性终止妊娠的方法，减少胎儿数量，改善正常胎儿健康状况，以减少多胎妊娠相关的发病率和死亡率。

减胎多选择在早期妊娠和中期妊娠早期，在经阴道或腹部超声引导下，减掉多胎妊娠中的一个或几个胎儿。减胎术时间为6~14周胎龄。

（一）多胎妊娠的早期选择性减胎术适应证

①三胎及以上的早期妊娠，妊娠时间在6~12周。②双胎妊娠合并子宫畸形（如单角子宫、双子宫、纵隔子宫等）及子宫发育不良等评估不能承受双胎妊娠者。③双胎妊娠孕妇患有内科合并症，为减少其负担及防止严重并发症发生。④双胎妊娠产前诊断确定一个胚胎异常者。⑤患者及家属坚决要求保留单胎妊娠者。

（二）多胎妊娠的早期选择性减胎术禁忌证

①无绝对禁忌证。②已有阴道流血的先兆流产者，应慎行减胎术。③患有泌尿系统急性感染或性传播疾病。

(三)多胎妊娠的早期选择性减胎术操作步骤

1.经阴道早期妊娠减胎术

(1)术前准备　术前1 d或者术前4 h预防性使用抗生素(青霉素或头孢噻肟钠)及保胎药物(黄体酮或hCG)。查血常规、凝血功能及阴道清洁度和细菌学检查。向患者充分告知。

(2)主要设备、器械及用品　配有穿刺架的阴道超声探头及相应的B超;直径16~22 G,长35 cm,超声显影阴道穿刺针;10%~15%氯化钾溶液10 mL;生理盐水10 mL,10 mL及20 mL注射器;10%碘伏。

(3)镇静、麻醉　可用镇静药物,或采用静脉麻醉或局部麻醉;也可不镇静麻醉。

(4)体位　患者排空膀胱后取膀胱截石位。

(5)消毒。

(6)手术过程　先以阴道超声确认妊娠囊胚数目、胚胎数及胎心,选择拟减灭胎儿及保留胎儿。调节超声探头,使拟减灭胎儿的胎心位于超声引导线上,沿引导线进针,经过阴道穹隆、子宫壁,至胎儿心脏或附件。进一步的处理方法有:①单纯穿刺法,仅穿刺胚胎心脏,反复穿刺,直至心搏停止。不注射药物,不抽吸胚胎组织,不吸羊水。②抽吸法,穿刺针进入胚胎体内,用20 mL注射器反复抽吸,至今吸出全部或大部分胚胎组织,不吸羊水。③注射药物法,适用于任何孕周。经穿刺针向胎心脏或心脏附近注入10%氯化钾溶液1~2 mL,使胎心搏动停止。确认减胎胎心消失后,观察3~5 min,再次确认迅速退出穿刺针。亦可仅注射生理盐水1~2 mL达到胎心搏动停止的目的。减胎完毕后,用窥阴器暴露阴道穹隆,检查穿刺点有无活动性出血,有出血者,可以纱布或者干棉球压迫止血。

(7)减胎术后管理　①术后住院观察,适当卧床休息,严密观察有无腹痛及阴道分泌物情况。保持外阴清洁,每天用0.2%碘伏洗外阴。②鼓励孕妇多进食易消化食物,保持大便通畅。③预防性应用抗生素3~5 d。④黄体酮应用:黄体酮40 mg肌内注射,每日2次,持续应用2~3周。⑤术后24 h及7 d,分别复查B超,已确认减灭成功。⑥出院后注意保持外阴清洁,禁止性生活。⑦为预防晚期流产及早产,在孕16周复查B超,观察子宫颈发育情况及有无内口松弛,必要时行宫颈内口环扎术。

2.经腹多胎妊娠减胎术　适用于11~12孕周的多胎妊娠。术前准备、设备与前基本相同。采用带有穿刺架的腹部探头及B超,用直径20~22 G、长22 cm带有针芯的穿刺针,患者取平卧位,可采用局部皮肤麻醉、静脉麻醉或不麻醉。先超声扫描所有妊娠囊,确认胎儿及胎心搏动,选择拟减灭胚胎,持续超声引导,经腹壁、子宫肌层,穿刺胎儿胸腔,穿刺针尽可能与胸壁垂直,尽可能穿刺心脏,回抽无血或少量血,缓缓注入10%或15%的氯化钾溶液1~2 mL,心脏收缩停止后抽出穿刺针,确认胎心已消失。

(王亚男)

第八章 妊娠的诊断与孕期管理

第一节 妊娠诊断

一、早期妊娠的诊断

(一)病史与症状

1. 停经 平时月经周期规律、有性生活史的生育年龄健康妇女,一旦月经过期 10 d 以上应疑为妊娠;若停经已达 8 周,妊娠的可能性更大。因停经并非妊娠所特有的症状。需要与内分泌紊乱、哺乳期、服用避孕药或其他药物引起的停经相鉴别。

2. 早孕反应 约半数妇女于停经 6 周左右出现头晕、乏力、嗜睡、食欲缺乏、偏食或厌恶油腻、恶心、晨起呕吐等症状,称早孕反应。多于妊娠 12 周左右自行消失。

3. 其他症状 妊娠早期增大、前倾的子宫在盆腔内压迫膀胱可致尿频,在妊娠 12 周以后子宫体进入腹腔不再压迫膀胱时,此症状消失。在妊娠期神经内分泌因素调节下,孕 8 周起乳房增大、充血,可自觉乳房发胀。

(二)体征

1. 生殖器官的变化 阴道窥器检查可见阴道壁及宫颈充血,呈紫蓝色。妊娠 6 ~ 8 周,宫体饱满,前后径增大呈球形。因宫颈变软、子宫峡部极软,双合诊检查时感觉宫颈与宫体似不相连,称黑加征。随妊娠进展,宫体增大变软。至妊娠 8 周宫体约为非孕宫体的 2 倍;妊娠 12 周时约为非孕宫体的 3 倍,宫底超出盆腔,可在耻骨联合上方触及。

2. 乳房 乳房可出现肿胀、触痛;乳头、乳晕着色加深,乳头周围出现蒙氏结节。

(三)辅助检查

1. 妊娠试验 通常受精后 8 ~ 10 d 即可在孕妇血清中检测到 hCG 升高,早期妊娠血清 hCG 的倍增时间为 1.4 ~ 2.0 d。不同检测方法敏感性有别,孕妇尿液含有 hCG,临床多用简便快速的试纸法进行定性检测,结果阳性时应结合临床表现综合分析,以明确诊断。

2. 超声检查 妊娠早期可确定妊娠、估计胎龄,排除异位妊娠、滋养细胞疾病、卵巢肿瘤、子宫异常以及严重的胎儿畸形等。阴道超声较腹部超声可提前近 1 周确定早期妊娠。妊娠囊(GS)是早期妊娠的超声图像标志,阴道超声最早在妊娠 4 ~ 5 周即可探测到,早期妊娠囊易与宫腔内积血或积液混淆,探及卵黄囊时方可确定为宫内妊娠。妊娠 6 周后则能探测到原始心管搏动,测定头臀长度(CRL)可较准确地估计孕周。

二、中、晚期妊娠的诊断

妊娠中期以后子宫随妊娠月份增大明显，可在腹部扪及胎体、感到胎动、听到胎心音，容易确诊。

(一)病史与体征

有早期妊娠的经过，并感到腹部逐渐增大和自觉胎动。

1. 子宫增大　子宫随妊娠进展逐渐增大。检查腹部时，根据手测宫底高度及尺测耻上子宫长度，可以判断妊娠周数。宫底高度因孕妇脐耻之间距离、胎儿发育情况羊水量、单胎/多胎等而有差异。

2. 胎动　胎儿在子宫内的活动称胎动(FM)。妊娠18周后超声检查可发现，孕妇多于妊娠20周开始自觉胎动，每小时约3～5次。胎动随孕周增加逐渐增强，至妊娠32～34周达高峰，妊娠38周后胎动逐渐减少。

3. 胎儿心音　妊娠12周可用多普勒胎心仪经孕妇腹壁探测到胎心音；妊娠18～20周用听诊器经孕妇腹壁可听到胎心音。胎儿心音呈双音，110～160次/min。胎心音应与脐带杂音、子宫杂音、腹主动脉音相鉴别。

4. 胎体　妊娠20周以后，经腹壁可触及子宫内的胎体。于妊娠24周以后，触诊时已能区分胎头、胎背、胎臀和胎儿肢体。胎头圆而硬，有浮球感；胎臀宽而软，形状不规则；胎背宽且平坦，胎儿肢体小，且有不规则活动。

(二)辅助检查

超声检查：可检测出胎儿数目、胎产式、胎先露、胎方位、有无胎心搏动以及胎盘位置与分级，能测量胎头双顶径、股骨长度径等多条径线，了解胎儿生长发育情况。妊娠18～24周可采用超声进行胎儿系统检查，筛查胎儿结构畸形。彩色多普勒超声能测定脐动脉、大脑中动脉的血流速度，监护、预测胎儿宫内状况。

三、胎产式、胎先露、胎方位

胎儿在子宫内的位置和姿势简称胎姿势。正常的胎姿势为胎头俯屈，颏部紧贴胸壁，脊柱略前弯，四肢屈曲交叉于胸腹前，整个胎体呈椭圆形。妊娠28周前，由于胎儿小、羊水相对较多，胎儿在宫内的活动范围大，胎姿势不固定。妊娠32周后，胎儿生长迅速、羊水相对减少，胎姿势相对恒定。由于胎儿在子宫内的位置不同，故有不同的胎产式、胎先露及胎方位。

(一)胎产式

胎体纵轴与母体纵轴的关系称胎产式。两纵轴平行者称纵产式，占妊娠足月分娩总数的99.75%；两纵轴垂直者称横产式，仅占妊娠足月分娩总数的0.25%；两纵轴交叉呈角度者称斜产式，为暂时性，在分娩过程中多数转为纵产式，偶尔转成横产式。

(二)胎先露

最先进入骨盆入口的胎儿部分称胎先露。纵产式有头先露及臀先露，横产式为肩先露。头先露因胎头屈伸程度又分为枕先露、前囟先露、额先露、面先露。臀先露因入盆的先露部分不同，又分为混合臀先露、单臀先露、单足先露和双足先露。偶尔头先露或臀先露与胎手或胎足同时入盆，称复合先露。

（三）胎方位

胎儿先露部的指示点与母体骨盆的关系称胎方位，简称胎位。枕先露以枕骨、面先露以颏骨、臀先露以骶骨、肩先露以肩胛骨为指示点。根据指示点与母体骨盆前、后、左、右、横的关系可有不同的胎方位。

（孙德荣）

第二节　孕期管理

孕期检查及监护包括对孕妇的定期产前检查和对胎儿宫内状况的监护，及时发现高危妊娠，预防妊娠并发症的发生，从而保障孕产妇、胎儿及新生儿健康。产前保健的核心在于为妇女提供自受孕前直至分娩前整个阶段的医疗与社会心理支持，包括孕前保健极早确定妊娠、及时开始产前检查和产前定期随诊。

围生医学是研究围生期内对孕产妇与围生儿卫生保健的一门科学，对降低围生期母儿死亡率、保障母儿健康具有重要意义。我国现阶段围生期指妊娠满28周至产后1周（即胎儿体重≥1 000 g或身长≥35 cm）。不断完善的产前保健体系已显著降低了孕产妇与围生儿死亡率，因而产前保健是围生期保健的关键。

一、产前检查

（一）产前检查的方案

妊娠不同阶段孕妇与胎儿的变化特点各异，因而产前检查的时间和内容也有所不同。首次产前检查应从确定早期妊娠开始，以确定孕周及母、儿健康状况，并制订适宜的产前检查计划。适宜的产前检查时间及次数既可保证孕期保健的质量，也能合理分配医疗卫生资源。根据目前我国孕期保健的现状和产前检查项目的需要，有高危因素者，酌情增加检查次数。

（二）首次产前检查

应详细询问病史，进行全面的体格检查、产科检查及必要的辅助检查。

1. 病史

（1）年龄　<18岁或≥35岁为妊娠的高危因素，易发生妊娠及分娩期并发症。

（2）职业　从事接触有毒物质或放射线等工作的孕妇，应检查血常规及肝功能等。

（3）推算及核对预产期（EDC）　推算方法是按末次月经（LMP）第1日算起，月份减3或加9，日数加7。若孕妇仅记住农历日期，应换算成公历再推算EDC，并根据早期妊娠的超声结果核对预产期。对记不清末次月经日期或于哺乳期无月经来潮而受孕者，尤其需要通过超声检测 CRL、双顶径（BPD）及股骨长度（FL）来推算孕龄和预产期。

（4）本次妊娠　了解妊娠早期有无早孕反应、病毒感染及用药史；胎动开始时间；有无阴道流血、头痛、心悸、气短、下肢水肿等症状。

（5）既往史及手术史　了解有无高血压、心脏病、结核病、糖尿病、血液病、肝肾疾病等，注意其发病时间及治疗情况，并了解作过何种手术。

（6）月经史及既往孕产史　询问初潮年龄、月经周期。经产妇应了解有无难产史、死胎死产史、分娩方式、新生儿情况以及有无产后出血史，了解末次分娩或流产的时间及转归。

（7）家族史　询问家族有无结核病、高血压、糖尿病、双胎妊娠及其他与遗传相关的疾病。

（8）丈夫健康状况　着重询问有无遗传性疾病等。

2. 体格检查　观察发育、营养及精神状态；注意步态及身高，身材矮小（<145 cm）者常伴有骨盆狭窄；注意检查心脏有无病变；检查脊柱及下肢有无畸形；检查乳房发育情况、乳头大小及有无凹陷；测量血压和体重，注意有无水肿。

3. 产科检查　孕妇排尿后仰卧，头部稍垫高，露出腹部，双腿略屈曲稍分开，使腹肌放松。检查者站在孕妇右侧进行检查。

（1）视诊　注意腹形及大小。腹部有无妊娠纹、手术瘢痕及水肿等。

（2）触诊　用四步触诊法检查子宫大小、胎产式、胎先露、胎方位以及胎先露部是否衔接。在做前 3 步手法时，检查者面向孕妇，做第 4 步手法时，检查者面向孕妇足端。软尺测量宫高（耻联上缘至子宫底的距离）及腹围（经脐绕腹一周的长度）。宫高异常者，需重新核对预产期、超声检查结果，以除外多胎妊娠、羊水过多、胎儿生长受限等。腹部向下悬垂（悬垂腹，多见于经产妇），要考虑可能伴有骨盆狭窄。

第 1 步：检查者两手置于宫底部，了解子宫外形并测得宫底高度，估计胎儿大小与妊娠周数是否相符。然后以两手指腹相对轻推，判断宫底部的胎儿部分，胎头硬而圆且有浮球感，胎臀软而宽且形状不规则。

第 2 步：检查者左右手分别置于腹部左右侧，一手固定，另手轻轻深按检查，触及平坦饱满者为胎背，可变形的高低不平部分是胎儿肢体，有时感到胎儿肢体活动。

第 3 步：检查者右手拇指与其余 4 指分开，置于耻骨联合上方握住胎先露部，进一步查清是胎头或胎臀，左右推动以确定是否衔接。若胎先露部仍浮动，表示尚未入盆。若已衔接，则胎先露部不能推动。

第 4 步：检查者左右手分别置于胎先露部的两侧，向骨盆入口方向向下深按，再次核对胎先露部的诊断是否正确，并确定胎先露部入盆的程度。

（3）听诊：胎心音在靠近胎背上方的孕妇腹壁上听得最清楚。

4. 骨盆测量

（1）骨盆外测量　外测量骨盆各径线是间接判断骨盆大小与形态的传统方法，已有证据表明骨盆外测量并不能预测产时头盆不称，但作为产科检查的基本技能，应了解各径线的测量方法与意义。①髂棘间径（IS）：两髂前上棘外缘的距离，正常值为 23～26 cm。②髂嵴间径（IC）：两髂嵴外缘的最宽距离，正常值为 25～28 cm。③骶耻外径

(EC)：第5腰椎棘突下至耻骨联合上缘中点的距离，正常值为18～20 cm，间接反映骨盆入口前后径的长度。④坐骨结节间径或称出口横径(TO)：两坐骨结节内侧缘的距离，正常值为8.5～9.5 cm。⑤出口后矢状径：为坐骨结节间径中点至骶骨尖端的长度，正常值为8～9 cm。出口后矢状径值与坐骨结节间径值之和>15 cm时，表明骨盆出口狭窄不明显。⑥耻骨弓角度：反映骨盆出口横径的宽度，正常值为90°，小于80°为异常。

(2)骨盆内测量　①对角径(DC)：耻骨联合下缘至骶岬前缘中点的距离。正常值为12.5～13.0 cm，减去1.5～2.0 cm为骨盆入口前后径长度，又称真结合径。②坐骨棘间径：两坐骨棘间的距离，为中骨盆最短径线，正常值约为10 cm。③坐骨切迹宽度：代表中骨盆后矢状径，其宽度为坐骨棘与骶骨下部间的距离，即骶棘韧带宽度，若能容纳3横指(5.5～6.0 cm)为正常，否则属中骨盆狭窄。

二、胎儿宫内状况的监护与评估

(一)妊娠早期

行妇科检查确定子宫大小及是否与妊娠周数相符；超声检查最早在妊娠第6周即可见妊娠囊及探测到胎心音：有条件者于妊娠11～13^{+6}周测量胎儿颈部透明层(NT)及胎儿发育状况。

(二)妊娠中期

测量宫底高度以及腹围，协助判断胎儿大小及是否与妊娠周数相符；超声检查胎儿大小以及各器官有无发育异常：听取胎心率。

(三)妊娠晚期

(1)定期产前检查　测量宫底高度，了解胎儿大小、胎产式、胎方位及胎心率。超声检查不仅能测得胎头双顶径值，且能判定胎位及胎盘位置、胎盘成熟度。

(2)胎动计数　是孕妇自我监测评价胎儿宫内状况的简便、有效方法，胎动减少50%者提示宫内缺氧可能。

(3)电子胎儿监护(EFM)　EFM能连续观察并记录胎心率(FHR)的动态变化，同时描记子宫收缩和胎动记录。受胎动、宫缩、触诊等刺激，胎心率发生暂时性加快或减慢，随后又能恢复到基线水平，称为胎心率一过性变化。是判断胎儿安危的重要指标。

加速：指宫缩时胎心率基线暂时增加15 bpm以上，持续时间>15 s，是胎儿良好的表现，原因可能是胎儿躯干局部或脐静脉暂时受压。散发的、短暂的胎心率加速是无害的。但脐静脉持续受压则发展为减速。

减速：指随宫缩时出现的暂时性胎心率减慢。①早期减速(E13)：宫缩开始胎心即变慢，胎心率曲线下降与宫缩曲线上升同时发生，一般发生在第一产程后期，为宫缩时胎头受压引起。不受孕妇体位或吸氧而改变。②变异减速(VD)：特点是胎心率减速与宫缩无固定关系，下降迅速，下降幅度大小不等、持续时间长短不一，恢复迅速。一般认为是脐带受压兴奋迷走神经引起。③晚期减速(LD)：多在宫缩高峰后开始出现，胎心率恢复水平所需时间较长，晚期减速一般认为是胎盘功能不良、胎儿缺氧的表现。

正常妊娠32～34周后可开始该项监护，高危妊娠者可酌情提前。

(4)预测胎儿宫内储备能力　①无应激试验(NST):指在无宫缩、无外界负荷刺激下对胎心率与宫缩的监测与记录,用于产前监护。②宫缩应激试验(CST):包括自然临产后所做的CST(用于产时监护)和缩宫素激惹试验(OCT),OCT的原理为用缩宫素诱导宫缩并用电子胎儿监护仪记录胎心率的变化。OCT可用于产前监护及引产时胎盘功能的评价。若多次宫缩后连续重复出现晚期减速,胎心率基线变异减少,胎动后无FHR增快,为OCT阳性。若胎心率基线有变异或胎动后FHR加快,无晚期减速,为OCT阴性,提示胎盘功能良好。

(5)彩色多普勒超声血流监测　通过胎儿血流动力学监测,可以对子痫前期、胎儿生长受限等高危妊娠孕妇的胎儿宫内状况做出客观判断,为临床选择终止妊娠的适宜时机提供依据。常用指标包括脐动脉和胎儿大脑中动脉的血流,S/D比值(胎儿脐动脉收缩期与舒张期血流速度比值)、RI值(阻力指数)、PI值(搏动指数)等。应当重视舒张末期脐动脉无血流。

三、胎儿成熟度监测

胎儿成熟度主要通过计算胎龄、测量宫高与腹围以及超声测定胎儿大小来进行评估,以往经羊膜腔穿刺抽羊水检测卵磷脂/鞘磷脂比值、肌酐值等方法现已少用。

(孙德荣)

第九章　出生缺陷的筛查和预防

出生缺陷是指因遗传、环境或遗传与环境共同作用,使胚胎发育异常引起的个体器官结构、功能代谢和精神行为等方面的先天性异常。因此出生缺陷可能在胎儿出生时即有临床表现,也可能在出生后多年才发病。我国是出生缺陷高发国家,其发生率为4%~6%,它是围生儿、婴幼儿发病与死亡的主要原因,也是成年残疾的重要原因。努力提高出生人口素质,降低出生缺陷的发生率是我们面临的重要任务。

根据出生缺陷干预措施采取的时间不同,可分为三级干预:一级干预指在妊娠前采取干预措施,预防出生缺陷胚胎、胎儿的形成;二级干预指在妊娠期胎儿能够存活前,阻止严重缺陷儿活产分娩;三级干预指在胎儿娩出后,采取措施预防缺陷儿发病。

第一节　受孕前咨询和出生缺陷的一级预防

受孕前咨询包括婚前咨询和婚后孕前咨询。咨询内容不但包括遗传咨询,即由医学遗传学专业人员或咨询医师对咨询者家庭中遗传性疾病的发病原因、遗传方式、诊断、预后、发病风险率、防治等问题予以解答,并对其婚育问题提出建议与指导;而且还包括遗传病以外的健康咨询,即对计划妊娠的夫妇提出健康促进的生活方式,对患疾病的夫妇评估该病对婚育的可能影响,提出处理意见等。其目的是通过受孕前咨询,实现一级干预来减少缺陷胚胎的形成。

一、婚前咨询

通过询问病史、详细体格检查、必要时进行家系调查和家谱分析,提出对结婚、生育的具体指导意见。这是防止子代出生缺陷的第一站。对影响婚育的先天性畸形、遗传性疾病或感染性疾病,按暂缓结婚、可以结婚但禁止生育、限制生育和不能结婚4种情况处理。

(一)暂缓结婚

性传播性疾病需等治愈后再结婚;急性传染病控制之前暂缓结婚;影响结婚的生殖道畸形在矫正之前,暂缓结婚。

(二)可以结婚但禁止生育

(1)男女一方患严重常染色体显性遗传病,目前尚无有效治疗方法,而产前正确诊断困难者。

(2)男女双方均患相同的常染色体隐性遗传病,如男女均患白化病,若致病基因相同，其子女发病概率几乎是100%。

(3)男女一方患严重的多基因遗传病，如精神分裂症、躁狂抑郁型精神病、原发性癫痫等，又属于该病的高发家系，后代再现风险率高。

(三)限制生育

对产妇能做出准确诊断或植入前诊断(PGD)的遗传病，可在确诊后，选择健康胎儿继续妊娠，或选择正常胚胎移植。对产前不能做出诊断的X连锁隐性遗传病，可进行性别诊断，选择性生育。

(四)不能结婚

(1)直系血亲和三代以内旁系血亲。

(2)男女双方均患有相同的遗传病，或男女双方家系中患相同的遗传病。

(3)严重智力低下，生活不能自理，男女双方均患病无法承担养育子女的义务，其子女智力低下概率也大，故不能结婚。

二、婚后孕前咨询

指导计划怀孕的夫妇在双方身心健康、家庭及工作环境良好的状况下妊娠。在详细询问病史及体格检查后，评估夫妇双方健康状况，对病人提出治疗建议，对未发现明显疾病者指导落实健康促进措施。

(1)本人或家族中有不良孕产史，如畸胎史、死胎死产史、习惯性流产或早产史等，应尽可能查明原因。如一对α地中海贫血高发区的夫妇曾怀孕过严重水肿的胎儿，在下次妊娠前，应确定夫妇双方是否为α地中海贫血疾病基因携带者，明确诊断后，在下次妊娠时可进行PGD，避免再次怀孕患儿。

(2)患心脏病、高血压病、慢性肾炎、糖尿病、甲状腺功能亢进症、自身免疫性疾病的计划妊娠妇女，应确定疾病类型、疾病的控制情况、评价目前器官功能状况、能否胜任妊娠，以及所用药物对未来妊娠的影响等。

(3)患结核、梅毒、急性病毒性肝炎等传染病的计划妊娠妇女，应积极治疗，康复后再妊娠。一些病毒原发感染时应在获得保护性抗体后再妊娠。对免疫接种可获得终身免疫的某些病原体如风疹病毒，提倡婚前即接种疫苗。

(4)患生殖器官肿瘤，如卵巢肿瘤应先手术明确肿瘤性质，如为良性则剥除肿瘤后再妊娠，以减少妊娠期的并发症。宫颈上皮内瘤样病变应根据其严重程度决定是否需作相应处理后再妊娠。

(5)改变不良的生活方式，如戒烟、控制饮酒。众多研究表明妊娠期吸烟与出生缺陷、低体重儿有关；胎儿及新生儿乙醇综合征对其将来的神经系统发育和精神行为有不良影响。

(6)避免有害有毒物质接触，如从事某种职业长期接触铅、镉、汞等有毒重金属元素者，应注意体内有无蓄积，待这些物质排泄至正常水平后再考虑妊娠。

(7)补充叶酸或含有叶酸的多种维生素，循证医学的证据表明，孕妇在妊娠前以及妊娠早期补充叶酸或含叶酸的多种维生素可明显降低神经管畸形的风险，也可减少脐膨出、先天性心脏病等发病风险。目前我国已在妊娠早期免费推广补充0.4 mg/片的低剂量叶酸至妊娠8周。

孕前咨询除详细询问病史、体格检查外，可考虑进行必要的实验室检查，如血常规、尿常规、ABO及Rh血型、肝功能、乙肝病毒标志物、梅毒血清学检测、艾滋病抗体检测、胸片等以帮助评估健康状况。

三、咨询注意事项

(1)对咨询者应做到“亲切、畅言、守密”，医务人员要有责任心、同情心，要热情，取得咨询者及其家属的信任与合作。

(2)谈话时应避免刺激性语言，避免伤害咨询者的自尊心。实事求是地解答问题。

(3)对遗传性疾病估算再发风险。只能表示下一代发病概率，要依靠产前诊断来回答下一个孩子是否发病。

(4)应建立个案记录，以便查找，以利于再次咨询时参考。

（孙德荣）

第二节　产前筛查

产前筛查是通过母血清学、影像学等非侵入性方法对普通妊娠妇女进行筛查，从中挑选出可能怀有异常胎儿的高危孕妇进行产前诊断，以提高产前诊断的阳性率，减少不必要的侵入性产前诊断。因此，产前筛查必须满足以下条件：①为疾病而筛查，禁止为选择胎儿性别进行性别筛查。②该疾病在筛查人群中具有较高的发病率且危害严重。③能为筛查阳性者提供进一步的产前诊断及有效干预措施。④筛查方法无创、价廉。易于为被筛查者接受。产前筛查是出生缺陷二级干预的重要内容。

评估筛查试验优劣的主要指标有：敏感性、特异性、阳性预测值、阴性预测值，还有合理的成本/效益比。其中，敏感性和特异性是反映检测方法有效性的指标，敏感性为患者检测结果阳性的概率，特异性为非患病者检测结果阴性的概率；阳性预测值为检测结果阳性者中患病的概率，阴性预测值是检测结果阴性者中非患病的概率，两者均为评价实用性的指标，它们除与筛查方案有关外，还与发病率有关。筛查的综合评价指标是阳性似然比，即患病人群试验呈阳性的概率与非患病人群呈阳性概率的比；阳性试验优势比即已知筛查阳性，根据阳性预测值计算的患病概率与不患病概率之比。因为产前筛查面向普通孕妇群体，其方案必须符合卫生经济学原则。

目前在临床成熟应用的筛查方法有胎儿非整倍体的早、中孕期母血清学筛查及胎儿结构畸形的超声影像学筛查。

一、胎儿非整倍体产前筛查

(1)母血清学筛查是最常用方法，早孕期常用指标为游离人绒毛膜促性腺激素β亚单位(free-βhCG)、妊娠相关血浆蛋白-A;中孕期为甲胎蛋白(AFP)、hCG、游离雌三醇(uE_3)、抑制素A等,根据孕妇血清中上述标志物高低,结合孕妇年龄、孕周、体重等综合计算出胎儿21三体和18三体的发病风险,中孕期还可筛查出胎儿开放性神经管缺陷的风险。因孕妇上述标志物的血浓度随孕龄而改变,故风险计算一定要参照准确孕龄,常用早孕期胎儿头臀长计算孕周作为参照。

(2)超声测量胎儿颈项后透明层厚度(NT),通常在妊娠11~13^{+6}周(胎儿CRL为45~84 mm)时进行。非整倍体患儿因颈部皮下积水,NT增宽,常处于相同孕周胎儿第95百分位数以上。该技术质控要求高,如果结合母血清PAPPA、free-βhCG检测,可进一步提高检出率、降低假阳性率。

随着母血浆(清)中胎儿游离DNA富集技术以及新一代测序技术的飞速发展与联合应用。孕12周后采母血产前检测胎儿21、18、13三体及性染色体异常,准确率可达70%~99%。该技术称无创产前检测,但目前检测价格昂贵,尚不适合低危孕妇的产前筛查。

二、胎儿结构畸形筛查

胎儿结构畸形涉及机体所有器官,占出生缺陷的60%~70%。超声筛查是最常用的方法,多数胎儿畸形超声下可发现:①正常解剖结构的消失;②梗阻后导致的扩张;③结构缺陷形成的疝;④正常结构的位置或轮廓异常;⑤生物测量学异常;⑥胎动消失或异常。

(一)妊娠早期超声影像学筛查

除11~13^{+6}周胎儿NT测量外,部分无脑儿、全前脑、脊柱裂等畸形可在早中期妊娠时被发现。

(二)妊娠中期超声影像学筛查

检测孕周通常为18~24周,此时胎动活跃,羊水相对多,胎儿骨骼尚未钙化、脊柱声影影响小,便于多角度观察胎儿结构。胎儿结构筛查在胎儿头面、颈、胸、腹及脊柱、四肢均有规定的检查内容;还包括胎盘、脐带的检查。中孕期结构筛查由经过培训合格的超声师或产科医师进行。不断提升一线检查者技术水平是提高检出率的关键。

(孙德荣)

第三节　产前诊断

产前诊断是指在胎儿期应用各种检测手段,诊断其有无明显畸形、染色体病甚至基因病等遗传综合征。为宫内治疗或选择性终止妊娠提供依据。

一、产前诊断的对象

①夫妇一方为染色体平衡易位者。②生育过染色体异常胎儿的孕妇。③产前筛查确定的高风险人群。④生育过开放性神经管缺陷、唇裂、腭裂、先天性心脏病儿者。⑤X连锁隐性遗传病基因携带者。⑥夫妇一方有先天性代谢疾病,或已生育过病儿的孕妇。⑦在妊娠早期接受较大剂量化学毒物、辐射或严重病毒感染的孕妇。⑧有遗传病家族史的孕妇。⑨有反复原因不明的流产、死产、畸胎和有新生儿死亡史的孕妇。⑩本次妊娠羊水过多、疑有畸胎的孕妇。⑪≥35 岁的高龄孕妇。近年一些国家已不再对这 11 类进行孕妇常规侵入性产前诊断,而是先筛查,计算风险后决定是否侵入性产前诊断。

二、产前诊断常用方法

(1)胎儿结构检查超声影像是最常用的检查方法,包括超声二维、三维、实时三维成像、彩色多普勒、脉冲多普勒等,对筛查怀疑胎儿结构异常者进一步检查。也常需磁共振辅助诊断。

(2)染色体核型分析利用绒毛、羊水或胎儿血细胞培养,检测染色体核型。

(3)基因检测利用胎儿 DNA 分子杂交、限制性内切酶、聚合酶链反应(PCR)、测序技术等检测基因序列有无异常;目前基于芯片的比较基因组杂交技术在产前诊断中广泛应用,二代测序技术在该领域的应用也初见端倪。

(4)基因产物检测利用羊水、绒毛或胎儿血液检测特定的蛋白质、酶和代谢产物,用于确定胎儿某些代谢疾病。

四、染色体痛的产前诊断

染色体病的产前诊断主要依靠细胞遗传学方法,即细胞培养、中期染色体显带、核型分析。近年,分子核型分析技术快速发展,基因芯片检测染色体微缺失或扩增等结构异常已成为常用手段。常用的检测样本及合适采样时间如下。

(一)羊水细胞

制备染色体羊水穿刺最佳时间为妊娠 17 ~ 21 周,此时羊水量相对多,活细胞所占比大,培养容易成功。

(二)绒毛制备

染色体绒毛采样最佳时间为妊娠 9 ~ 12 周,培养时间相对短。因约 1% 绒毛染色体出现嵌合核型,而胎儿核型正常即所谓“自救”,故绒毛核型为嵌合体时,最好在妊娠中期再行羊水培养。

(三)胎儿血细胞培养制备

染色体妊娠晚期常用胎儿血样本,主要用于胎儿血红蛋白病的诊断。

五、性连锁遗传病的产前诊断

过去对性连锁遗传病因不能诊断疾病基因。需确定胎儿性别，决定是否继续妊娠目前高通量测序技术使疾病基因分析成为可能，使性连锁遗传病产前诊断水平提升。

六、基因病的产前诊断

如有先证者。明确疾病基因及其产物，利用胎儿细胞扩增目的基因进行 DNA 序列分析。如高度怀疑但不确定目的基因者可用全基因组测序技术。

七、胎儿结构畸形

目前主要通过超声、彩色多普勒、磁共振等对胎儿结构畸形进行诊断。然而，这一技术"发现与识别异常"难度较大，加上"发育"因素影响，故常需经验丰富者利用高分辨超声诊断仪动态观察，即使如此，还有一定的误诊、漏诊率。因此检查前应向孕妇及家属说明产前诊断的局限性，在知情同意基础上检查。此外，当前对绝大多数先天畸形还不能进行病因诊断。

（孙德荣）

第四节　孕期用药

孕妇在妊娠期可能因并发各种疾病而使用药物。由于妊娠期特殊性，孕妇药代动力学有所不同；药物也可能通过胎盘屏障，对胚胎、胎儿产生影响。

一、妊娠期母、儿药物代谢动力学的特点

孕妇体内孕激素、松弛素大量增加使胃肠蠕动减慢，胃排空时间延长，故口服药物达峰时间延迟，如果妊娠早期呕吐，则口服药物吸收不完全；妊娠期雌激素水平的增加，胆汁在肝脏淤积，也可使药物在肝脏的廓清速度下降；由于妊娠期血容量增加以及胎儿胎盘循环的建立，使孕妇的药物分布容积增加，如果与非妊娠期相同剂量给药，孕妇血药浓度降低；又由于妊娠期血浆白蛋白有所减少，结合药物能力降低，游离药物浓度增加；妊娠期肾血浆流量、肾小球滤过率明显增加，使药物经肾脏排泄速度加快，药物半衰期缩短，故孕妇用药频率可能需增加。

胎儿吸收药物主要经过胎盘、脐静脉进入体内，一部分药物经羊膜进入羊水，胎儿吞咽羊水后胃肠道吸收药物，而药物经肾脏再排泄到羊水中，可再经胎儿的吞咽重吸收，形成羊水-肠道循环。因胎儿血液循环特点，药物在胎儿体内的分布不均匀，肝、脑分布较多，而肺则很少。由于胎儿的血浆蛋白含量明显低于成人，故未结合游离状态的药物增加，加上胎儿肝脏微粒体酶活性低，代谢药物的能力差：而且药物通过胎盘进入胎体的速

度远大于通过胎盘排出的速度，故胎儿体内的药物容易蓄积。

二、药物对胎儿的影响

孕妇用药可对胎儿产生有利或有害影响。前者，如妊娠期梅毒，青霉素治疗可预防和治疗胎儿先天性梅毒；后者，如早孕妇女口服沙利度胺，造成胎儿短肢畸形。本节主要讨论妊娠期用药对胎儿的安全性问题。

临床评估药物对胚胎、胎儿的安全性需要考虑以下几个问题。

（一）胚胎、胎儿暴露于药物时所处的发育阶段

排卵后的 17 d 内，即使暴露的药物是致畸原，存活胚胎的畸形发生率与未暴露者相似，因此时胚胎细胞为全能细胞，损伤轻者可被其他细胞替代而正常存活，损伤较重者因无法修复损伤而死亡。此时胚胎自救措施倾向于死亡而不是畸形，故致畸风险降低。受精后 17 ~54 d，是器官形成阶段，细胞增殖、分化、迁移活跃，如胚胎受致畸原作用，易引起结构缺陷。由于各器官分化和发育迟早不一，不同时间暴露受累，畸形的器官有所不同。如人类受精后 21 ~40 d 时，胚胎心脏发育最易受累；受精后 24 ~46 d 四肢和眼睛易受影响；此外，由于各器官致畸敏感期有交叉，常可出现多发性畸形或综合征。受精后 8 周至分娩前，是胎儿宫内生长阶段，器官体积逐步增大，功能不断完善，致畸因子作用于胎儿，较少发生严重结构畸形，但会影响器官功能完善及生长发育受限等。

（二）药物本身的因素

根据药物对胚胎、胎儿危害性的不同，美国食品和药品管理局（FDA）将药物分成 A、B、C、D、X 类，可供妊娠期用药参考。

A 类：经临床对照研究，不能证实药物对胎儿有害，此类药对胎儿安全。但品种很少。

B 类：经动物实验研究未见药物对胎儿的危害。无临床对照试验，是妊娠期使用相对安全的药物。

C 类：动物实验表明药物对胎儿有不良影响，但对孕妇的治疗作用可能超过对胎儿的不良影响，故在充分权衡利弊后，谨慎使用。

D 类：已有足够证据证明药物对胎儿有害，只有在孕妇患严重疾病。而其他药物又无效的情况下考虑使用。

X 类：各种实验证实药物会导致胎儿异常，除对胎儿造成危害外，几乎没有益处，是孕前或妊娠期禁用的药物。

妊娠期推荐使用 A、B 类，慎用 C 类，不用 D 及 X 类。

（三）药物疗程的长度

致畸原在相同致畸剂量下，急性暴露可能很少致畸，而长期慢性暴露能使致畸风险显著增加。故妊娠期用药尽可能短疗程。

（四）药物暴露剂量

通常剂量越大毒性越大。由于胚胎对有害因子较成人敏感，故当致畸因素的强度对

母体尚未引起明显毒性作用时,可能已对胚胎产生不良影响。剂量受到母儿两方面多种因素的影响,包括:剂量-效应关系、阈值、药物代谢动力学特征、孕妇本身代谢状态、胎盘转运效率、胎盘上的特受体、母胎基因型、药物在胎儿体内的分布情况等。在如此复杂的情况下,很难确定个体安全剂量。胎盘对药物的转运受药物理化性质影响,分子量小、脂溶性高、血浆蛋白结合率低、非极性的药物容易达到胎儿。胎盘上有多种内源性、外源性受体表达,受体的存在增加了胎盘转运量。胎盘的生物转化作用可使某些药物的中间产物或终产物获得致畸活性,如苯妥英、利福平、抗组胺药、己烯雌酚等。也有药物经胎盘转化失活,对胎儿影响小如皮质醇、泼尼松等,而地塞米松则不经胎盘代谢直接进入胎体。

(五)遗传易感性

常见到人群在相同暴露时产生完全不同的结局,基因多态性会导致某一人群比另一人群更容易产生畸形。母胎的基因型均能影响药物的吸收、转运、代谢、分布、与受体的结合,从而影响化合物的致畸效应。但这方面的知识我们还很缺乏。

药物对胎儿的影响复杂,同一种药物的不同剂量、用药途径、用药孕周等因素的不同,对生长发育影响可以完全不同,妊娠期各种原发疾病的存在也增加了安全性评估的复杂性。暴露后是否发生不良反应,需要流行病学的研究,但可能因研究中的各种偏倚而误解。新药不断上市,其远期效应无法得到及时评价。故产科倾向于用老药。目前临床上评价妊娠期药物安全性最常用的仍然是美国 FDA 药品分类标签,但该分类比较模糊、粗糙,不能对影响程度等重要的临床情况进行评价。

(孙德荣)

第十章　产科急危重症

第一节　产科弥散性血管内凝血

一、概论

(一)产科易于发生DIC的原因

弥散性血管内凝血(DIC)是指在某些致病因素的作用下,凝血因子和血小板被激活,大量凝血物质进入血液循环,引起血管内广泛性的微血栓形成,凝血因子大量被消耗,并继发纤溶亢进,引起凝血功能障碍性出血,继而发生循环功能障碍及组织坏死的一种综合征。DIC是一种产科严重并发症,产科意外约占DIC总病例的8.6%~20.0%,DIC是产科并发症中引起大出血和病死比较常见的原因之一。那么,为什么产科是DIC发生的高危科室呢?以下是目前所知的原因:①妊娠期的凝血及纤溶异常,包括妊娠中后期纤维蛋白原、因子Ⅶ、因子Ⅷ、因子Ⅸ、因子X的含量及活性增加,血小板活性及代谢增高,纤溶活性降低致使孕妇血液呈高凝状态。②妊娠期AT-Ⅲ浓度及活性下降,蛋白C(APC)浓度及活性增加,提示体内有抗凝系统紊乱,也可能是孕期高凝状态发生的原因,孕妇血液呈高凝状态是生物进化的结果,可防止产后大出血,但同时也可导致DIC。③妊娠期纤溶活性降低,尽管妊娠期妇女纤溶酶原降低,组织(型)纤溶酶原活化剂(t-PA)活性略有增加,但由于纤溶酶原活化剂抑制物-1(PAI-1)的增加更为显著,因此总体上孕妇表现为纤溶活性下降。④羊水及其内容物、胎盘及其变性产物,具有组织因子(TF)样活性,在分娩等特定情况下,一旦大量进入母体,可启动外源性凝血系统,促进血栓形成。⑤妊娠及分娩过程中因多种因素的影响,易致各种感染,特别是革兰氏阴性菌感染。⑥病理产科中的多种疾病,常涉及全身或局部血管内皮损伤,如妊娠高压综合征、胎盘早剥等,一方面可致内皮细胞中TF释放,同时又可导致血小板聚集、活化及因子Ⅻ的接触性激活等。通过内外凝血系统启动而致DIC发生。

(二)产科DIC的病因、发病机制及病理生理变化

引起产科DIC的主要原因有妊娠高压综合征、胎盘早剥、羊水栓塞、死胎滞留、感染性休克以及严重的产科大出血、妊娠合并重症肝炎、宫内感染、HELLP综合征、葡萄胎及植入性胎盘、子宫破裂、刮宫术、剖宫产、母婴血性不合而有大量血进入母体循环时或孕妇接受不同血型的输血时均可以触发DIC瀑布机制。

1.妊娠高血压综合征　妊娠高血压综合征时由于小血管痉挛,导致周围血管阻力增

加，各种组织器官灌注不良，血管内皮细胞受损，管壁胶原纤维暴露，引起血小板黏附、聚集，释出血小板因子，使纤维蛋白原变为纤维蛋白；血小板过度聚集引起血小板减少；肝脏功能减退，凝血因子因合成减少、消耗过多而减少，重度妊高征患者 AT-Ⅲ水平比正常情况降低 24.4%。

2. 胎盘早期剥离　胎盘早剥时 DIC 的发生率约为 14.6%，胎盘早剥在胎盘后形成的血肿消耗了凝血因子，同时来自胎盘坏死组织、胎盘剥离部位的胎盘绒毛及蜕膜组织，产生大量组织凝血活酶和纤溶酶原激活剂进入母体血循环激活凝血系统而引起 DIC。若胎盘早剥与重度妊高征或羊水栓塞并发，则病情更为严重。

3. 死胎滞留　死胎滞留子宫内超过 4 周，大约 25% 的妇女可有凝血功能障碍，胎儿病死后变性自溶的胎盘和羊水释放大量组织凝血活酶进入母体循环，激活凝血系统引起 DIC。关于多胎之一死亡，多数学者认为未发现有凝血异常的证据。但 Cheschier 和 Seeds（1988）发现在双胎中死一个胎儿及滞产的患者中，有逐渐发展的但为一过性的母体纤维蛋白原水平下降及纤维蛋白降解产物增加。

4. 产科感染性休克　在严重产后感染及非法流产感染后，大量细菌产生的内毒素使毛细血管壁通透性增加，释放血管活性物质，如组胺、儿茶酚胺、血浆激肽及 5-羟色胺，微循环血流淤滞。细菌产生的内毒素可破坏血小板，激活凝血系统，并抑制巨噬细胞使之不能清除被激活的各种凝血因子及促凝物质，还可使血管内皮损伤，胶原组织暴露于血浆中，从而激活内源性凝血系统，可使血小板解聚，释放出血小板第Ⅲ因子。感染性休克时，微循环障碍、血流淤滞、酸中毒、组织缺氧等均可使 DIC 加重。

5. 羊水栓塞　羊水可直接激活因子Ⅹ为Ⅹa，加速凝血进程；在肺脏，羊水成分可阻塞肺循环，或直接在肺毛细血管内形成以纤维蛋白和血小板为主要成分的微血栓；血小板在肺微循环中聚集，释放 5-羟色胺及形成血栓素 A_2，促使血小板聚集和血管收缩；羊水中的胎粪、胎儿皮脂等物质可引起母体速发型过敏反应，使肺毛细血管扩张、通透性增强和肺水肿；并导致灌注减少、气体弥散障碍及血管收缩，使得右心衰竭，最终减少左心血流，引起心输出量减少，组织缺血、缺氧，代谢性酸中毒及心源性休克。由于大量凝血因子在血栓形成中被消耗，纤溶系统被激活，血液逐渐转化为低凝状态而导致严重出血。羊水栓塞可引起过敏性及失血性休克，故其休克特别严重，一般的抗休克治疗无效。

6. 妊娠合并重症肝炎　妊娠合并重症肝炎时，肝细胞大量坏死，肝功能减退以致衰竭，肝内及全身微血管内凝血引起凝血因子的消耗增加及肝内合成凝血因子明显减少是造成出血的原因。AT-Ⅲ值测不出或仅为正常的 20%，而 AT-Ⅲ减少又促使凝血酶引发活跃的凝血过程。

7. 产科大出血、休克　由于产科病理情况发生大出血及失血性休克时，血容量减少，脏器缺血，组织缺氧。如治疗不及时，休克拖延时间过长，最终可发生 DIC，加以继发消耗性的血凝障碍，往往又进一步加重 DIC，而 DIC 本身又可造成出血不止，二者互为因果，形成恶性循环，加重病情。

羊水、胎膜、胎盘或死胎组织、内毒素等成分，进入母体血循环后，可使母体发生 DIC，导致全身小血管痉挛，使肺、心、脑、肾、肝等重要脏器，因缺血缺氧而发生淤血、出血、水肿、坏死，功能受到损害。

(三)产科 DIC 的临床表现和特点

1. 产科 DIC 的主要特点

(1)绝大多数起病急骤,发展甚为迅猛。常在短时间内危及生命,也可能与亚急性型及慢性 DIC 病例漏诊较多有关。

(2)多以阴道倾倒性大出血及休克为主要甚至唯一表现,但休克的严重程度与出血量不成比例,其他部位出血相对较少,亦可见注射部位及手术创口渗血不止。

(3)DIC 病程发展及分期不明显,常可由高凝期直接进入纤溶亢进期,故阴道流出的血多不凝固,提示患者可能已进入消耗性低凝血期。

(4)病因较为明确并易于祛除,预后相对较好。

2. 主要临床表现 DIC 的临床表现主要为出血、低血压与休克、脏器功能障碍及溶血。

(1)出血 妊娠并发 DIC 时大多都有出血症状,以阴道出血最为多见,急性型发生率 84%~100%,慢性型出血并不严重,但其表现不一,DIC 高凝血期可无出血,静脉采血常出现针管内血液凝固现象。在消耗性低凝血期尤其伴发继发性纤溶时则出现严重而广泛的出血,全身皮肤黏膜呈现紫癜、瘀斑和血肿,并可见消化道、泌尿生殖道或其他部位出血,严重者可出现胸腔、心包或呼吸道、关节腔、颅内出血,注射部位或手术创口渗血不止。

产科 DIC 出血的特点:①出血并不与 DIC 的发展相平行。部分病例,出血症状可不明显,而以微循环衰竭的表现为主或为首发症状,因此,对临床上无明显出血的 DIC 病例更应警惕。②羊水栓塞、胎盘早剥并发 DIC 时的出血多为子宫大出血;死胎滞留病例,严重者在孕期出现皮肤瘀斑,牙龈出血,甚或出现广泛性黏膜出血(血尿、呕血、黑便);过期流产、子痫患者,多在子宫刮除术或胎儿娩出后出现子宫大出血或渗血不止。③急性发作性 DIC,如羊水栓塞并发 DIC,出血症状尚不明显时,即有呼吸窘迫、休克的发生,成为患者突然的或首发症状,严重病例因重要脏器功能的衰竭而早期病死,此类患者的出血可能被掩盖。④急性 DIC 患者,可同时具有 3 个或 3 个以上无关部位的出血。

(2)低血压与休克 急性型发生率为 42%~83%,休克程度与出血量不成比例,DIC 时由于纤维蛋白性微血栓或血小板团块阻塞了微循环,引起急性循环衰竭,轻者表现为低血压,重者发生休克。休克特点:突然出血,伴严重广泛的出血及四肢末梢发绀,有多脏器功能不全综合征表现;一般的抗休克治疗无效。

(3)循环障碍 DIC 时由于重要脏器微循环血栓形成,阻塞微血管,造成重要脏器微循环灌流障碍,严重者因缺血坏死导致重要脏器功能衰竭。DIC 时由于微循环血栓形成,阻塞微血管,静脉血回流量急剧减少,加以失血,使循环发生障碍,血压下降,发生休克;而大量血小板被破坏、组胺和 5-羟色胺的释放,使微血管收缩,加重缺氧,严重影响主要脏器功能,肾脏最易受损,其他依次是皮肤、肺、心脏及肾上腺和中枢神经系统。肾脏受累表现为急性肾功能不全,血尿、少尿或无尿;皮肤黏膜微血栓表现为血栓性坏死;肺部则因肺毛细血管广泛栓塞、出血、肺水肿而发生成人呼吸窘迫综合征(ARDS);DIC 时心肌收缩受抑制,心功能不全、有心律不齐,甚至发生心源性休克;肝受累表现为黄疸和肝功能损害;消化道受累可发生恶性呕吐或消化道出血;脑组织受累可发生神智模糊、谵安、惊厥甚至昏迷；肾上腺DIC可导致肾上腺皮质坏死出血；脑垂体坏死出血可导致席汉综合征，脱发、闭经、次级性征减退。静脉受累发生静脉血栓栓塞的症状。

(4)溶血　在DIC形成的过程中，毛细血管有纤维蛋白形成，加上缺氧、酸中毒，使红细胞变性能力降低，红细胞在通过纤维蛋白网时发生破碎而溶血；红细胞可呈盔形、三角形或棘形，流经脾时遭破坏，可引起贫血，也称微血管病性溶血性贫血。

内毒素、纤溶降解产物、D碎片可以通过激活补体-粒细胞-自由基途径损伤红细胞参与溶血过程，可出现黄疸、血红蛋白尿，周围血涂片可见异形红细胞及其碎片。

急性溶血时，可有发热、腰背酸痛、血红蛋白尿等；慢性溶血时，可见黄疸、进行性贫血。

二、产科弥散性血管内凝血的诊断

(一)DIC的分型及分期

1.分型　分为急性、亚急性与慢性3种临床类型。

(1)急性　多见于感染性流产、胎盘早剥及羊水栓塞等引起的DIC。其发病急骤，多于数小时或1~2 d起病，病情发展变化迅速，预后凶险。原发疾病的表现常常掩盖DIC的症状或DIC的症状未及充分表现即导致死亡。由于大量外源性促凝物质短时间内进入母体血循环，引起血液凝固高度障碍，出血症状较明显和严重，常伴短暂或持久的血压下降。实验室检查常有明显改变。

(2)亚急性　多见于死胎滞留等，多于数天至数周发病，病程发展较为缓慢，临床DIC症状可以明显或较轻，凝血功能轻度障碍。

(3)慢性　可见于妊娠高血压综合征、部分死胎滞留等患者。病程发展甚为缓慢，病程较长，可持续数周以上，临床表现常不典型，以血栓栓塞为多见，早期出血不严重，可以仅仅只有实验室检查改变，其发生可为全身性或局部性。

2.分期　DIC分为临床前期、早期DIC(高凝血期)、中期DIC(消耗性低凝血期)、晚期DIC(继发性纤溶期)。

(1)临床前期　DIC临床前期亦称前DIC，是指在DIC基础疾病存在的前提下，体内与凝血、纤溶过程有关各系统或血液流变学等发生了一系列病理变化，但尚未出现典型DIC临床症状及体征，或尚未达到DIC确诊标准的一种亚临床状态。一般存在于DIC发病前的7 d之内，血液呈高凝状态，血小板活化，凝血过程的激活已经开始，但尚无广泛微血栓形成，纤溶过程尚未或刚刚启动，血小板、凝血因子的消耗及降解均不明显，根据凝血相关的分子标志物有助于诊断。

(2)早期DIC　促凝物质进入血液循环，血液处于高凝状态，血小板和凝血因子被激活。微循环中广泛发生微血栓形成。临床上无明显出血，抽血时易凝固。皮肤黏膜可有栓塞性损害。休克及脏器功能衰竭表现较轻，呈可逆性。

实验室检查特点：①采血时，标本易凝固。②PT、APTT及TT可缩短。③血小板及多种凝血因子如Ⅷ:C、因子Ⅴ、凝血酶原、纤维蛋白原等水平在正常范围但可呈进行性下降。血小板活化及凝血激活分子标志物含量明显增高，如PF-4、β-TG、TXB_2、GMP-140、

F_{1+2}、TAT、FPA 等。④纤溶试验多在正常范围，如纤溶酶原、血浆鱼精蛋白副凝试验（3P 试验）、D-二聚体及 SFMC 等。

此期临床上持续时间短，难于发现和识别。治疗应以抗凝为主。

（3）中期 DIC　由于广泛性微血栓的形成，消耗了大量的血小板和凝血因子，血液呈低凝状态。此期有广泛出血、微循环衰竭、休克，以及微血栓栓塞的临床表现。

实验室检查特点：①血液呈低凝状态，采血后不易凝固。②PT、APTT 及 TT 延长。③血小板及多种凝血因子水平低下并呈进行性下降。血小板活化、凝血因子激活之分子标志物水平进行性升高。④纤溶试验：提示纤溶亢进，如 FDP、D-二聚体及 SFMC 升高等。此期持续时间较长，临床诊断 DIC 时，约 70% 以上处于此期。治疗应以抗凝、血小板、凝血因子补充及适度抗纤溶等综合措施为主。

（4）晚期 DIC　由于过度凝血，引起纤溶功能亢进，产生高纤溶酶血症。纤溶酶降解了纤维蛋白（原）及其他凝血因子，使出血更严重。

实验室检查特点：①血液呈低凝状态，非抗凝全血不易凝固。②血小板及多种凝血因子水平低下，但不呈急骤进行性下降，其活化及代谢分子标志物水平仍高，但可逐渐下降。③纤溶试验：各项纤溶指标强烈提示纤溶亢进。纤维蛋白原显著降低，3P 试验阳性，FDP、D-二聚体及 SFMC 显著升高等。但由于纤维蛋白原极度低下，FDP 过度降解，晚期小碎片大量形成等原因，3P 试验可阴性。

DIC 诊断确立时，约 20% 患者处于此期。后期治疗应以抗纤溶及补充血小板及凝血因子为主。

需要着重强调的是，各期往往互相重叠、交错。DIC 各期实验室检查结果比较见表 10-1。

表 10-1　DIC 早、中、晚期实验室检查结果比较

项目		早期	中期	后期
血小板计数		正常或升高	降低**	降低*
血小板活化标志物	PF-4	均轻度升高	均中度显著升高**	均中度升高*
	β-TG			
	TXB_2			
	GMP-140			
凝血因子及激活标志物	纤维蛋白原	正常或升高	降低**	降低*
	PT	正常或缩短	延长**	延长*
	Ⅷ:C	正常或升高	降低**	降低*
	TAT	3 项轻度升高**	3 项中度以上升高**	3 项中度升高*
	F_{1+2}			
	FPA			

续表 10-1

项目		早期	中期	后期
纤溶相关试验	纤溶酶原	正常	降低	显著降低
	3P 试验	阴性或弱阳性	阳性	强阳性
	D-二聚体	正常	中度升高	显著升高

注：** 进行性；* 非进行性

（二）产科 DIC 实验室检查

1. 产科 DIC 实验室检查应注意的几个问题

（1）存在发生 DIC 的高危因素如妊娠高血压综合征、死胎滞留等患者，应监测体内凝血功能的情况，前后对照进行动态观察，以利于诊断。

（2）产科 DIC 多数为危急重症，故实验室检查应力求简单、快速、先易后难。一般先作筛选试验，然后再作确诊试验；对少数疑难病例，再行特殊检查。一般情况下，检测项目应在 1～2 h 内获得试验结果。

临床资料表明有 92% 的 DIC 患者，可通过 PLT 计数、PT、纤维蛋白原定量、3P 试验及 D-二聚体等 5 项实验室检查确诊。而需要其他检查方法帮助诊断者仅 7%。

（3）病情危急又高度怀疑 DIC 的患者，如羊水栓塞等，在实验室结果出来前，应开始 DIC 的治疗。

（4）对实验室检查尚未达到诊断标准者，可给予预防治疗或试验性治疗。

（5）妊娠期虽有凝血功能的异常改变，但分娩后很快会恢复到正常水平；如分娩后凝血功能不能迅速恢复，结合临床表现应考虑 DIC 的存在。

2. 一般检查

（1）血小板计数及功能检测：PLT 治疗前 99% 呈进行性减少，若反复查大于 150×10^9，可排除此病。

（2）纤维蛋白原测定。

（3）凝血酶原时间测定（PT）及活化部分凝血酶时间（APTT）。

（4）全血凝块试验：抽取患者静脉血液 5 mL，正常应该在 6 min 内凝固。若 10～15 min 不凝固表示凝血功能轻度异常，若超过 30 min 不凝固者则说明凝血功能严重异常。

（5）3P 试验：正常时血浆内可溶性纤维蛋白单体复合物（SFMC）含量少，3P 试验阴性。而 DIC 时，可溶性纤维蛋白单体增多，鱼精蛋白虽可使之分解，但单体复合物可再聚合成不溶性纤维蛋白凝块而成胶冻状，3P 试验阳性。本方法简单、准确，但敏感性和特异性均较差，阳性时已是显性 DIC，且在 DIC 的早期和晚期均可阴性，阴性不能排除 DIC。

（6）纤维蛋白（原）降解产物（FDP）：85%～100% 的 DIC 患者血浆 FDP 升高，反映了纤溶酶对纤维蛋白原及纤维蛋白的水解作用。结果分析时应排除其他引起 FDP 升高的因素。

（7）D-二聚体测定：几乎所有 DIC 患者的 D-二聚体测定值均高于正常人，但该指标的敏感性很高，特异性较低，结果判定时需排除其他引起其升高的因素。原发性纤溶时纤维蛋白原的降解产物是 FDP，而继发性纤溶时其降解产物为 FDP 和 D-dimer。可见，D-dimer 是鉴别原发性纤溶和继发性纤溶的关键性指标，同时还是血栓溶解疗法效果判定的重要监测指标。

（8）凝血因子活性的检测：由于凝血因子的大量消耗，严重出血症状发生时可有多种凝血因子的活性降低。

（9）动脉血气分析提示低氧血症和酸中毒，外周血涂片可有红细胞变性或有碎片，超过 10% 时有诊断参考价值。

（三）如何提高产科 DIC 的早期诊断率

当有引起 DIC 原发疾病存在的前提下，对于不易以原发病解释的循环衰竭或严重休克，其程度与出血量明显不成比例，或休克时间长、不易纠正者，则应积极查找原因，及时结合实验室检查，动态检测，要想到 DIC 的可能，按照诊断标准，及早诊断。

前 DIC 的诊断标准如下。

（1）存在易致 DIC 的疾病基础。

（2）有以下一项以上临床表现：①皮肤、黏膜栓塞、灶性缺血坏死及溃疡形成等。②原发病的微循环障碍，如皮肤苍白、湿冷及发绀等。③不明原因的肺、肾、脑等轻度或可逆性器官功能障碍。④抗凝治疗有效。

（3）下列 3 项以上实验异常：①正常操作条件下采集的血标本易凝，或 PT 缩短 3 s 以上或 PT 缩短 5 s 以上。②血浆血小板活化分子标志物含量增加：如 β-TG、PF-4、TXB_2 及 GMP-140。③凝血激活分子标志物含量增加：F_{1+2}、TAT、FPA 及 SFMC。④抗凝活性降低：AT-Ⅲ活性降低，PC 活性降低。⑤血管内皮细胞分子标志物增高：ET-1，TM。

（四）DIC 的诊断标准

1. 存在易引起 DIC 的基础疾病　如感染、恶性肿瘤、病理产科、大型手术及创伤等。

2. 有下列二项以上临床表现　①严重或多发性出血倾向。②不易用原发病解释的微循环衰竭或休克。③广泛性皮肤、黏膜栓塞，灶性缺血坏死、脱落及溃疡形成，或不明原因的肺、肾、脑等脏器功能衰竭。④抗凝治疗有效。

3. 实验室指标同时有下列各项中 3 项以上异常　①血小板计数 $<100\times10^9$/L 或进行性下降（肝病、白血病者血小板计数 $<50\times10^9$/L），或以下 4 项中 2 项以上血浆血小板活化产物升高：β-TG、PF-4、TXB_2、GMP-140。②血浆纤维蛋白原含量 <1.5 g/L 或进行性下降，或 >4.0 g/L（在白血病及其他恶性肿瘤 <1.8 g/L，肝病 <1.0 g/L）。③3P 试验阳性或血浆 FDP>20 mg/L（肝病 FDP>60 mg/L），或 D-二聚体阳性。④PT 延长 3 s 以上或呈动态变化（肝病延长 5 s 以上），APTT 延长 10 s 以上或缩短 5 s 以上。⑤血浆纤溶酶原抗原 <200 mg/L。⑥AT-Ⅲ活性 <60% 或蛋白 C（PC）活性降低（不适用于肝病）。⑦血浆因子Ⅷ:C 活性 <50%（肝病必备）。⑧血浆内皮素-1（ET-1）水平 >8 ng/L 或凝血酶调节蛋白（TM）较正常增高 2 倍。

4. 疑难病例应有下列 2 项以上异常　①血浆凝血酶原碎片（F_{1+2}）、凝血酶抗凝血酶Ⅲ复合物（TAT）或纤维蛋白肽 A（FPA）水平增高。②血浆可溶性纤维蛋白单体复合物

(SFMC)水平增高。③血浆纤溶酶抑制复合物(PIC)水平增高。④血浆组织因子(TF)水平增高或组织因子途径抑制物(TFPI)水平下降。

为有利于 DIC 的诊断,采用积分法见表 10-2。

表 10-2　DIC 和 pre-DIC 的积分诊断标准

类别	失代偿性(显性)	代偿性(非显性)
原发疾病		
存在	+2 分	+2 分
不存在	0 分	0 分
Plt(×10^9/L)	>1 000 分	>1 000 分
	<100+1 分	<100+1 分
	<50+2 分	动态观察:升高-1 分,稳定 0 分,降低+1 分
SFMC/FDP	不升高 0 分	不升高 0 分
	中度升高+2 分	升高+1 分
	高度升高+3 分	动态观察:升高-1 分,稳定 0 分,不升高+1 分
PT(s)	未延长或延长<30 分	未延长或延长<30 分
	延长 3～6+1 分	延长>3+1 分
	延长>6+2 分	动态观察:缩短-1 分,稳定 0 分,延长+1 分
Fg(g/L)	≥1.00 分	特殊检查:AT 正常-1 分,降低+1 分
	<1.0+1 分	PC 正常-1 分,降低+1 分
		TAT 正常-1 分,降低+1 分
		PAP 正常-1 分,降低+1 分
		TAFI 正常-1 分,降低+1 分

判断标准:积分>5 分者,符合显性 DIC 诊断;2 分≤积分<5 分,提示非显性 DIC。每日需要重复测定记分,以作动态观察 Plt(血小板);SFMC/FDP(可溶性纤维蛋白单体复合物/纤维蛋白(原)降解产物);PT(凝血酶原时间);Fg(纤维蛋白原);AT(抗凝血酶);PC(蛋白 C);TAT(凝血酶——抗凝血酶Ⅲ复合物);PAP(纤溶酶——抗纤溶酶复合物);TAFI(凝血酶活化纤溶抑制物)。

(五)基层医院 DIC 的诊断标准

同时有下列三项或三项以上即可确诊 DIC:①血小板<100×10^9/L 或呈进行性下降。②血浆纤维蛋白原含量<1.5 g/L 或进行性下降。③3P 试验阳性或血浆 FDP>20 mg/L。④凝血酶原时间缩短或延长 3 s 以上或呈动态性变化。⑤外周血破碎红细胞>10%。⑥不明原因的红细胞沉降率降低或红细胞沉降率应增快的疾病但其值正常。⑦血凝块静置 2 h 内出现溶解现象;血凝块变小,或完整性破坏,或血块周边血清呈毛玻璃样混浊。

(六)DIC 的鉴别诊断

DIC 需与重症肝病及原发性纤维蛋白溶解亢进相鉴别(见表 10-3)。

表 10-3 DIC 与重症肝病及原发性纤维蛋白溶解亢进鉴别要点

类别	DIC	重症肝病	原发性纤溶亢进
发生率	易见	多见	罕见
血小板计数	重度减低	正常或减低	正常
血小板活化分子标志物(PF-4、β-TG、TXB_2、GMP-140)	显著增加	正常或轻度增加	正常
红细胞形态	碎片,棘刺状,头盔状	正常	正常
3P 试验	阳性	阴性**	阴性
FDP	增加	正常**	正常
Ⅷ:C	减低	正常	正常
凝血因子激活标志物(TAT、F_{1+2}、FPA)	显著增加	正常	正常
D-二聚体	升高	正常**	正常

注:** 如肝病并发纤溶亢进,则可为阳性或增加。

1. 重症肝病 血小板生成减少或消耗过多,血小板功能受到抑制,凝血因子或纤溶成分的合成减少或消耗增多,或循环抗凝物质生成增多或消耗减少而引起出血。临床上可有广泛的出血,尤以皮肤、黏膜和内脏出血多见。

2. 原发性纤溶症 较罕见,是由于激活纤溶系统的组织型纤溶酶原活化物(t-PA)、尿激酶型纤溶酶原活化物(u-PA)的活性增强或由于抑制 t-PA、u-PA 的纤溶酶原活化抑制物(PAl)的活性减低所引起。临床出血表现类似 DIC,止血需要抗纤溶剂而不是肝素。须与 DIC 作鉴别。

三、产科弥散性血管内凝血的治疗

DIC 治疗的总原则及目的是:①去除产生 DIC 的基础疾病及诱因。②阻断血管内凝血及继发性纤溶亢进过程。③恢复正常血小板及凝血因子水平。④纠正休克及控制出血量。

(一)原发病的治疗或诱因的去除

治疗原发病的目的在于阻止促凝物质的释放,阻断 DIC 的诱发因素。密切监测凝血功能的变化,并根据凝血功能的改变程度,选择合适的产科处理措施。在产前合并 DIC 的患者,对于病情发展迅速且短期内难以结束分娩者应考虑手术终止妊娠。尽早娩出胎儿胎盘和清除宫腔内容物。DIC 较为明显者在给予肝素治疗及补充凝血因子的基础上进行引产。

(二)抗生素的合理应用及抗休克治疗

细菌产生的内毒素是诱发 DIC 的因素,及时控制感染,减少内毒素的产生直接有利于 DIC 的治疗,亦可为去除诱因而行手术治疗时创造条件。及时清除感染病灶,并给予大剂量抗生素治疗。抗生素应用需注意:①抗菌治疗应及早开始,一步到位。②宜选用广谱抗菌药或两种以上联合应用,如有细菌学监测,可给予敏感抗生素,否则应选择对革兰氏阴性杆菌有效的药物。③应根据患者临床情况,特别是肝、肾功能状态,确定用药方法及剂量。④密切观察病情,及时调整抗菌药物的种类和剂量。

休克造成机体微循环灌流不足,组织缺氧引起酸中毒等,应及时用 5% 碳酸氢钠予以纠正,低血容量造成的休克可补充输液或输血纠正,同时给予吸氧,纠正电解质紊乱。

抗休克必须采用扩血管升压药物。对 DIC 本身微循环衰竭引起的休克,一般抗休克治疗效果差,有待 DIC 的控制。

(三)抗凝治疗及其注意事项

1. 肝素的合理应用问题

(1)普通肝素的使用 DIC 时,肝素可防止血小板及各种凝血因子的消耗,阻断血栓形成,改善微循环,修复受损的血管内皮细胞。但肝素对于已形成的微血栓无效。肝素不通过胎盘,对胎儿是安全的。肝素的适应证与用量随病情而异。以下几点可作为参考:①导致严重 DIC 的病因尚未很快去除。②需要补充凝血因子和血小板或选用纤溶抑制剂时,若尚难判定血管内凝血是否停止,可提前或同时应用肝素。③肝素用于慢性或亚急性 DIC 更为有效。④在 DIC 的早期处于高凝血状态,肝素可阻止血管内凝血的进展。⑤用量随病情而定。酸中毒时肝素灭活快,用量宜偏大;肝肾功能障碍时肝素灭活排除缓慢,用量宜小;血小板、凝血因子明显低下时应减少用量。

急性羊水栓塞时 DIC 的发生较急,多在数分钟内出现严重症状,如急性呼吸衰竭、低血压、子宫强烈收缩及昏迷等,应及时处理。不应等实验室检查即可静脉注射,首剂 50 mg,然后再采用连续静脉滴注,滴注剂量以每小时 25 ~ 35 IU/kg 体重(肝素 1 mg = 125 IU)。死胎滞留而伴有严重凝血功能障碍者,可静脉滴注肝素 50 mg,每 4 h 重复给药,24 ~ 48 h 后停用肝素再行引产。对妊娠高血压综合征患者,如存在慢性 DIC 或凝血功能亢进时,可早期开始肝素治疗。败血症诱发 DIC 时,早期肝素治疗可挽救患者的生命。

肝素的用药方法,一般采用连续静脉滴注效果较好。剂量按每小时滴入 100 mg 左右计算,24 h 给予 200 ~ 400 mg。

(2)低分子量肝素的应用 低分子量肝素保留了抗因子Ⅹa 的活性而抗凝血酶的作用减弱,具有抗凝作用强、出血危险小、生物利用度高、不良反应少、安全等优点。但低分子量肝素可促进纤溶酶原活化剂的释放,增强纤维蛋白溶解作用,这对已有明显纤溶亢进的 DIC 患者的影响尚不了解。此外,标准肝素的抗凝血酶作用是 DIC 治疗的重要部分,低分子量肝素的抗凝血酶作用减弱从理论上讲不一定对 DIC 的治疗有利,其效果和优越性有待进一步证实。

每日 200 IU/kg 体重,分两次皮下注射,用药间隔时间 8 ~ 12 h,疗程 5 ~ 8 d。

(3)肝素过量的表现及处理 ①肝素治疗过程中,一般情况恶化,出血现象加重,或已停止、减轻的出血现象再度加重而且能排除 DIC 加重的出血症状。②试管法凝血时间超过 30 min,KPTT 超过 100 s。

肝素过量可用鱼精蛋白对抗,剂量与末次肝素剂量相同。用法:硫酸鱼精蛋白加入

25%葡萄糖注射液 20 mL 静脉缓慢注入(3～10 min),每次注入鱼精蛋白剂量不宜超过 50 mg。若为低分子肝素则用 0.6 mL 鱼精蛋白中和 0.1 mL 低分子肝素。

(4)肝素治疗有效的指标:①出血停止或逐步减轻。②休克改善或纠正,如血压回升、脉压增大、肢体转暖及发绀减轻或消失。③尿量明显增加。④PT 比治疗前缩短 5 s 以上,纤维蛋白原及血小板计数不再进一步下降或有不同程度的回升。⑤其他凝血象检查逐步改善。

肝素治疗有效的 DIC 患者,各项凝血指标恢复时间为:PT 约 24 h;纤维蛋白原 1～3 d;优球蛋白溶解时间 12～72 h,F_{1+2}效价下降约需数日至 1 周,血小板计数回升则需要数日至数周不等。

(5)停用肝素的指征和方法　①诱发 DIC 的原发病已控制或缓解。②病情明显改善,如出血停止、休克纠正、发绀消失、尿量大于 30 mL/h,有关脏器功能恢复正常。③PT 缩短至接近正常,纤维蛋白原升至 100～150 g/L 以上,血小板数量逐渐回升。④凝血时间超过肝素治疗前 2 倍以上,或超过 30 min,或 KPTT 延长接近 100 s。⑤出现肝素过量的其他症状、体征及实验室检查异常,如出血征象加重等。

肝素停药需逐步进行,一般取逐日减半的方式以免 DIC 复发。停药 6～8 h 应复查 DIC 有关指标,以后每日检查 1 次,连续 3～5 d,以观察凝血紊乱是否消失或 DIC 是否复发。经治疗稳定后至少仍宜每日监测血小板数量、凝血酶原时间、纤维蛋白原、3P 试验。

若肝素治疗效果不满意,要考虑:①病因未除。②可能原发病太严重,DIC 进展迅猛,肝素尚未充分发挥作用,患者已死于顽固休克或多器官功能障碍综合征。③血小板大量破坏,血小板第Ⅳ因子(PF-4)大量释放于血循环拮抗肝素的作用。④抗凝血酶Ⅲ(AT-Ⅲ)减少,肝素必须通过 AT-Ⅲ发挥作用,AT-Ⅲ活性在 85%以上,DIC 治疗效果最佳。⑤酸中毒未纠正或者肝素剂量不合适。

(6)使用肝素注意事项　①以下情况慎用肝素:既往有严重遗传性或获得性出血性疾病,如血友病等。手术后 24 h 以内,或大面积创伤开放伤口未经良好止血。严重肝病,多种凝血因子合成障碍,如纤维蛋白原低于 0.5 g/L。近期有咯血的活动性肺结核、有呕血或黑便的活动性溃疡病。②以下情况禁用肝素:感染性休克、胎盘早剥、颅内出血或晚期 DIC 进入纤溶亢进状态时禁用肝素。③经常检查血 pH 值,及时纠正酸中毒,必要时补充叶酸及维生素。④严密观察肝素出血的毒副作用。最早出血为肾脏和消化道出血。

2. 丹参或复方丹参注射液　有扩张血管、抑制血小板聚集及抗凝作用。用法:30～60 mL,溶于 5%葡萄糖注射液 200 mL 中,快速静脉滴注,每日 2～3 次,7～10 d 为一疗程。可单独使用,重症 DIC 亦可与肝素合并应用,而且不需减少肝素用量。不良反应小,无明显禁忌证。

3. AT-Ⅲ　在生理条件下,血浆中的 AT-Ⅲ占血浆抗凝活性的 75%～80%,凝血酶可以与 AT-Ⅲ相结合,生成凝血酶抗凝血酶复合物(TAT),从而使凝血酶失活。DIC 时 AT-Ⅲ降低,足量的 AT-Ⅲ可使肝素充分发挥作用,提高疗效。用法:第 1 天输注 1 000～2 000 U,以后每日给予 500～1 000 U,疗程 5～7 d,使其在体内的活性达到 80%～160%为宜。

4. 活化蛋白 C　在凝血启动过程中,凝血酶与血管内皮释放的 TM 结合成复合物,降解PC，使之转变成有活化的PC(APC)。在蛋白S存在时，APC通过对因子Ⅴa及Ⅷ:C的灭活而发挥抗凝作用，此外APC还能阻滞因子Ⅹa与血小板的结合及促进纤维蛋白的溶解。APC已经通过Ⅲ期临床试验，取得良好的效果。

（四）抗血小板药物的应用

1.右旋糖酐　低或中分子右旋糖酐（肝素加入右旋糖酐内静脉滴注效果较好）可以降低患者红细胞和血小板的黏附和凝聚，并有修复血管内皮细胞的作用，用量500～1 000 mL/d；在严重出血倾向时，以选用中分子右旋糖酐为宜。

2.双嘧达莫　双嘧达莫可抑制血小板磷酸二酯酶的活性，从而抑制血小板的聚集和释放反应。每次400～600 mg，置于100 mL液体中静脉滴注，每4～6 h重复一次，24 h剂量可达1 000～2 000 mg。与阿司匹林合用可减半。

3.阿司匹林　阿司匹林主要阻断血栓素的产生而对PGI-2合成酶无影响，大剂量二者都要受到抑制，因血栓素酶对阿司匹林的敏感性高于前列腺素环氧酶，用量60～80 mg/d。

（五）血小板及凝血因子的补充

1.补充血容量　新鲜全血。为防止DIC的加重及复发，在全血中加入适量肝素，每毫升全血中加入5～10 IU，并计入全天肝素治疗总量。

2.新鲜血浆　所含血小板及凝血因子与新鲜全血一致，由于去除了红细胞，一方面可减少输入容积，另一方面可避免红细胞破坏产生红细胞素等促凝血因素进入DIC患者体内，故是DIC患者较理想的血小板及凝血因子的补充制剂。

3.纤维蛋白原　特别是用于有明显低纤维蛋白原症的DIC患者。每次用量2～4 g，静脉滴注，以后根据血浆纤维蛋白原含量而补充，以使血浆纤维蛋白原含量达到1.0 g/L。输纤维蛋白原5～6 g才增加1 g纤维蛋白原。

4.血小板悬液　当血小板低于50×10^9/L而出血明显加剧时，可给予浓缩血小板，需要在充分抗凝治疗的基础上进行且需要足够量的血小板，首次剂量至少在8 IU以上，24 h用量最好在10～16 IU。

5.维生素K　为肝脏合成第Ⅱ、Ⅶ、Ⅸ、Ⅹ因子所必需，每日静脉滴注维生素K_1 40 mg可促进维生素K依赖的凝血因子的合成。

用中心静脉压监护补液速度与用量，以防补液过慢过少，达不到迅速补充血容量的目的；又防补液过快过多，发生心力衰竭。

（六）如何促进脏器功能的恢复

1.保持适度的纤溶活力　保持适度的纤溶活力有助于防止和清除微循环内的纤维蛋白栓塞，对于维护组织灌流，防止栓塞坏死，具有重要意义。所以纤溶抑制剂不常规应用，只有当DIC的基础病因及诱发因素已经去除、DIC处于纤溶亢进阶段且在肝素治疗的同时才能用适量的纤溶抑制剂。常用的有抑肽酶、6-氨基已酸、氨甲苯酸及氨甲环酸。

2.溶栓治疗　只适用于纤溶功能低下，弥散性微血栓形成持续时间过长患者。可用促纤溶药物溶解血栓，改善组织血液供应，恢复脏器功能。常用链激酶、尿激酶。

3.强心、升压　对伴有休克者，可给予多巴胺、间羟胺，增强心肌收缩力，增加心输出量，升高血压。

4. 脱水疗法　重症者，须早行脱水疗法，并及时补充营养和热量，以利脏器功能的恢复。

20% 白蛋白与大剂量呋塞米静脉滴注，白蛋白可提高胶体渗透压，使渗透到间质中的水转移到血管内来提高血容量，防止发生低血压和减少钾、钠的丧失，而呋塞米则将多余的水经肾脏排除。

呋塞米与多巴胺合用，可增加心肌的收缩力，又有利尿、升压、降低血肌酐的作用。连续动静脉血滤器（CAVH）的应用：应在肾功能损害的早期应用，特别是在注射呋塞米后，尿量仍不增多时采用。CAVH 能滤出体内过多的水分、尿素氮、肌酐、尿酸和过高的钾、镁离子及各种酸性终末代谢产物，并能补充营养、热能和钠、钙等电解质，维持机体内环境的相对平衡，为脏器功能恢复创造条件。

（七）关于 DIC 患者的终止妊娠方式问题

一般认为，除有产科指征或需紧急终止妊娠外，阴道分娩比剖宫产或子宫切除好，因为手术可使切口严重出血及腹腔内广泛出血。阴道分娩时尽量避免会阴侧切和软组织的损伤，产后应及时使用宫缩剂以减少出血。如需手术则应尽量在手术前纠正凝血机制紊乱。当有明显的血小板减少性紫癜或持续的凝血障碍存在时，手术需推迟至补充新鲜血或凝血因子、待凝血功能改善后再实施手术。术中如子宫有损伤或出血，最好采取综合措施修补及止血，而不首先考虑切除子宫。

（八）子宫切除术的选用

急性羊水栓塞、重型胎盘早剥引发的 DIC，因促凝物质对子宫壁的刺激和发生在宫壁内微血管的栓塞与出血，均可减低子宫的收缩力，加重子宫出血。此种出血，注射宫缩剂和按压子宫，或宫腔内添纱布等措施，非但不能止血，反而将宫壁内的促凝物质挤入母血，加重 DIC；结束分娩后，留在子宫壁内的凝血活酶，仍有随血流经下腔静脉入右心和肺循环的可能，故在子宫出血不能控制时，需创造条件及早切除子宫。

四、产科弥散性血管内凝血的预防

（一）加强孕期检查

及时发现妊娠高血压综合征、妊娠合并高血压、妊娠合并肝病、胎盘早剥、前置胎盘等病理妊娠，及时予以有效的治疗，尽可能减少发生产科 DIC 的诱因。

（二）避免使用促凝药物

妊娠中后期，血液处于高凝状态，应尽力避免使用可促进血小板凝聚的药物，如肾上腺素、高渗葡萄糖与高分子右旋糖酐。

（三）适时终止妊娠

终止妊娠的目的是去除诱因，对重度妊高征、胎盘早剥等，应及早终止妊娠。可依据病情选择分娩方式。

(四)严密观察和处理产程

严密观察与处理产程中的异常,避免宫缩过强过密,对急产与宫缩过强者,及时予以镇静剂。

(五)合理应用缩宫素

用缩宫素静脉滴注引产或增强宫缩时,必须有专人守护,严密观察宫缩的频率与强度,随时调整滴速。

(六)防止羊水进入母血

避免在宫缩高峰时人工刺破胎膜,分娩中尽量减少和减轻软产道损伤,以防较多量羊水进入母体,发生急性羊水栓塞。

(七)严格手术操作

严格掌握手术指征、禁忌证和手术条件。按照手术常规操作,术中尽量减少产伤,尤其应避免对胎盘的损伤。

(八)预防感染

加强无菌消毒术,严防继发感染。如已有感染病灶存在应使用足量的敏感抗生素治疗,及时控制感染。

(九)其他

积极纠正休克、酸中毒及水电解质平衡。

综上所述,DIC 病因多,临床表现多样复杂,且各期交叉存在,必须提高警惕,早期发现,早期诊断。产科 DIC 应以预防为主,应提高高危妊娠、分娩的认识和处理,防止 DIC 的发生。产科 DIC 发病急,一旦发生 DIC 应积极结束分娩,去除子宫内容物,阻断外源性凝血物质,病情可迅速好转,自然缓解,必要时不失时机地使用抗凝剂防止 DIC 的发展。

(陈　萍)

第二节　产科休克

一、休克的一般概念

休克是由于急性循环功能障碍,使全身组织和脏器的血流灌注不足,引起组织缺血、缺氧、代谢紊乱和各种重要脏器功能发生严重障碍的综合征。休克可以出现在各种疾病过程中,如不及时予以适当的处理,全身组织器官会发生不可逆的损害而引起死亡。

以下 3 种可以引起循环功能障碍的主要因素,它们可以单独或合并存在而引发休克。

1. 血管内有效循环容量的丧失　血管内循环容量的丧失,可引起低血容量性休克。在出血性休克中,由于出血而引起血容量丧失;在感染性休克和过敏性休克中,则由于血管内皮细胞损伤,使血浆物质溢入组织间隙而导致容量丧失。

2. 血管运动张力丧失　血管运动张力丧失,可引起血管扩张性休克。在感染性休克和过敏性休克中,由于广泛的炎症反应;在神经源性休克中,则由于交感神经控制的缺失,均可引起血管运动张力不足,从而导致血管扩张和外周血管张力降低。

3. 心排血量不足　在心源性休克,这种心排血量不足可由心脏内源性缺陷,如心肌病、心瓣膜或心脏传导系统的病变所引起。而在阻塞性休克,则可由广泛性肺栓塞等疾患使心脏充盈受到机械性阻塞,而导致心排血量不足。

组织的血液灌注不足会引起细胞缺氧和代谢性酸中毒,其结果可造成机体多器官功能衰竭,尤其以肺、肾和凝血系统最为重要,可以合并急性呼吸窘迫综合征、急性结节性坏死和弥散性血管内凝血。如处理不及时,可以导致死亡。

二、产科休克的病理生理

休克过程的发生与发展以循环系统的急剧改变为主要表现。休克发病机制的关键是全身各组织微循环血流灌注量的严重不足,而动脉血压的改变并不一定与微循环血流灌注量相一致,因此不能简单地将血压作为观察休克严重程度的唯一指标。

(一)出血性休克

由于血管内有效循环容量的丧失,心排血量减少。但在休克初期心脏的收缩、血管运动和血管内皮的通透性尚能维持正常。根据血液的丧失量,可将休克分为3阶段。

1. 代偿期　在出血的初期,如血量丧失少于全血量的20%,通过交感-肾上腺髓质系统的强烈兴奋而增加心跳和血管阻力,可使心排血量得到代偿。由于这种血管阻力的增加是有相对的器官选择性的,使全身血液获得重新分配,有助于保证心脏和脑等重要器官的血液供应。另外,肾素-血管紧张素-醛固酮系统活动增加,使外周动脉收缩,其与垂体抗利尿激素均使肾对钠离子和水的重吸收增加,防止体内液体丢失。

2. 可逆的失代偿期　如果出血达到全血量的20%~40%,休克未能得到及时处理而持续,会使心排血量失代偿。组织缺血缺氧趋于严重,引起血压下降和少尿,乳酸等酸性代谢产物在血中大量积聚,可导致酸中毒。

3. 不可逆期　当失血量超过全身血量的40%时,回心血量进一步下降,使心脏的血液灌注也受到影响,乳酸性酸中毒变得更加严重。全身性炎性反应可增加扩血管物质的产生。这些改变可使生命重要器官发生不可逆的损害。

(二)感染性休克

感染性休克系指感染引起的血管灌流呈急性锐减的综合征。引起产科感染性休克的最常见的原因为肾盂肾炎、绒毛膜羊膜炎、产褥感染和感染性流产。常见的致病菌为产生内毒素的革兰氏阴性杆菌、厌氧链球菌以及产生外毒素的溶血性链球菌和金黄色葡萄球菌等。感染性休克的发生、发展与预后均与致病菌的毒性和机体的免疫力有关。

引起感染性休克的因素是细菌及其产生的毒素,尤其是革兰氏阴性细菌及其内毒素。内毒素及细菌代谢产物可激活补体系统、缓激肽系统和内源性血凝系统,引起毛细血管扩张、血管内皮细胞损伤和通透性增加,以及全身性凝血机制障碍。感染性休克可根据其进程分为3个期。

1. 原发性(可逆性)早期(温暖期) 由于广泛性毛细血管扩张和血管内皮通透性增加,血流动力为高排低阻型。通过代偿性心跳加速使心排血量增加,但同时会发生心脏收缩力减弱和心肌抑制,患者心率加快而四肢温暖。

2. 原发性后期(寒冷期) 心肌功能紊乱趋显著,外周阻力高,组织出现血流灌注不足。患者血压降低,心动加速,四肢湿冷。发绀和少尿的发生提示心、肺和肾功能受损。

3. 继发性(不可逆期) 产生多器官功能障碍,伴同急性呼吸窘迫综合征、弥散性血管内凝血,低血糖和尿闭。当伴有急性呼吸窘迫综合征时,病死率可达25%。

(三)过敏性休克

过敏性休克是由特异性变应原引起的以急性循环衰竭为主的全身性速发性变应反应。产科过敏性休克最常见的变应原是药物,其次为不相容的血液制品。引起过敏反应的机制主要为两种,即IgE中介的过敏反应和补体中介的过敏反应。在IgE中介的过敏反应常见的变应原为药物,例如抗生素。当抗原物质进入机体后,引起依附于循环中嗜碱粒细胞和组织肥大细胞膜上的IgE释放。这些细胞继而释放大量组胺和慢反应物质,引起支气管收缩和毛细血管通透性增加。另外,组胺也可引起血管扩张。在短时间内发生一系列强烈的反应,患者出现血管水肿、喉黏膜水肿、血压降低、心动加速、呼吸增快和呼吸困难等,也可伴有荨麻疹、鼻炎或眼结膜炎。在补体中介的过敏反应中,常见的变应原为各种血液制品。补体激活可以产生Ⅱ型过敏反应(例如ABO血液不相容)或Ⅲ型反应。补体的片段包括C3a、C4a和C5a,为强力的过敏性毒素,引起肥大细胞脱颗粒,产生和释放其他一些中介物质,例如细胞激肽以及凝血系统的活化,结果导致全身性血管扩张、血管通透性增加、支气管痉挛和凝血机制障碍。

(四)神经源性休克

神经源性休克可由全脊髓阻断所引起。交感血管运动张力丧失和机体保护性血流动力学反射,是神经源性休克的基本病理机制。发生神经源性休克时,全身血管阻力降低,而静脉容量增加,使回心血量和心排血量减少,导致血压下降。但由于迷走神经张力不受拮抗,显示心动过缓,肢体温暖而干燥。当休克情况加重时,由于皮肤热量丧失可使体温下降。引起产科神经源性休克的最常见原因是手术和减痛麻醉,尤其是高位硬膜外麻醉。

(五)心源性休克

心源性休克是由于心脏泵衰竭或心功能不足所致,心排血量降低是其基本的病理生理。心源性休克本身并不是产科领域的问题,仅在患有冠心病、原发性高血压(又称高血压病)、糖尿病、充血性心力衰竭,或继发于高血压等内科疾病的少数产科患者中才会发生。大部分产科心源性休克患者有心血管病史;有些患者虽无明显的心血管病史,但不能完全排除存在隐性心血管疾病,例如心肌病等,由此而引起突发性休克。

(六)阻塞性休克

发生在产科的阻塞性休克最常见的为肺栓塞或羊水栓塞所致。当血栓从下肢静脉、盆腔静脉等处脱落,堵塞肺动脉主要通路,使肺循环血量骤减而引起休克。羊水栓塞可导致血管内皮细胞损伤,暴露内皮下胶原,启动内源性凝血系统,触发弥散性血管内凝血,大量微血栓形成,消耗大量的凝血因子,血液呈消耗性低凝状态,继而发生纤溶亢进,出现广泛的出血,可导致休克。

三、产科休克的诊断与鉴别

对大多数产科休克,根据病史和临床检查做出休克诊断和休克原因的判别并不太困难。及早发现休克和明确休克的类别,可使患者获得及时和针对性的抢救治疗,而改善其预后。

(一)低血容量性休克

出血性休克,尤其是由急性出血所致的休克,属低血容量性休克的一种,是最常见的产科休克。大量失血的原因主要有产后出血、异位妊娠破裂、不全流产、前置胎盘、胎盘早剥和子宫破裂等。要留意对出血量的正确评估,因为低估的情况时有发生。另外,可能容易被忽略的出血源是继发性阔韧带血肿的内出血、子宫或肝脏破裂。低血容量性休克的患者通常表现为血压降低、心动过速和四肢厥冷。与其他类型的休克相比较,其呼吸和肺功能尚能维持,皮肤发绀并非其早期征象。

(二)感染性休克

感染性休克与低血容量性休克的区别是患者的四肢往往温暖而干燥,患者有高热、寒战和全身衰竭。常见的感染源来自生殖道,但有时其感染源是隐匿的。全腹和股骨沟区疼痛和肌紧提示感染的部位。凡诊断为感染性休克的患者,都需采血和局部病灶分泌物做细菌培养,但60%的感染性休克的血培养结果可能呈阴性。超声和X射线检查可以检出妊娠残留物或脓肿。应将感染性休克与出血性休克加以区别,尤其在流产者,在感染的同时伴有不同程度的出血,容易混淆,但只要认真检查和分析是可以区分的。如有困难,可通过补充血容量试验加以鉴别。如为出血性休克者,经补液后中心静脉压迅速上升,休克症状明显改善;而在感染性休克者,则经补液后症状改善不及出血性休克者明显。

(三)过敏性休克

过敏性休克多数是医源性的,发生在用药或输液之后。过敏反应的一些特征,例如荨麻疹、结膜炎、血管水肿等出现在注药或输注血液制品后,提示过敏性休克。罕见的情况下,输入了受感染的血液制品所引起的感染性休克类似于过敏性休克。如果疑为血型不符而引致休克,应做库姆斯试验以求确证。

(四)神经源性休克

神经源性休克通常为医源性的,发生休克之前施过区域性麻醉。如果血压降低发生在施行麻醉之后不久,并伴有心动过缓,往往提示为神经源性休克。神经源性休克的表现具有一定的特点:①发生常极为迅速,且有很快的逆转倾向。②在一般情况下,不会出现严重的组织灌流不足,血管损害较轻微。③临床以脑供血不足为主要表现,患者在出现焦虑、面色苍白之后,突然发生晕厥,血压下降。神经源性休克应与过敏性休克加以区别，因两者均发病快，但后者多有过敏的前驱症状，且常伴有各种皮疹以及水肿等，可资区别。

（五）心源性休克

心源性休克的患者往往表现为面色苍白，肢体发凉，皮肤潮湿，心跳加快，脉搏细弱，中心静脉压正常或升高。当重要脏器如脑、肾和肺等血液灌流不足时，可表现为意识迟钝、少尿、发绀和动脉氧分压下降等。至于心血管疾病的表现，随不同类型的心血管疾病而异。如心肌梗死者可伴有胸骨后压榨感，甚至心绞痛等。心源性休克应与肺栓塞或羊水栓塞引起的阻塞性休克加以区别。

（六）阻塞性休克

这类休克的发生往往十分突然，并无明显的前驱症状，孕产妇如早期出现呼吸功能紊乱，应该怀疑其休克由肺栓塞或羊水栓塞并发之。做螺旋式计算机断层摄影可帮助诊断肺栓塞。羊水栓塞引起的休克，其诊断主要依靠临床表现及排除其他可能引起休克的原因。根据在母血中检获胎儿的鳞状细胞而诊断羊水栓塞，既不敏感也不可靠。

四、产科休克的处理要点

（1）由于妊娠而增大的子宫可使主动脉、下腔静脉受压，进一步加重休克发生时血流动力学的紊乱情况，因而建议孕妇应保持侧卧15°~30°的体位。

（2）不像脑和心脏，子宫-胎盘中的血流不能作自动调节。发生休克时，子宫-胎盘血液灌流很快受到影响，使胎儿产生窘迫颇为常见。虽然做紧急分娩可以降低胎儿死亡率，但也可能进一步增加情况尚未稳定的孕妇的危险性，因此决定其分娩的时间和分娩的方式便十分重要。

（3）胎儿血红蛋白对氧的亲和力高于成人之血红蛋白，如果母体的氧分压不低于8 kPa（60 mmHg），胎儿的氧分压大多数仍能维持在正常水平。因此在孕妇发生休克时，着重注意如何保持其氧分压大于8 kPa。

（4）第三产程期间的子宫发生等张性收缩时，约有500 mL血液由子宫回流入全身循环，而引起心脏后负荷增加，如孕妇原来已患有二尖瓣狭窄等心脏疾患，便可能引发心力衰竭。对这些患者可能需要予以利尿等预防性措施。

（5）妊娠期血容量的增加通常会超过白蛋白成分的增加，可引起低白蛋白血症。在妊娠并发先兆子痫时，不仅是血管内皮细胞通透性增加，由于尿中白蛋白的丧失，也可以使低白蛋白血症加重。在选择产科休克的液体补充时，应考虑到这些特殊情况。

五、产科休克的处理

（一）产科休克治疗的一般原则

无论在动物实验，还是临床实践，尚缺乏判断休克可逆与否的可靠方法，因此一旦发现孕妇或产妇发生休克，首要的是立即予以急救，然后再针对不同类型的休克做特别处理，并对孕妇选定分娩时间和分娩方法。在休克未能完全解脱之前，需要对孕妇做严密的监护。

休克急救措施:在抢救休克的过程中,需要产科医生、麻醉科医生和助产士三者的密切配合。重要的是使患者即时得到充足的氧供和有效的血液供应。

1. 维持呼吸道通畅 在过敏性休克中,由于支气管可能发生痉挛,喉黏膜出现水肿,会引起呼吸道阻塞,需要做气管切开或气管内插管。当患者神志不清或呼吸肌麻痹时,也可能需要进行气管内插管或机械性通气装置。

2. 氧气输入 用鼻管或面罩输氧可以增加吸入的氧分压。虽然在低血容量性休克的早期,孕妇的肺功能尚能维持,但增加氧气摄入,有利于母血氧分压的提高,从而可减轻休克时发生的组织缺氧,减少厌氧代谢副产物的积聚,以及增加胎儿组织的氧输入。呼吸功能障碍可发生在感染性休克和心源性休克的早期,此时更加需要氧气治疗,包括机械性通气的辅助。

3. 改善血循环 迅速补充失去的循环血容量而纠正灌注压。至少应作两处静脉粗针留置,以便紧急轮流使用。可根据需要选择各种晶体液、胶体液或血制品进行补液。

常用晶体液是平衡液,如生理盐水和乳酸钠林格溶液等。晶体液补充血容量的优点是可以较快进入组织,有利于休克细胞的电解质平衡和细胞代谢紊乱的恢复。乳酸盐可在肝脏中代谢为碳酸氢盐而纠正酸中毒。晶体液的缺点是不能在血管床长时间保留而维持作用时间短。常用的胶体液有右旋糖酐、血浆、白蛋白及血浆代用品等,它们可以使微循环内的胶体渗透压增加和血容量得到扩充。由于肢体液在血管中的保留时间长,作用较为持久。中分子右旋糖酐扩容效果较好,在血管内可留存约 24 h,但不宜用于感染性休克。低分子右旋糖酐不仅可以做血容量的补充,并可降低血液的黏稠度、避免红细胞和血小板的积聚而改善循环。但要注意大量输入低分子右旋糖酐会使血浆内纤维蛋白含量下降而引发出血倾向。有报道将低渗盐水用于出血性休克的抢救,理论上输入低渗盐水的好处是用液量小而扩容量作用大,但其临床有效性和安全性尚待进一步证实。血浆和血浆代用品均可通过增加胶体渗透压而起补充和维持血容量的作用。新鲜冻干血浆内含有较多凝血因子,对伴有凝血机制障碍者尤为适用。血液是用于补充血容量的最理想液体,既可扩充血容量,又可提高机体运氧能力,但并非任何情况下都需要输血,例如当血细胞比容较高时,应输血浆或血浆代用品,全血输入有时可引起输血反应。另外,在输血时应注意防止由输血引起的酸中毒、高血钾或枸橼酸盐中毒。白蛋白和其他血制品如冷沉淀物等,虽然效用专一,但价格较高,并需注意其引发过敏反应和传播感染的潜在危险性。

(二)不同类型产科休克的特别处理

不同类型的产科休克由不同的病因引起,从而决定了各种类型产科休克的各自特点和处理上的异同。

1. 出血性产科休克 对于出血性休克应迅速确定出血来源和阻止继续出血,并纠正由出血引起的凝血机制障碍,对于由前置胎盘或胎盘早剥引起的产前出血,应先稳定母体情况,然后再选择适当的措施娩出胎儿。由产时宫颈撕裂或产后外阴血肿形成等引起的下生殖道出血,通常采用单纯缝合和修补可以控制出血。对于由子宫失张力、子宫破裂或胎盘滞留等引起的出血,止血可能不易,可选择各种止血药物和手术方法以控制出血，但应注意在最险恶的情况发生之前，果断及时做子宫切除，以挽救产妇的生命。

2. 感染性产科休克　成功抢救感染性产科休克的关键是根除感染，可以根据具体情况选用药物或手术方法去除感染源。感染性休克使血管扩张和心肌抑制，故通常需用血管活性药，支持血管运动张力和增加心脏收缩，以改善微循环，预防并发症的发生。感染灶内细菌的生长、繁殖及其产生的毒素是感染性休克的根源，在消除感染灶之前，宜先以抗生素控制感染，使之局限化。使用抗生素的原则：①休克发生时应停用、更换或追加休克前已用过的抗生素。②病原菌不明确者应选用广谱抗生素。③病原菌明确者应根据药敏试验选用2～3种抗菌药物。④长期大量使用抗生素者需注意预防真菌感染。⑤伴肾功能不良者应慎用具有肾毒性的抗生素。

对革兰氏阳性细菌感染，宜选用青霉素族抗生素；对青霉素过敏或革兰氏阳性菌、厌氧菌感染，则可选用庆大霉素、头孢菌素、甲硝唑、红霉素。疗效不明显者可选用其他高效抗菌药物，如头孢哌酮（先锋必）、氧氟沙星（氟嗪酸）等。

感染灶的血液供应较差，抗菌药物难以抵达病灶发挥效用，因此及时清除感染灶是抢救产科休克的重要一环。应在休克获基本控制后，及时清理、引流感染灶。一般不难发现位于盆腔、宫腔、腹腔的产科感染灶，手术时机和范围需视病况而定。宫腔内感染应于大剂量使用抗生素及病情稳定之后，钳出宫腔内容物，而不必彻底清宫，也不可挤压子宫，以免感染扩散蔓延。待基本情况好转之后再做第二次清宫术。对于盆腔、腹腔内脓肿或宫腔积脓者，或经初步抗感染及清理宫内感染后无明显改善者，则应及时做子宫切除术或脓肿切开引流术。通常不提倡做负压引流，这是因为休克患者容易发生弥散性血管内凝血，负压引流可能会使腹腔内出血更趋恶化。如孕妇有绒毛膜羊膜炎发生，应及时结束分娩。

虽然感染性产科休克中，一般并无直接的血液的丢失，但由于微循环淤滞，毛细血管通透性增加，大量液体反向渗入到组织间隙，会引起血容量下降、血黏稠度增加，并会有红细胞凝聚。致病菌的内毒素可吸附血小板引起血小板凝聚和启动凝血过程，故很容易导致弥散性血管内凝血的发生。因此进行液体补充，借以降低血细胞比容及血液黏稠度。如果单用液体补充效果不明显，动脉压仍低于8 kPa（60 mmHg），则需用血管活性药。首选的血管活性剂是多巴胺，一般可用2～5 μg/（kg·min）静脉输入，既可扩张内脏小血管，又可兴奋心脏，故可提高组织灌流量。如果多巴胺不能奏效，则可选异丙肾上腺素和地高辛。皮质激素可抑制细菌内毒素所引起的全身组织中毒，保护细胞膜和细胞内亚细胞结构，防止细胞的非特异性损伤，还可保护血管内皮，阻滞凝血过程启动。改善血循环，并可增强血管平滑肌细胞对肾上腺素类药物敏感性。应用异丙肾上腺素前，先用氢化可的松静脉推注，可增强异丙肾上腺素的扩血管作用，但到目前为止，尚未有充分证据证明这类皮质激素制剂的应用可以提高感染性休克的生存率。

3. 过敏性产科休克　处理过敏性产科休克主要是逆转血管扩张和支气管痉挛，寻找、证实和去除致敏源。一旦诊断为过敏性休克，首选0.1%肾上腺素溶液0.3～0.4 mL做肌内注射，视需要间隔5～10 min做重复注射；如上述注射无效，则可改用在心脏监护下，继以0.1%肾上腺素0.1～0.2 mL，稀释于10 mL生理盐水中做缓慢静脉注射。肾上腺素兼具激动α和β两种受体的作用。兴奋α受体可引起血管收缩而改变血循环，兴奋

β 受体引致支气管松弛。

抗组胺药物例如苯海拉明，通过与组胺竞争靶细胞受体可抑制 IgE 释放而对抗过敏反应，可应用 60～80 mg 缓慢静脉注射或肌内注射。

甲基黄嘌呤制剂例如氨茶碱，为强效的支气管松弛剂，但同时具有血管扩张作用，可能加重低血压状态，故仅在用肾上腺素或抗组胺药减轻支气管痉挛的效果不显著，而患者的血压经抢救已获稳定后，才考虑应用氨茶碱，使用时可用 250 mg 溶于 10～20 mL 生理盐水中静脉注射，5 min 内注毕。

4. 神经源性休克　由脊髓阻断引起的神经源性产科休克的基本处理是应用血管加压剂期以逆转血管运动张力的丧失。如呼吸肌也产生麻痹，则需用机械通气装置，以便保持呼吸道通畅和氧气吸入。血管加压药的治疗宜选用麻黄碱，因为其不会引起子宫、胎盘血管的收缩而导致该器官缺血。如果麻黄碱效果不显著，则需改用其他更强的血管加压药。

5. 阻塞性产科休克　发生由肺栓塞引起的阻塞性休克患者，应立即取左侧头低卧位，以避免肺小动脉栓塞进一步加重。有条件者应置入高压氧舱，既能纠正缺氧，又可增加周围环境和肺内压力，减轻栓塞程度。若无高压氧舱设施，可予正压供氧。患者有烦躁不安现象出现时，可给予吗啡止痛使患者镇静，减轻肺动脉高压，解除支气管反射性痉挛，预防右心进一步衰竭。对于由羊水栓塞引起的产科休克，处理关键是解除肺动脉高压和改善循环。一旦有出血倾向，便应立即使用肝素做抗凝治疗。

（三）分娩时间和方式的选择

发生休克时，由于子宫-胎盘血流减少而导致胎儿产生窘迫是颇为常见的。虽然立即分娩可避免胎儿死亡，但也可能进一步加重母体的休克状态。在这种情况下，首先应考虑母体的利益。母体情况如得到稳定，也有助于胎儿状况的改善。经抢救休克，母体状况获得稳定之后，如果胎儿仍然存活，尤其是对产前出血和宫内感染的孕妇，剖宫产为常选的分娩方式。对某些可逆的状况，例如麻醉诱导的低血压和过敏性休克，在母儿双方情况均获稳定后，可以考虑允许阴道分娩。如果胎儿已死宫内，而延长妊娠期所带给母体的危害性低于立即做剖宫产时，则宜选用阴道分娩。

（陈　萍）

第十一章　儿童常见疾病

第一节　肺出血

肺出血是儿童时期威胁生命的急危重症之一，导致肺出血原因众多，各年龄阶段儿童均可受累。临床表现通常为咯血、呼吸困难及发绀，出血量大时可导致窒息和休克，如不及时处理将导致死亡，反复发作的肺出血可并发慢性肺纤维化，影响患儿肺功能。

一、病因

肺出血的病因可分为原发性肺出血和继发性肺出血。原发性肺出血包括与牛奶过敏有关的肺出血、抗肾小球基膜抗体导致的肺出血及特发性肺出血。继发性肺出血往往继发于其他疾病，如感染、中毒、异物及自身免疫性疾病等。儿童期肺出血的主要病因见表11-1。

表11-1　儿童期肺出血的主要病因

原发性肺出血	继发性肺出血
牛奶过敏性肺出血	缺氧：围生期窒息、低体温、寒冷损伤等
抗肾小球基膜抗体导致的肺出血	凝血功能障碍
	感染：细菌、真菌、寄生虫、病毒
	支气管扩张症、囊性纤维化伴感染
	创伤：异物、肺挫伤
	心血管疾病：肺静脉压增高、动静脉畸形、肺栓塞、肺梗死
特发性肺出血	肺血管炎
	自身免疫性疾病
	免疫复合物疾病
	中毒（青霉胺、咖啡因）
	肺肿瘤

（一）缺氧

缺氧是导致新生儿肺出血的主要病因。围生期缺氧、寒冷或低体温损伤均可导致肺毛细血管痉挛,肺组织缺氧,继而产生大量氧自由基,损伤肺血管和肺泡,导致肺出血。早产儿及低出生体重儿机体内抗自由基系统发育不完全,一旦发生缺氧或感染时肺血管内皮细胞更易受氧自由基损伤。

(二)全身凝血功能障碍

弥散性血管内凝血(DIC)、血小板减少等可引起全身凝血功能障碍,导致肺出血。

(三)感染

细菌、真菌或寄生虫感染可导致肺泡内大量吞噬细胞浸润,激活补体和细胞因子,产生大量氧自由基损伤肺毛细血管及肺泡。肠道病毒 EV71 感染可导致中枢肾上腺能神经兴奋,体循环血管收缩,肺循环血量增加,导致神经源性肺水肿及肺出血。

(1)免疫性肺毛细血管炎。由免疫复合物或自身抗体可介导肺部毛细血管炎症,导致毛细血管通透性增高、肺泡损伤、肺出血。

(2)异物、创伤或肿瘤损害肺血管致肺出血。

(3)中毒、药物、化学性和细胞毒制剂损伤肺毛细血管及肺泡,致弥漫性肺出血。

(4)心血管疾病。包括二尖瓣狭窄、肺动脉高压、毛细血管扩张症、肺动静脉畸形等可导致肺血管破坏或肺部血液循环发生改变而诱发肺出血。左向右分流的先天性心脏病左心容量负荷增加,可导致充血性心力衰竭、肺水肿及肺出血。

二、病理及病理生理

(一)病理

根据出血范围,肺出血可分为局灶性肺出血和弥漫性肺出血。肺肿胀,外观可呈现深红色,镜检可见肺泡和肺间质出血,肺泡结构破坏,毛细血管扩张充血。局灶性肺出血往往与病原微生物感染、异物或肺血管畸形有关。弥漫性肺出血的病理学特征是肺泡出血,在支气管灌洗液、胃液及肺泡内肺间质中可见负载有含铁血黄素的巨噬细胞,肺泡毛细血管壁纤维素样坏死,肺泡间隔毛细血管闭塞,肺泡间隔纤维化,肺间质白细胞浸润,白细胞碎裂,肺泡上皮以及杯状细胞增生,肺间质可见纤维增生。不同病理类型肺出血的主要疾病见表 11-2。

表 11-2　不同病理类型肺出血主要疾病

局灶性肺出血	弥漫性肺出血
肺炎	特发性肺含铁血黄素沉着症
细菌:金黄色葡萄球菌,铜绿假单胞菌	Heiner 综合征
真菌-曲霉病,毛霉病	Wegener 肉芽病
病毒:流感病毒	系统性坏死性血管炎
特殊病原菌:结核分枝杆菌	Goodpasture 综合征
异物	系统性红斑狼疮

续表 11-2

局灶性肺出血	弥漫性肺出血
肺挫伤	抗磷脂抗体综合征
慢性炎症:囊性纤维化	过敏性紫癜
支气管扩张症	心血管疾病
肺动静脉畸形	肺静脉高压
肝肺综合征	三尖瓣狭窄
Glenn 分流术	艾森门格综合征
肿瘤	先天性肺静脉闭锁/狭窄
支气管腺瘤	先天性肺动脉闭锁,发育不良,狭窄
喉气管乳突状瘤	肺毛细血管扩张症
转移性肿瘤	
血管瘤	
肺梗死	
先天性前肠畸形	
支气管囊肿	
重复囊肿	
肺隔离症	

(二)病理生理

肺出血可导致肺内气体交换障碍,影响肺通气和肺换气功能。根据肺出血量大小,患儿可表现为不同程度的呼吸困难和低氧血症。在反复发作的弥漫性肺出血,如 Wegener 肉芽肿、系统性坏死性血管炎及特发性肺含铁血黄素沉着症等,疾病可以继续进展导致肺纤维化及限制性通气障碍。大量的肺出血可导致呼吸功能迅速恶化,出现严重缺氧、高碳酸血症及呼吸性酸中毒,而使患儿迅速死亡。

三、临床症状及体征

1. 咯血　儿童期肺出血通常有咯血征象,发病可呈慢性、隐匿性,亦可急性爆发,咯血量不等,从痰中带血到致命性大咯血,咯血量与肺出血严重程度不一定相关。新生儿及婴儿咳嗽反射弱,临床上往往没有咯血症状而表现为口鼻腔中有血性液体流出或气管导管内吸出血性液体。

2. 呼吸困难,发绀　肺泡内出血导致通气/血流值失调,患儿可出现呼吸困难、发绀甚至发生呼吸衰竭。患儿呼吸增快,或在原发疾病症状基础上临床呼吸困难突然加重。查体双肺可闻及弥漫性爆裂音。

3. 贫血　急性肺出血可伴发失血性贫血,血红蛋白及血细胞比容降低。慢性肺出血主要表现为缺铁性小细胞低色素贫血，患儿同时伴有面色苍白、乏力、运动不耐受及生长发育停滞等。

4. 其他症状　大量出血可导致休克，反复发作的肺出血可导致肺纤维化，患儿往往有杵状指(趾)等慢性缺氧表现。视原发疾病可伴有呼吸系统外多种临床表现，肺结核所致肺出血患儿有咳嗽、盗汗、低热及消瘦等表现；系统性红斑狼疮(SLE)患儿可发生全身器官损害，Goodpasture 综合征患儿可在肺泡出血后发生肾脏损害等，Wegener 肉芽肿可伴有鼻炎及喉软骨损害。

四、辅助检查

(一)影像学检查

1. 胸部 X 射线片　局灶性肺出血胸片可表现为局部融合小结节，高密度实变影，不连续的团状影或肺膨胀不全。弥漫性肺出血急性期及早期通常表现为肺门周围及肺底部对称性毛玻璃样改变，伴支气管充气影，肺尖部和肋膈角不受累，心影正常，肺血管充血不明显。继发于血管炎的弥漫性肺出血可以呈现非对称性或斑片状分布阴影。急性弥漫性肺泡出血的胸片特征是 2～3 d 内阴影被快速吸收，2 周内胸部 X 射线片转为正常。反复发作的肺出血可导致肺间质纤维增生，胸片呈现网状结构。

2. 胸部 CT　某些弥漫性肺出血及支气管扩张症患者的胸片可能是正常的，因此，临床考虑肺出血但胸片无明显出血征象的患儿需完善胸部 CT 检查。大多数局灶性肺出血在胸部 CT 上均有异常表现，CT 可以指导支气管镜检查、细菌学和组织学采样，为支气管扩张症或肺动静脉畸形导致的大量出血的栓塞治疗提供参考。急性弥漫性肺出血的 CT 表现为毛玻璃样阴影或实变影，在肺出血亚急性阶段，高分辨力 CT 可显示遍布肺实质的小叶中心性密度增高影，反映支气管血管壁增厚；肺血管炎 CT 表现为中心小叶血管周围影。

3. 血管造影　最有价值的作用是针对囊性纤维化、肺动静脉畸形或支气管扩张症所致大量咯血患者异常出血的血管进行栓塞治疗。血管造影可以显示肺动静脉畸形、支气管血管或支气管肺吻合异常的血管连接，以及支气管扩张症和囊性纤维化中的动静脉分流。

4. 放射性核素显像　同位素标记物如 ^{99m}Tc 标记红细胞和 ^{99m}Tc 标记硫磺胶体可以检测活动性肺出血。放射性示踪剂注射后，血池影像显示与活性出血相关的肺内活性增加。^{99m}Tc 标记硫磺胶体体内半衰期短，^{99m}Tc 红细胞标记半衰期较长。放射性成像一般在注射放射性示踪剂后 12～24 h 进行。放射性核素显像技术可以用于 Goodpasture 综合征、特发性肺含铁血黄素沉积症及出血性肺炎的辅助检查。

5. 磁共振成像(MRI)　由于三价铁的顺磁性，肺泡和间质内含有含铁血黄素的巨噬细胞导致 T_2 缩短。肺含铁血黄素沉积症 MRI 特征为 T_1 加权像增强，而 T_2 加权像缩短。MRI 可能在诊断复杂性肺出血疾病如 SLE 合并肺出血中起到较好的作用。MRI 可以用来评估心血管异常及外科分流术相关的肺出血。MRI 在诊断肺动静脉闭锁或狭窄及评估外科分流程度方面优于超声心动图。

（二）诊断性试验

1. 一氧化碳弥散量检测　一氧化碳弥散量检测是指在每肺泡一氧化碳驱动压下的一氧化碳摄取率。它是肺泡膜弥散性能及肺血管成分的函数，又是功能肺泡容量单位的反映。肺出血时肺泡内血红蛋白含量增高，一氧化碳同肺泡内血红蛋白结合增加导致一氧化碳弥散量增加。

2. 纤维支气管镜检查　如果影像学和实验室检查不能确定肺出血和出血部位，患儿可以行纤维支气管镜检查。纤维支气管镜可以取出异物，获得组织样本并行病理活检和微生物检查，通过纤维支气管镜行支气管肺泡灌洗可以确定弥漫性肺出血及出血范围。出现症状后 48 h 内行纤维支气管镜检查价值最大，如果灌洗液为非外伤引起的血性液体，且有 3 个以上不同肺亚段回收液均为相同的血性液体，支持弥漫性肺出血诊断。肺泡灌洗液中的负载肺含铁血黄素的巨噬细胞计数对诊断有价值，尤其对无咯血或支气管灌洗液未发现出血者意义更大。

3. 组织活检　必要时可行肺、肾脏或鼻活检明确肺出血病因。活检部位的选择取决于具体疾病，如临床怀疑 Wegener 肉芽肿可进行鼻或鼻窦活检；怀疑 Goodpasture 综合征和胶原血管病可行肾活检。

4. 病原学检查　如考虑感染所致肺出血应行相关微生物培养，明确病因。

（三）血液学和血清学检查

血常规提示贫血，缺铁性小细胞低色素贫血往往提示弥漫性肺出血。出凝血时间、血液生化、肾功能、动脉血气分析、血清补体及抗体检测等有助于明确肺出血病因。抗体检查包括抗核抗体、抗双链抗体、抗中性粒细胞抗体、抗基膜抗体和抗磷脂抗体等。系统性红斑狼疮伴肺出血患儿可有高滴度抗核抗体和抗双链 DNA 抗体，同时伴有补体水平降低。Goodpasture 综合征的循环抗基膜抗体阳性。

五、诊断及鉴别诊断

（一）诊断

1. 首先明确是否为肺出血　临床上出现咯血、呼吸困难，伴或不伴贫血即可诊断肺出血。

2. 明确局灶性肺出血或弥漫性肺泡出血　局灶性肺出血一般由感染、异物或肿瘤所致，弥漫性肺出血病因可为免疫性或特发性。局灶性肺出血胸片表现为局部融合小结节，高密度实变影，不连续的团状影或肺膨胀不全。胸部 X 射线片和 CT 提示广泛肺泡弥漫浸润影，支气管肺泡灌洗液或胃液病理学检查可见负载有含铁血黄素的巨噬细胞即可诊断为弥漫性肺出血。

3. 明确肺出血病因　根据病史、体征及相应的实验室检查明确病因。临床上有长期低热、盗汗、咳嗽伴咯血者应考虑肺结核；发热、手足及口腔疱疹合并肺出血考虑 EV71 病毒感染；如肺出血合并肾脏损害，临床上应考虑 Goodpasture 综合征，肺出血合并鼻炎和鼻旁窦炎可能是 Wegener 肉芽肿。辅助检查抗自身中性粒细胞胞质抗体阳性提示 Wegener 肉芽肿、抗 GBM 抗体阳性提示 Goodpasture 综合征，纤维支气管镜肺活检、外科肺活检、肾活检等能明确病因。

（二）鉴别诊断

首先与呕血相鉴别。呕血常为暗红色或咖啡色，含食物残渣，患儿无明显呼吸困难。其次与鼻咽部出血鉴别。鼻咽部出血检查鼻咽部可发现出血灶。

六、治疗

早期发现积极干预能改善大量肺出血的预后，否则可能发生死亡。供氧和正压通气是重要的治疗手段。注意维持血压和血细胞比容。评价凝血功能，必要时可以用新鲜冷冻血浆或凝血因子纠正凝血功能。如果发生心力衰竭可以使用升压药及利尿剂。在临床上具有显著肺出血时可以使用肺表面活性物质作为辅助治疗。

（一）一般性治疗

卧床休息，头部抬高15°～30°，保持呼吸道通畅，必要时给予镇静治疗。对所有急性起病的肺出血，应尽快控制肺出血，稳定病情，抑制疾病进展。咯血量一次超过100 mL、咯血伴面色苍白、呼吸急促、发绀，咯血伴窒息症状可认为是急性大咯血。临床考虑大咯血时应迅速抢救患儿，迅速开放气道，吸痰及吸血，保持呼吸道通畅，防止窒息，并作气管插管及机械通气准备，为下一步治疗抢得时机。

（二）呼吸支持

1. 吸氧　有发绀、缺氧症状患儿需要吸氧治疗，维持组织有效的血氧供给。

2. 机械通气　严重肺出血时需要行气管插管，呼吸机辅助通气治疗。

（1）气道管理　严格掌握吸痰指征，肺出血时需要较高的呼气末正压（PEEP）压迫止血，频繁吸痰可降低PEEP，并可使肺出血加重。

对于肺出血病例，不需要进行常规气道内吸引。若痰液或血凝块阻塞气道时，需行气道内吸引，肺出血止血关键在于适宜的PEEP。当临床需要行气道内吸引时，两次气道内吸引之间最好不要使用复苏囊进行人工呼吸，而采用通过呼吸机的手动通气保证高PEEP通气。

（2）常频通气　压力控制模式能较好地控制气道压力，减少肺压力损伤。正压通气和呼气终末正压是治疗肺出血的关键措施。呼吸机初始参数一般设置为PIP 20～25 cmH_2O，PEEP 10～15 cmH_2O，FiO_2 60%～80%，RR 20～30次/min，I/E 1：（1.5～1.8），潮气量6～8 mL/kg。新生儿呼吸机初始参数可选择FiO_2 60%～80%，PEEP 6～8 cmH_2O，RR 35～45次/min，PIP 25～30 cmH_2O，I/E 1：（1～1.5）。根据患儿临床状况调整呼吸机参数，对于严重肺出血患儿呼吸机参数调整不宜操之过急。

（3）高频通气　与常频机械通气相比，小潮气量、高频率通气方式可以减少气道中压力波动，减少压力相关性肺损伤。

（4）呼吸机撤离指征　已过疾病急性期；原发病引起的体温恢复正常；肺部感染好转或控制；无镇静、麻醉药使用情况下有自主呼吸，咳嗽、吞咽反射存在；低呼吸机参数状态下血气分析正常；无须血管活性药物维持下血压正常；胸片好转。

3. 体外膜肺　肺出血并发呼吸衰竭及严重低氧血症，常规机械通气不能缓解时可考患体外膜氧合器治疗。

（三）止血治疗

（1）对有凝血功能障碍者需补充凝血因子或血浆。

（2）药物治疗：气管内及静脉内可分别注入血凝酶0.3～0.5 IU。大龄儿童可输注垂体后叶素，垂体后叶素通过迅速收缩肺小动脉，减少肺血流量而止血。推荐剂量每次5～15 IU，加生理盐水10～20 mL缓慢静脉滴注，必要时血凝酶4～6 h可重复使用。如果出现面色苍白、大汗时应减慢注射速度，心功能不全及高血压患儿禁用。

（3）支气管镜或血管介入栓塞疗法止血：如呼吸机辅助通气后仍有明显肺出血，在积极使用止血药的同时有条件地应用支气管镜以明确出血部位及止血。通过介入治疗方法进行栓塞止血，此法对肺血管畸形所致出血止血效果较好。

（四）治疗原发病

肺炎所致肺出血需使用抗生素治疗。与免疫有关的肺出血需应用糖皮质激素及免疫抑制剂治疗。急性期可采用大剂量激素冲击治疗，病情好转后逐步减量口服激素维持治疗。血浆置换疗法，有利于清除血浆抗体，保护肾功能，减轻肺出血。伴有肾衰竭者必要时行透析治疗。肺血管炎可临床静脉滴注丙种球蛋白治疗。

（五）并发症治疗

1.控制感染　对于免疫性肺泡出血，应用皮质类固醇和免疫抑制剂治疗时，极易并发感染而导致患儿死亡，因此控制感染非常重要。治疗中还应注意药物的不良反应。

2.输血　严重出血及出血导致血流动力学异常时需输血治疗。

（赵淑燕）

第二节　儿童支气管哮喘

支气管哮喘是儿童时期最常见的慢性呼吸道疾病之一，严重影响了儿童的健康和生长发育。它是一种以慢性气道炎症和气道高反应性为特征的异质性疾病，以反复发作的喘息、咳嗽、胸闷、气促为主要临床表现，常在夜间和（或）凌晨发作或加剧。呼吸道症状的具体表现形式和严重程度具有随时间变化的特点，并常伴有可变的呼气气流受限。

一、病因机制

（一）气道炎症

由炎症细胞（如嗜酸性粒细胞、肥大细胞、T淋巴细胞、中性粒细胞等）、结构细胞（如气道平滑肌细胞、上皮细胞等）、炎症介质和细胞因子（如IL-4、IL-5、IL-10、IL-13等）共同参与并相互作用的结果。

（二）免疫机制

体液免疫和细胞免疫均参与哮喘的发病，其中T辅助性细胞1/T辅助性细胞2（Th1/Th2）失衡，Th2细胞过度活化是哮喘发病及炎症持续存在的主要免疫学基础。

（三）其他

过敏体质、气道神经受体功能失调、气道高反应性、多基因遗传、神经信号转导等也成为哮喘发病的诱因。

二、临床表现与辅助检查

（一）临床表现

反复发作的喘息、咳嗽、胸闷、气促是典型支气管哮喘的主要临床表现。发作可呈隐匿性或急性，常有诱因，症状在夜间和（或）清晨发作或加剧，可以自行缓解。同时患儿可伴鼻痒、流涕、喷嚏、流泪、眼痒等黏膜过敏症状，或有哮喘等过敏性疾病家族史。典型哮喘的呼吸道症状具有以下特征。①诱因多样性：常有上呼吸道感染、变应原暴露、剧烈运动、大笑、哭闹、气候变化、接触物理或化学刺激因素等诱因。②反复发作性：当遇到诱因时突然发作或呈发作性加重。③时间节律性：常在夜间及凌晨发作或加重。④季节性：常在秋冬季节或换季时发作或加重。⑤可逆性：支气管舒张药物通常能够缓解症状，可有明显的缓解期。

典型哮喘发作时患儿烦躁不安、呼吸增快、呼吸困难、鼻翼扇动、发绀、呼气相延长，双肺可闻及弥漫或散在的以呼气相为主的哮鸣音，严重患儿可出现心率增快、奇脉、胸腹部矛盾运动。当气道广泛阻塞，哮鸣音反而可能消失，称为"沉默肺"，是哮喘最危险的体征。

部分患儿仅表现为长期慢性或反复咳嗽而无喘息，无呼吸道感染征象，经较长时间抗生素治疗无效而抗哮喘药物诊断性治疗有效，支气管激发试验阳性称为咳嗽变异性哮喘（CVA）。

哮喘发作时经常规药物治疗后仍有严重或进行性呼吸困难者，称为哮喘持续状态，除哮喘常见症状外还有大汗淋漓、意识障碍、端坐呼吸、严重发绀、心肺功能不全等表现，如支气管阻塞未及时缓解可迅速发展为呼吸衰竭，甚至威胁生命，应立即处理。

（二）辅助检查

1. 肺通气功能检测　肺通气功能检测是儿童支气管哮喘诊断、疗效判断的客观指标。哮喘患儿表现为阻塞性通气功能异常，即第一秒用力呼气容积（FEV_1，正常≥80%预计值）降低。对疑诊哮喘儿童，如出现肺通气功能降低，可进行支气管舒张试验，评估气流受限是否可逆；如果肺通气功能未见异常，则可考虑进行支气管激发试验，评估其气道反应性。

2. 变应原检测　变应原检测可了解患儿的过敏状态，协助哮喘诊断；帮助发现导致哮喘发生及加重的个体危险因素，制订环境干预措施和确定变应原特异性免疫治疗方案。可采用变应原皮肤点刺试验（SPT）或血清变应原特异性IgE测定等方法进行检测。

需注意，过敏状态检测阴性不能排除哮喘的诊断。

3. 胸部影像学检查　胸部影像学检查主要用于鉴别诊断，对反复喘息、咳嗽的儿童怀疑哮喘以外的其他疾病如呼吸道慢性感染（如肺结核）、气道异物及其他有影像学检查指征的疾病时，根据临床线索选择进行胸部 X 射线片或 CT 检查。

4. 其他　气道炎症指标检测（如呼出气一氧化氮、诱导痰检测等）、支气管镜检查等对哮喘的鉴别诊断、治疗反应评估等有临床价值，可根据情况选择。

三、诊断标准

（一）典型哮喘的诊断标准

2016 年中华医学会儿科学分会呼吸学组发表的我国儿童支气管哮喘诊断标准如下。

（1）反复喘息、咳嗽、气促、胸闷，多与接触变应原、冷空气、物理或化学性刺激、呼吸道感染、运动及过度通气（如大笑和哭闹）等有关，常在夜间和（或）凌晨发作或加剧。

（2）发作时双肺可闻及散在或弥漫性，以呼气相为主的哮鸣音，呼气相延长。

（3）上述症状和体征经抗哮喘治疗有效，或自行缓解。

（4）除外其他疾病所引起的喘息、咳嗽、气促和胸闷。

（5）临床表现不典型者（如无明显喘息或哮鸣音），应至少具备以下 1 项。

1）证实存在可逆性气流受限。

支气管舒张试验阳性：吸入速效 β_2 受体激动剂（如沙丁胺醇压力定量气雾剂 200 ~ 400 μg）后 15 min 第一秒用力呼气量（FEV_1）增加≥12%。

抗炎治疗后肺通气功能改善：给予吸入糖皮质激素和（或）抗白三烯药物治疗 4 ~ 8 周，FEV_1 增加≥12%。

2）支气管激发试验阳性。

3）最大呼气峰流量（PEF）日间变异率（连续监测 2 周）≥13%。

符合第（1）~（4）条或第（4）（5）条者，可诊断为哮喘。

（二）咳嗽变异性哮喘的诊断标准

（1）咳嗽持续>4 周，常在运动、夜间和（或）凌晨发作或加重，以干咳为主，不伴有喘息。

（2）临床上无感染征象，或经较长时间抗生素治疗无效。

（3）抗哮喘药物诊断性治疗有效。

（4）排除其他原因引起的慢性咳嗽。

（5）支气管激发试验阳性和（或）PEF 日间变异率（连续监测 2 周）≥13%。

（6）个人或一级、二级亲属过敏性疾病史，或变应原检测阳性。

以上第（1）~（4）项为诊断基本条件。

四、鉴别诊断

本病需常规与喘息为主要症状的疾病相鉴别，常需鉴别的疾病如下。

(一)毛细支气管炎

即急性感染性细支气管炎，是主要发生于2岁以下、尤其是2~6月龄的婴幼儿的一种疾病，最常见的病因为呼吸道合胞病毒感染。以流涕、咳嗽、阵发性喘息、气促、三凹征、双肺可闻及哮鸣音及细湿啰音为主要临床表现。哮喘患儿咳嗽、喘息症状反复发作，常有过敏性疾病家族史及临床表现，对支气管舒张剂反应较好，可与之鉴别。

(二)气道异物

大多数患儿有异物吸入病史，其后出现不同程度喘息、咳嗽、呼吸困难甚至窒息缺氧等表现。查体可闻及喘息，呼吸音降低，继发感染可有湿啰音，胸部影像学主要表现为肺气肿或肺不张，可与支气管哮喘鉴别。

(三)气管支气管软化

多见于1岁及以下婴儿，临床表现为反复出现喘息，对吸入糖皮质激素和支气管舒张剂治疗效果欠佳，支气管镜下可见呼气时气管或支气管直径缩窄超过1/2即可诊断。没有特殊治疗，年龄增长症状自行缓解。

五、哮喘分期及分级

(一)哮喘分期

根据哮喘临床表现可分为3期。

急性发作期：突然发生喘息、咳嗽、气促、胸闷等症状，或原有症状急剧加重。

慢性持续期：近3个月内不同频度和(或)不同程度地出现过哮喘症状。

临床缓解期：经过治疗或未经治疗症状、体征消失，肺功能恢复到急性发作前水平，并持续3个月以上。

(二)哮喘分级

哮喘的分级包括哮喘控制水平分级、病情严重程度分级和急性发作严重程度分级。

1. 哮喘控制水平分级　哮喘控制水平的评估包括对目前哮喘症状控制水平的评估和未来危险因素评估。通过评估近4周的哮喘症状，将控制水平分为良好控制、部分控制和未控制3个水平。未来危险因素的评估包括未来出现急性发作、不可逆肺功能损害和药物相关不良反应风险的评估(表11-3、表11-4)。

表11-3　≥6岁儿童哮喘症状控制水平分级

评估项目[a]	良好控制	部分控制	未控制
日间症状>2次/周 夜间因哮喘憋醒 应急缓解药物使用>2次/周 因哮喘出现活动受限	无	1~2项	3~4项

表 11-4　<6 岁儿童哮喘症状控制水平分级

评估项目[a]	良好控制	部分控制	未控制
持续至少数分钟的日间症状>1 次/周 夜间因哮喘憋醒或咳嗽 应急缓解药物使用>1 次/周 因哮喘出现活动受限(较其他儿童跑步/玩耍减少，步行/玩耍时容易疲劳)	无	1～2 项	3～4 项

注：a. 评估近 4 周的哮喘症状。

2. 哮喘病情严重程度分级　哮喘病情严重程度应依据达到哮喘控制所需的治疗级别进行回顾性评估分级，因此通常在控制药物规范治疗数月后进行评估。其可分为间歇性哮喘、轻度持续性哮喘、中度持续性哮喘、重度持续性哮喘。哮喘严重度并非固定不变，随着治疗时间长短可能出现变化。

3. 哮喘急性发作严重度分级　接触变应原、刺激物或呼吸道感染可诱发哮喘急性发作，常表现为哮喘症状进行性加重，呼气流量降低，其起病缓急和病情轻重不一，可在数小时或数天内出现，偶尔可在数分钟内危及生命，因此应及时正确地评估病情，并立即给予有效的处理和治疗。根据哮喘急性发作时的症状、体征、肺功能及血氧饱和度等情况进行严重度分型，≥6 岁及<6 岁儿童急性发作严重度指标略有不同(表 11-5、表 11-6)。

表 11-5　≥6 岁儿童哮喘急性发作严重度分级

临床特点	轻度	中度	重度	危重度
气短	走路时	说话时	休息时	呼吸不整
体位	可平卧	喜坐位	前弓位	不定
讲话方式	能成句	成短句	说单字	难以说话
精神意识	可有焦虑、烦躁	常焦虑、烦躁	常焦虑、烦躁	嗜睡、意识模糊
辅助呼吸肌活动及三凹征	常无	可有	通常有	胸腹反常运动
哮鸣音	散在、呼气末期	响亮、弥散	响亮、弥散、双相	减弱乃至消失
脉率	略增加	增加	明显增加	减弱或不规则
PEF 占正常预计值或本人最佳值的百分数(%)	SABA 治疗后：>80	SABA 治疗前：>50～80 SABA 治疗后：>60～80	SABA 治疗前：≤50 SABA 治疗后：≤60	无法完成检查
血氧饱和度(吸空气)	0.90～0.94	0.90～0.94	0.90	<0.90

注：①判断急性发作严重度时，只要存在某项严重程度的指标，即可归入该严重度等级。②幼龄儿童较年长儿和成人更易发生高碳酸血症(低通气)。PEF，最大呼气峰流量；SABA，短效 β_2 受体激动剂。

表 11-6 <6 岁儿童哮喘急性发作严重度分级

症状	轻度	重度[c]
精神意识改变	无	焦虑、烦躁、嗜睡或意识不清
血氧饱和度(治疗前)[a]	≥0.92	<0.92
讲话方式[b]	能成句	说单字
脉率(次/min)	<100	>200(0~3 岁)>180(4~5 岁)
发绀	无	可能存在
哮鸣音	存在	减弱,甚至消失

注:a. 血氧饱和度是指在吸氧和支气管舒张剂治疗前的测得值。

b. 需要考虑儿童的正常语言发育过程。

c. 判断重度发作时,只要存在一项就可归入该等级。

六、治疗

(一)治疗原则

(1)支气管哮喘的治疗。要坚持长期、持续、规范、个体化的治疗原则。

(2)分期治疗。①急性发作期须快速缓解症状,如平喘、抗炎治疗。②慢性持续期和临床缓解期:防止症状加重和预防复发,如避免触发因素、抗炎、降低气道高反应性、防止气道重塑,并做好自我管理。③积极处理哮喘危重状态。

(3)药物治疗和非药物治疗相结合。

(4)重视哮喘防治教育和管理强调基于症状控制的哮喘管理模式,避免治疗不足和治疗过度,治疗过程中遵循“评估-调整治疗-监测”的管理循环,直至停药观察。

(5)儿童哮喘的长期治疗方案根据年龄分为≥6 岁和<6 岁儿的治疗方案,对未经正规治疗的初诊哮喘患儿根据病情严重程度选择第 2 级、第 3 级或更高级别治疗方案,每 1~3 个月审核 1 次治疗方案,根据病情控制情况适当调整治疗方案;如哮喘控制并已维持治疗 3 个月,可考虑降级治疗,直到可维持哮喘控制的最小剂量;如部分控制,可考虑升级治疗以达到控制;如未控制,可考虑升级或越级治疗直到达到控制。

(6)临床缓解期的处理。通过加强哮喘患儿管理,监测病情变化,坚持规范治疗,避免诱发因素,治疗变应性鼻炎、鼻窦炎等并存疾病,以维持患儿病情长期稳定,提高其生命质量。

(二)治疗方法

目前治疗哮喘最好的方法是吸入治疗。吸入方法及吸入装置因年龄而异,压力定量气雾剂(pMDI)适用于 7 岁以上儿童,干粉吸入剂(DPI)适用于 5 岁以上儿童,pMDI 加储物罐及雾化器各年龄儿童均可使用。同时不同装置的选择还与病情有关,哮喘严重发作时应借助储物罐吸入 pMDI 或用雾化器吸入溶液。此外,还可以通过口服、静脉、经皮等途径给药相应药物治疗哮喘。

(三)常用治疗药物

哮喘的药物分为控制药物和缓解药物。

1.常用的控制药物

(1)吸入糖皮质激素(ICS),如布地奈德混悬液或干粉剂、氟替卡松、丙酸倍氯米松等,是哮喘长期控制的首选药物,常用药物剂量见表11-7。

表11-7 儿童常用吸入糖皮质激素的每日剂量(μg)

药物	低剂量		中剂量		大剂量	
	≤5岁	>5岁	≤5岁	>5岁	≤5岁	>5岁
丙酸倍氯米松	100~200	200~500	200~400	500~1 000	>400	>1 000
布地奈德	100~200	200~600	200~400	600~1 000	>400	>1 000
布地奈德混悬液	250~500		500~1 000		>1 000	
氯替卡松	100~200	100~250	200~500		>500	

(2)长效 β_2 受体激动剂(LABA),如沙美特罗、福莫特罗,该类药不能单独使用,需与其他控制药物如ICS联合使用。

(3)白三烯受体拮抗剂(LTRA),如孟鲁司特钠,2~5岁4 mg每晚1次、6~14岁5 mg每晚1次。

(4)缓释茶碱。

(5)肥大细胞膜稳定剂,如色甘酸钠。

(6)全身性糖皮质激素,常用泼尼松1~2 mg/(kg·d)、氢化可的松5~10 mg/(kg·次)、甲泼尼龙1~2 mg/(kg·次)等。

2.常用的缓解药物

(1)吸入型速效 β_2 受体激动剂,如沙丁胺醇、特布他林,是临床应用最广泛的支气管扩张剂。

(2)口服短效 β_2 受体激动剂,如丙卡特罗1.25 μg/(kg·次),每天2次。

(3)抗胆碱能药物,如异丙托溴铵。

(4)短效茶碱。

(四)特异性免疫治疗

特异性免疫治疗(SIT)是目前唯一的对因治疗,对有花粉、尘螨等过敏的患儿可在哮喘控制良好的基础上进行,改变哮喘病程。治疗途径包括皮下注射和舌下含服两种方案。

(五)哮喘急性发作期的治疗

1.一般治疗

(1)氧疗 哮喘急性发作时,如果患儿经皮测氧饱和度低于92%,需给予氧疗,可通过鼻导管、面罩或头罩给氧,使患儿氧饱和度到达94%以上。

（2）液体疗法　液体摄入不足、不显性失水增加、呕吐等可导致患儿脱水，可选用生理盐水或者乳酸 Ringer 液治疗，此外还应注意纠正电解质紊乱，如低钾血症等。

2. 药物治疗

（1）吸入型速效 β_2 受体激动剂　是治疗儿童哮喘急性发作的首选药物。常用雾化吸入沙丁胺醇或特布他林，体重≤20 kg，每次 2.5 mg；体重>20 kg，每次 5 mg；第 1 h 可每 20 min 1 次，以后根据治疗反应逐渐延长给药间隔，根据病情每 1～4 h 重复吸入治疗。

（2）糖皮质激素　全身应用糖皮质激素是治疗儿童哮喘重度发作的一线药物，可予静脉滴注琥珀酸氢化可的松 5～10 mg/(kg·次)，每 6～8 h 1 次或甲泼尼龙 1～2 mg/(kg·次)，每 6～8 h 1 次。此外，可选用雾化吸入布地奈德混悬液 1 mg/次，可每 20 min 吸入 1 次，连续 3 次，待病情缓解每 6～8 h 雾化 1 次。

（3）抗胆碱能药物　短效抗胆碱能药物（SAMA）是儿童哮喘急性发作联合治疗的组成部分，可选用异丙托溴铵治疗，体重≤20 kg，每次 250 μg；体重>20 kg，每次 500 μg，加入 β_2 受体激动剂溶液作雾化吸入，间隔时间同吸入 β_2 受体激动剂。

（4）硫酸镁　25～40 mg/(kg·d)（<2 g/d），分 1～2 次，加入 10% 葡萄糖溶液 20 mL 缓慢静脉滴注（20 min 以上），酌情使用 1～3 d。

（5）茶碱　在哮喘急性发作的治疗中，一般不推荐静脉使用茶碱；如经上述药物治疗后仍不能有效控制时，可酌情考虑使用，但治疗时需密切观察，并监测心电图、血药浓度，警惕药物不良反应。常用氨茶碱首剂 5 mg/kg，20～30 min 静脉滴入，其后予 0.7～1.0 mg/(kg·h)维持。

（6）抗菌药物　哮喘急性发作期若有细菌感染的征象如发热、脓痰、胸部 X 射线片有阴影或实变等改变时可根据需要应用抗菌药物，并根据痰培养及药敏试验结果合理选用。

（7）其他　如无条件使用吸入型速效 β_2 受体激动剂，可使用 1∶1 000 肾上腺素 0.01 mL/kg 皮下注射（≤0.3 mL），必要时可每 20 min 1 次，不超过 3 次。

3. 机械通气辅助治疗

（1）无创通气　适用于有严重呼吸困难、又无紧急气管插管指征的患儿，有利于减少呼吸功、减轻呼吸肌疲劳、为药物治疗发挥作用争取时间。可采用面罩行持续气道正压通气（CPAP）。如果应用无创通气后患儿病情无改善甚至恶化，应尽早改为气管插管通气，以免贻误治疗时机。

（2）有创通气

• 适应证。①绝对适应证包括心跳呼吸骤停、严重缺氧、意识状态急剧恶化等。②相对适应证：尽管积极治疗 $PaCO_2$ 仍持续增高（>40 mmHg）伴进行性呼吸性酸中毒，并伴发严重代谢性酸中毒，持续低氧血症，烦躁不安或反应迟钝、呼吸窘迫、大汗淋漓提示严重呼吸肌疲劳或衰竭，既往曾因哮喘危重状态行气管插管机械通气等。

• 气管插管。①方式为推荐经口气管插管，优点在于操作相对简单、快速；导管口径相对较大，便于吸痰和降低气道阻力；哮喘患儿常伴有鼻部疾病如鼻窦炎等，经鼻插管可能增加鼻窦炎、中耳炎的发生率；哮喘患者上机时间一般较短，无须长期进行口腔护理。②插管前先给 100% 氧气吸入，吸痰清理呼吸道，对烦躁不安的患儿可先应用镇静剂如地西泮对症治疗,由操作熟练的医生完成插管。

• 呼吸机参数的设定:设置呼吸机参数需结合重症哮喘的病理生理学特点进行考虑,患者因存在气道阻力增高、呼吸功和静态肺容量增加,而伴有气体陷闭和增加的auto-PEEP。气体陷闭是由于支气管痉挛、炎症、分泌物等形成的活瓣阻塞气道。静态肺容量增加可导致auto-PEEP增高。所以,应采用小潮气量、高吸气流速、低呼吸频率以避免气压伤和过高的auto-PEEP。同时采用"允许性高碳酸血症"策略,即在进行低通气纠正低氧血症的同时,允许 $PaCO_2$ 有一定程度的升高,血液pH值在允许的范围内(一般为pH值>7.2),而不强调使 $PaCO_2$ 迅速降至正常。采用"允许性高碳酸血症"是为了避免并发症的过渡方式,只在常规通气方式和相应措施无效时才考虑使用。

机械通气模式可选择压力控制或者容量控制。压力控制模式采用递减气流,有利于达到吸气峰压(PIP),但是随着气道阻力的变化,潮气量也随之变化,可能导致通气不足、二氧化碳潴留。容量控制模式在没有明显漏气的情况下可输送恒定潮气量,通过测量PIP和平台压可动态观察气道阻力的变化,避免气压伤产生,但是不足之处是由于潮气量恒定,如果呼气不完全则可造成肺过度膨胀,严重时导致气胸等并发症的发生。PEEP的应用目前存在争议。但是对于有自主呼吸的患儿,若PEEP小于auto-PEEP则有利于萎陷的肺泡复张,改善通气/血流值,增加肺的顺应性,减少呼吸功,缓解呼吸困难。呼吸机参数的初始设置见表11-8。

表11-8 危重哮喘患者呼吸机参数的初始设置

参数	推荐
通气模式	A/C
容量/压力控制	容量控制或者压力控制
呼吸频率	低频率,各年龄段正常呼吸频率的1/2
潮气量	6 mL/kg
平台压	<30 cmH_2O
吸呼比	1∶3,吸气时间0.75~1.5 s
PEEP	0~3 cmH_2O
FiO_2	开始100%,此后选择维持 PaO_2>60 mmHg最低的浓度

• 镇静剂、麻醉剂和肌肉松弛药的应用。①镇静剂:过度焦虑、需要插管的患儿可应用,使用时需严密观察病情。常用地西泮0.3~0.5 mg/kg、咪唑安定等。②麻醉剂:与镇静剂联用可给予患儿舒适感,防止人机对抗,降低氧耗和二氧化碳产生。首选氯胺酮,其具有镇静、镇痛和舒张支气管的作用,首剂2 mg/kg,之后0.5~2 mg/(kg·h)维持;但氯胺酮有扩张脑血管作用,颅内高压患儿慎用。③肌肉松弛药:如果已用镇静、麻醉药物后仍然存在人机对抗,气道压力高,可考虑使用肌肉松弛药抑制患儿自主呼吸。常用维库溴铵,参考用量为4个月内小儿(包括新生儿)首剂0.01~0.02 mg/kg,5个月以上小儿

0.08～0.1 mg/kg，静脉注射，速度为0.8～1.4 μg/(kg·h)。使用时间不宜过长，尤其是与糖皮质激素合用时容易发生急性肌病综合征。

• 撤机：气道阻力下降，PaO_2正常，镇静药、麻醉药和肌肉松弛药已撤除，症状体征明显好转后考虑撤机。

• 常见并发症：包括低血压、气压伤、低氧、气胸、皮下气肿、心搏骤停等。

（赵淑燕）

第三节　肺炎

肺炎是儿童时期主要的常见疾病。据世界卫生组织统计，2015年5岁以下儿童因下呼吸道感染死亡的人数约占全部死亡原因的15%。就全球而言，社区获得性肺炎是儿童常见的死亡原因。每500名儿童中便有一名因为社区获得性肺炎住院，给家庭和社会增加了严重的经济负担。

一、分类

儿童肺炎的分类方法主要有以下5种。

（一）病理分类

分为大叶性肺炎、支气管肺炎、间质性肺炎、毛细支气管肺炎及吸入性肺炎等。

（二）病原分类

儿童肺炎的病原种类随儿童年龄的增长有明显不同，主要包括以下几种。

1. 细菌　如肺炎链球菌、流感嗜血杆菌、葡萄球菌、大肠埃希菌、链球菌、铜绿假单胞菌等。

2. 病毒　如腺病毒、呼吸道合胞病毒、流感病毒、副流感病毒、麻疹病毒、巨细胞病毒等。

3. 非典型病原　如支原体、衣原体。

4. 真菌　如白念珠菌、曲霉菌、隐球菌等。

5. 其他　如原虫（卡氏肺囊虫）、寄生虫（肺吸虫）及非感染因素引起的肺炎，吸入性肺炎（如羊水、食物、异物、溺水、溺粪等）、过敏性肺炎、嗜酸性粒细胞肺炎等。

（三）病程分类

病程1个月以内的为急性肺炎，病程在1～3个月的为迁延性肺炎，病程在3个月以上的为慢性肺炎。

（四）病情分类

根据是否累及呼吸系统以外的器官系统及是否有呼吸困难和缺氧征等分为轻症肺炎和重症肺炎。

(五)感染地点分类

从病原学和抗生素合理使用角度,肺炎可分为社区获得性肺炎(CAP)和医院获得性肺炎(HAP)。简单的定义CAP是指原本健康的儿童在医院外获得的感染性肺炎,包括感染了具有明确潜伏期的病原体而在入院后潜伏期内发病的肺炎;HAP是指患儿入院时不存在、也不处于潜伏期而在入院超过48 h发生的感染性肺炎,这包括在医院内感染而于出院48 h内发生的肺炎。

二、病理

按照病理学改变,分别描述如下。

(一)支气管肺炎

主要病变散布在支气管壁附近的肺泡,支气管壁仅黏膜发炎。肺泡毛细血管扩张充血,肺泡内水肿及炎性渗出,浆液性纤维素性渗出液内含大量中性粒细胞、红细胞及病菌。病变通过肺泡间通道和细支气管向周围邻近肺组织蔓延,成小点片状的灶性炎症,而间质病变多不显著。有时小病灶融合起来可成为较大范围的支气管肺炎,但其病理变化不如大叶性肺炎那样均匀致密。后期在肺泡内巨噬细胞增多,大量吞噬细菌和细胞碎屑,可致肺泡内纤维素渗出物溶解吸收、炎症消散、肺泡重新充气。

(二)间质性肺炎

主要病变表现为支气管壁、细支气管壁及肺泡壁的充血、水肿与炎症细胞浸润,呈细支气管炎、细支气管周围炎及肺间质炎的改变。蔓延范围较广,当细支气管壁上皮细胞坏死,管腔可被黏液、纤维素及破碎细胞堵塞,发生局限性肺气肿或肺不张。病毒性肺炎主要为间质性肺炎。有时灶性炎症侵犯到肺泡,可致肺泡内有透明膜形成。

(三)大叶性肺炎病原体

首先在肺泡引起炎症,表现为肺泡壁水肿,迅速出现白细胞和红细胞的渗出,然后通过肺泡间孔(Cohn孔)向其他肺泡蔓延,以致肺段的一部分或整个肺段、肺叶发生炎变。支气管一般未被累及,病变和正常组织的叶间分界清楚,病变常可累及胸膜。病理改变有充血期、红肝变期、灰肝变期和消散期。病变肺组织充血水肿,肺泡内浆液性渗出和红细胞、白细胞浸润,继而纤维蛋白渗出物溶解、吸收,肺泡重新充气。

三、病理生理

肺炎时,由于气体交换障碍和病原微生物的作用,可发生不同程度的缺氧和感染性中毒症状。其中缺氧是由呼吸功能障碍引起的,而中毒症状如高热、嗜睡、惊厥等可由毒素、缺氧及代谢异常(如代谢性酸中毒、稀释性低钠血症)引起。

(一)呼吸功能障碍

肺泡壁充血、水肿、炎症浸润,肺泡腔内充满渗出物,气道阻力明显增加,而且部分气道完全阻塞形成肺气肿或肺不张,导致通气功能障碍,引起缺氧和二氧化碳潴留。同时肺泡透明膜形成和肺泡壁炎症浸润及水肿,肺泡膜增厚,气体弥散阻力增加,气体交换发生障碍,引起缺氧。由于以上变化,可使肺泡通气量下降,通气/血流值失调及弥散功能障碍,结果导致低氧血症,甚至出现二氧化碳潴留。在疾病早期患儿可通过增加呼吸频率和呼吸深度来增加每分通气量,此时往往仅有轻度缺氧而无明显的二氧化碳潴留。当病变进展,肺通气功能严重降低,影响到二氧化碳排出时,则动脉血氧分压及血氧饱和度降低的同时动脉血二氧化碳分压增高。

(二)缺氧及高二氧化碳血症导致其他器官系统的损害

当细胞缺氧时,胞质内酶系统受到损害,不能维持正常功能,导致组织对氧的摄取和利用不足,以及电解质酸碱失衡,可引起多系统功能障碍。危重患者可发生呼吸衰竭,微循环障碍甚至并发弥漫性血管内凝血。

(三)电解质、酸碱平衡紊乱

通气功能障碍,二氧化碳潴留,动脉血二氧化碳分压增高,pH 值下降,从而导致呼吸性酸中毒。缺氧时体内有氧代谢发生障碍,酸性代谢产物堆积,加上高热、饥饿、脱水、吐泻等因素,常引起代谢性酸中毒。电解质紊乱、酸中毒时,氢离子进入细胞内,钾离子自细胞内进入血浆,血钾浓度增高,尿钾排出增加,最后导致机体总钾量减少。呕吐、进食差,以及低氧血症可导致婴幼儿稀释性低钠血症。

四、临床表现

(一)一般症状

肺炎起病多为急性,有些病例先有上呼吸道感染症状。多数肺炎病例都有发热,但新生儿、体弱婴儿、患严重营养不良或全身极度衰竭的患儿可不发热,甚至体温低于正常。婴儿还可见拒食、呛奶、呕吐、嗜睡或烦躁、呼吸困难等症状。

(二)呼吸系统症状及体征

(1)咳嗽及咽部痰声是最常见的症状,新生儿及体弱婴儿可没有明显咳嗽。呼吸增快,呼吸和脉搏的比例自1∶4上升为1∶2左右。常见呼吸困难,出现呼吸肌代偿通气表现,如呼气呻吟声、鼻翼扇动、三凹征、点头或张口呼吸,还可因低氧血症出现口周或甲床发绀,患儿往往出现烦躁不安。胸部体征早期不明显,可仅有呼吸音变粗或稍减低,以后可听到固定的中、细湿啰音。大叶性肺炎时可听到管状呼吸音,并有叩诊浊音,合并胸腔积液则有相应肺部叩诊实音和呼吸音减弱消失。

(2)世界卫生组织(WHO)在儿童急性呼吸道感染防治规划中强调呼吸增快可作为肺炎判定的诊断依据,简单可行,便于发展中国家和经济欠发达地区基层卫生工作人员推广使用。呼吸急促:小于2月龄婴儿,呼吸≥60次/min;12月龄以内,呼吸≥50次/min;5岁以下,呼吸≥40次/min,>5岁,呼吸>20次/min。

(3)其他系统症状。多见于重症肺炎。婴幼儿常伴呕吐、腹泻等消化道症状,剧烈咳嗽之后常发生呕吐。神经系统症状常有烦躁不安、嗜睡,有时可伴发惊厥,应注意区分是高热所致,还是并发中毒性脑病、缺氧性脑病或中枢神经系统感染。

五、实验室检查

(一)血常规检查

细菌性肺炎时白细胞计数可增高,中性粒细胞比例可达60%~90%。在一些严重感染时白细胞可不增高反而减低。急性期反应物,如C反应蛋白、降钙素原增高可提示细菌感染,但均不能作为单一证据区别细菌感染或病毒感染。

(二)血气分析

对重症肺炎伴呼吸窘迫或衰竭者,应该行血气分析检查,了解缺氧程度、电解质与酸碱失衡类型及程度。

(三)病原学检查

细菌性肺炎应当进行痰涂片和痰培养检查。虽然两者并不是理想的病原检查手段,但作为一种无创的检查,高质量的痰培养可以为临床医生提供准确的诊断信息。痰培养之前应当做细胞学筛查,一份合格的痰标本应当是鳞状上皮细胞<10个/低倍视野,而白细胞>25个/低倍视野。细菌性肺炎经过抗生素治疗没有改善和继续恶化的需要进行血培养检查,住院患儿怀疑有细菌性肺炎的应该行血培养、胸腔积液培养及肺泡灌洗液等无菌体液检查和培养;金黄色葡萄球菌肺炎应该监测血培养以了解菌血症是否转阴。支原体、衣原体及病毒的病原检查目前临床上多采用抗原、抗体的筛查。越来越多的医院开展了病毒的聚合酶链式反应(PCR)检查。肺穿刺活检在儿科的应用也越来越广泛。

(四)影像学检查

住院的肺炎患儿应行胸片检查;接受抗感染治疗后48~72 h内无明显好转或有病情恶化均可复查胸片;肺炎旁胸腔积液安置了闭式引流管且情况稳定的患儿无须复查胸片;在同侧或同一肺叶、肺段发生的复发性肺炎应在4~6周后复查胸片明确是否有发育异常、异物或肿瘤。

六、治疗

最重要的治疗是病因治疗,详见肺炎分类详述。对症支持治疗包括氧疗,重症肺炎呼吸衰竭时应予以辅助通气,同时需保持内环境平衡,防治并发症。国外资料显示低氧血症的肺部疾病液体疗法应当使用等张液体。其他的对症治疗还有平喘祛痰等治疗。

住院原则由于儿童肺炎的发病人数众多,每年我国的儿童专科医院都有大量肺炎儿童在门诊观察治疗,值得注意的是以下推荐住院的情况:年龄3~6月龄患儿怀疑细菌性肺炎应当住院;有呼吸窘迫、低氧血症的患儿应当住院;感染细菌为毒力较强的细菌者应当住院;不能在门诊完成治疗或随访的患儿应当住院。

七、预防

各年龄段儿童应当完成免疫接种计划,包括目前国家计划免疫和补充免疫。流感病毒疫苗、百日咳疫苗、麻疹疫苗、流感嗜血杆菌疫苗和肺炎链球菌疫苗等可有效地减少肺炎的发生率及病死率。充足的营养是提高儿童自身免疫力的关键，半岁以内的婴儿纯母乳喂养不仅可有效预防肺炎的发生，而且能缩短儿童肺炎的病程。补锌及减少室内空气污染也被认为可以减少肺炎的发生。

八、肺炎分类详述

（一）社区获得性肺炎

近年来由于儿童扩大免疫接种（如流感嗜血杆菌、7 价肺炎链球菌）的普及，在经济发达地区，尤其是一线城市，儿童肺炎的病原谱有了明显的变化。学龄前儿童，尤其是 3 岁以下有完整免疫接种的幼儿，病毒性肺炎和非典型病原肺炎的发生比例逐渐上升。参考我国近年发表文献，儿童不同年龄段社区获得性肺炎（CAP）的常见病原列如表 11-9。

表 11-9　不同年龄阶段儿童社区获得性肺炎的常见病原表

年龄组		常见病原		少见病原
>28 d 至 3 月龄	细菌	肺炎链球菌 大肠埃希菌 肺炎克雷伯菌 金黄色葡萄球菌 沙眼衣原体	细菌	非发酵革兰氏阴性菌 百日咳杆菌 流感嗜血杆菌（b 型、不定型） 卡他莫拉菌
	病毒	呼吸道合胞病毒 副流感病毒Ⅰ型、Ⅱ型、Ⅲ型	病毒	巨细胞病毒 流感病毒 A 型、B 型 腺病毒 人类偏肺病毒
>3 月龄至 5 岁	细菌	肺炎链球菌 流感嗜血杆菌（b 型、不定型） 卡他莫拉菌 金黄色葡萄球菌 肺炎支原体	细菌	肺炎克雷伯菌 大肠埃希菌 结核分枝杆菌 嗜肺军团菌 肺炎衣原体
	病毒	呼吸道合胞病毒 腺病毒 副流感病毒Ⅰ型、Ⅱ型、Ⅲ型 流感病毒 A 型、B 型		鼻病毒 人类偏肺病毒 肠道病毒 人禽流感病毒 新型冠状病毒 EB 病毒 麻疹病毒

续表 11-9

年龄组	常见病原		少见病原	
>5～15 岁	细菌	肺炎链球菌	细菌	化脓性链球菌 金黄色葡萄球菌 结核分枝杆菌 流感嗜血杆菌(b 型、不定型)
		肺炎支原体		肺炎衣原体 嗜肺军团菌
	病毒	流感病毒 A 型、B 型	病毒	腺病毒 EB 病毒 新型冠状病毒 人禽流感病毒

下面根据病原分类列举一些主要的 CAP。

1. 肺炎链球菌肺炎　肺炎链球菌(SP)是儿童 CAP 最常见病原,常导致年长儿大叶性肺炎,在婴幼儿期主要引起支气管肺炎,近年来典型的大叶性肺炎已不多见。临床表现起病急剧,高热、呼吸急促,胸痛、咳嗽、咳痰,典型的铁锈色痰已不多见,可有痰中带血。除了呼吸道症状,感染中毒症状较明显,纳差、疲乏,甚至头痛、颈强直、惊厥或意识障碍等中毒性脑病症状,进一步发展为脓毒症可有休克征象及感染累及其他系统的症状。体征主要是胸部体征,包括早期轻度叩浊或呼吸音减弱,听诊吸气相湿啰音,肺实变后有典型的叩诊浊音,语颤增强及管样呼吸音。实验室检查可有外周血白细胞计数及中性粒细胞比例增高,严重感染者白细胞可减少。胸部 X 射线片为片状阴影或实变影,累及一个肺段或肺叶,部分病例有肺炎旁胸腔积液。治疗根据各地区发表的文献资料,儿童 CAP 中肺炎链球菌分离菌株对青霉素敏感的占 80%,耐药及高耐株比例占 15%,这与四川大学华西第二医院近年来的分离菌株药敏分析一致。青霉素高耐药的肺炎链球菌对其他 β-内酰胺类抗生素也可能耐药。因此经验性首选大剂量阿莫西林[90 mg/(d·kg)以上]治疗。

2. 流感嗜血杆菌肺炎　流感嗜血杆菌属中有荚膜的菌株为致病菌株,其中 b 型流感嗜血杆菌致病力最强,在人的鼻咽部有流感嗜血杆菌的寄居。6 月龄至 5 岁为流感嗜血杆菌肺炎高发年龄。婴幼儿起病多急骤,表现为寒战、高热、咽痛、咳脓痰,呼吸急促,发绀,全身中毒症状,并且以并发化脓性脑膜炎著称,还可引起包括肺部在内的多器官化脓性病灶。实验室检查可有外周血白细胞计数及中性粒细胞比例显著增高。婴幼儿患者胸部 X 射线片多表现为大叶性肺炎或节段性肺炎,肺脓肿多见,可伴有脓胸。根据目前文献各地区报道流感嗜血杆菌对氨苄西林的耐药率达到 35%～48%,已超过经验性用药的警戒线。因此,对于未接种流感嗜血杆菌疫苗并且当地的氨苄西林耐药率超过 30% 者,应当经验性首选含酶抑制剂的广谱青霉素复合制剂(如阿莫西林克拉维酸钾)或第二代头孢菌素(头孢呋辛)或第三代头孢菌素(头孢地尼、头孢曲松、头孢噻肟)。

3. 金黄色葡萄球菌肺炎　金黄色葡萄球菌是凝固酶阳性的葡萄球菌，可定植于鼻前庭黏膜和皮肤等部位。CAP 中耐甲氧西林金黄色葡萄球菌（MRSA）据各地区报道约 25%，医院获得性肺炎（HAP）中 MRSA 的比例则明显增高。金黄色葡萄球菌肺炎各年龄段均有发病，最常见于 3 岁以下。肺部感染可来源于上呼吸道，或经皮肤感染入血后为血源性感染的一部分。金黄色葡萄球菌肺炎来势凶猛，病情凶险，寒战、高热、咳嗽、咳黄色脓痰，进展迅速，出现呼吸困难、发绀。年长儿感染中毒症状明显，急起高热，可呈稽留热，寒战、乏力，肌肉疼痛，精神萎靡。婴幼儿易合并全身各系统症状，血源性肺炎肺部症状不典型，但全身感染症状严重，甚至出现休克。肺外症状可有猩红热样皮疹，有呕吐、腹胀、中毒性肠麻痹等消化道症状，神经系统症状可有嗜睡或烦躁不安，严重者可发生惊厥。肺部早期体征为呼吸音减弱，有散在湿啰音，金黄色葡萄球菌肺炎常合并脓胸和脓气胸，出现叩诊浊音，呼吸音减弱或消失，气胸时出现其特有的临床体征。实验室检查外周血白细胞计数增高达 $20\times10^9/L$ 左右，中性粒细胞数增高，有中毒颗粒、核左移现象。痰培养及胸腔穿刺液培养阳性有诊断意义。金黄色葡萄球菌肺炎的四大影像学表现为肺浸润、肺脓肿、肺气囊肿和脓胸。疾病初期，临床症状已经很严重时 X 射线征象可不明显，仅为肺纹理增多，或小片浸润影。但病变进展迅速，可在数小时内发展为多发肺脓肿、肺气囊肿、脓胸，甚至发生张力性气胸、纵隔气肿，因此 X 射线的随访对疾病的诊断帮助很大。治疗上应根据本地 CAP 中 MRSA 的比例考虑选药，如四川大学华西第二医院的培养显示本地 CAP 中 MRSA 的比例小于 25%，因此，对于症状不太严重的患者可以经验性选用苯唑西林或一代头孢菌素（头孢唑啉）。怀疑 MRSA 或病情严重不能等待观察时应选用万古霉素治疗。事实上，所有的 CA-MRSA 菌株对利奈唑胺敏感，但目前利奈唑胺作为二线治疗药物。对苯唑西林或头孢菌素存在严重Ⅰ型过敏反应，不能耐受万古霉素的儿童，可以使用利奈唑胺治疗。金黄色葡萄球菌肺炎的疗程不小于 3 周。

病毒性肺炎的常见病原包括引起原发感染的流感病毒、呼吸道合胞病毒、麻疹病毒、腺病毒等，和引起机会性感染的巨细胞病毒、水痘-带状疱疹病毒、单纯疱疹病毒、EB 病毒。病毒性肺炎患者多为婴幼儿，机会性感染所致的病毒性肺炎的患者多为免疫功能缺陷患者。

4. 呼吸道合胞病毒肺炎　呼吸道合胞病毒（RSV）感染呈全球性分布，每年冬春季节均有流行，主要通过呼吸道飞沫传染。RSV 引起的下呼吸道感染常见于 6 月龄以内的婴儿，包括病毒性肺炎和毛细支气管炎。目前 RSV 引起的下呼吸道感染仍然占我国婴幼儿病毒性肺炎发病的第一位。发病初期可见咳嗽、鼻塞、发热症状，多数患儿呈高热，热程持续约 4 d，易由退热药物退热。随之出现咳嗽加重，喘息、呼吸困难、鼻翼扇动，呼吸肌辅助通气，表现为三凹征、点头呼吸，甚至出现口唇青紫，其中喘憋为毛细支气管炎的典型症状，患儿有明显的喘息，发作性的喘憋，靠近患儿无须听诊器即可听到喘鸣。胸部听诊可有中、细湿啰音，有典型的哮鸣音。胸部 X 射线片多为多发点片影，肺气肿征象也较常见。鼻咽部分泌物抗原检测及血清 IgM 抗体检测均能提供快速的诊断。目前尚无有效的抗病毒药物，均以对症治疗为主，证据证明有效的治疗包括氧疗、利巴韦林雾化治疗。支气管扩张剂雾化可缓解症状，糖皮质激素全身使用尚有争议。对于有基础疾病如先天性心脏病患儿需注意防治心力衰竭。

5. 流感病毒肺炎　常在流感流行季节和区域发生。流感本身可引起发热、头痛、肌肉酸痛、极度乏力等全身症状，常有咳嗽、咽痛、流涕或鼻塞表现。婴幼儿表现不典型，且容易并发重症疾病，如肺炎。通常在 5 ~ 7 d 出现肺炎，表现为持续高热、呼吸困难、顽固性低氧血症，可快速进展为急性呼吸窘迫综合征。治疗上需早期针对性使用抗病毒治疗。

6. 支原体肺炎　主要由肺炎支原体引起，是 5 岁以上儿童 CAP 的常见病因，国内报道支原体肺炎占儿童 HAP 的比例为 14%，国外报道甚至可高达 25%，但 3 岁以下的发病率低。支原体因没有细胞壁，故对 β-内酰胺类抗生素不敏感。临床表现症状轻重不一，典型的表现有发热、头痛、全身不适及咳嗽。发热可呈弛张高热，咳嗽为支原体肺炎典型症状，可有持续性、顽固性干咳，甚至类似百日咳，幼儿可伴有喘息，症状加重时出现呼吸困难。年长儿还可伴有大叶性肺炎、胸腔积液，在未得到有效治疗前症状无明显缓解。胸部体征往往不明显，与临床症状不一致。少数患者可引起肺外严重并发症，包括自身免疫性溶血性贫血、皮疹、心包炎、关节炎等。胸部放射性检查有肺部间质性改变和点片状影，以往认为不易与病毒性肺炎和细菌性肺炎区分。近年来研究发现影像学特征有肺纹理增多模糊呈网点状影，局部透光度减低同时出现沿支气管分布的结节影，或出现肺门淋巴结肿大，段或叶的实变周围伴磨玻璃影，总之，这种实质与间质混合性病变是支原体肺炎的特征病变。实验室检查血清 IgM 抗体滴度高于 1∶160 可提供诊断依据。治疗上目前推荐使用阿奇霉素，口服使用生物利用度好，首剂加倍，以后 5 mg/(kg · d)，根据病情疗程 5 ~ 10 d。

（二）医院获得性肺炎

早期医院获得性肺炎：发生在入院后 4 d 内的 HAP，感染的病原多为抗生素敏感的菌株，预后较好；入院 5 d 后的晚期医院获得性肺炎多为多重耐药病原，死亡风险高。但如果早期 HAP 在之前曾使用过抗生素或 90 d 内曾住院治疗，其感染多重耐药病原的风险和治疗方案均与晚期 HAP 类似。HAP 发生的高危因素包括新生儿尤其是低出生体重儿，先天性心脏病、慢性肺部疾病、肾病等基础疾病患儿，免疫功能低下者，神经系统慢性疾病如脑瘫、昏迷者，长期住院或入住 ICU 者，带各种人工侵入性导管或经侵入性操作者。

病原主要有以下几种。

1. 革兰氏阴性菌　我国儿童的 HAP 病原据报道仍以革兰氏阴性菌为主，包括铜绿假单胞菌、肺炎克雷伯菌、大肠埃希菌、不动杆菌属的鲍曼不动杆菌、嗜麦芽窄食单胞菌。这些不同的病原引起的肺炎单就临床过程和肺部病变难以区别，诊断主要依靠痰、气道吸取物、血及胸腔积液培养的细菌学检查来证实。但各个病原有一些诱因稍具特征可供临床参考，如大肠埃希菌肺炎常有消化道或泌尿道感染或手术诱因，在新生儿或婴儿感染时多为脓毒症的一部分；铜绿假单胞菌肺炎在国内可见基础肺部疾病及呼吸机使用的诱因；肺炎克雷伯菌肺炎常引起重症监护室爆发感染。治疗上，这些病原菌往往是产超广谱 β-内酰胺酶（ESBL）的菌株，对第三代、第四代头孢菌素及常见的喹诺酮类，氨基糖苷类药物均不敏感。这些病原菌引起的肺炎的治疗往往需要使用三代头孢菌素加酶抑制剂的复合制剂，或是碳青霉烯类药物。特别是一些不动杆菌属和嗜麦芽窄食单胞菌，甚至对碳青霉烯类不敏感或天然耐药，这使得治疗上非常棘手，需要呼吸科医生、感染科医生甚至临床药师共同协作。

2. 革兰氏阳性菌　包括有 MRSA，经报道证实我国尚无耐万古霉素金黄色葡萄球菌株，但对万古霉素的 MIC 值却呈上升趋势。凝固酶阴性葡萄球菌属（CNS），常见的是表皮葡萄球菌和溶血葡萄球菌，肿瘤、烧伤、新生儿及介入性操作的患儿是 CNS 感染的高发人群。单次血培养阳性需要与污染相鉴别，强调至少 2 次以上血培养阳性才考虑具有临床意义。据报道 CNS 的耐甲氧西林菌株在我国儿童患者中达到 45.7%～87.8%。引起 HAP 的肺炎链球菌多数是对青霉素不敏感或有多重耐药肺炎链球菌，常合并脓毒症、脓毒症休克或化脓性脑膜炎。我国儿童 HAP 中耐青霉素的肺炎链球菌呈上升趋势，需要使用三代头孢菌素治疗才有效。肠球菌属包括粪肠球菌和屎肠球菌，目前国内儿童的 HAP 细菌感染率尚不突出，但该类菌属是一种肠道共生菌，一旦与宿主正常的共生关系被破坏，如超广谱抗生素的使用可导致肠球菌成为致病菌，就非常危险。因为这种细菌对多种抗生素呈固有耐药，如头孢菌素，甚至万古霉素。国外已有院内爆发流行的报道，应对肠球菌在老年人及 ICU 引起的侵袭性感染导致的死亡引起重视。

真菌长期使用广谱、超广谱抗菌药物，新生儿极低体重或超低出生体重，合并基础疾病，机械通气，长期使用大剂量糖皮质激素导致免疫功能低下或本身存在原发免疫缺陷，长期使用静脉高营养等都是真菌院内感染的高危因素。常见的致病菌属有以下 3 种：念珠菌属、曲霉菌属及隐球菌属。念珠菌属可在导管和植入体中形成生物膜，在胃肠外营养液中生存。以白念珠菌为例，它位居 ICU 晚期感染 HAP 的第 3 位，有报道显示非白念珠菌的感染率近年来呈上升趋势，但目前我国各地报道显示白念珠菌仍然是儿童真菌性 HAP 的最主要病原。真菌性肺炎没有其特异性临床表现，有人认为在具备真菌感染的高危因素的患者中发生晚期 HAP 时要高度警惕真菌性 HAP 的可能。临床诊断要结合宿主高危因素，临床胸部 X 射线片，多次痰培养、血培养检查，甚至组织病理结果。具有高度的临床警惕性是非常重要的，因为研究显示早期诊断和治疗真菌性肺炎能明显改善预后。

诊断目前尚无统一的诊断标准，应重视临床症状和体征，对患儿入院 48 h 后不明原因发热、气促及肺部体征要重视。但一些体弱或伴有严重基础疾病的患儿上述临床征象容易被掩盖，因此，对于住院患儿的精神食欲、呼吸频率等变化要注意观察，早期诊断 HAP 依赖于高度的警惕性。可进行胸部 X 射线片的复查对比，甚至连续性监测。一旦拟诊 HAP 就应当完善病原学检查。痰或气道吸出物，应当行相关的细菌、真菌、分枝杆菌的涂片和培养，但临床医生必须认识到上述检查对 HAP 的诊断既不具有敏感性也不具有特异性，其临床价值主要是判断病原体的药物敏感性。笔者就曾遇到一例先天性心脏病患儿反复入住 ICU，一次严重的 HAP 经碳青霉烯类长时间治疗仍无效，多次的痰培养，甚至气道灌洗培养都显示为 ESBL 阳性的革兰氏阴性菌。最后考虑是衣原体感染，经验性使用大环内酯类药物后 HAP 治愈出院。那些培养出来的革兰氏阴性菌考虑为长期超广谱抗生素使用压力下筛选出的定植菌。目前有部分下呼吸道分泌物的直接采样方法，如纤维支气管镜吸引、肺泡灌洗、保护性毛刷。但这些方法均为侵入性操作，设备和技术要求高，不易普及，并且仍然不可避免地受到定植菌或污染菌影响，假阴性结果也较多见。

目前尚无特效的预防 HAP 的方法,但已有证据显示一些感染控制方法对于减少 HAP 的发生是行之有效的。控制医院内感染的常规措施,包括发现感染源,隔离传染途径,改善宿主的免疫功能。工作人员的手卫生是控制感染途径非常重要的一环,另外,环境中易接触到的台面、把手也需要消毒。适当隔离患者,如控制 MRSA 流行有一定的预防作用。适当抬高昏迷患者头部,尽可能采用胃肠营养,采用黏膜保护剂减少出受体阻断剂的使用及注意口腔卫生都可减少定植菌移行致病。合理使用糖皮质激素,严格掌握有创操作指针,严格掌握广谱抗生素尤其是超广谱抗生素使用指针,对减少 HAP 的发生都有良好的帮助。

(赵淑燕)

第四节　急性呼吸窘迫综合征

急性呼吸窘迫综合征(ARDS)是在严重感染、休克、创伤及烧伤等疾病过程中,肺毛细血管内皮细胞和肺泡上皮细胞炎症性损伤造成弥漫性肺泡损伤,导致急性低氧性呼吸功能不全或衰竭。以肺容积减少、肺顺应性降低、严重的通气/血流值失调为病理生理学特征,其临床特征是进行性低氧血症和呼吸窘迫,肺部影像学表现为非均一性的渗出性病变。尽管成人和儿童在 ARDS 存在相似的病理生理学改变,但在危险因素、病因、合并症、呼吸机设置及预后等方面均有较大差异。

儿童 ARDS 的发病率约为每年 3.5/10 万。在儿童重症监护病房(PICU)患儿中 ARDS 的发病率为 1.44%~2.30%,病死率为 33.7%~61.0%。随着疾病严重等级的增加,病死率也随之升高。

与其他危重症相比,ARDS 有更高的病死率、更长的 PICU 住院时间和机械通气时间。根据 2005 年中国 25 家儿童医院 PICU 调查,国内儿童 ARDS 的患病率为 1.42%,ARDS 病死率为 62.9%,占同期 PICU 病死率的 13.1%,死亡相对风险性是 PICU 平均水平的 9.3 倍,救治代价为一般危重患儿的 4~5 倍。

一、病因机制

(一)病因

ARDS 病因复杂多样,有 100 余种,包括气道直接(如吸入胃内容物或毒性物质)或经血流间接(如脓毒症或创伤)等致病因素。

ARDS 常见的危险因素:肺炎、脓毒症、非心源性休克、误吸胃内容物、严重创伤、肺挫伤、急性胰腺炎、严重烧伤、药物过量、多次输血、肺血管炎和溺水。其中,严重感染是导致 ARDS 最常见的原因。最近的流行病学研究还提出多种医院内可预防的危险因素,如多种血液制品输血、高潮气量机械通气、高浓度吸氧、过多的液体复苏、医院获得性肺炎及高风险的手术(特别是主动脉、心脏和急腹症)。慢性肝病、免疫抑制、低蛋白血症和肥胖也与 ARDS 有关。

Flori 等报道,在儿童 ARDS 的危险因素中,肺部感染、误吸胃内容物和脓毒症分别占 35%、15% 和 13%。危险因素不同,ARDS 患病率也不同。严重感染时 ARDS 患病率可高达 25%~50%,大量输血可达 40%,多发性创伤达到 11%~25%;而在严重误吸时,ARDS 患病率达 9%~26%。如同时存在 2 个或 3 个危险因素,ARDS 患病率将进一步升高。危险因素持续时间越长,ARDS 患病率越高,持续 24 h、48 h、72 h,ARDS 发病率分别为 76%、85% 和 93%。

遗传因素在 ARDS 易感性、发病和治疗反应中也具有重要作用。目前已报道 ARDS 易感性与表面活性物质蛋白-B、血管紧张素转换酶、TNF-α 和 NF-κB 等几十种基因多态性有关。

(二)发病机制

尽管 ARDS 病因各异,但是发病机制相似。其共同的基础是各种原因导致的肺泡毛细血管急性损伤。在致病因子的作用下,中性粒细胞等炎症细胞黏附在血管内皮细胞表面并被招募到肺部,继而释放出氧自由基、蛋白分解酶和花生四烯酸代谢产物,激活多种炎症细胞(如肺内巨噬细胞),释放出大量的细胞因子和炎症介质(如 IL-1、IL-6、IL-8 和 TNF-α),形成"瀑布样"链锁炎症反应。因此,ARDS 是由多种病因激发的全身炎症反应在肺的表现。

强烈的肺部炎症导致肺泡毛细血管内皮细胞和肺泡上皮细胞受损,引起肺泡毛细血管通透性增加,使体液和大量含蛋白质液体从毛细血管间隙流向肺泡和肺间质,形成急性肺间质水肿和肺泡水肿。肺泡Ⅱ型上皮细胞损伤将减少肺泡表面活性物质的生成,导致透明膜形成和肺泡群陷闭。肺部不断释放的毒素和炎症介质经循环带到肺外脏器,导致全身炎症反应综合征和多器官障碍综合征。

二、病理改变

各种原因所致 ARDS 的病理改变基本相同。其特点是肺水肿和透明膜形成,并伴有肺间质纤维化。典型的 ARDS 病理变化可分为急性期、亚急性期和慢性期,这 3 期相互关联且部分重叠,常伴随有其他并发症。

(一)急性期

急性期见于发病后 1 ~3 d。先后可见肺泡上皮细胞广泛坏死和基膜脱落,肺泡上皮细胞和肺泡毛细血管内皮细胞通透性增加导致的肺水肿,在肺泡腔由纤维蛋白质和基质蛋白质构成的透明膜形成,中性粒细胞和巨噬细胞等炎症细胞渗出并聚集在肺泡。

(二)亚急性期

亚急性期见于发病后 3 ~7 d,显著增生出现在发病后 2 ~3 周。部分的肺水肿被重吸收,肺泡Ⅱ型上皮细胞大量增生,伴有纤维细胞增生和胶原沉积。

(三)慢性期

若病变迁延不愈超过 3 ~4 周,则进入纤维化期。中性粒细胞浸润减少,肺泡间隔内纤维组织增生而致肺泡隔增厚,ID 型弹性纤维被 I 型胶原纤维替代,肺容积明显缩小。

三、病理生理改变

(一)肺容积减少

由于肺水肿、肺泡塌陷、肺泡内渗出导致不同程度肺容积减少,肺总量、肺活量、潮气量和功能残气量明显低于正常。其中,以功能残气量减少最为明显。1986 年,Gattinoni 对 ARDS 患儿行胸部 CT 扫描,结果发现大量肺泡塌陷,参与通气的肺泡仅占肺容积 20%~30%,其功能仅相当于 5~6 岁儿童的肺,称为“婴儿肺”。

(二)肺顺应性降低

由于肺水肿和肺泡塌陷引起肺不张,导致 ARDS 肺顺应性降低,表现为肺压力-容积曲线向右下方向移位,即获得同样潮气量,需要较高气道压。肺顺应性降低是 ARDS 患儿呼吸困难的主要机制。

(三)通气/血流值降低

广泛的肺泡水肿、肺泡萎陷、小气道闭塞和潮气量降低引起肺泡通气不足。而循环于毛细血管内的静脉血却照常灌注,不能充分氧合,会造成动脉血内有静脉血混杂和通气/血流值降低,产生肺内分流。ARDS 早期肺内分流率可达 10%~20%,后期高达 30% 以上。大量肺内分流和通气/血流值降低引起顽固性低氧血症。

(四)肺动脉高压

ARDS 早期的肺动脉高压主要与缺氧性肺血管收缩、肺微小血栓形成和具有缩血管作用的炎症因子有关。ARDS 后期的肺动脉高压不但与炎症因子有关,还与肺血管的重塑相关。

四、临床表现

临床表现取决于原发病和受累脏器的数目与类型。典型的 ARDS 分为急性肺损害期、潜伏期、急性呼吸衰竭期、严重生理异常期或终末期。由于原发病引起的肺损伤过程隐匿且难以辨别或病情发展迅速,往往不易确定急性肺损害期及潜伏期,多到急性呼吸衰竭才明确诊断。对于有潜在肺损伤易感因素的患儿,应尽早识别并处理 ARDS。

(一)症状

大多在各种原发病过程中逐渐出现。脓毒症和创伤在 24 h 内发生 ARDS 的概率分别为 54% 和 29%,90% 以上患儿发病在危险因素出现后的 5 d 内,100% 在 7 d 内达到诊断标准。在此期间的临床表现多为原发病的表现。

呼吸频速和呼吸窘迫是 ARDS 最常见的症状,其严重程度与基础呼吸频率和肺损伤严重程度有关。有些婴儿呼吸急促不明显,但很快出现潮式呼吸等中枢呼吸衰竭。除非有严重贫血或恰当治疗纠正了低氧血症,否则很容易见到发绀。这种发绀常常不能被鼻导管或面罩吸氧所缓解,需要用持续气道正压通气(CPAP)才能纠正,也不能用原发病来解释。肺顺应性进行性下降,常需要依赖较高气道压力进行机械通气。

（二）体征

可无明显的肺部体征。有的出现发绀、双肺湿啰音和哮鸣，后期可有肺实变。

（三）辅助检查

1. 影像学　早期病变以间质性改变为主，胸部 X 射线片常无明显改变。病情进展后，可出现肺内实变，可见散在斑片状密度增高阴影，有时可见支气管充气征，实变影呈区域性重力性分布，以中下肺野和肺外带为主。后期为大片实变，支气管气相明显，呈“白肺”改变。如果既往存在呼吸系统疾病或 ARDS 的病因为中毒性肺炎、吸入毒性气体或胃内容物，可有明显影像学变化或与上述改变重叠。值得注意的是，ARDS 胸片改变较临床症状延迟 4～24 h，而且受治疗干预的影响很大。

胸部 CT，尤其是高分辨率 CT，可清晰地显示病变部位、范围和形态。ARDS 胸部 CT 表现显示病变分布不均匀，在重力依赖区（仰卧位在背部）呈实变影，常见支气管充气征，中间区域呈毛玻璃样影。通过 CT 扫描评估的肺重量在 ARDS 时增加，并且与 ARDS 的严重程度呈正相关。CT 有利于对肺泡出血、急性间质性肺炎、过敏性肺炎、急性嗜酸细胞性肺炎、支气管炎伴机化性肺炎等疾病进行鉴别诊断。胸部 CT 有助于评估肺复张和合理设置呼气末正压（PEEP）。

2. 血气分析　PaO_2 和 PaO_2/FiO_2 是主要的客观诊断指标。顽固性低氧血症（$PaO_2<60$ mmHg 和 $PaO_2/FiO_2<300$ mmHg）是常用的诊断依据。ARDS 早期至急性呼吸衰竭期，常表现为呼吸性碱中毒和不同程度的低氧血症，肺泡－动脉血氧分压差升高（>35～45 mmHg）。除表现为低氧血症外，ARDS 换气功能障碍表现为无效腔通气增加，ARDS 后期往往表现为动脉 $PaCO_2$ 升高和 pH 值下降。

3. 超声心动图　美国欧洲共识会议（AECC）标准中将肺动脉楔压（PAWP）≥2.4 kPa（18 mmHg）作为排除心源性肺水肿的指标。测定 PAWP 需要置入 Swan-Ganz 气囊漂浮导管。临床无法做到对每例患儿进行该检查。建议采用超声心动图对 ARDS 患儿进行床旁心功能检查，测定时间为胸片显示有肺水肿时，间隔不超过 24 h。若>18 mmHg，考虑心源性肺水肿，不能诊断 ARDS。肺静脉血流频谱 AR 波流速>0.3 m/s 或时间>30 ms，不能诊断 ARDS。射血分数<50% 或短轴缩短率<30%，不能诊断 ARDS。

4. 肺超声　评估胸腔积液、气胸、肺间质综合征、肺实变、肺脓肿、肺复张或再萎陷等情况，可以在床旁准确判断肺形态的变化和帮助调节 PEEP。

5. 生物学标志物　肺泡灌洗液中 IL-8、血清脂多糖结合蛋白都能作为判断 ARDS 高危因素的指标。血浆中克拉拉细胞蛋白（CC16）显著高于无 ARDS 患儿。如果以 CC16≥18 ng/mL 作为诊断 ARDS 的标准，敏感性为 80%，特异性为 92%。

五、诊断与鉴别诊断

ARDS 诊断标准必须联合危险因素、临床表现、氧合指标、影像学变化甚至生物学标志物等进行综合考虑。1994 年，AECC 提出 ARDS 及急性肺损伤（ALI）的诊断标准。然而，该标准缺乏判断急性的明确标准、动脉血氧分压（PaO_2）/吸入氧体积分数（FiO_2）值对机械通气设置的改变较敏感、胸部影像学缺少可靠的评判标准、较难判断是否存在由静水压升高引起的肺水肿等。2012 年,欧洲危重病医学会与美国胸科学会组成的委员会发表的柏林标准在 AECC 标准基础上提出更加详细的诊断标准(表 11-10)。但是,柏林标准也有一定局限性:儿童使用动脉导管的频率少于成人,需要增加动脉血氧饱和度(SpO_2)等无创性的监测指标;对于存在慢性心源性肺疾病或机械通气的患儿,没有具体说明诊断细节;以 5 cmH_2O(1 cmH_2O=0.098 kPa)定为 PEEP 最小值可能不合适;使用高频振荡通气时,缺乏 PEEP 数据。

表 11-10　2012 年 ARDS 柏林诊断标准

诊断指标	轻度	中度	重度
发病时机	有已知危险因素或加重呼吸道症状,1 周内急性发作		
低氧血症(PaO_2/FiO_2)[a]	201~300 mmHg 且 PEEP≥5 cmH_2O	≤200 mmHg 且 PEEP≥5 cmH_2O	≤100 mmHg 且 PEEP≥5 cmH_2O
肺水肿原因	无法用心功能衰竭或液体负荷过多解释的呼吸衰竭;如果没有危险因素,则需要客观评估(如心脏超声检查)排除静水压升高的肺水肿		
胸部影像学[b]	双肺浸润影	双肺浸润影	累及 3 个象限的浸润影
生理改变	无	无	VECorr>10 L/min 或 CRS<40 mL/cmH_2O

注:a. 如果海拔超过 1 000 m,应根据如下公式进行校正:PaO_2/FiO_2×(大气压/760)。

b. 胸片或 CT 扫描。VECorr=VE×$PaCO_2$/40 为校正分钟呼出通气量,VE 呼出潮气量,CRS 为静息时呼吸系统顺应性。

为了解决儿童 ARDS 诊疗方面的问题,2015 年,由来自 8 个国家的 27 名专家组成的儿童肺损伤诊疗专家组对儿童 ARDS 诊断、治疗及预后等 9 个方面提出 151 条专家建议,制定儿童 ARDS 的诊断标准(表 11-11)及高危人群的识别标准(表 11-12),弥补了 2012 年柏林标准的不足。

表 11-11　儿童 ARDS 诊断标准

项目	定义
年龄	除外围生期相关性肺疾病患儿
发病时间	病因明确的损害发生在 7 d 以内
肺水肿原因	无法完全用心力衰竭或者液体超负荷来解释的呼吸衰竭
胸部影像学	胸部影像学发现与肺实质疾病一致的新发浸润影
氧合程度	无创机械通气,无严重程度分级,全面罩双水平正压通气或 CPAP>5 cmH_2O,P/F 值≤300,S/F 值≤264 有创机械通气,轻度 4≤OI<8,5≤OSI<7.5;中度 8≤OI<16,7.5≤OSI<12.3;重度 OI≥16,OSI≥12.3

续表 11-11

项目	定义
特殊疾病	
紫绀型心脏病	符合以上关于年龄、发病时间、肺水肿原因及胸部影像学的标准，且急性氧合障碍不能用自身的心脏疾病来解释
慢性肺疾病	符合以上关于年龄、发病时间、肺水肿原因、胸部影像学表现为新发浸润影，且氧合水平从患儿自身基线水平有明显下降，符合以上氧合障碍标准
左心功能障碍	符合以上关于年龄、发病时间、肺水肿原因、胸部影像学表现为新发浸润影，氧合障碍符合以上标准且不能用左心功能障碍来解释

注：CPAP，持续气道正压通气；PaO_2，动脉血氧分压；FiO_2，吸入氧体积分数；SpO_2，动脉血氧饱和度；OI，氧合指数，$OI=FiO_2\times$平均气道压$\times100/PaO_2$；OSI，血氧饱和度指数，$OSI=FiO_2\times$平均气道压$\times100/SpO_2$；对于使用无插管辅助通气或鼻导管吸氧的患儿，具体见高危患儿识别标准；当 PaO_2 可被获取时，优先使用基于 PaO_2 的氧合参数；当 PaO_2 不能被获取时，暂停 FiO_2 维持 $SpO_2\leqslant97\%$ 并计算出 OSI 或 SpO_2/FiO_2 值。ARDS 根据 OI 或 OSI 的严重程度分级不适用于常规接受有创机械通气的慢性肺疾病儿童或紫绀型先天性心脏病的儿童。

表 11-12　ARDS 高危患儿识别标准

项目	定义
年龄	排除早产相关肺疾病的患儿
时间	7 d 内出现已知的临床损害
肺水肿原因	呼吸衰竭不能完全以心力衰竭或液体超负荷解释
胸部影像	胸部影像出现符合急性间质性肺炎表现的新发浸润性改变
	无创通气，经鼻或面罩 BiPAP 或 CPAP$FiO_2\geqslant40\%$ 才使 SpO_2 达到 88%~97%
氧合程度	面罩、鼻导管或高流量吸氧，以最小吸氧流量维持 SpO_2 为 88%~97%。<1 岁：2 L/min。1 ~5 岁：4 L/min。5 ~10 岁：6 L/min。>10 岁：8 L/min
	有创通气，通过氧供维持 $SpO_2\geqslant88\%$ 但 OI<4 或 OSI<5

注：BiPAP，双水平气道正压通气；CPAP，持续气道正压通气；PaO_2，动脉血氧分压；FiO_2，吸入氧体积分数；SpO_2，动脉血氧饱和度；OI，氧合指数，$OI=FiO_2\times$平均气道压$\times100/PaO_2$，OSI，血氧饱和度指数，$OSI=FiO_2\times$平均气道压$\times100/SpO_2$；考虑到可获取的数据不足，当患儿使用混合氧气吸氧时，风险氧流量$=FiO_2\times$氧流量（L/min）；当 PaO_2 不能被获取时，暂停 FiO_2 维持 $SpO_2\leqslant97\%$ 并计算出 OSI。

（一）儿童 ARDS 诊断标准

2015 年，儿童 ARDS 诊断标准具有以下特点：抛弃先前的 ALI 和 ARDS 分类，根据 ARDS 的严重程度进行分级；选择氧合指数（OI），在动脉血气不可获取的情况下采用氧饱和度指数（OSI），而不是以 PaO_2/FiO_2（P/F）值去判定儿童 ARDS 的严重程度；去除辨别双肺和单肺浸润的差别；不设年龄划分，新生儿达到标准也可诊断；增加非侵入正压支持治疗的使用；强调 ARDS 的早期干预；提出先天性心脏病和慢性肺疾病合并 ARDS 的定义。

(1)年龄。包括从新生儿到青春期所有年龄段。ARDS 的排除标准包括围生期特有的急性低氧血症原因,如早产儿相关性肺疾病、围生期肺损伤(如胎粪吸入综合征及分娩期间获得的肺炎和脓毒症)、其他先天异常(如先天性膈疝或肺泡毛细血管发育不良)。

(2)发病时间。必须在 7 d 以内。

(3)在满足所有其他 ARDS 标准的情况下,如果急性低氧血症和近期的胸部影像学变化不能由急性左心衰竭或液体超负荷来解释时,可以诊断儿童 ARDS。

(4)胸部影像学上出现与急性肺实质病变一致的新浸润影是诊断 ARDS 的必要条件。

(5)确定低氧血症。对于进行有创通气治疗的患儿,推荐 OI,即 $OI=FiO_2\times$平均气道压(Paw)$\times100/PaO_2$,作为肺疾病严重程度的主要指标,优于 P/F 值。对于接受无创面罩通气(CPAP 或者 BiPAP)且 CPAP 不小于 5 cmH_2O 的患儿,P/F 值应该用于诊断 ARDS。对于接受有创机械辅助通气的患儿,当 OI 指数无法获得时,应用 OSI,即 $OSI=FiO_2\times Paw\times100/SpO_2$,评估低氧血症对患儿 ARDS 的风险程度分层。对于接受无创面罩通气(CPAP 或者 BiPAP)且 CPAP 不小于 5 cmH_2O 的患儿,当 P/F 值无法获取时,SpO_2/FiO_2可以作为 ARDS 的诊断指标。

(6)慢性心肺疾病。对于存在慢性肺部疾病接受吸氧、无创通气或者气管切开术进行有创通气治疗的患儿,如果出现符合 ARDS 标准的急性表现(急性起病、损害病因明确、影像学表现为新发的肺实质改变),氧合情况从基础值急剧恶化符合 ARDS 氧合诊断标准,可以考虑 ARDS。对于紫绀型先天性心脏病患儿,如果出现符合 ARDS 标准,氧合情况急剧恶化且不能用基础疾病解释,可以考虑存在 ARDS。接受机械通气的慢性肺部疾病或紫绀型先天性心脏病的患儿,若急性发作时满足 ARDS 标准,不应依据 OI 或 OSI 进行风险分层。

(二)鉴别诊断

1. 重症肺炎　主要产生Ⅱ型呼吸衰竭,经过控制感染、改善通气和换气功能,多数患儿可以迅速好转。如果肺炎过程中或肺炎一度好转后,呼吸困难又明显加重,临床症状与肺部体征不相符合;肺部湿啰音突然广泛或增多;在肺炎病变基础上出现肺部弥散浸润影或增厚影;血气分析仅有 PaO_2降低,$PaCO_2$早期降低,晚期升高;一般方法给氧无效,不能解除发绀和呼吸困难等症状;有效镇静、强心、利尿不能改善病情时,就应考虑 ARDS。

2. 心源性肺水肿　有心血管病史或过量快速输液史,因左心衰竭使肺循环静脉压增高而致血管内液体外漏产生压力性肺水肿。急性起病,不能平卧,咳粉红色泡沫样痰,呼吸困难,双肺可闻及大量湿啰音和哮鸣音,胸部 X 射线片检查心脏影显著增大,双肺蝶翼样阴影。可产生轻度低氧血症,经吸氧后明显好转,对强心、利尿和扩血管等治疗反应好。对于鉴别困难者,可行肺动脉导管血流动力学检测,PAWP<18 mmHg 可排除心源性肺水肿,但 PAWP>18 mmHg 并不能只诊断为心源性肺水肿而除外 ARDS,也要考虑两者同时存在的可能性。如肺水肿液蛋白浓度明显增高而 PAWP>18 mmHg,提示可能同时存在压力性肺水肿和渗透性肺水肿,需慎处理。

3. 其他疾病　与肺弥漫性病变(如急性间质性肺炎、特发性肺纤维化)和肺栓塞等鉴别。

六、治疗

(一)综合性治疗和药物治疗

1. 积极治疗原发病和避免医源性高危因素　积极控制原发病和遏制其诱导的全身失控性炎症反应是治疗的关键。严重感染是引起 ARDS 首位高危因素,也是影响 ARDS 的首要原因。因此,应积极控制感染,抢救休克,尽量少用库存血,及时的进行骨折复位和固定等措施也很重要。

2. 液体管理　ARDS 患儿在最初 3 d 的液体量呈负平衡,可显著降低患儿的病死率。2006 年,美国心肺和血管研究院公布了 ARDS 协作网"水分与导管治疗项目"(FACTT)结果,限制性液体管理策略使呼吸机脱机天数缩短,肺生理学指标得到相应的改善,ICU 外的治疗天数延长,并且使 60 d 内的死亡率下降,这些数据表明限制性液体管理策略对于 ARDS 患儿的预后效果更好。应用利尿剂减轻肺水肿能改善氧合、减轻肺损伤、缩短 ICU 住院时间。但是,应用利尿剂减轻肺水肿可能会导致有效循环血量下降和器官灌注不足。因此,在维持循环稳定和保证组织器官灌注前提下,以最低有效血容量来维持循环功能,实施限制性液体管理(利尿和限制补液),保持体液负平衡,一般按生理需要量的 70% 给予。必要时可放置 Swan-Ganz 漂浮导管,动态监测 PAWP,保持 PAWP 在 14 ~ 16 cmH_2O。若无测定 PAWP 条件,应仔细观察患儿尿量、血压,随时调整输入液体量,避免输液过多过快。值得注意的是,尽管在 FACTT 研究中表明限制性液体管理策略有较好的预后,但休克的患儿是否如此,尚待进一步研究;对于脓毒症的早期治疗不宜限制液体量,进行早期有目标性的治疗(大量液体复苏)可以改善预后;由于没有将需要透析治疗的患儿考虑在 FACTT 的研究之中,关于这类患儿还没有明确的液体管理策略可供参考。

采用晶体液还是胶体液进行液体复苏存在争论。低蛋白血症是严重感染发生 ARDS 的独立危险因素,可导致 ARDS 病情恶化,机械通气时间延长,病死率增加。尽管白蛋白联合呋塞米治疗未能明显降低伴低蛋白血症 ARDS 患儿的病死率,但与单纯应用呋塞米相比,氧合明显改善、休克时间缩短。对于有低蛋白血症的患儿,在补充白蛋白等胶体液时联合应用呋塞米,有助于实现液体负平衡。

3. 营养支持　应尽早给予营养支持,首选肠内营养,强调个体化治疗和采用持续泵入。在 ARDS 早期应采用允许性低热量的能量供给原则,避免过度喂养。适当降低糖类比例,降低呼吸商。采取充分措施,避免反流和误吸。

Puntes-Arruda 等 Meta 分析显示,给予含有高浓度的二十碳五烯酸和 γ-亚油酸和 ω-3 脂肪酸的肠内营养能增加氧合、减少 ICU 停留时间和降低 28 d 死亡率。在标准营养配方基础上,添加鱼油、亚麻酸与抗氧化剂的营养配方可能为 ALI 患儿更理想的选择。最近 Rice 等发现,每天 2 次给予 n-3 脂肪酸、γ-亚油酸和抗氧化剂并不能缩短机械通气时间和降低 60 d 死亡率。

4. 糖皮质激素　作用于 ARDS 的多个发病环节,糖皮质激素很早就已经用于 ARDS 的治疗。但是,糖皮质激素给药的时机和剂量备受争议。

Peter 等使用多层贝叶斯模型方法对 1996—2007 年所有随机对照试验进行 Meta 分

析,结果显示糖皮质激素在预防 ARDS 方面并没有明显优势,高危患儿使用糖皮质激素反而易使患儿发展为 ARDS,并增加死亡率,不建议常规使用糖皮质激素防治 ARDS。Kim 等对来自韩国 2009 年 245 名 H1N1 流感患儿进行研究,糖皮质激素治疗组 30 d 的病死率高于非激素治疗组,笔者认为对于 H1N1 流感病毒感染而导致的 ARDS 患儿不建议早期给予糖皮质激素治疗,可能与糖皮质激素可延长病毒的复制有关。然而,对于其他因素导致的 ARDS,早期给予糖皮质激素可能改善预后,Seam 等对美国 4 家三级医院 ICU 共 79 名患儿实施 2∶1 随机对照研究(RCT),结果显示早期给予甲基泼尼松龙持续性治疗可通过明显降低重要炎症和凝血指标改善临床症状和预后,但需要进一步大规模 RCT 进行证实。

既往应用糖皮质激素治疗 ARDS 的研究中,所采用的甲泼尼龙剂量不一。Tang 等对 1967—2007 年所有使用低剂量甲泼尼龙 0.5~2.5 mg/(kg·d)治疗 ARDS 的研究进行 Meta 分析,结果显示低剂量持续使用糖皮质激素治疗 ARDS 有利于改善患儿的预后(包括死亡率),并且未见糖皮质激素相关不良反应增加。Lamontagiie 等进行应用糖皮质激素高、低剂量组之间预后的比较,发现对于 ARDS 及重症肺炎使用低剂量糖皮质激素持续治疗可降低病死率,改善预后。

5.粒细胞-巨噬细胞集落刺激因子(GM-CSF)　维持肺稳态的重要成分,也是肺泡上皮细胞生长因子、肺泡细胞修复来源物质。目前的研究结果存在争议,需要更大样本量研究 GM-CSF 在 ARDS 中的疗效和安全性。

6.输血　在临床稳定、有充分氧输送证据(除外紫绀型心脏病、出血、严重低氧血症)的患儿,建议将血红蛋白浓度 70 g/L 作为 ARDS 患儿红细胞输注的临界值。

7.血液净化　在高容量血液滤过的情况下,连续性血液净化可清除 1 万~30 万的中分子量细胞因子,通过吸附机制清除 IL-6 等细胞因子,减少肺血管外的肺水含量、维持内环境稳定和机体容量调节,改善氧合。但是,血液净化确切疗效尚待进一步研究。

8.干细胞治疗　儿科报道较少。大部分成果为病例报道或动物实验,证据可信度不高。因此,2015 新指南未将干细胞治疗纳入治疗措施中。

9.其他　研究表明,β_2 受体激动剂并不能降低 ARDS 死亡率。因此,不推荐使用 β_2 受体激动剂。前列腺素 E_1、酮康唑、己酮可可碱、内毒素和细胞因子单克隆抗体、重组人活化蛋白 C 等药物的作用不确定,需要进一步研究明确。

(二)呼吸支持治疗

呼吸支持治疗是纠正或改善顽固性低氧血症的关键手段,可以防止肺泡塌陷、减轻肺水肿、改善肺泡氧合和防止呼吸肌疲劳。

1.氧疗　氧疗是纠正 ARDS 低氧血症的基本手段,使 PaO_2 达到 60~80 mmHg。根据低氧血症改善的程度和治疗反应调整氧疗方式。首先使用鼻导管,当需要较高的吸氧浓度时,可采用面罩或头罩吸氧。但是,氧疗常常难以奏效。

2.无创支持通气　在 ARDS 高危患儿中,早期无创正压通气可以改善气体交换、降低呼吸功,避免潜在的有创通气并发症。对于免疫功能低下的 ARDS 患儿,早期可以首先试用无创支持通气。但是,2015 年指南不推荐有严重疾病的 ARDS 患儿进行无创支持通气。

接受无创支持通气患儿若临床症状无明显改善或有恶化的表现,包括呼吸频率增加、呼吸功增加、气体交换障碍、意识水平改变,则需要气管插管和有创机械通气。ARDS 患儿接受无创通气时,应该使用口鼻或全面罩,实现最有效的人机同步,应该密切监测潜在的并发症,如皮肤破裂、胃腹胀满、气压伤及结膜炎等。接受无创正压通气时,强烈推荐进行加温加湿。

3. 常频机械通气

(1)时机选择　ARDS 患儿经高浓度吸氧(>50%)不能改善低氧血症(PaO_2<60 mmHg)时,应气管插管。早期机械通气能更有效地改善低氧血症、降低呼吸功、缓解呼吸窘迫、改善全身缺氧和防止肺外器官损害。

(2)体位　气管插管可导致声门关闭功能丧失、胃内容物反流并误吸到下呼吸道。因此,平卧位机械通气容易出现呼吸机相关肺炎(VAP),而半卧位则显著降低 VAP。如果没有脊髓损伤等体位改变的禁忌证,ARDS 患儿应采用 30°~45°半卧位。

(3)通气模式　压力限制型通气模式易于与患者的自主呼吸同步,可减少或避免应用镇静剂和肌肉松弛药;提供的气流为递减波型,有利于气体的交换和增加氧合;压力波形近似方形,产生同样潮气量所需压力明显要比容量限制型通气模式低;ARDS 肺部病变多为不均匀分布,若有一持续压力平台,可率先使一些顺应性好的肺泡得到充气,随着压力的持续及时间的推移,另一些顺应性稍差的肺泡亦得到充气而不致压力过高,从而避免了呼吸机相关肺损伤(VALI)。

在压力限制型通气模式的常用通气模式,如压力辅助通气(PAV)、压力控制通气(PCV)、压力支持通气(PSV)和压力控制-同步间歇指令通气(PC-SIMV)中,在 ARDS 的早期阶段,选用 PCV,因为 PCV 比 PAV、PSV 和 PC-SIMV 可提供更多的通气辅助功,从而减少患儿自主呼吸功和氧耗量。在撤机时,可改用 PC-SIMV 或 PSV,以锻炼患儿的呼吸肌力量。

采用保留部分自主呼吸的通气模式是 ARDS 呼吸支持的趋势。部分通气支持模式可部分减少对机械通气的依赖,降低气道峰值压,通过提高心排血量而增加全身氧的输送,改善通气/血流值,保留患儿主动运动能力和呼吸道清洁排痰能力,减少对血流动力学和胃肠运动的干扰。一项前瞻性对照研究显示,与控制通气相比,保留自主呼吸的患儿镇静剂使用量、机械通气时间和 ICU 住院时间均明显减少。因此,在循环功能稳定、人机协调性较好的情况下,ARDS 患儿机械通气时有必要保留自主呼吸。常用的自主呼吸模式如下。

• 压力支持通气(PSV):需要自主呼吸触发,触发后每次吸气时呼吸机给予一定支持压力,呼吸频率完全决定于患儿,潮气量大小决定于压力大小和患儿呼吸力量。该模式除有定压型模式的优点外,尚有比较完善的自主呼吸特点,需患儿有较好的自主呼吸触发能力。PSV 非常符合 ARDS 患儿具有较强的自主呼吸、较大的吸气流速、较快的呼吸频率和较大通气量的特点。早期研究提示,ARDS 患儿应尽早使用 PSV+PEEP 治疗,以减轻呼吸肌营养不良和缩短呼吸机时间。近年来,PSV 改善 ARDS 观点受到挑战。随着 PSV 支持水平增加,潮气量明显增加,吸-呼气转换时间明显延迟,触发延迟时间显著延长,人机难以同步。神经电活动辅助通气(NAVA)是应用实时监测膈肌电活动信号实施机械通气的新技术,通过膈肌电活动信号触发吸气和呼气切换,根据膈肌电活动信号的幅度决定通气支持水平。吴晓燕等研究提示,与PSV相比,NAVA通气支持时间、通气支持水平与自身呼吸形式更加匹配,应用NAVA更能改善ARDS患儿人机同步性。

• 反比通气(IRV):当吸气时间超过1/2呼吸周期,称为IRV。IRV可使气道平均压增高,肺内分流减少,而伴以较低的PEEP和PIP水平。因为呼气时间缩短,产生内源性PEEP,可增加功能残气量。但是,IRV与自主呼吸不协调,且可能对血流动力学产生影响,并不能降低死亡率,主要用于正比通气无效的患儿。

• 双相正压通气(BiPAP):让患儿的自主呼吸交替地在两种不同的气道正压水平上进行,以两个压力水平间转换引起呼吸容量的改变而达到机械通气辅助的作用,其实质是自主呼吸+双水平的持续气道正压。BiPAP可满足从指令到间歇指令和自主呼吸的不同需要,不仅允许自主呼吸间断出现,也允许在两个压力水平上持续存在,克服传统机械通气自主呼吸和控制通气不能并存的特点,改善人机对抗。研究表明,肺复张手法联合BiPAP比单纯小潮气量容量控制/辅助通气具有迅速改善氧合、肺顺应性明显增加、缩短带机时间、稳定血流动力学及减少镇静药物的使用等优点。

(4)镇静、镇痛和肌松　机械通气需要考虑用镇静镇痛剂,以缓解焦虑、躁动、疼痛,减少过度的氧耗。镇静方案包括镇静目标和评估镇静效果的标准。根据镇静目标来调整镇静剂的剂量,常用Ramsay评分来评估镇静深度、制订镇静计划。以Ramsay评分3~4分作为镇静目标。每天均需中断或减少镇静药物剂量直至患儿清醒,以判断患儿的镇静程度和意识状态。

恰当的肌肉松弛药应用能增加胸壁顺应性,促进人机同步,减少机体氧耗和呼吸功,甚至可能会降低呼吸机相关肺损伤(VALI)。不合理应用肌肉松弛药会导致痰液引流障碍、肺不张、通气/血流值失衡和ICU获得性衰弱等严重并发症,延长机械通气时间和住院时间。机械通气的ARDS患儿应尽量避免使用肌肉松弛药。如确有必要使用肌肉松弛药,应监测肌肉松弛水平,以预防膈肌功能不全。

(5)肺保护性通气策略(限制潮气量和平台压)　自1972年以来,应用大潮气量(10~15 mL/kg)一直是ARDS正压通气的标准用法。20世纪90年代,VALI受到重视,并提出保护性机械通气策略。其中,小潮气量通气是最为接受的一种模式。研究显示,肺保护性通气措施可明显减少VALI。大潮气量通气可引起肺泡过度扩张和呼气时肺泡萎陷,反复的潮气性肺泡过度牵拉可诱发病理改变与ARDS相似的弥漫性肺泡损伤;损伤的肺可诱导释放炎性细胞因子进入循环,引起多器官功能衰竭。2000年,美国ARDS协作网进行的大样本多中心RCT显示,小潮气量(6 mL/kg理想体重)的病死率(31%)比常规通气组(12 mL/kg理想体重)的病死率(39.8%)降低9%,28 d内平均上机天数明显减少。小潮气量通气还能降低炎性介质和细胞因子水平,对ALI患儿具有良好的抗炎和屏障保护作用。Meta分析显示,小潮气量通气可显著降低气胸发生率和病死率。

气道平台压是指吸气平台时的气道压力。气道峰压包括用于扩张肺泡的压力(约等于平台压)和用于扩张气道的压力。因此,肺泡压以平台压而不是气道峰压表示更为准确,平台压能更直接地反映VAU的危险程度,高平台压不仅可引起气压伤,也可引起类似ARDS的弥漫性肺损伤。Terragni等研究发现,大约1/3的严重ARDS患儿,尽管用

6 mL/kg 理想体重的潮气量进行通气，根据胸部 CT 扫描，仍有肺泡过度扩张的证据；对于使用 6 mL/kg 潮气量，气道平台压仍在 28～30 cmH_2O 以上的患儿，逐步减小潮气量至 4 mL/kg，以控制气道平台压在 25～28 cmH_2O，72 h 后肺泡灌洗液中 IL-lb、IL-6、IL-8 及 IL-Ra 等炎症因子的表达均显著下降。对于重症 ARDS 患儿即使设定 6 mL/kg 的潮气量，若平台压仍在 28～30 cmH_2O 以上，仍有可能导致 VALI，需要结合平台压进一步降低潮气量。

由于不同 ARDS 患儿的正常通气肺组织容积差异较大，可能出现同一潮气量通气时不同 ARDS 肺组织所受应力水平存在显著差异。因此，ARDS 患儿潮气量的选择应强调个体化，还应综合考虑患儿病变程度、平台压水平、胸壁顺应性和自主呼吸强度等因素的影响。如对于胸壁顺应性显著降低的患儿（如严重肥胖、腹腔高压），常因胸腔内压力异常增加导致大量肺泡塌陷，为增加跨肺泡压复张塌陷肺泡，此时平台压水平有可能会超过 30 cmH_2O。对于重度 ARDS 患儿，过强的自主吸气会显著增大跨肺泡压和增加肺泡过度牵张的风险，此时应适当降低平台压水平或抑制自主呼吸强度。

对于任何机械通气的患儿，在控制通气模式下，应该根据肺的病理状态和呼吸系统顺应性设置潮气量。2015 年指南推荐，以患儿的年龄或者体重为依据（5～8 mL/预计千克体重），控制潮气量在患儿生理潮气量范围之内或以下。呼吸系统顺应性差的患儿，潮气量应为预测每千克体重 3～6 mL。对于肺顺应性保持较好的患儿，潮气量应更接近生理范围（5～8 mL/预测千克体重）。在没有跨肺压数值的情况下，吸气平台压力不超过 28 cmH_2O。胸壁弹性增加（即胸壁顺应性减小）的患儿可以允许吸气平台压稍高（29～32 cmH_2O）。

（6）允许性高碳酸血症　在保证 ARDS 患儿氧合的同时，允许 $PaCO_2$ 在一定范围内缓慢升高，即允许性高碳酸血症（PHC）。应用小潮气量通气难免发生高碳酸血症和呼吸性酸中毒。PHC 是肺保护性通气策略的结果，并非 ARDS 的治疗目标。目前采用 PHC 策略的安全性还有争议。大多数研究提示实施 PHC 策略是安全的。但在缺血性心脏病、左心衰竭或右心衰竭、肺动脉高压和颅脑损伤时应禁用。目前尚无理想的 $PaCO_2$ 上限值，一般主张保持 pH>7.2，$PaCO_2$ 不超过 9.33 kPa（70 mmHg）。对于非常严重的二氧化碳潴留患儿（经积极处理后 pH 仍低于 7.2），不推荐常规补充碳酸氢盐。有条件单位此时可考虑联合应用体外膜肺氧合（ECMO）、体外二氧化碳清除技术。

（7）确定最佳 PEEP　ARDS 肺泡塌陷不但可导致顽固性低氧血症，且部分可复张的肺泡周期性塌陷开放而产生的剪切力会导致或加重呼吸机相关肺损伤。PEEP 在具有导致肺复张效应的同时，也具有肺泡过度膨胀的双刃剑效应。肺复张与高 PEEP 联合使用有可能使原来正常通气的肺泡过度膨胀，导致 VALI 和加重 ARDS。ARDS 应采用防止肺泡塌陷的最佳 PEEP。

在过去 10 余年，已有 3 个 RCT 研究评价两种不同 PEEP 法对 ARDS 患儿病死率的影响，在应用小潮气量通气的基础上积极加用高 PEEP 可明显改善 ARDS 患儿的氧合，但是不能降低 ARDS 的死亡率和 VALI 的发生率。Meta 分析显示，高 PEEP 加小潮气量通气不能改善成人 ARDS 的病死率。虽然高 PEEP 与低 PEEP 法的 RCT 未能证明降低 ARDS 的病死率。然而，从总体上看，最佳 PEEP 的选择应强调个体化设置。高 PEEP 对于重度

ARDS 患儿是有好处的。对于轻度 ARDS(或急性肺损伤)患儿,应慎重使用高 PEEP。

设置最佳 PEEP 的方法有很多,包括 FKVPEEP 递增法、低位转折点法、最大顺应性法、肺牵张指数法、胸部 CT 导向的 PEEP 递减法和最佳氧合法。Amato 和 Villar 研究显示,在小潮气量通气的同时,以静态压力-容积(P-V)曲线低位转折点压力+2 cmH_2O 来确定 PEEP 能遏制肺部炎症介质的释放,降低 ARDS 的死亡率。Villar 多中心 RCT 显示,用 FiO_2/PEEP 递增法治疗 ARDS 的住院死亡率为 55.5%,而低位转折点设置 PEEP 治疗 ARDS 的住院死亡率明显降低为 34°/h 若有条件,应根据静态 P-V 曲线低位转折点压力+2 cmH_2O 来确定最佳 PEEP。

2015 新指南推荐:通过缓慢增减 PEEP 达到肺复张目的,同时严密监测氧合水平和血流动力学改变;而对于 PEEP 的调节,重度 ARDS 患儿使用中等水平的 PEEP(10 ~ 15 cmH_2O)并缓慢增加直至出现可被观察到的氧合水平和血流动力学反应;当 PEEP 水平高于 15 cmH_2O 时,平台压需要一定限制。一般情况下,PEEP 初调时,可用 3 ~ 5 cmH_2O,FiO_2维持在 30%~50%;若氧合不佳,可参考 FiO_2逐步上调 PEEP,每次可调 2 cmH_2O,儿童 PEEP 一般用 10 ~ 15 cmH_2O 已经足够,最高根据年龄可调至 16 ~ 20 cmH_2O。

(8)肺复张　是在设定潮气量的基础上,在短暂时间内(一般是 30 ~ 120 s)以较高的 CPAP 或 PEEP,一般是 30 ~ 45 cmH_2O,使萎陷的肺泡尽可能复张,促使塌陷肺泡复张、增加肺容积、改善氧合。肺复张是肺保护性通气策略的重要手段。

常用的肺复张手法包括控制性肺膨胀、PEEP 递增法及压力控制法。尽管研究显示肺复张联合高 PEEP 保持肺泡开放可持续改善患儿的氧合状况,儿童患儿应用肺复张手法(采用恒压通气、吸气压 30 ~ 40 cmH_2O,持续时间为 15 ~ 20 s)后 6 h,FiO_2 可降低 6.1%。但是,ARDS 协作网经 550 例的临床验证,认为肺复张手法可短暂改善氧合而不能改善病死率,可增加气胸发生率肺复张的效果与 ARDS 的病因、肺损伤的严重程度、ARDS 病程、实施肺复张的压力和时间、患儿的体位及肺的可复张性等因素有关。肺复张治疗 ARDS 是否安全也无定论。Fan 等发现肺复张手法还可引起 8%~12% 患儿出现短暂而显著的低血压及低氧血症,实施过程中需要密切关注正常通气肺泡是否出现过度膨胀甚至发生气压伤。

2015 年指南不推荐常规应用肺复张,仅用于威胁生命的难治性低氧血症,建议对中重度 ARDS 患儿实施肺复张,不建议对 ARDS 患儿进行持续肺复张,对血流动力学不稳定和有气压伤高危风险患儿实施肺复张应慎重。

(9)吸入气氧浓度(FiO_2)　对于不同病情的 ARDS 患儿,氧合目标的设定应根据患儿是否存在组织缺氧的危险因素(如血红蛋白下降、血容量不足和心排血量降低)进行适当调整 FiO_2水平并维持 SpO_2为 88%~95% 和 PaO_2为 55 ~ 80 mmHg。一旦氧合改善,应及时降低 FiO_2。对于严重的低氧血症,为达到该目标可能需进行高浓度吸氧,甚至需要 100% 吸氧。尽管可能出现氧中毒,但是没有研究证实单独高浓度吸氧会加重 ARDS 肺损伤。如果不及时纠正严重的低氧血症,则会危及患儿的生命安全。

(10)俯卧位通气　通过减少肺组织压缩,促进肺内液体移动,改善通气/血流值,明显增加氧合。PALISI 研究显示,俯卧位通气可显著改善急性肺损伤儿童的氧合,但是对脱离呼吸机天数、死亡率、肺损伤恢复时间、无肺外器官衰竭天数和认知功能损害等无显著改善。最近研究显示，俯卧位通气优于仰卧位通气，可以降低严重 ARDS 患儿的死亡率。Rival 等研究发现，俯卧位通气联合肺复张可显著改善氧合。

俯卧位通气主要用于治疗早期重度 ARDS（$PaO_2/FiO_2<100$ mmHg），尤其对于 PEEP 水平>10 cmH_2O 患儿，2015 年指南不推荐将其作为常规治疗。如果无严重低血压和室性心律失常等禁忌证，可考虑俯卧位通气作为短期的抢救措施。需要注意预防婴儿猝死综合征、气道阻塞、低血压、呕吐和意外拔管。

（11）撤离机械通气　不同病种导致的呼吸衰竭儿童中，拔管失败率为 2%～20%，最常合并上气道水肿。对于儿科患儿（包括新生儿），预防使用糖皮质激素既能减少拔管后喘鸣的发生，又可减少再插管的次数。只要患儿一般情况好，神志清醒，有较强的咳痰能力，PEEP 降至 5 cmH_2O 以下，FiO_2降至 40% 以下，PaO_2>60～70 mmHg，即可停机。一旦达到撤机指征，应立即撤机，无须感染完全控制或病变完全恢复正常；避免加用经面罩机械通气"康复"或"过渡"，或进行所谓的"序贯通气"。

4. 高频震荡通气　高频震荡通气（HFOV）是一种完全不同于传统机械通气的呼吸支持方式，气道内气体在设定的平均气道压力水平上进行高频振荡，从而产生小于解剖无效腔的潮气量（1～4 mL/kg）和高通气频率（3～15 Hz，BP 180～900 次/min）。HFOV 通过较高的平均气道压持续维持肺泡开放，改善氧合；因其潮气量很小，能避免肺泡过度牵张，减少 VALI 发生。

Meta 分析显示，HFOV 虽可改善氧合但不能改善患儿病死率。2015 新指南推荐，在低氧性呼吸衰竭患儿的呼吸道平台压超过 28 cm H_2O 而又没有胸壁弹性下降证据的情况下，HFOV 可作为一种替代的通气模式，且应被考虑在中重度急性呼吸窘迫综合征（PARDS）患儿中使用。

在 HFOV 时，可调节的参数有 FiO_2、平均气道压力（MAP）、振幅及呼吸频率（1 Hz = 60 次/min）。参数调整需要根据患儿实际情况、胸部 X 射线片和血气结果来进行。HFOV 参数初设时，应用稍高于常频通气时的 MAP（2～3 cmH_2O），以达到合适的肺容量（功能残气量），保持肺泡扩张和良好的氧合。若氧合不满意，可每次 1～2 cmH_2O 的幅度提高 MAP。FiO_2可先设置为 100%，后根据患儿的血氧饱和度调整。振幅可先置于 30～35 cmH_2O，以可触及良好的胸廓抬举为准，根据患儿的二氧化碳潴留情况调整呼吸频率。初设需按不同的年龄段设置（婴儿 10～15 Hz，儿童 6～10 Hz，成人 4～7 Hz），每次调整不超过 0.5～1.0 Hz；吸/呼值通常为 0.33。每次调整好参数后，应及时复查血气，定期复查胸片。

当病情稳定好转后，使用 HFOV 的患儿很少直接撤机，通常转为常频机械通气。转为常频机械通气时，应考虑患儿原发病的治疗情况及氧合、通气状况。当原发病好转，NO_2降至 60% 以下，MAP 降至 10～20 cmH_2O，若能维持正常氧合，无二氧化碳潴留，可转为常频通气。

HFOV 的危险主要有肺泡过度膨胀、气漏。尽管气胸是应用 HFOV 的适应证，但是有报道 HFOV 气压伤总体发病率与常频通气相近或更高。在使用 HFV 时，气道湿化不充分、MAP 过高、感染或气管供血减少，则可能出现呼吸道黏膜缺血坏死，导致坏死性气管支气管炎；使用较高的 MAP 可能会导致静脉回流减少而出现低血压，对于接受 HFOV 的患儿需加强对循环系统的监测。HFOV 可增加脑室内出血和脑室周围白质软化的机会，增加颅内出血的危险。HFOV 治疗早期过度通气会造成低二氧化碳血症，使脑血流减少，造成缺血性脑损伤，还存在继发呼吸机相关性肺炎、高浓度氧所致氧中毒的风险。

5. 体外膜氧合 体外膜氧合（ECMO）是重症 ARDS 的救援措施。目前静脉-静脉 ECMO 是较理想的选择，对新生儿、儿童的治疗效果优于成人。体外生命支持组织报道 1990—2010 年共 44 824 例用 ECMO 治疗患儿，接受 ECMO 的 ARDS 儿童存活率为 54%。2009 年英国的常规通气支持与 ECMO 治疗成人重型呼吸衰竭的多中心研究显示，ARDS 早期接受 ECMO 治疗 6 个月生存率 63%，而传统机械通气组 6 个月存活率仅 47%，对于严重 ARDS 接受高浓度氧吸入或较高压力支持治疗超过 7 d 的患儿，ECMO 的疗效明显下降；建议 Murray 评分>3 或 pH 值<7.2 的成人重症 ARDS 都有指征者早期进行 ECMO 治疗。在 2009 年 H1N1 大流行性期间，多个研究显示，采用 ECMO 治疗的成人和儿童严重 ARDS 存活率都在 70% 以上，ECMO 能够降低严重 ARDS 患儿住院死亡率，改善远期预后。然而，对现有的 9 篇（包括 3 篇随机对照研究）文献的 Meta 分析表明，ECMO 不能改善成人 ARDS 的预后。2015 新指南建议，重度 ARDS 患儿如果呼吸衰竭被考虑是可逆的或适合进行肺移植的，应该考虑接受 ECMO；对可能从中获益的患儿不应作太多限制，但若其生存分析结果有限的话，则不建议使用。

6. 体外二氧化碳清除技术 体外二氧化碳清除技术（$ECCO_2R$）能有效清除二氧化碳。目前临床上可选择无泵式体外肺辅助系统（pECLA）或低流速泵驱动静脉二氧化碳清除系统。

与单独使用小潮气量通气或高频通气相比，$ECCO_2R$ 能减少肺损伤和显著改善 ARDS 预后。Terragni 等以 pH 值作为启动指征，当 ARDS 患儿平台气道压在 28～30 cmH_2O 时，按每千克体重 1 mL 降低潮气量直到平台气道压在 25～28 cmH_2O，同时为保证清除二氧化碳和缓冲 pH 值，可以增加呼吸频率直到 40 次/min 及每小时 20 mmol 输注碳酸氢钠，如经过上述治疗后，pH 值仍小于 7.25，立即启动 ECC02R。

7. 非机械通气辅助治疗

（1）肺表面活性物质 ARDS 患儿多伴有肺表面活性物质（PS）减少或功能缺失，易引起肺泡塌陷。1980 年日本 Fuji-wara 等首次用牛 PS 治疗 10 例新生儿呼吸窘迫综合征患儿获得成功。PS 能增强肺顺应性、减少呼吸功，维持肺泡稳定性，促进肺水清除，降低前脉细血管张力，对肺泡上皮细胞有保护作用。2005 年，Willson 等对 153 例 1～21 岁的 ARDS 患儿采用 2 次经气管滴入 80 mL/m^2 小牛 PS，显示小牛 PS 可显著增加氧合和降低病死率。但是，Meng 等 Meta 分析纳入 9 个临床试验共 2 575 例 ARDS 患儿，给予外源性 PS 仅能改善给药后 24 h 内的氧合，并不能改善患儿死亡率，而且氧合超过给药后 120 h，会有较高的不良反应发生率。此外，也尚未解决 PS 最佳用药剂量、给药时间和间隔等问题。2015 新指南推荐，外源性 PS 不能作为常规治疗。

（2）一氧化氮吸入 是内源性血管扩张剂。吸入一氧化氮可选择性扩张肺血管，显著降低肺动脉压，减少肺内分流，改善通气/血流值失调，同时具有抗炎的特性。Afshari 等 Meta 分析 14 个随机对照研究，共纳入 1 303 例 ARDS 患儿，结果显示吸入一氧化氮仅能一过性提高开始 24 h 氧合，不能降低死亡率、机械通气时间和住院时间，反而可能增加肾功能不全风险。2015 新指南推荐,吸入一氧化氮不作为儿童 ARDS 的常规治疗,可用于被证实有肺动脉高压或严重右心室功能不全的患儿和作为重度患儿的抢救措施或转换体外生命支持的桥梁。

七、监测

(1)监测所有 ARDS 患儿或者 ARDS 高危人群生命体征,评估潮气量及肺顺应性。

(2)有创通气的 ARDS 患儿,持续监测呼出潮气量和吸气压,避免损伤性肺通气。在压力控制模式时,以峰值压力为基础监测吸气压。在容量控制模式时,以平台压为基础监测吸气压。对于怀疑胸壁顺应性异常或有自主呼吸的患儿,评估吸气压要谨慎。监测流速-时间曲线和压力-时间曲线,检测呼气流量受限程度或人机是否不同步。在婴儿和低龄儿童中,应在气管插管末端监测呼气相潮气量,并对呼吸通路的顺应性进行适当补偿。

(3)监测氧合参数、严重程度评分及二氧化碳。监测 FiO_2、SpO_2、Paw 和 PEEP,评估 ARDS 的严重程度。根据 ARDS 严重程度、无创监测指标,调整监测血 pH 和 $PaCO_2$频率;不推荐采集外周静脉血气监测 ARDS 患儿病情。

(4)对于有创机械通气的儿童,建议采用呼气末二氧化碳-时间曲线、二氧化碳体积图和(或)经皮二氧化碳测量连续监测二氧化碳水平。

(5)至少每天对患儿的临床和生理条件进行评估,避免不必要的长时间机械通气,尽早脱离呼吸机。

(6)复查胸部影像学的频率要根据临床情况决定。

(7)血流动力学监测可用于评价机械通气及疾病对于心功能的影响或氧转运情况。对疑似伴有心功能不全的 ARDS 患儿,建议完善超声心动图,评估心功能、前负荷状态及肺动脉压力。对于严重的 ARDS 患儿,要留置外周动脉导管,连续监测动脉血压和血气分析。

(赵淑燕)

第十二章　儿童青少年常见健康问题的预防干预

第一节　儿童青少年常见眼病

人类大脑所获得的80%以上外界信息都是通过视觉系统传入的。眼球是视觉信息的导入门户，并且在出生后开始迅速发育。整个视觉系统在儿童青少年时期不断发展和变化，身体内外多种因素都会对视觉的发展产生干扰，甚至引起一系列眼病。另外，眼外伤也在活泼好动的儿童青少年中比较多见。因此，在充分了解儿童青少年时期视觉发育特性的基础上，积极采取有效的眼病预防和控制措施，是当前公共卫生关注的热点。

一、弱视

弱视是指眼睛本身无器质性病变，但视力减退，且矫正视力低于同年龄正常儿童视力。通常为单侧，也有双侧。弱视是一种常见的发育性儿童眼病，儿童中的患病率为1.3%~3.0%，如果早期发现、早期干预治疗，治愈率可以达到80%以上。如果错过了视觉恢复的可塑期，视力恢复则非常困难。

（一）临床表现和健康危害

弱视眼的视力低下，最佳矫正视力低于正常；字体识别有拥挤现象，即对单个字体的识别能力比对同样大小但排列成行的字体的识别能力要高得多；对比敏感度功能在中高空间频率下降并伴峰值左移；弱视眼可出现旁中心注视，由于旁中心处的视锐度不如黄斑中心处，所以视力下降明显，还可出现固定性斜视、眼位偏斜、眼球震颤等。

弱视是导致儿童单眼视力低下的常见原因，对儿童身心发展的影响很大。患儿无法建立正常的双眼视觉，无法获得协调的双眼功能，特别是还会伴有斜视等外表特征。所以，无论从外形上、从视觉功能上都对患儿造成很大困扰，影响双眼功能；经久不愈的话，成年后无法从事需要高度精准性、立体感的工作，就业选择受到限制。

（二）预防干预和治疗措施

弱视是一种生长发育性疾病，对很多患儿的影响是可以完全或者基本逆转的，关键在于早期发现、及时治疗。6岁之前是视觉发育敏感期，也是弱视发生的主要时期。应充分认识到“学龄前期”是治疗儿童弱视的有利时机，这将有利于儿童青少年的身心健康发展、成年就业选择和生活质量。

1. 预防措施

(1)开展普及性的健康教育　由专业医务人员通过各种媒体、报刊、讲座和小册子等方式,向家长、教师传授有关弱视的知识,提高家庭和社会各界对弱视的认识和重视程度,使家长、幼儿园和学校充分认识到“学龄前是治疗儿童斜、弱视的有利时机”,并了解弱视治疗的基本方法,提高治疗的依从性。

(2)开展弱视筛查　包括视力检测和弱视高危因素排除两个方面。对于婴幼儿,可以利用视动性眼震和选择性观看的方法来测量其视功能。①视动性眼震颤方法:使用能旋转的黑色条纹的眼震鼓,观察幼儿眼动状态,根 hunzuo 据能引起眼球震颤的最细条纹来计算视力。②选择观察法:根据婴儿生后喜欢看图片的特点,利用各种不同宽度的黑白条纹或棋盘方格作刺激源,放在婴儿面前,医师则站在选择性观看视标后面,通过小孔观察婴儿的反应,以此测量其视力情况。家长和老师也可在日常生活中注意观察,如果婴幼儿视物时凑得很近,对外界光和物的刺激反应迟钝,这些都提示可能存在视觉异常。2～4 岁的儿童,一般在家长和老师的指导下会用 E 字视力表(如不会,可选用图形视力表),检测时应完全遮盖一眼,分别检测双眼视力情况,每半年检测一次。5 岁以上儿童,可以和成人一样用 E 字视力表。如果 5～6 岁儿童视力≤0.8,4～5 岁≤0.6,3～4 岁<0.5,或者两眼视力相差≥2 行以上,均提示可能有异常,必须高度重视,应进一步查找原因和治疗。

目前我国儿童视力检查和弱视筛查大多从 3 岁儿童开始。对低龄婴幼儿,由于他们在视力检测时的合作性较差,因而定期的眼保健检查,排除可能导致弱视的各种因素显得尤其重要。眼部检查可以排除眼部疾病,屈光异常的筛查可以发现有可能导致弱视的屈光因素。近几年开展的摄影验光筛查法对儿童合作程度要求低,通过给受检幼儿的眼睛快速照相,分析被检眼瞳孔区新月形光影的形态和亮度,从而判定被检眼的屈光状态和调节状态,推断其弱视存在和发生的可能。便携式电脑验光仪,也为在学校和社区进行视力普查提供了很多方便,对发现有明显屈光异常者以及超出仪器测量范围者,可转入正规医院作进一步检查。

2. 治疗方法　弱视治疗的关键及疗效取决于开始治疗的时间,治疗的效果取决于年龄、弱视程度和对治疗的依从性。

(1)治疗原发疾病　若患者本身有先天性白内障、上睑下垂问题,需尽早手术;斜视性弱视,也要尽早进行斜视矫正治疗。由于多数弱视患儿存在屈光不正,如高度近视、远视或者散光,或者两眼屈光程度相差较大,因而首先进行屈光矫正,配戴适合的眼镜或隐形眼镜,在矫正屈光不正的基础上再进行弱视的训练,这是弱视治疗中很重要的部分。

(2)遮盖法　目前治疗弱视的主要方法。主要通过遮盖视力较好一眼,即优势眼,以消除双眼相互竞争中优势眼对弱视眼的抑制作用,强迫弱视眼注视,强迫大脑使用被抑制的眼,提高弱视眼的固视能力和视力。当然,遮盖的时间及程度需要根据双眼视力相差情况、幼儿年龄大小而定。并且,在进行遮盖治疗时,必须定期随访,随访时还需特别留意优势眼的视力,防止因遮盖造成的视觉剥夺性弱视的产生。

(3)视力训练　除常规遮盖外,还可根据年龄及弱视眼视力,让患儿用弱视眼做些精细目力的训练,如描图、穿小珠子、穿针线等,近 10 多年提出的基于视知觉学习原理的弱视治疗方法也在临床得到推广应用。研究发现,当被试者专注地使用他们的弱视眼完成精细的视觉分辨任务时,相当于加强了大脑神经元的联系,可以提高患者的视觉对比敏感度、方位辨别能力及位置辨别能力;同时知觉学习提供了强化的、直观的视觉经验,更有任务驱动性和兴趣性。这种视力训练方法已经在大龄患者的弱视治疗中有了一定的效果。

(4)综合治疗　目前对于弱视治疗大多采用综合疗法,以提高疗效,缩短疗程。例如,在矫正屈光不正的基础上,遮盖优势眼,配合精细手工训练或视知觉学习等。旁中心注视性弱视在上述治疗仍不能改变注视性质时,可采用后像、Haidinger 氏刷等疗法。早期发现,早期治疗仍是保证效果的关键。

值得注意的是,年幼的弱视患儿往往没有主诉,妇幼和托幼机构内的定期视力普查对于早期发现十分重要,有异常者一定要去专业医院进行进一步检查,早诊断、早矫治是决定弱视疗效的关键因素。另外,弱视的治疗是一个长期的过程,虽然治疗本身费用较低,但治疗周期长,需要定期复查,所以家长的支持和鼓励以及一位耐心有经验的医生都是同样重要的。

二、屈光不正

外界的平行光线(一般认为来自 5 m 以外)进入调节静止的眼球,经眼的屈光系统聚焦后,焦点恰好落在视网膜的黄斑中心凹,这种屈光状态称为正视,这种眼球称为正视眼。若不能聚焦在视网膜的黄斑中心凹上,将不能产生清晰的物像,称为非正视或者屈光不正,包括近视、远视和散光。

(一)近视

1. 定义和分类　眼在调节静止的状态下,平行光线经过眼的屈光系统后,在视网膜前形成焦点,称为近视(myopia)。近视患者表现为视近清晰,视远模糊。近视至少有3 种分类方法。

(1)根据发展特点进行分类　①单纯性近视。又称学校近视、青少年近视。近视在学龄期才发生、发展,近视度数相对较低,发展较慢,主要是与近距离用眼状况和环境因素有关。青春发育后期生长发育停止后,近视的发展也趋于稳定。临床特点是矫正视力好,眼底没有明显病变。②病理性近视。又称进行性高度近视、恶性近视。临床特点是发病早,很多有家族遗传史,近视度数不断在加深,即使成年后也无法停止进展,可有明显眼底病变,晚期病例矫正视力差。

(2)根据屈光成分进行分类　①轴性近视。由于眼轴延长所致的近视,一般正常人眼轴长度为 24 min,眼轴每增长 1 mm,近视约增长 300 度。②屈光性近视。眼轴在正常范围,但眼屈光成分异常所致的近视眼。又可分为:曲率性近视,由于角膜、晶状体的弯曲度过强所致,见于圆锥角膜、球形晶状体等;指数性近视,由于房水、晶状体屈光指数增加所致,见于急性虹膜睫状体炎、老年晶状体核硬化、初发白内障、糖尿病患者等。

(3)根据近视程度进行分类　按照眼调节静止状态下的屈光度,分成轻度近视(<-3D)、中度近视(-3D ~ -6D)、高度近视(>-6D)3 种。

2. 临床表现和危害　近视是危害视功能与视觉质量的最常见原因，一旦患病，终生受累。人群患病率高达25%~70%。中国人及华裔的近视患病率远高于其他种族，在局部地区已达到流行的程度。近视也是造成低视力的第一大原因，病理性近视已成为世界第二大致盲原因（WHO 2004 年统计约 800 万，约占盲人总数 1/4）。随着我国城市化进程发展，我国近视的患病率和严重并发症的比率将会进一步增加。如果目前的趋势得不到有效控制，到 2020 年预期中国的近视患者人数将达到 4 亿 ~5 亿，而由近视致盲的人数估计将达约 400 万。

（1）远视力降低：近视者视功能最突出的症状是远视力降低，而近视力正常。近视度数越高，远视力越差。

（2）容易感到眼部不舒适：长时期近距离工作和读写时，患者可出现畏光、眼干、眼痛、头痛、视物模糊等现象，特别多见于伴有散光、屈光参差、过度用眼或全身状况不佳时。

（3）容易引起视疲劳和斜视：由于视近时调节与集合不协调，为使固有的不协调能维持短暂的平衡，易发生视疲劳；若平衡失调，则发生眼位的变化，表现为外隐斜或外斜视。

（4）眼球向前突出，眼轴前后径变长。高度近视者明显。

（5）眼球器质性病变：随着眼轴的延长，视网膜局部血供降低，眼底出现一系列病理改变，包括视网膜和脉络膜的萎缩和变薄，视乳头变形，出现豹纹状眼底、近视弧形斑、黄斑部病变、后巩膜葡萄肿和周边眼底病变等。近视眼的视网膜脱离是其他人群的 8 ~ 10 倍。近视尤其高度近视，玻璃体易发生液化、混浊及后脱离，导致明显的飞蚊症。此外，高度近视眼者患开角型青光眼、白内障的比例也明显高于其他人群。

同时，近视的矫正与治疗所涉及费用巨大，仅美国2003 年已占眼科与视光学总费用的 40%，达 200 亿美元。中国虽无准确统计数据，但中国人口大约是美国的 5 倍，加上目前近视干预手段和从业人员的不规范，因近视造成的社会经济负担是沉重且无法估量的。

3. 发生原因　截至目前，近视的病因尚未完全明确，可能与遗传和环境两方面因素有关。

（1）遗传因素　运用连锁分析等遗传学技术对人病理性近视家系分析研究发现，病理性近视主要是由遗传所决定，属于单基因遗传，最常见的遗传方式为常染色体隐性遗传。单纯性近视为多基因遗传，并且存在明显的遗传和环境交互作用。

（2）环境因素　有关环境因素对近视发生、发展的作用，尤其是生长发育期的视觉刺激，如阅读距离、用眼时间、照明度、视物清晰度等，正越来越受到重视，也涌现了一些近视形成理论方面的新假说。

1）形觉剥夺：有研究者曾把实验动物的单侧眼睑缝合，一段时间后形成了近视，这种“形觉剥夺型动物模型”的建立，为近视成因研究提供了有价值的信息。在人类，如果有先天性白内障，或者其他形觉遮挡环境因素（如照明不足、字迹不清、镜片粗糙等），都可能会促使屈光向近视化发展的倾向。

2）光学离焦：当给实验动物配戴一段时间不恰当的凹透镜，会诱导动物眼睛的屈光度向设定的高近视度数发展。由此推测，儿童青少年学生如果配镜不当（度数偏高），会诱导近视的发展。

3)空间限制:国内外大量的人群流行病调查结果显示,近视在城市学龄儿童中的患病率较农村儿童高,位于城市中心地段的学龄儿童近视患病率更高。这很可能与城市高楼耸立、地理空间相对狭小、视野不够开阔、阳光暴露不及农村充分,环境相对拥挤,户外活动不够等因素有关。当然,长时间在室内有限的空间作业,阅读书写时眼书距离过近等,也是重要的近视危险因素。

4)调节功能紊乱与衰退:很长一段时间以来,人们普遍认为近视的产生是由于视疲劳后眼睛调节过度、调节痉挛所致。在后期的近视机制研究中发现,在手术阻断调节反射通路后,仍可诱导动物发生近视,从而否定了原先认为的"调节过度"在近视发生中的作用。目前,多数临床实验室研究证据表明,近视的发展主要与眼调节灵活度的下降、眼调节滞后量有显著相关,调节滞后产生一个类似于远视性离焦的模型,从而诱发近视。

5)其他因素:从广义上说,大气污染暴露、微量元素缺乏、营养失平衡等均可影响近视的发生和发展,但属于次要因素。

4. 预防干预和治疗措施

(1)预防和干预措施:1999 年 2 月 17 日在日内瓦,由 WHO 发起了一项"视觉 2020,享有看见的权利"的全球行动,旨在到 2020 年在全世界消灭可避免的盲。其中,近视眼的防治被列为视觉 2020 行动的重要内容之一。中国政府也在这一行动上做出庄严承诺。中共中央国务院发文(中发[2007]7 号)提出,通过 5 年左右的时间使我国青少年学生的近视率明显下降。教育部为此专门更新制定了《中小学学生近视眼防控工作方案》等文件。

近视的预防和控制是涉及我国 1/3 人口的重大公共卫生问题,对于提高人民生活质量具有非常广泛而重大的社会经济意义。在目前不能改变遗传背景的情况下,应把干预重点放在环境因素方面。

1)建立多方合作体系:教育机构、医疗卫生机构、社会大众和学生家庭广泛合作,共同关注儿童青少年近视的预防。教育机构作好环境支持,教育指导和宣传引导;医疗卫生机构作好医学验光,倡导正确配镜,早发现早治疗,探索近视治疗新方法,并向大众宣传防近科学知识,配合定期随访;家庭提高自我管理能力,培养学生良好的课外用眼习惯。

2)建立儿童屈光发育档案:从 3 岁开始,每半年就应该对儿童双眼进行调节麻痹验光,测定屈光度、视力、角膜曲率、眼轴长度、眼压及身高等参数,及时了解儿童屈光发育动态,并及时对存在近视发展危险因素的儿童提出干预的建议。

3)减少视力负荷:减少视力负荷和养成良好的用眼习惯是预防近视的关键措施。连续近距离用眼、使用电脑 30 ~ 45 min 后,应休息 10 min 左右并望远;保持正常生活规律;眼与读写物距离保持 30 cm 左右;握笔时,食拇指距笔尖一寸,食拇指分开,以看清笔尖;不在乘车、走路或卧床情况下看书。

4)改善视觉照明环境:适宜的照明条件有助于延缓近距离用眼作业时视疲劳的产生,我国先后对教室照明条件提出卫生标准。2006 年开始,在"教室照明要有亮度更要有舒适度"科学研究取得初步成效的基础上,上海市教育主管部门又进一步依托专业技术力量,研制了《上海市中小学校及幼儿园教室照明设计规范》地方标准(DB31/539-2011),特别提出眩光控制、照明功率密度等技术指标,增设对多媒体教室照明的分类要求,并在全市范围内试点推广"教室光环境改造"工程。跟踪调查显示,教室照明改造措施减少了近视新发病率,减缓了学生裸眼视力、屈光度的下降速度。

5)注意教科书和课业簿的视觉卫生:学生日常读写用的教科书和课业簿相关特性也构成了近距离用眼学习时的重要环境条件。如果纸张颜色过白,字体和背景颜色不协调;纸张克重和厚度偏低,墨水容易渗透;簿册印刷的行高不足、留空过窄,迫使学生书写过小字体,这些都有可能导致学生近距离用眼时视觉不舒适和眼疲劳的加速发生。为此,我国曾几次更新《中小学生教科书卫生标准》,上海市于2011年首次颁布《中小学课业簿册安全卫生与质量要求》(DB31/565-2011)地方标准。

6)桌椅高度与身高适合。儿童青少年的大部分学习活动是在课桌椅上进行的,而课桌椅的功能尺寸又与正确的坐姿和读写姿势密切相关。我国2002年修订颁布《学校课桌椅功能尺寸标准》(GB/T3976-2002),对于身高不断增长的儿童青少年,课桌椅型号也应该及时进行调整。

7)增加户外活动时间。近年来研究发现,户外自然光环境下的身体活动对于视力有保护作用。因此,儿童青少年的生活制度应该合理安排,增加户外活动的时间,减少室内静态活动时间,加强体育锻炼,注意营养均衡摄入,增强体质。

8)加强围生期保健,减少早产和低出生体重儿的发生。

(2)矫治方法

1)药物治疗:国际上广泛认可的近视药物治疗仅有一个,即长期滴用0.5%~1.0%阿托品眼药水,可减缓或控制近视进展。其主要作用机制是作为眼球外层M1型乙酰胆碱受体阻滞剂,抑制眼球的增长。长期滴用阿托品,会使患者出现畏光、调节丧失、无法近距离阅读,因而在实际应用中受到很大限制。所以,发展选择性M1受体阻滞剂,但不影响睫状肌功能的药物是今后研究的方向。

2)框架眼镜:选择适当的凹透镜片,佩戴框架眼镜仍然是目前主要的近视矫正方法。与框架眼镜相比,角膜接触镜无棱镜效应,对成像的大小影响较小,视野较大,而且不影响面部外观,特别适用于高度近视、屈光参差较大及某些特殊职业者,但使用中要严格按照接触镜配戴原则和正确的镜片护理程序。

3)角膜塑形镜(OK镜):一种采用逆几何状设计的高透氧硬质镜,通过配戴后对角膜产生顶压作用,使角膜变得扁平,从而暂时降低近视度数,提高裸眼视力。研究发现,与配戴框架眼镜相比较,配戴角膜塑形镜能延缓近视的进展;并且可减少一般框架眼镜和隐形眼镜配戴后的旁中心离焦现象,被认为是阻止青少年近视发展的有效措施。

4)屈光手术:以手术的方法改变眼的屈光状态,包括角膜屈光手术、眼内屈光手术和巩膜屈光手术。由于角膜屈光力约为43D(约占眼球总屈光力的2/3),晶状体屈光力约为19D,因而改变角膜和晶状体屈光力就能有效改变眼球的屈光状态。但是,屈光手术仅能改变眼的屈光状态,手术本身并不能去除一系列引起近视进展的危险因素,所以一般只是在近视发展趋于稳定的成年人中进行。

总之,近视也是一种生长发育性疾病,其产生由环境和遗传因素共同决定,并动态发展。目前流行的屈光手术治疗并不能阻止近视的进展和回退,近视手术本身也会降低接受手术者的视觉质量,而且对严重近视所致眼盲也无能为力。所以,对于近视防控不能消极等待,或者寄希望于将来的手术解决办法。深入研究近视发生发展机制,探索有效的干预措施,仍是研究的热点和重点,也需要全社会共同参与。

(二)远视

1.定义和分类　眼在调节静止的状况下,平行光线经过眼的屈光系统折射后,在视网膜之后形成焦点,称为远视。有两种常用的远视分类方法。

(1)按照屈光成分分类　①轴性远视:因为眼轴过短而使光线聚焦在视网膜后,造成远视。②屈光性远视:由于眼球任何屈光面的弯曲度变扁平,或者由于屈光指数发生改变以及晶状体脱位或无晶状体,造成屈光力不足。

(2)按照远视程度分类　按照眼调节静止状态下的屈光度,分成轻度远视(<+3D)、中度远视(+3D～+6D)、高度远视(>+6D)3种。

2.临床表现和危害

(1)视力　若是轻度远视眼,儿童青少年由于具有较大的眼调节代偿力,远、近视力均可正常;中年人由于眼调节力减弱,远视力可以尚佳,但也可表现为远视力与近视力均下降。中高度远视,会出现远、近视力均明显下降。

(2)视疲劳　远视患者视近时,除了正常的视近调节外,还要增加矫正远视的调节力,因而容易出现视疲劳症状,常表现为视物模糊、眼球沉重、酸胀感、眼眶和眉弓部胀痛,甚至恶心呕吐,稍事休息症状减轻或消失。

(3)内斜视　远视患者由于过多使用调节,伴随集合的需求增加,造成调节与集合联动关系的失调,常易发生调节性内斜视。

(4)眼球病理变化　度数较高的远视眼,眼球较小,晶状体大小基本正常,因而前房变浅,易于发生青光眼。远视眼由于经常调节紧张,结膜充血,时有慢性结膜炎、睑缘炎及睑腺炎。眼底变化较常见的是假性视神经炎,表现为视神经乳头较小、色红、边缘不清、稍隆起,血管充盈、迂曲,类似视神经炎或视神经乳头水肿,但矫正视力尚好,视野无改变。

3.矫治方法

(1)框架眼镜　用凸透镜矫正,使平行光线变为集合光线,焦点落在视网膜黄斑上。对于幼儿及青少年,应使用睫状肌麻痹剂验光,以确定远视度数。矫正原则为:对于生理性远视不必配镜矫正;如远视度较明显,视力减退、视疲劳及内斜倾向时,应配镜矫正。医学验光处方应根据患者的具体情况而定,在显性远视的基础上通过矫正镜片取得最佳视力,且感到舒适即可。

(2)角膜接触镜　接触镜由于几乎无放大效应,外观效果好,所以在远视尤其是高度远视、屈光参差性远视患者中应用效果更好。

三、儿童眼外伤

眼外伤是引起儿童盲和儿童视觉障碍的主要原因之一。在美国,每年有多达16万的儿童眼外伤；我国每年眼外伤总人数的30.12%~56.97%为学龄儿童。眼外伤不仅严重损害了儿童的视力，也会对其身心健康发展带来极大影响，给家庭和社会造成很大的负担。因此，了解儿童眼外伤的发生特点，积极采取防控措施具有重大意义。

(一)发生特点

1. 发生对象　一般来说，农村儿童的眼外伤发生率高于城镇，留守儿童更高；学龄期儿童高于学龄前儿童；男孩多于女孩。主要缘于儿童顽皮好动，喜欢持械玩耍、结伴打闹、好奇好斗，又缺乏自我保护意识和对危险行为的认识，躲避伤害的能力差，若加上学校和家庭疏于管教的话，很容易造成无辜受伤或自伤。

2. 外伤种类　儿童眼外伤多以穿通伤、钝挫伤为主要组织损伤形式，尤其是锐器伤。比如，学校手工课使用刀、剪等工具不当，锐利铅笔芯碰到他人或自己，玩一次性注射针头刺伤眼部，学校体育活动时被球踢伤或被他人误伤，追逐玩耍时误刺造成穿通伤，被木棍、石块、弹弓、玩具枪子弹等击中眼部造成钝挫伤，玩弄猫、狗时被抓伤，观看鸡、鸟被啄伤，燃放烟花爆竹被炸伤，以及被化学物质溅伤等。

(二)危害

儿童眼外伤一般伤情重，并发症、后遗症多且复杂，可出现角巩膜穿孔伤、外伤性白内障、眼内异物、晶状体脱位、视网膜震荡、视神经顿挫伤、视网膜脱离、前房积血、玻璃体积血、眼内炎、眼表化学伤、继发青光眼等几乎眼科所有疾病。严重的眼外伤、眼球破裂、大量眼内容物丧失可导致眼球萎缩甚至摘除眼球，可终生致残、致盲，严重影响患儿的身心健康，给患儿本人及其家庭、社会造成沉重负担。

即使眼外伤及时救治，伤口愈合，日后可能因为角膜瘢痕、不规则散光以及视网膜瘢痕等因素直接影响视力以及视觉质量，导致生长发育中的儿童出现弱视、斜视等。所以，学校、家庭和社会需要共同努力，尽可能减少儿童眼外伤的发生。

(三)治疗和预防措施

1. 救治措施　儿童眼外伤往往发生突然。并且，经常会有儿童损伤时由于无法自诉或因恐惧心理没有及时告知父母和教师，没有及时救治，延误了治疗时间。因此，早期发现、及时治疗是减少并发症，挽救患儿视力的关键。教师和家长应该懂得眼外伤的一些应急措施，如化学伤要尽快就近用清水冲洗，然后再送往医院；发生机械性眼外伤或遇开放性伤口，避免挤压，即时送医诊治，使损伤减少到最小程度。

在儿童眼外伤的治疗上，要做到细致检查、及时妥当处理。患儿受伤后，常恐惧、哭闹，不配合检查，要耐心诱导，动作尽量轻、稳、准确操作，做到认真、细致、全面。对创口处理要及时，清创缝合时注意最大限度减少瘢痕和损伤，严格无菌操作和积极控制感染，尽可能降低外伤后的危害及减少并发症。注重外伤后的视力康复，及时进行屈光矫正和弱视训练，尽可能恢复视功能。

2. 预防和干预措施

(1)大力宣传眼外伤的严重性和危害性，提高安全意识。通过各种方法和途径，对儿童讲解眼外伤原因和危害；教育他们远离各种危险物、增强自我保护意识；教育儿童不做危险游戏，勿玩尖锐玩具及可能伤害他人的玩具枪子弹及弹弓等；教育儿童正确使用文具、手工器械和体育运动器械的方法，不要用笔、规尺、胶水伤及眼球，不要在追逐时手持锐器；教育儿童“眼部如有损伤须及时报告”。

（2）加强危险物品的安全管理。要加强对锐器、雷管及烟花鞭炮等易爆物品以及化学物品的管理和存放，禁止儿童燃放鞭炮，加强儿童玩具的质量检测和管理。医疗单位对废旧的一次性注射器要按照国家规定处理，不要随意丢失。家长不要让儿童单独燃放鞭炮、接近牲畜和家禽等。

总之，儿童眼外伤重在预防，应引起家长、学校教师和社会各界的高度重视。需要学校家庭和社会的联合教育，对危险物品加强管理，对儿童加强监护。

（赵淑燕）

第二节 儿童青少年常见口腔疾病

儿童青少年时期是颅面骨骼、牙齿与牙颌系统快速生长发育期，经历了乳牙列、混合牙列和年轻恒牙列3个牙列阶段。既是龋齿、牙周疾病、牙外伤、牙颌异常、智齿冠周炎等疾病发病的高危时期，也是长身体，接受知识、树立科学观念，培养终生口腔卫生良好习惯，以及开展口腔预防保健工作的最佳时期。

一、龋病

龋病是人类广泛流行的最常见慢性口腔疾病，自古以来就有关于龋病的记载。龋病是在身体内外多种因素作用下，牙体硬组织发生慢性、进行性破坏的一种疾病，受损牙组织具有不可逆性的特点，俗称“蛀牙”。任何年龄、性别、民族及不同地区的人，都可能不同程度罹患龋病。

（一）常用的龋病流行状况评价指标

下面是经常被用来描述和评价龋病流行程度的指标（指数）。

1. 患龋率　某一时点、某人群中患龋病的人数比例，常用百分数表示。

患龋率＝患龋人数/受检人数×100%

2. 龋病发病率　某一时期内的某随访人群中，发生新龋的人数构成，常用百分数表示。

龋病发病率＝发生新龋人数/某一时期内的随访受检人数×100%

3. 龋失补牙数/面数　这是常用的通过个体口腔检查就能获得的指数，用以记录龋病留下的历史印迹。其中，“龋（decayed）”指已龋坏尚未充填的牙齿，“失（missing）”指因龋丧失的牙齿，“补（filled）”指因龋已作充填的牙齿，以及“牙齿（teeth）”和“牙面（surface）”。恒牙的龋失补牙数/面数一般用英文大写字母缩略语 DMFT/DMFS 代表，乳牙的龋失补牙数/面数用小写字母缩略语 dmft/dmfs 代表。

4. 龋均和龋面均　在评价某个人群的龋患严重程度时，多使用龋均（mean DMFT/

dmft)和龋面均(mean DMFS/dmfs),并且龋面均更能反映龋病的严重程度。道理很简单,一颗牙齿如有 3 个牙面患龋,用龋均记分为 1,用龋面均则记分为 3。

龋均=龋失补牙之和/受检人数

龋面均=龋失补牙面之和/受检人数

5. 龋齿充填构成比　某人群的龋、失、补牙数之和中已充填龋齿所占的比重,常用百分数表示(计算公式如下)。这一指标既能反映地区龋病流行情况,也能反映口腔卫生服务工作水平。

龋齿充填构成比=已充填牙数/受检人群龋失补之和×100%

(二)病因与致病机制

龋病是一种在易感宿主、致龋细菌、含糖食物等危险因素相互作用下,引起口腔微生态环境失调,导致牙体硬组织发生慢性进行性破坏的疾病。牙菌斑是引发龋病的始动因子。

龋病病因学研究中,具有重要影响的学说是 W. D. Miller(1890)的化学细菌学说,然而被广泛认可的理论是 Qrland(1955)和 Keyes(1960)等人的三联因素学说(细菌、食物、宿主),Newbrun(1978)提出了四联因素学说(细菌、食物、宿主、时间)。随着生态学的发展,人们认识到社会环境和人的行为因素同样影响龋病发生和发展。

1. 细菌因素　公认的致龋菌包括变形链球菌、乳酸杆菌及放线菌,这些细菌能利用含糖食物,通过黏附、产酸和耐酸,经过一定时间发挥致龋毒性作用,导致龋病发生。

(1)变形链球菌群　主要是变形链球菌、远缘链球菌,在牙菌斑内占 20% 左右,利用甘露醇、山梨醇发酵产酸,利用蔗糖产生细胞外黏多糖黏附于牙面,促进菌斑形成,产酸、耐酸、致龋力强,导致牙齿光滑面发生龋洞。

(2)乳酸杆菌属　主要是乳酪乳酸杆菌、嗜酸性乳酸杆菌,产酸又特别耐酸,在 pH 值 3.5 时仍能生长。既能单独导致窝沟龋发生,又能促进龋病发展的作用。

(3)放线菌　常与变形链球菌、乳酸杆菌协同,利用细胞外多糖产生黏附作用,在牙邻面及牙颈部产酸,与邻面龋和根面龋有关。

2. 饮食因素　龋病与糖的关系非常密切,特别是含糖食品的加工形式、食用频率与致龋性的关联度大,过多过频地摄入甜食和酸性饮品,口腔中停留时间延长,可以促使菌斑中致龋菌连续代谢产酸,pH 值持续下降,超过唾液的缓冲能力,增加牙面脱矿致龋的风险。

3. 宿主因素　牙面作为牙菌斑主要的黏附环境,牙齿发育、唾液、行为和生活方式都成为龋病发生的重要宿主因素。

(1)牙齿发育　牙齿表面较深的发育沟、牙齿排列拥挤、牙冠裂隙、脱矿的牙釉质、根面的牙骨质等,都可能是菌斑滞留区,成为龋病的好发部位。

(2)唾液　唾液在口腔中起着调节口腔微生态平衡的作用。唾液的流量和流速、磷酸盐和碳酸盐缓冲系统、再矿化作用,都起着中和口腔内酸性产物的作用。

(3)行为和生活方式　除了饮食行为因素,不刷牙、吸烟等也是龋病发生的重要危险因素。家庭经济能力和社会政策因素都能够显著影响公民的口腔健康观念,寻求利用口腔卫生服务的意愿和机会。

4. 时间因素　龋病与其他慢性疾病一样，需要有一定致龋时间，包括致龋菌在牙体滞留时间、牙菌斑酸性产物持续时间、pH 值低于临界的持续时间。以上这些因素持续时间越长，发生龋病的风险就越大。

（三）干预策略与措施

龋病是多种因素作用的结果，但又是可防可治的。可以从清除牙菌斑、控制含糖食物的摄入、提高抗龋能力、培养良好口腔卫生习惯等方面，采取针对性预防和干预措施。

1. 清除牙菌斑　包括机械性清除和生物学清除两种方法。

（1）有效刷牙　提倡早晚刷牙，特别是临睡前刷牙。目的在于清除牙面和牙间隙的牙菌斑、软垢等，减少形成速度和堆积，按摩牙龈。对于儿童，建议选择刷头小、毛软、刷柄长度适合自我握持的手动牙刷。幼儿园儿童采用圆弧法（Fones 法）刷牙，在闭口情况下，牙刷进入颊间隙，刷毛轻度接触后牙的牙龈区，用较快较宽的圆弧动作、很少压力从后牙区往前牙区边刷边移动，下面舌侧面和上面腭侧面牙齿也以类似的方法分别清洁牙齿。中小学生则推荐使用水平颤动拂刷法，刷牙时将刷头放置牙颈部，与牙齿长轴呈 45°角，轻压使刷毛部分进入牙龈沟内，从后牙用短距离水平颤动的动作，边刷边移动，上下左右里外都以此方法分别清洁牙齿。

（2）化学生物方法　在刷牙清除牙菌斑基础上，配合使用漱口水、牙膏、口香糖等，帮助起到控制牙菌斑的作用。一般有自制盐水漱口液、酚类漱口液、三氯羟苯醚抗菌漱口液等，但不建议低年级儿童使用化学生物类漱口剂。

2. 氟化物防龋　用氟化物预防龋齿是最有效方法，主要通过氟化饮水、含氟牙膏、含氟漱口剂、氟保护漆、含氟食品等方式广泛应用。作用机制包括：结合釉质的氟化物能产生一种具有较强抗酸作用的釉质结晶结构（氟磷灰石），氟化物还可减少酸的产生和牙菌斑形成，氟化物可使釉质晶体再沉积（再矿化）。水氟浓度在 0.6 ~ 0.8 mg/L 时，患龋率和龋均处于最低水平，也无氟牙症流行；水氟浓度高于 0.8 mg/L 时，氟牙症可能流行；水氟浓度低于 0.6 mg/L 时，患龋率和龋均可能升高。

3. 窝沟封闭　一项预防龋齿发生、特别是针对龋齿高危人群的有效方法。在不去除牙体组织前提下，在牙合面的点隙裂沟处涂布一层高分子树脂材料。乳磨牙在 3 ~ 4 岁、第一恒磨牙在 6 ~ 8 岁、第二恒磨牙在 11 ~ 13 岁为最适宜做窝沟封闭的年龄。

4. 限制含糖食物的摄入　含蔗糖的食品和饮料是致龋性最强的食物。因此，控制食糖频率，减少糖在口腔内停留时间尤为重要。

5. 预防性充填　尽早发现、并及时对中度龋以内的龋齿采用人工替代材料（树脂、银汞合金）进行修补，这是控制龋病发展、恢复牙齿咀嚼功能的二级预防方法。

6. 定期口腔健康检查　推荐至少每年一次、最好每半年一次的定期口腔健康检查，建立个人口腔健康档案（纸质/电子），作为预测和评估口腔健康的信息支持。

7. 口腔健康教育　通过有组织、有计划、有系统的学校和家庭口腔健康教育活动，提高家长和儿童的口腔卫生保健知识，建立有利于口腔健康的行为和生活方式。同时，普及各级政府部门制订的各项口腔公共卫生政策、口腔卫生服务资源信息，减少公民在获取和利用口腔卫生服务中遇到的障碍因素。

二、牙周疾病

牙周疾病是危害人类口腔健康最常见的口腔慢性疾病，包括牙齿周围支持组织所患的全部疾病，主要是牙龈炎和牙周炎，儿童青少年以牙龈炎居多。

（一）常用的牙周疾病流行状况评价指标

1. 简化口腔卫生指数　简化口腔卫生指数（OHI-S）包括简化软垢指数（DI-S）和简化牙石指数（CI-S），可通过专业医生运用规范方法检查6个指数牙（16、11、26、36、31、46）获得，用于评价个人或人群的口腔卫生状况。

个人简化口腔卫生指数=每个牙面软垢或牙石记分之和/6个指数牙

人群简化口腔卫生指数=个人简化口腔卫生指数之和/受检人数

2. 菌斑改良指数　牙菌斑与龋病和牙周不健康关系密切。1962年，Quigley和Hein提出了0～5级的菌斑指数（PLI）计分标准，用以评价口腔卫生状况和衡量牙周疾病防治效果。1970年，Turesky等对O-H菌斑指数做了改良，提出了更为明确的计分标准。

检查时，可以使用菌斑染色剂/片，使牙菌斑染色后，检查除第三磨牙外的所有牙的唇舌面，也可检查6个指数牙，观察被染色的牙面菌斑面积记分。

3. 牙龈出血指数　患牙龈炎时，牙龈会有红肿现象，但不一定出血；如果出血则表明牙龈炎处于活动时期。据此，Ainamo和Bay于1975年提出牙龈出血指数（GBI），以更好评价牙龈炎活动状况。

由专业医生采用视诊和探针相结合的方法，检查全部牙齿或检查6个指数牙，每个牙检查4个点，分别是唇（颊）面的近中、正中、远中3个点和舌（腭）正中1个点。注意，若使用牙龈出血指数，就不能使用牙菌斑染色剂，否则会影响辨识牙龈出血。牙龈出血指数记分标准：0=探针后牙龈不出血；1=探针后见牙龈出血。

每个受检者记分是探查后牙龈出血部位的数目占总检查部位数目的百分比。

4. 社区牙周指数　1987年WHO的《口腔健康调查基本方法》第3版中，采纳了Ainamo等人提出的社区牙周指数（CPI）这个指标。这一指数不仅能反映牙周组织的健康状况，也可以反映牙周的治疗需要情况，并且检查操作简单、重复性好，非常适合大规模的口腔健康流行病学调查。

可由专业医生采用视诊和探针相结合的方法，使用WHO推荐的CPI牙周探针，检查牙龈出血、牙石和牙周袋深度。对青少年一般检查6个区段指数牙，15岁以下者不检查牙周袋深度。

（二）病因与致病机制

牙周疾病是发生在牙龈组织和牙周组织一种口腔常见病，由多种因素引起。牙菌斑也是重要的始动因素。细菌侵袭牙周组织，经过繁殖产生代谢产物，引发宿主炎症反应和免疫反应，抑制宿主防御功能和造成牙周组织损伤。同时，还受到个人的口腔卫生行为、饮食营养、系统性疾病、经济文化、口腔卫生服务利用等诸多因素影响。

1. 牙菌斑与牙周疾病　由龈上牙菌斑、龈下牙菌斑构成两个不同生态的牙周区域，细菌组成也存在很大差异。龈上牙菌斑与牙龈炎关系密切，革兰氏阴性杆菌较多；龈下牙菌斑与牙周组织破坏关系最为密切,不同类型牙周炎由不同特异性细菌所致。

2. 局部因素与牙周疾病

(1)牙石　刺激牙龈、菌斑附着,加深牙周袋,促进牙周疾病发展。

(2)食物嵌塞　嵌塞和细菌定植,产生炎症,还可引起牙龈退缩、口臭等。

(3)创伤合　单纯性或牙周炎与创伤合并存,加重牙周组织破坏程度。

(4)不良习惯　吸烟、磨牙症、咬硬物、口呼吸等,都会促进牙周疾病发展。其中,吸烟是牙周疾病的高危因素,吸烟者牙菌斑、牙石堆积增多,牙槽骨吸收加快;烟草的尼古丁和燃烧时热量对牙周组织也是一种特殊的局部危险因素。吸烟史越长,牙周疾病越严重。有研究报道称,吸烟史 10 年以下,患牙周炎概率是不吸烟的 1.3 倍;吸烟史 16 ~ 20 年,患牙周炎概率是不吸烟的 8.0 倍。

(5)不良修复体　充填体悬突,修复体不密等,引起牙周组织炎症。

(6)牙颌异常　由于牙齿排列不齐,易于牙菌斑堆积,促使牙周炎发生。

3. 口腔卫生状况与牙周疾病　口腔卫生情况较差,容易发生牙周疾病。一项有关牙龈炎的实验性研究说明了口腔卫生与牙周疾病的关系。实验前,12 位青年受试者牙周组织都是健康的,统一清洁牙齿后停止个人口腔卫生措施,牙菌斑指数一路走高,到第 15 ~ 21 天达到高峰,由 0.43 上升到 1.67,牙龈指数由 0.27 上升到 1.05;恢复口腔卫生措施后,牙菌斑指数便一路下降到 0.17,牙龈指数下降到 0.11。

4. 全身因素与牙周疾病　全身因素可降低牙周组织对外来致病因素的抵抗力,增强宿主对细菌及其毒性产物致病的易感性。

(1)内分泌功能紊乱　雌激素缺乏可导致龈上皮萎缩,牙槽骨疏松、牙骨质沉积减少;青春期、月经期内分泌变化可加重牙龈的炎症变化。

(2)血液疾病　白血病患者由于抗感染能力下降,牙龈肥大溃疡和自发出血。

(3)糖尿病　糖尿病激活一些炎性细胞,增加有毒代谢产物,破坏牙周组织,使得牙周组织修复功能减弱,牙周疾病不易治愈。

(4)营养因素　蛋白质缺乏可引起牙龈、牙周膜结缔组织变性,影响抗体合成免疫力下降;维生素 C 缺乏,可出现牙銀出血、牙松动,牙周组织创伤愈合过程减缓;维生素 D 和钙、磷缺乏或不平衡,可引起牙槽骨疏松,骨质钙化不良。

(5)遗传因素　并不直接引起牙周疾病,而是增加宿主对牙周疾病的易感性。

5. 社会经济和文化因素　大量研究证实,与社会经济和文化发达地区相比,落后地区的牙周疾病患病率及严重程度均显著地高。经济和文化因素影响着人们对于牙周健康问题的关注程度,表现在获取口腔卫生知识,改变饮食习惯,以及主动寻求口腔卫生服务方面的差异性。

(三)干预策略与措施

需要采取自我口腔保健和专业性防治相结合的干预策略,有效去除牙菌斑,控制与牙周疾病相关的危险因素,提高宿主的抗病能力。

1. 控制牙菌斑　牙菌斑是牙周疾病的主要刺激物,可以采用有效刷牙去除牙面牙菌斑,用牙线去除邻接面牙菌斑,采取专业洁治方法去除牙颈部牙菌斑和牙石,保持口腔卫生。

2. 戒除不良行为　吸烟对牙周健康影响是一个普遍问题，但却不被广泛重视。并且青少年吸烟行为有上升趋势。

3. 加强青春期护理　青春期是牙周疾病发生的高危时期，除了积极调整内分泌平衡外，特别要进行定期口腔健康检查、牙周冲洗和洁治等专业性口腔护理，还要加强个人的家庭口腔卫生护理。

4. 漱口剂辅助疗法　可以利用自制的盐水漱口液，或者专业的漱口液等，每天2次，降低牙菌斑、清除牙菌斑内毒素。但不建议低年级儿童使用化学生物类漱口剂。

5. 定期口腔健康检查　建议儿童青少年每年接受1～2次口腔健康检查，建立可跟踪观察的个人口腔健康档案信息资料。

6. 口腔健康教育　小学高年级和中学生必须学习和掌握良好口腔卫生知识和行为，有效刷牙、戒除不良行为、定期参加口腔检查和护理等都将终生受益。

三、其他口腔常见病

（一）牙外伤

牙外伤牙齿受到外力撞击或打击所致的牙体硬组织、牙周组织受损而产生的一种急性损伤。上、下颌前牙部分损伤机会比较多，可单独发生在一种组织，也可同时发生在多种组织。据调查，我国19%的12岁儿童青少年在过去的一年里有牙外伤的经历，其中31.6%发生在校内，73.9%发生在校外；主要发生在这些情形：突然摔倒、剧烈体育运动、打架、交通事故、冒险动作，此外还有医源性牙外伤、把牙齿当工具咬硬物、口腔内和牙齿装饰品对牙齿的损害等情形。

牙外伤的防治方法，因损伤原因和类型、受累牙的牙位、数目以及严重程度与年龄等因素而有所差异。

1. 常用的治疗方法

（1）牙挫伤　对牙周膜损伤的牙齿，可作简单结扎固定；牙髓受损时，则应作牙髓或根管治疗。

（2）牙折　可分为冠折、根折、冠根联合折断。①牙冠轻微折缺且无刺激症状可不作特殊处理；若折缘尖锐应磨圆钝；牙髓刺激症状明显可作牙冠修复；若已贯通牙髓应尽早作牙髓或根管治疗，然后再作牙冠修复。②牙颈部根折应尽快作根管治疗，然后作桩冠修复；若根中部折断应拔出；若根尖1/3处折断应及时结扎固定，并作根管治疗。③乳牙损伤。应尽量保留受伤乳牙，并作间隙保持器。

（3）牙脱位　即刻再植是最好的治疗方法。若无法即刻再植，应将牙齿冲洗后保存在湿性环境中（唾液、牛奶、生理盐水等），然后尽快就医，这个应急处理非常重要。

2. 常用预防措施　①向群众普及预防牙外伤知识，提高自我保护意识。②重视牙外伤易发地点或场所的特别防护，提倡激烈运动时佩戴护牙托。③遵守公共场所有序进出秩序，严禁无证驾驶和酒后驾车。

（二）牙颌异常

牙颌异常，又称为错颌畸形，指儿童在生长发育过程中，由于不良习惯、疾病、替牙紊乱、发育异常、遗传等各种因素，导致牙列不齐、颌关系紊乱，以及颅面畸形。常见牙颌异常有8种情况，包括前牙和前磨牙缺失、切牙段拥挤、切牙段出现间隙、中切牙间隙过宽、上下颌前牙排列不规则、上前牙覆盖、前牙开颌、磨牙前后错位。

预防牙颌异常发生的主要方法如下。

1.妊娠期预防　要合理选择和调配食物，保证营养摄取平衡；若有内分泌失调或传染病应及时治疗，甚至考虑终止妊娠；怀孕期要避免大剂量X射线的深部照射，还要防止孕期和临产前的外伤等。

2.婴幼儿预防　提倡母乳喂养，母乳吮吸运动有利于颌骨及牙齿生长发育；注意人工哺乳的喂养姿势，避免婴儿啼哭或睡眠时给予橡皮奶头安慰的做法；注意婴幼儿睡眠姿势，不可长期偏向一侧，以免受压产生颜面发育不对称情况。

3.儿童期预防　通过口腔健康教育，由家长和保育老师帮助、督促纠正幼儿不良口腔卫生习惯(吮指、吐唇咬舌、偏侧咀嚼、咬物品、睡眠一侧受压、长期进食软性食物、吮吸喂养姿势不正确)；儿童食物中要合理增加耐嚼的纤维性食物，通过咀嚼运动促进牙颌系统正常发育；定期检查，早期发现，及时诊疗龋病，保持完整乳牙列。

4.替牙期干预　乳牙早失的话，应放置间隙保持器，以便恒牙顺利萌出；恒牙早失的话，应采用间隙保持器，以便义齿修复；及时拔除滞留乳牙；采用阻萌器阻止恒牙早萌，定期拍摄X射线牙片随访观察，待牙根形成1/2以上时，拆除阻萌器让其自然萌出。

(三)智齿冠周炎

智齿冠周炎是指第三恒磨牙在萌出过程中，因下颌骨体缺少足够空间不能正常萌出，牙冠周围软组织发生炎症。临床表现为全身不适，发热畏寒，张口受限，局部疼痛且吞咽时疼痛加剧，有时形成冠周脓肿。严重者可见舌腭弓及咽侧壁红肿，患侧淋巴结肿痛。严重时冠周炎形成的骨膜下脓肿，感染可向各个颌周间隙扩散，若不及时医治，形成菌血症和败血症等严重并发症。

一般根据病史和临床检查，结合X射线片就能确诊。

1.急性期处理　冲洗冠周盲袋，消炎镇痛，抗生素控制感染。若有冠周脓肿形成，应在局麻下切开引流。

2.慢性期处理　急性炎症消退后，对能够正常萌出牙齿，可切除覆盖牙冠的龈瓣以消除盲袋助其萌出；若不能消除盲袋，成为慢性病灶的牙齿应予以手术拔除。总而言之，龋病和牙周疾病是儿童青少年的两大口腔常见病，是在多因素作用下引发宿主和细菌微生态环境失调所致，牙菌斑是重要的始动因子。因此，须采取综合防治措施，清除和控制牙菌斑，控制相关危险因素和提高宿主抗病能力。

大量实践表明，我国儿童青少年常见口腔疾病的防控必须按照“政府主导、社会参与、预防为主、防治结合”基本方针，树立“一级预防为主、二级预防为辅”服务原则，明确“口腔健康教育与自我护理技术、口腔健康定期检查与监测、早期诊断与即刻处理”服务理念，参照WHO推荐的“龋病预防项目(氟化物、窝沟封闭、预防性充填、口腔健康教育)”和“牙周疾病预防项目(刷牙训练、牙菌斑控制、牙齿洁治、口腔健康教育)”这些适宜技术，通过学校、家庭的途径，提高儿童青少年口腔健康素养。

(赵淑燕)

第三节　儿童青少年超重与肥胖

肥胖是指一种体内能量代谢失衡而导致的全身脂肪积聚过多，从而达到危害健康的一种慢性代谢性疾病。肥胖者体内脂肪细胞数量较多，体积较大，出现一系列的脂代谢和糖代谢异常，极易引发高脂血症、动脉粥样硬化、高血压、代谢综合征等。

按照发生原因，可分为单纯性肥胖和继发性肥胖两类。在儿童青少年时期，绝大多数的肥胖属于单纯性肥胖，主要是在遗传和环境交互作用下，能量摄入过多而身体活动量不足而造成。继发性肥胖则是由神经和内分泌类的原发疾病引起，比如下丘脑和垂体的肿瘤或创伤等，人群中所占比例较少。

按全身脂肪组织分布部位的不同又可分两类：一类为中心型肥胖，脂肪较多堆积在内脏尤其是腹部；另一类是外周型肥胖，脂肪较匀称地分布于全身尤其是肢体。两者可利用腰围（WC）这一能灵敏地反映腹部脂肪堆积程度的指标大小进行区分。大量研究证实，与外周型肥胖相比，中心型肥胖的代谢综合征多项危险因素的聚集程度更高，罹患心脑血管疾病的危险度更大。

一、导致儿童青少年肥胖的因素

（一）遗传与环境的交互作用

肥胖属多基因遗传性疾病，也就是说，肥胖是各具较小作用的多对基因的作用相加结果。目前研究发现的相关基因包括瘦素基因、瘦素受体基因、阿片黑色素皮质素原基因、激素酶转换酶-1 基因等。双生子研究判断肥胖遗传度约为 60%。家系调查发现，双亲都肥胖、双亲之一肥胖、双亲都不胖者子女肥胖的发生率分别为 75%、40% 和 15%。

多数肥胖者有明显的家族聚集趋势，而肥胖的家族聚集性也是基因-环境的交互作用的结果。因为除了基因的相似性外，子女的饮食和生活行为很大程度上也受父母的影响。因此，遗传是影响肥胖发生、发展的重要因素，但不是唯一的决定因素。遗传基因决定易感性，提示个体在特定环境下可能出现肥胖。但是，是否真的发生肥胖还与个体特点以及个体对环境作用的敏感性有关，例如，下文所述的个体健康危险行为、社会和自然环境的改变等都对儿童青少年肥胖产生重要的影响。

（二）不健康饮食行为

儿童青少年各个系统和器官的生长发育离不开膳食营养的支持。但是，一些不健康的饮食行为往往促成了肥胖的发生。

1. 三餐能量摄入不均衡　典型的表现是“早餐草草吃、午餐随便吃、晚餐大吃特吃”。2008 年的一项调查显示，30% 的青少年不能做到每天吃到合乎要求的早餐，究其原因，一部分可归因于睡眠时间不足，导致早上精神不佳、睡眠占据吃饭时间、没有胃口吃饭；另一个原因，就是由于晚餐比较丰盛，晚餐后还经常进食零食，第二天早上胃还没有排空，自然没有胃口吃。另外，由于家长没有时间准备合乎营养要求的早餐，甚至不能准备早餐，很多儿童只能在上学路上购买简单的早餐，边走边吃。"午餐随便吃"主要表现在部分学校午餐的质量和口味不佳，不少学生不能吃完整份午餐，午餐倒饭的现象普遍存在。"晚餐大吃特吃"的表现是晚餐往往是三餐中最丰富的一顿，而且由于早餐和午餐没有吃好，晚餐的时候胃口很好。有的同学睡觉的时间比较晚，在睡觉前还要吃一些水果、坚果、饼干等零食或者夜宵。长期的话，就造成了能量剩余，脂肪积蓄。

2. 饮食结构不合理　营养素方面，脂肪、蛋白质摄入过多，微量元素、纤维素的摄入不足。喜爱吃肉食、煎炸食品、甜食和饮料，而蔬菜、水果、白开水的摄入不足。

（三）缺乏体育活动

多数调查研究发现，肥胖儿童不喜欢运动，很少晨练，畏惧体育课，喜欢待在家中长时间看电视。这样，一方面身体活动不足导致能量消耗量减少，另一方面运动减少又使肌肉组织对胰岛素敏感性降低，从而直接导致糖类代谢能力低下，这些都为肥胖的进一步发展提供了条件。因此，运动的减少与肥胖的形成是互为因果的，运动的减少导致肥胖，肥胖又影响运动，致使热量消耗更加减少，逐渐形成恶性循环而越来越胖。

目前来说，我国儿童青少年的体育运动时间和强度与 WHO 推荐的运动量相差甚远。据上海市 2008 年的一项调查显示，81. 7% 的学生不是天天运动（至少 60 min/d），57. 5% 的学生没有做到每周至少 3 d、每天至少 30 min 的中等强度运动，58. 4% 的学生没有做到每周至少 3 d、每天连续步行或骑车 30 min 以上，38. 9% 的学生没有做到每周至少 3 d 参加课外体育锻炼。并且，这些行为都是女生多于男生。

（四）过多静态行为

静态行为是指坐着（或倚靠座背）姿势下从事阅读书写、观看、思考、上肢轻微活动等学习或者娱乐过程，能量消耗在 1.5 METs 及以下，（睡眠时大约为 0.9 MET，中等强度运动为 3 ~ 6 METs）。而身体活动量不足特指不能够满足现行指南中的中高强度运动量（MVPA）要求。2012 年，国际著名的"静态行为研究网络"成员联名提出，要严格区分和规范使用"静态行为"和"身体活动量不足"两个概念。

越来越多的国外研究已经证实，与身体活动量不足一样，静态行为时间过长也是儿童青少年超重肥胖、糖耐量异常的独立危险因素。澳大利亚悉尼大学发表的一份研究报告称，在 290 名 15 岁男孩中，每天看电视或光碟，或者玩电脑超过 2 h 的孩子，其血液中标志日后更容易罹患冠心病的生化标志物水平大大升高。看电视和用电脑是一项久坐的活动，与积极主动的身体活动、家务劳动相比，无法帮助青少年燃烧多余的热量。除了减少青少年的身体活动，看电视还让青少年养成了不良的饮食习惯，不仅仅是因为看电视的时候往往会吃零食，还因为他们在电视上看到的食品广告，大部分是高热量的食物，含有大量的脂肪和糖，有益的营养物质却很少。然而，随着社会转型和电子信息技术不断发展，现在孩子们在课余越来越多地坐着学习，使用电脑、看电视、玩手机和平板电脑等多种视频终端。上海市 2010 年的调查显示，42. 6% 的学生每天看电视的时间大于 2 h。

（五）高能量密度食品摄入过多

快餐、零食和含糖软饮料摄入过多，是当前常的易导致儿童青少年肥胖问题。由于许多快餐和软饮料广告主要针对儿童与家长群体，会影响家庭的购买，导致儿童更多摄入能量密度高且营养密度低的食物。而且,“在收看电视时,人们会不自觉地吃零食,增加了不健康食物的摄入,特别是小年龄段”。为防止电视广告对儿童食物的选择乃至发生肥胖的影响,发达国家很早就开始尝试设定严格规定。然而,我国相关研究尚处于起始阶段,食品广告“过量”的危害鲜有人知晓。

(六)暴露于环境内分泌干扰物的污染

除了很多社会环境因素会潜移默化影响儿童的肥胖之外,环境污染与肥胖的关系也日渐成为国际学术界和政府高度关注的课题,尤其是环境内分泌干扰物,对于儿童超重肥胖的潜在作用不容忽视。越来越多的动物实验结果提示:部分环境内分泌干扰物可以通过多种机制促进脂肪生成,可能是肥胖发生的危险因素之一。然而,相关的人群流行病学研究十分缺乏,尤其对儿童、青少年方面的研究更少,处于生长发育快速阶段的儿童是对外源性化学物最为敏感的人群之一。

双酚A是世界上生产量最大的化学物质之一,工业上被用来合成聚碳酸酯(透明硬塑料)和环氧树脂等材料,自20世纪60年代以来,多被用于制造奶瓶、幼儿用吸口杯、食品和饮料(奶粉)罐内侧涂层,3前是世界公认的环境内分泌干扰物之一。上海已有几项以尿中双酚A1作为生物标志物的人群流行病学调查,结果表明,围青春期人群的尿液中双酚A检出率达85%以上,浓度与BMI呈显著正相关,即“双酚A浓度愈高,其肥胖程度愈高”,表明双酚A暴露可能是围青春期肥胖发生发展的危险因素之一。

邻苯二甲酸酯(又称“增塑剂”或“塑化剂”)也是一类重要的环境内分泌干扰物,广泛用于软质PVC塑料薄膜、儿童玩具、食品包装、地板和壁纸等家居用品、清洁剂和喷雾剂等个人护理产品以及医疗用品领域。2010—2012年,有研究者对上海市近500名小学三年级至初中二年级学生进行调查,结果发现学龄期儿童尿液样本中多种塑化剂代谢物的检出率高于95%,DEHP代谢物和MBP是检出率最高且检出量较大的增塑剂。不同的单体代谢物影响了不同性别和年龄的儿童体格变化,MEHP及其二级代谢物MEHHP和MEOHP主要影响了8~10岁女童的体脂分布,且呈现负相关关系;而MBP则是主要影响了11~13岁男童的体重和体脂分布,其中对体重的影响较大。

除了上述这些,儿童青少年肥胖还与生命早期、青春期的生长发育因素有关,例如,低出生体重、人工喂养、过早添加固体食物、性发育提前等,都会增加儿童青少年肥胖发生的风险。

二、儿童青少年肥胖的预防和干预

目前看来,肥胖是一个由多种因素共同作用引起的健康问题,需要社会各方的通力协作,共同应对。

(一)基本的干预策略

1. 制定并实施公共卫生政策　儿童青少年肥胖的预防和干预,需要社会环境和物质环境的营造,需要制定和实施公共卫生政策,需要整合全社会的资源,特别是在促进儿童青少年合理膳食、体育活动、心理卫生方面出台相关政策,如禁止在校园内和校园周边出售含糖饮料、社区体育锻炼场所免费为学生开放、减轻学生课业负担等。

2. 筛选优选项目、重点干预　多年的监测与干预工作发现，肥胖的影响因素多、作用复杂，很多的机制尚未明了。国内外和上海市的肥胖干预结果也是忧喜参半。儿童青少年健康生活方式的养成是肥胖防治的关键点，而要塑造健康的生活方式需要社会、学校、家庭、社区、专业机构的共同努力，并且从孕产妇保健开始开展贯穿人的一生的健康管理。在儿童青少年时期，要找准肥胖的主要影响因素，需要通过常规、专项、科研工作的长期开展，及时总结并开展针对性强的干预，才能有效控制儿童青少年的肥胖。

3. 研发适合不同生长发育阶段、不同地域特点的健康干预技术　卫生、教育和体育部门合作，根据儿童身心发育的特征和认知水平，开发适宜干预技术，与学校的教学活动结合推广，不断提高学生和家长的防治技能，使得肥胖防控的知识和技能深入人心。

（二）干预措施

儿童青少年正处于生长发育的阶段，药物治疗和节食等方法可能会对其身心造成额外的损害。因此，大多从生活方式的角度进行矫治。

截至目前，国内外的大量研究都支持以运动锻炼、饮食调节、行为和心理纠正等多方面进行综合干预，并都取得的了一定的效果。但是，各种干预手段都有自身的特点，在综合治疗中所占的比重并不相同，运用时要考虑多方的因素。

1. 运动干预　儿童肥胖的根本原因是能量的摄入大于能量的消耗。能量的消耗主要包括人体的基础代谢、身体活动中的能量消耗、进食过程中的能量消耗，其中身体活动所占的比重最大。另外，体育活动也可以提高人体的基础代谢率。因此，通过加大和加强身体活动无疑是防控儿童青少年肥胖的有效手段。

(1)青少年身体活动指南　为了促进儿童青少年健康成长，国际上多个组织均提出适合中小学生的身体活动指南。国际儿童青少年组织提出的学生体力活动指南建议：每天参加体力活动，活动形式应融合在家庭、学校和社区的各种活动中，包括玩耍、游戏、体育运动、工作、出行、休闲、体育课或体育锻炼计划；每周进行 3 次以上、每次 20 min 以上中等到较大强度的运动锻炼。

美国国家运动和体育教育学会为小学生制定的体力活动指南强调：每天或几乎每天都参加 30 ~ 60 min 与年龄及发育相适应的体力活动；鼓励他们能每天累积 60 min 乃至几小时这样的体力活动；这些体力活动中应包含至少持续 10 ~ 15 min 中等到较大强度的运动，这种运动应为中等强度和大强度运动的交替，并有短时间的休息和恢复间歇；青少年学生应增加身体活动的时间。

2010 年，WHO 颁布《关于身体活动有益健康的全球建议》，其中针对 5 ~ 17 岁的儿童青少年人群，提倡每天至少有累计 60 min 中等到大强度身体活动量（MVPA）。近几年来，我国教育部和上海市教委大力推行中小学生“每天 1 h 体育活动”，这与 WHO 指南完全吻合。

(2)体育生活化　生活化就是指社会行为的形成并融入个人或家庭生活的过程，成为生活中不可缺少的日常行为。体育生活化就是指人们为了获得健康，使体育活动行为渗透到个人或家庭生活中，成为家庭生活支出构成的一种日常行为。当前，身心健康已经成为人们生活中的最大愿望。人们通过体育活动获得有效的健身效果，丰富业余生活，促进人际交往，增进友谊，加强交流沟通，愉悦身心，就必须使体育活动成为一种长期的经常性的生活行为。

学校体育生活化，就是要在贯彻“健康第一”“终身体育”教育思想的基础上，加强与社会生活紧密联系，与未来职业特点紧密相连，让学生形成良好的健康意识，养成终身体育行为和良好的健康生活方式。

(3)减肥运动处方　儿童不同于成人，有自身的生理和心理特点，并且处于生长发育的敏感时期，因而儿童减肥运动处方的制订要充分考虑到肥胖儿童的特征。

运动方式：最好有全身肌肉参加，消耗能量大的，中、低强度运动，时间超过30～45 min的有氧运动，比如慢跑、行走、自行车、球类运动、游泳、登山、跳绳等，这样能更好地动用身体脂肪进行供能，达到消除脂肪的目的。同时，配合躯干和四肢大肌群的力量性练习，可以利用自身体重进行仰卧起坐、下蹲起立及俯卧撑等运动，也可以利用器具如哑铃或拉力器等运动，这些力量练习能更好地降低体脂、改善体型、增强肌力；并改善胰岛素抵抗现象。但是，儿童不宜做等长(静力)运动，容易导致心率过快和血压升高，对儿童的心血管造成危害。

值得注意的是，在选择运动方式的时候要充分考虑肥胖儿童的兴趣和爱好，避免枯燥的运动形式，应以游戏的方式将练习内容穿插起来提高趣味性，同时应辅以奖惩制度，来激励儿童积极地参与活动。另外，选择运动方式时还要考虑儿童身体素质的综合发展情况。

运动强度：掌握好运动强度是减肥的关键步骤。运动强度过大，不利于健康，孩子也难以坚持；运动强度太小，达不到减肥目的，能量消耗少，同时还会增加食欲。

用于儿童肥胖的运动处方，要求运动强度达到个人最大氧消耗的50%～60%，或者最大心率的50%～60%。一般运动时脉搏达到150次/min左右比较合适，这种强度的运动不会使孩子过于疲劳，又能有效地消耗身体的脂肪，还能起到抑制食欲的作用。在力量性运动强度选择方面，为了达到消耗体内脂肪的目的，力量性运动时的肌肉负荷量是以最大肌力的60%～80%、反复运动20～30次为准，每隔2～3周增加运动量。

运动时间：运动时间只有达到30 min以上，有氧氧化系统才可能动用脂肪来参与运动的供能。肥胖者应该每天进行60～90 min中等强度运动，或者稍少时间的大强度运动；超重者应该每天进行45～60 min中等强度的运动。儿童活动时间应比推荐的运动时间更长些。

确定每次运动的持续时间时，应充分考虑运动的强度。当运动强度大时，运动持续时间应稍短一些；而当运动强度小时，运动持续时间应长一些，以保证足够的运动量。

运动频率：运动的频率应该在3～5 d/周，每周最低不能少于2次，保证前一次的减肥成效在下次的运动中能够保持，并且这样也有利于运动习惯的养成。

2. 饮食调节　饮食调节主要是从饮食的摄入量、摄入方式、饮食结构方面来进行的。儿童正处于生长发育的关键时期，在控制体重的过程中必须保证足够的能量和营养素来维持自身的成长。

能量摄入量限制在1 200～2 000 kcal/d(具体由患儿年龄决定)，或者比通常的摄入量减少30%～40%，这种方法可使患儿每周减重0.5 kg，并且能保证正常生长。低脂肪(25%～30%)、较高的碳水化合物(50%～55%)以及足够的蛋白质(20%～25%)，可以维持正常生长需要。三餐能量摄入量分别占总能量摄入量的25%、40%、35%。

3.行为和心理干预 儿童肥胖是一种以过度营养、运动不足、行为偏差为特征的慢性疾病。不良的生活方式是妨碍肥胖干预方案实施和维持效果的主要障碍。良好的运动锻炼和饮食习惯要作为日常生活的重要内容,逐渐融入肥胖儿童的生活中,成为他们行为方式的一部分,这样才能避免肥胖的反弹,受益终生。

另外,肥胖本身不会导致儿童的心理问题,而家长和同伴的行为、情绪导致了肥胖儿童产生焦虑、自卑的心理和行为问题。这些负面的心理和情绪,一方面对肥胖儿造成了较为严重的心理损害,另一方面也不利于儿童肥胖的控制,不配合治疗,使干预难以取得效果。所以,进行必要的心理疏导也是儿童肥胖干预的重要措施之一。

综上所述,在预防和控制儿童青少年肥胖的各种措施中,运动干预由于具有安全性、有效性、可调性、主动性、趣味性等特点,宜作为主要手段使用。同时,运动干预要与饮食调节、行为和心理干预手段并用,以提升效果。对儿童进行单纯肥胖症干预的主要目的是,在保证儿童正常生长发育的前提下,增强其体能,提高其运动能力,稳定匀速改善肥胖儿童的体成分;在控体重的过程中逐渐养成科学、健康的生活方式,掌握正确的运动方法。应充分考虑各方面因素,调动个体、家庭、学校和社区共同参与,充分利用各种资源,形成全方位、立体化的综合干预模式,降低儿童青少年人群的肥胖率。

(赵淑燕)

参考文献

[1]崔静. 妇产科症状鉴别诊断与处理[M]. 开封:河南大学出版社,2020.
[2]李红. 妇产科诊疗思维与实践[M]. 上海:同济大学出版社,2019.
[3]吴素慧. 妇产科恶性肿瘤非手术治疗[M]. 武汉:华中科技大学出版社,2019.
[4]王秀明. 子宫恶性肿瘤的基础和临床对策[M]. 南京:东南大学出版社,2019.
[5]赵澄泉,周先荣,隋龙,等. 宫颈癌筛查及临床处理:细胞学、组织学和阴道镜学[M]. 北京:北京科学技术出版社,2017.
[6]田秦杰,葛秦生. 实用女性生殖内分泌学[M]. 北京:人民卫生出版社,2018.
[7]朱晓芬. 妇产科疾病临床诊断与治疗[M]. 上海:上海交通大学出版社,2018.
[8]陈荣华,赵正言,刘湘云. 儿童保健学[M]. 南京:江苏科学技术出版社,2017.
[9]仝玉丽. 临床妇产科教程[M]. 天津:天津科学技术出版社,2018.
[10]王泽华,丁依玲. 妇产科学[M]. 北京:中国医药科技出版社,2018.
[11]孙会玲. 妇产科诊疗技术研究[M]. 汕头:汕头大学出版社,2019.
[12]周桂芳. 产科疾病的诊断与治疗[M]. 长春:吉林科学技术出版社,2019.
[13]刘志强,徐振东. 产科重症监护与治疗[M]. 上海:上海科学技术出版社,2021.
[14]王清. 实用儿科学与儿童保健[M]. 上海:上海交通大学出版社,2019.
[15]任为. 临床儿科诊疗与儿童保健[M]. 上海:上海交通大学出版社,2018.
[16]周鑫. 儿科急症与常见病临床救治[M]. 北京:科学技术文献出版社,2018.
[17]马俊旗,赵骏达,肖金宝. 妇科内分泌疾病[M]. 汕头:汕头大学出版社,2019.
[18]冯海霞. 实用妇科内分泌疾病的诊断与治疗[M]. 汕头:汕头大学出版社,2019.